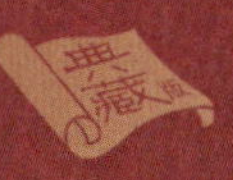

《医学衷中参西录》，为近代名医张锡纯所著。该书谈方论药、辨证施治均从实际出发，从不空谈。是书曾多次印行，行销全国，远及海外，曾被广大中医界同仁誉为『第一可法之书』。

原书共7期30卷，今为方便读者阅读，以药物、方剂、医论、伤寒论、医案为目对其进行重订，依次为药物篇（原四期）、方剂篇（原一、二、三期）、医论篇（原五期）、伤寒论篇（原七期）、医案篇（原六期）。本书内容完整，条目清晰，适合广大中医工作者阅读。

中医临床必读丛书（典藏版）

重订医学衷中参西录

上

张锡纯　原著
柳西河　重订

人民卫生出版社

图书在版编目(CIP)数据

重订医学衷中参西录.上/张锡纯著;柳西河重订.—北京:人民卫生出版社,2017

(中医临床必读丛书:典藏版)

ISBN 978-7-117-25253-9

Ⅰ.①重… Ⅱ.①张… ②柳… Ⅲ.①医案-汇编-中国-民国 Ⅳ.①R249.6

中国版本图书馆 CIP 数据核字(2017)第 241009 号

人卫智网	**www.ipmph.com**	**医学教育、学术、考试、健康,购书智慧智能综合服务平台**
人卫官网	**www.pmph.com**	**人卫官方资讯发布平台**

中医临床必读丛书(典藏版)

重订医学衷中参西录

上

原　　著: 张锡纯
重　　订: 柳西河
出版发行: 人民卫生出版社(中继线 010-59780011)
地　　址: 北京市朝阳区潘家园南里 19 号
邮　　编: 100021
E - mail: pmph @ pmph. com
购书热线: 010-59787592　010-59787584　010-65264830
印　　刷: 三河市宏达印刷有限公司
经　　销: 新华书店
开　　本: 889×1194　1/32　**印张:** 18.5
字　　数: 464 千字
版　　次: 2018 年 1 月第 1 版　2024 年 10 月第 1 版第 5 次印刷
标准书号: ISBN 978-7-117-25253-9/R · 25254
定　　价: 62.00 元
打击盗版举报电话: 010-59787491　E-mail: WQ @ pmph. com
(凡属印装质量问题请与本社市场营销中心联系退换)

出版者的话

清代陆九芝曾云："读书而不临证，不可以为医；临证而不读书，亦不可以为医。"读经典是中医治学之根柢，也是医学必由之径。

人民卫生出版社中医古籍出版工作，自20世纪50年代至今，六十余载风雨岐黄路，在全国中医药专家的关注与支持下，一直砥砺前行。先后出版了影印本、校点本、校注本、校释本等多种古籍著作，其中获国家科技奖、国家图书奖等多种奖项。历经几代人的积淀，取得了丰硕成果。

《中医临床必读丛书》是为了适应国家中医药管理局"优秀中医临床人才研修项目"而组织全国著名中医专家学者整理出版的，所选之105种古籍，多为历代医家推崇，向为医家视为"医门之柱石"，尊为"必读"经典著作，在中医学发展的历史长河中，占有重要的学术地位，自2005年相继出版以来，颇受中医界广泛关注和好评，先后多次重印发行。

为便于读者研习和收藏，根据读者的迫切要求和中医专家学者的建议，我们在已出版的105种中医经典著作中，优中选优，精选出30种最受读者欢迎的古籍，编为《中医临床必读丛书（典藏版）》。

其装帧形式在保持上版风格的基础上，以精装版面世，在版式上也为了方便读者而重新设计。

《中医临床必读丛书(典藏版)》的整理工作遵循以下原则：①本次选出的古籍为临床上最为常用、最有收藏价值者；②力求原文准确，每种医籍均以中医文献专家遴选的珍本善本为底本，严加校勘，反复审核，确保原文精准无误；③原则上只收原文，不作校记和注释，旨在使读者在研习之中渐得旨趣，体悟真谛；④每种古籍撰有导读，介绍该书的作者生平、成书背景、学术特点，对临床的指导意义以及学习方法和临证运用方法等内容，提要钩玄，以启迪读者；⑤原文中俗体字、异体字、避讳字予以径改，不作校注。

另书后附有病证名索引、药名索引、方剂索引，便于读者学习和查阅。

期待本套丛书的出版，能真正起到读古籍、筑根基、做临床、提疗效的作用，有助于中医临床人才的培养和成长，以推动我国中医药事业的发展与创新。

《中医临床必读丛书(典藏版)》第一辑

黄帝内经素问

灵枢经

伤寒论

金匮要略

温病条辨

温热经纬

素问病机气宜保命集

兰室秘藏

脉经

医学心悟

血证论

医贯

儒门事亲

丹溪心法

景岳全书(上)

景岳全书(下)

医宗金鉴(上)

医宗金鉴(中)

人民卫生出版社

2017 年 5 月

序

中医药学是具有中国特色的生命科学，是科学与人文融合得比较好的学科，在人才培养方面，只要遵循中医药学自身发展的规律，只要把中医理论知识的深厚积淀与临床经验的活用有机的结合起来，就能培养出优秀的中医临床人才。

近百余年西学东渐，再加上当今市场经济价值取向的作用，使得一些中医师诊治疾病，常以西药打头阵，中药作陪衬，不论病情是否需要，一概是中药加西药。更有甚者不切脉、不辨证，凡遇炎症均以解毒消炎处理，如此失去了中医理论对诊疗实践的指导，则不可能培养出合格的中医临床人才。对此，中医学界许多有识之士颇感忧虑而痛心疾首。中医中药人才的培养，从国家社会的需求出发，应该在多种模式多个层面展开。当务之急是创造良好的育人环境。要倡导求真求异，学术民主的学风。国家中医药管理局设立了培育名医的研修项目，首先是参师襄诊，拜名师制订好读书计划，因人因材施教，务求实效。论其共性则需重视“悟性”的提高，医理与易理相通，重视易经相关理论的学习；还有文献学、逻辑学，生命科学原理与生物信息学等知识的学习运用。“悟性”主要体现在联系临床，提高思想思考思辨的能力，破解疑难病例获取疗效。再者是熟读一本临证案头书，研修项目精选的书目可以任选，作为读经典医籍研修晋阶保底的基本功。第二是诊疗环境，我建议城市与乡村、医院与诊所、病房与门诊可以兼顾，总以多临证多研讨为主。若参师三五位以上，年诊千例以上，必有上乘学问。第三是求真务实，“读经典做临床”关键在“做”字上苦下功夫，敢于置疑而后验证、诠释进而创新，诠证创新自然寓于继承之中。

中医治学当溯本求源，古为今用，继承是基础，创新是归宿，认真继承中医经典理论与临床诊疗经验，做到中医不能丢，进而才是中医现代化的实施。厚积薄发、厚今薄古为治学常理。所谓勤求古训、融汇新知，即是运用科学的临床思维方法，将理论与实践紧密联系，以显著的疗效、诠释、求证前贤的理论，寓继承之中求创新发展，从理论层面阐发古人前贤之未备，以推进中医学科的进步。

综观古往今来贤哲名医均是熟谙经典，勤于临证，发遑古义，创立新说者。通常所言的“学术思想”应是高层次的成就，是锲而不舍长期坚持“读经典做临床”在取得若干鲜活的诊疗经验的基础上，应是学术闪光点凝聚提炼出的精华。笔者以弘扬中医学学科的学术思想为己任而决不敢言自己有什么学术思想，因为学术思想一定要具备有创新思维与创新成果，当然是在继承为基础上的创新；学术思想必有理论内涵指导临床实践，能以提高防治水平；再者学术思想不应是一病一证一法一方的诊治经验与心得体会。如金元大家刘完素著有《素问玄机原病式》，自述“法之与术，悉出《内经》之玄机”，于刻苦钻研运气学说之后，倡“六气皆从火化”，阐发火热病证脉治，创立脏腑六气病机、玄府气液理论。其学术思想至今仍能指导温热、瘟疫的防治。SARS 流行时，运用玄府气液理论分析证候病机，确立治则治法，遣药组方获取疗效，应对突发公共卫生事件造福群众。毋庸置疑刘完素是“读经典做临床”的楷模，而学习历史，凡成中医大家名师者基本如此，即使当今名医具有卓越学术思想者，亦无例外，因为经典医籍所提供的科学原理至今仍是维护健康防治疾病的准则，至今仍葆其青春，因此“读经典做临床”具有重要的现实意义。

值得指出，培养临床中坚骨干人才，造就学科领军人物是当务之急。在需要强化“读经典做临床”的同时，以唯物主义史观学习易经易道易图，与文、史、哲，逻辑学交叉渗透融合，提高“悟性”指导诊疗工作。面对新世纪东学西渐是另一股潮流，国外学者研究老聃、孔丘、朱熹、沈括之学，以应对技术高速发展与理论相对滞后的矛盾日趋突出的现状。譬如老聃是中国宇宙论的开拓者，惠施则注重宇宙中一般事物的观察。他解释宇宙为总包一切之“大一”与极微无内之“小一”构成，大而无外小而无内，大一寓有小一，小一中又涵有大一，两者相兼容而为用。如此见解不仅对中医学术研究具有指导作用，对宏观生物学与分子生物学的链接，纳入到系统复杂科学的领域至关重要。近日有学者撰文讨论自我感受的主观症状对医学的贡献和医师参照的意义；有学者从分子水平寻求直接调节整体功能的物质，而突破靶细胞的发病机制；有医生运用助阳化气，通利小便的方药能同时改善胃肠症状治疗幽门螺旋杆菌引起的胃炎，还有医生使用中成药治疗老年良性前列腺增生，运用非线性方法，优化观察指标，不把增生前列腺的直径作为惟一的“金”指标，用综合量表评价疗效而获得认许，这就是中医的思维，要坚定地走中国人自己的路。

人民卫生出版社为了落实国家中医药管理局设立的培育名医的研修项目，把研修项目精选的 20 种古典医籍予以出版，为我

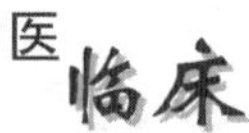

们学习提供了便利条件，只要我们“博学之，审问之，慎思之，明辨之，笃行之”，就会学有所得、学有所长、学有所进、学有所成。治经典之学要落脚临床，实实在在去“做”，切忌坐而论道，应端正学风，尊重参师，教学相长，使自己成为中医界骨干人才。名医不是自封的，需要同行认可，而社会认可更为重要。让我们互相勉励，为中国中医名医战略实施取得实效多做有益的工作。

王永炎

2005年7月5日

导读

《医学衷中参西录》，为名医张锡纯所著。该书谈方论药、辨证施治均从实际出发，从不空谈。是书曾多次印行，行销全国，远及海外，曾被广大中医界同仁誉为“第一可法之书”。众多医家遵其理，执其方，以治疑难病证，多能立起沉疴，效如桴鼓。

一、《医学衷中参西录》与作者

张锡纯字寿甫，1860 年生，祖籍山东省诸城，明代其祖上迁居河北省盐山县边务乡。幼年随父读书，于深研六经诗文之外，兼及医学，尤邃于《易》理。稍长，教读乡里，科举不第，则转攻医学。为人治病，往往力排众议，独任其责，群医束手之证，常能力挽沉疴，远近咸服其胆识。辛亥革命之后，从戎武汉，为军医正。1918 年赴沈阳，创立达中医院，为我国中医建院之肇始。直奉战时，回乡悬壶于沧县，临证救难，常能起死回生，因而医名日噪，其时，与江苏陆晋笙、杨如侯，广东刘蔚楚同负盛名，被医界誉为“医林四大家”，又与慈溪张生甫、嘉定张山雷为“名医三张”。主张中西医应互取所长，补己之短，为我国早期主张中西医汇通派人物之一。晚年（1928 年）迁居天津，建国医函授学校，设馆课徒，欲培养中医后继人才。当时众多有志之士，如隆昌周禹锡，如皋陈爱棠、李慰农，通县高砚樵，祁阳王攻醒，深县张方舆，辽宁仲晓秋，天津孙玉泉、李宝和等，皆列张氏门下，后皆为中医界之栋梁。1933 年农历 8 月 8 日先生病卒，享年 74 岁。

锡纯先生，自举业未达，转而攻医，远自农轩、汉唐，近至明清医家典籍，靡不深究博览，采撷精华，独探奥蕴，卓然自成一家。于辨证论治，选药组方，更能别出机杼，不落恒蹊，而采取众人之长者，亦能折衷至当。对临证所创得心应手疗效卓著之方，则详加记述，并阐明方义，附有治验之案，积久而成篇，名《医学衷中参西录》，即本书方剂篇一、二、三期，共8篇。张氏临证用药，因药少攻专，故对药效体验尤深，遂将个人独得之秘，而前人又未论及者，逐味记述，并将常用西药附后，名《增广衷中参西录》，即本书第四期药物篇，共5卷。张氏医名与年俱进，迨至壮年，名扬远播，国内诸多医学杂志及报刊均争聘其为特邀撰稿人，并以刊登张氏之医论为殊荣，因而张氏发表了很多医学论文，后将这些论文汇为上下两册，共8卷，即成本书第五期医论篇。寿甫先生临证五十春秋，验案甚多，有的发表于医学杂志及报刊，有的珍藏于家室，后经系统归纳，分门整合，名为《志诚堂医案》，即本书第六期医案篇，共5卷。晚年于天津国医函授学校所撰《伤寒论》讲义，经其哲嗣张荫潮整理，而成本书第七期伤寒论篇，共4卷。全书总计七期30卷。

二、本书特点及其对临床指导意义

（一）论医理，本《内经》

张氏认为，阐发医理之书，始于《内经》，其书虽有伪托，“然于醇粹之处，确乎贻之圣神”，“但于可信之处”，若能“精研有得，即能开无限法门”。所以，书中所论医理之处，多祖述《内经》，故其言不但征之可信，且为来者学习《内经》、指导临床提供了良好的捷径。如根据《素问》脉要精微论“头者精明之府”，《素问》灵兰秘典论“心者君主之官，神明出焉”的论述，认为“精明”即“神明”，因而提出神明之体“藏于脑”，神明之用“发露于心”，这种心脑贯通的论点，为养心安神，治疗精神神经方面的疾病，提供了可信的证据。又如通过对《内经》经文的研究，提出元气有先后天之分，而先后天元气功能迥殊，其先天元气“在于能施”，后天元气“在于能敛”。所以，在后天元气不足时，主要表现为敛涩无权，出现汗泻厥脱之证。因而提出补助后天元气，“惟以收敛药为主”，选用“萸肉、龙骨、牡蛎”等药，而用补气药辅之，“其上脱者辅以人参、赭石，若阴不能系阳，更宜加熟地、生山药以滋阴；若下脱者，宜辅以人参、黄芪，若下焦泄泻不止，而宜加白术止泻”。这些经验之谈，颇合临床正法。《灵枢》五味云：“谷始入于胃，其精微者，先出于胃之两焦，以溉五脏，别出两行营卫之道，其大气抟而不行者，积于胸中，名曰气海，出于肺，循喉咽，故呼则出，吸则入。”《灵枢》邪客云：“五谷入于胃，其糟粕、津液、宗气分为三隧，故其宗气积于胸中，出于喉咙，以贯心脉而行呼吸焉。”据此二节经文，提出“宗气即为大气”。又据《灵枢》五色“人无病卒死”，系“大气入脏腑者”，认为大气下陷，不能“贯心脉而行呼吸”，则可导致很多危重证候，甚至引起死亡。因此，治疗大气下陷诸证，当以升提大气为首务。他如“人身君火相火有先后天之分”、“三焦考”、“少阳为游部论”、“肓之上膏之下解及病在膏肓之治法”等，均发前人所未发，大大丰富了中医理论，为后学拓宽了视野。

（二）祖《本经》，讲中药

张氏认为，《本草经》对 365 种药物，“皆详载其气味与主治”，而“明其气味，主治之理即寓其中矣”。因而本书讲述药物的功能主治，皆祖述《本经》，从气味谈起。为阐明其理，并引经典之用而征之，且于其后附有验案以佐证。如论桂枝，根据其“辛甘微温”之气味，提出其功能“力善宣通，能升大气，降逆气，散邪气”，而以仲景“苓桂术甘汤用之治短气，是取其能升也；桂枝加桂汤用之治奔豚，是取其能降也；麻黄、桂枝、大小青龙诸汤用之治外感，是取其能散也”征之。同时认为桂枝“其花开于中秋，是桂之性原得金气而旺，且又味辛属金，故又善抑肝木之盛使不横恣；而桂之枝形如鹿角，直上无曲，故又善理肝木之郁使之条达也”。“为其味甘，故又善和脾胃，能使脾气之陷者上升，胃气之逆者下降，脾胃调和，留饮自除，积食自化。其宣通之力，又能导引三焦下通膀胱，以利小便”。如此诠释桂枝，不仅有利于对《本经》的理解，而其发明创新，又有利于临床应用。非仅如此，对《本经》所论药物功能，后世本草不载者，张氏亦详加记述。比如，山茱萸补益肝肾，敛汗固涩为世人所知，但《本经》谓其主心腹疼痛，逐寒湿痹，后世本草很少提及，而张氏认为山茱萸味酸性温，得木气最厚，收敛之中兼具条畅之性，故可“通利九窍，流通血脉”，所以可治心腹疼痛及寒湿痹证。并附有以山茱萸为主治愈大怒后腿痛，不能转侧；陡然腿疼，不能行动；素患心疼，发作时昼夜呼号诸案以证之。此外，为了考校药物的性能以及毒副作用，张氏还对很多药物亲尝品验，如自服花椒一二钱，即感肺不收而胸闷，后饮凉水数碗方解，因感花椒辛热开散之性甚烈；口嚼甘遂一钱，未觉瞑眩，惟泻下水饮及凝痰少许，始悟甘遂降痰之力倍于硝黄，而为治狂圣药；又曾煎服麻黄八钱，以验其发散之力等。总之，张氏在深研《本经》的基础上，经过多年的实践观察与亲自品验，对七十余种药物的功用主治作了详细的探讨与补充，丰富了中药学的内容，特别是所附大量验案，为理解应用这些药物，提供了宝贵的借鉴。

（三）宗仲景，创新方

寿甫先生熟读《本经》、《内经》及前哲典籍，欲藉古人之规矩、准绳“瀹我灵性，益我神智，迨至性灵神智洋溢活泼”，“又举古人之规矩、准绳扩充之、变化之、引申触长之”。张氏治病，初多遵古方，后因医随年进，经验日丰，多依仲圣方意，自创新方，虽有用古方者，亦多加减化裁，“辄能得心应手，挽回沉疴”，本书所载自创新方160余首，皆是“屡试屡验”，而后人用之亦“屡试不爽”者。如升陷汤治疗大气下陷诸证，常能立挽沉疴，今日以治气陷欲脱者，亦效如桴鼓。活络效灵丹治疗气血瘀滞之痃癖癥瘕，腿疼背疼多有良效，现代用以治疗冠心病之冠心1号方、冠心2号方、复方丹参片（滴丸）及治疗宫外孕之宫外孕1号、宫外孕2号，皆宗此方而出。而用以治疗滑胎之寿胎丸，药少攻专，现代研究证实，以本方化裁，治疗习惯性流产，确有保胎安胎之效。以石膏为主组成之石膏阿斯必林汤、石膏粳米汤、白虎加人参以山药代粳米汤等，治疗外感高热之证，效果卓著，现代有人仿此以治流脑，获得了国家嘉奖。

（四）举纲目，诠伤寒

《伤寒论》为中医四大经典之一，是中医之必读书。历代医家诠释《伤寒论》，多是逐条分析，随文演义，而张氏解析《伤寒论》则与众不同，其特点如下。

1. 以六经为纲，以方证为目，执简驭繁　《伤寒论》寓义精深，理解不易，精通更难。寿甫大师解析《伤寒论》，以六经为纲，以方证为目，将伤寒分为六经48证。对每一方证，先以引言开端，概述本方证发生原因及发病经过，继则引出相关原文。斯后对方证的病机、用药机理，或以自研所得，或旁征前贤之论，详加诠释，宛如剥胶抽茧，层次井然，使仲圣精奥之论，还于浅显。所以，本书是学习《伤寒论》不可多得的好教材。

2. 修古方，创新剂　寿甫先生常说，“轩岐、仲景之书，大经大法固已灿然，然辗转传写，错讹不鲜，且时代变迁，人之禀赋各异，故药之凉热，方之配合，均宜准古为今，权其轻重缓峻，察天时人事之迭变，为之变通改正”。不然则是“厚诬古人，亦且遗害来世”。因此，对《伤寒论》之方，多有修润。如认为桂枝汤证，“乃卫气虚弱，不能护卫其营分，外感之风直透卫而入营，其营为风邪所伤，又乏卫之保护”所致，而卫气不能护卫之故，实由胸中大气虚损，所以张氏提出，应用桂枝汤时应加黄芪补其胸中大气以助卫气，而加薄荷凉散以取汗，服后则不必啜粥、温覆，同时加天花粉助芍药以退热，且可防加黄芪助热之弊。桂枝汤如此增润，用治太阳中风证更加稳妥。在分析麻黄汤证时，指出“今人与古人之禀赋，其强弱厚薄，偏阴偏阳之际不无差池”，应用时当“因时制宜而为之变通加减也”。并且认为今人禀赋多阴亏，应于方中加知母以滋阴退热。又如对“太阳与阳明合病，喘而胸满者，不可下”，仲景示人“宜麻黄汤主之”。但寿甫先生认为，“古人禀赋敦厚，淡泊寡欲，服之可有效，今人则禀赋薄弱，嗜好日多，强半阴亏，若遇此等证，宜以薄荷代方中桂枝，若其热稍剧，而大便实者，又宜酌加生石膏数钱，方能有效”。张氏之经验，颇合临床。

对《伤寒论》之方，除因时制宜而增损外，寿甫先生又宗仲景方义创制新方，以便于临床应用。如大陷胸汤虽可荡涤痰热而治结胸证，但因用药峻猛，“后世治结胸证敢用此方者，实百中无二三”，遂经多年揣摩，研制荡胸汤，方中既无有毒峻烈之甘遂，又无猛浪推荡之大黄，变峻猛之剂为和平之方，而治结胸之证，“莫不随手奏效”。又如太阳病误下转为下利，服葛根芩连汤后，若余热下利不止者，研制滋阴宣解汤，以补《伤寒论》之不逮；少阴病初得无大热者，仲景示人治以黄连阿胶汤，若日久增热，或肾经素有蕴热，以致心肾皆热，壮热充斥上下者，黄连阿胶汤则不能胜任，因拟坎离互根汤等，凡此，皆属为仲景张目，为来者说法之作。

3. 相类归并，对比分析　《伤寒论》中有一方治多证者，如白虎汤，一用于太阳篇“伤寒脉浮滑，此表有热里有寒”者；一用于阳明篇“三阳合病，腹满身重，难以转侧，口不仁而面垢，谵语遗尿……若自汗出者”；一用于厥阴篇“伤寒脉滑而厥者，里有热也”。三者证虽不同，而阳明里热则一，故均用白虎汤清阳明里热。张氏将三者一起讨论，则便于读者掌握。《伤寒论》也有一证而用多方者，如阳明病发黄之证，若为“阳明病……但头汗出而身无汗，剂颈而还，小便不利，渴引水浆者，此为瘀热在里，身必发黄”，或“伤寒七八日，身黄如橘子色，小便不利，腹微满者，茵陈蒿汤主之”；“伤寒身黄发热者，栀子檗皮汤主之”；“伤寒瘀热在里，身必发黄，麻黄连轺赤小豆汤主之”；而“伤寒发汗已，身目发黄，所以然者，寒湿在里不解故也，以为不可下也，于寒湿中求之”。寿甫先生将此五节经文一起分析，使读者明了伤寒发黄，既有湿热之证，又有寒湿之候，而湿热之证虽病在阳明，但有偏表、偏里、偏实之不同，因此治疗有别。如此归纳讨论、对比分析，使读者对黄疸之证、因、脉、治一目了然。

（五）医案详实，理法方药赅备

寿甫先生勤于积累，善于总结，一生积累了大量验案，这些验案除见于各卷者外，又专有医案 4 卷，分为 18 门，载 124 案，广涉伤寒、温病、内科、妇科等多种病证。每案均有姓名，性别、年龄以资稽考，这种求实精神，后世剽撰者当汗颜以对。继则提出就诊主证，而后详述病因、证候、诊断、处方，终于方解、效果。其论病因约言不繁，讲证候主次分明，诊断病机分析入微，解方义君臣佐使井然，实为“诊籍”之典范。熟读每一验案，宛如襄诊在侧，亲聆先生之教诲。初学者，临证时可依样画葫芦，高明者，倘能变通化裁，定能登仲景之堂，入轩岐之室。

三、如何学习运用《医学衷中参西录》

《医学衷中参西录》洋洋百余万言，是张氏毕生心血之结晶。20 世纪 60 年代初，笔者读大学时，对本书即爱不释手。工作之后，即私淑先生，并亲受先生高足傅仙舫、李宝和等点拨，因此，对寿甫先生之学术思想和临床经验渐有所悟。就笔者个人体会，学好本书，应注意以下几点。

（一）联系经典，认真读

寿甫先生阐发医理多宗《内经》、《本经》，或征引《伤寒》、《金匮》，如论脑充血的发生，根据《素问》调经论“血之与气并走于上，则为大厥，厥则暴死，气反则生，气不反则死”，《素问》生气通天论“阳气者大怒则形气绝，而血菀于上，使人薄厥”的论述，指出脑充血症多因阳明热盛，或肝胆火盛，气血冲逆于上所致。随之提出脑充血的治疗，“当以清火、平肝、引血下行”为法。结合《内经》原文，细心揣摩寿甫先生的论述，则觉其理确凿可信。依据《本草经》阐述药物的功能主治又是寿甫先生的一大特点。如据《本草经》石膏“气微寒，味辛无毒”，主“产乳”的论述，并结合自己的临证所得，认为石膏“性凉而能散，为清阳明胃腑实热之圣药，无论内伤外感用之皆效，即使他脏腑有实热者用之亦效”。同时又根据唐宋以前医籍“未有煅石膏者”，而江笔花治一证有用石膏十四斤，吴鞠通治一证有用石膏至数十斤，徐灵胎治产后病亦重用石膏的医案，力驳“石膏大寒”及“石膏煅用不伤脾胃”之谬误。并在各医学杂志报刊大声疾呼“石膏生用直同金丹，煅用即同鸩毒”。可见，在读本书时，若能联系经典医籍研究，不仅品验到张氏宏论言之凿凿，同时也可加深对经典医籍的理解与应用。

（二）联系前后，系统读

本书系张氏多年写成，多次分期出版，所以有些内容书中多次出现。如对大气下陷的论述，一见于医论篇“黄芪解”，一见于方剂篇“升陷汤”，一见于医论篇“大气诠”。但三者内容各有侧重，“黄芪解”重在论述黄芪的功能与主治，“升陷汤”重在讲解该方的组成及适应证，“大气诠”重在考据经典阐明大气的生成、功能。但若将三者联读，对大气的生成、功能，以及大气下陷的临床表现、治法方药的了解更加透彻。又如对石膏的功用、主治及用法，除在药物篇“石膏解”中有所论述外，医论篇还有三篇论文，细读这些篇章，不但对石膏的功用、主治及用法有了全面的了解，而且还可看出寿甫先生对石膏的钟爱。

（三）联系实际，择善读

孟子有云，尽信书不若无书。张氏为一代医学巨匠本无可非，《医学衷中参西录》也是中医宝库中的一束奇葩。但由于时代和张氏本人的条件限制，书中有些观点则有悖于科学，如坚持“日绕地球”说，龙“确信其有也”，龙骨即龙之骨，非动物之骨化石等。另外，张氏虽主张中西医汇通，中西医互取所长，补己之短，使“中华医学光辉于全球之上”，但用中医理论比附西医理论时，有的则不免主观牵强。不过，这些只是书中的小疵，瑕不掩瑜，只要我们善于读书，扬其所长，弃其所短，择善而从，就能把寿甫先生的学术思想和临床经验学到手，并为中医事业的发展做出贡献。如果求全责备，那就是苛求古人了。

柳西河

2017 年 1 月

重订说明

一、《医学衷中参西录》系清末民初河北盐山县张锡纯(1860～1933)所著。全书共7期30卷,自1918年分期出版后,曾多次印行,且每次再版时,作者均于“原书增补若干,又间有删改之处”,故此次重订均以各期最后版本为底本。

二、本书一、二、三期为方剂,四期为药物,五期为医论,六期为医案,七期为《伤寒论》,为便于读者阅读,此次重订对其顺序作了调整,并根据文义拟定篇名,即药物篇(四期)、方剂篇(一、二、三期)、医论篇(五期)、伤寒论篇(七期)、医案篇(六期)。

三、张氏病逝后,其传人献出部分医论、医案、信札,现行本将其殿后,名为第八期,本次重订则根据作者每次再版时均有增删的通例,将其分类归并于各篇相类卷次之内,如离中丹、坎中丹、逐风通痹汤等归入方剂篇,续申中医不可废、络石蘡薁辨、麦苗善治黄疸、答受业高崇勋质疑等归入医论篇,刘问筹脏腑瘀血、王竹荪温病兼泄泻等归入医案篇。

四、《医学衷中参西录》虽是张氏毕生心血的结晶,并被医界奉为“医家必读”,“至贵至宝之救命书”,但由于主客观条件的限制,张氏有些论述,如对某些中西医理的沟通上,尚有不少牵强之处,为保留该书原貌,对某些小疵,重订时未作更动,而对某些与科学相悖之处,如“报驳左肝右脾”一节,认为“日绕地行”,“论龙骨不可煅用之理”时,认为龙骨是“天地之元阳……潜藏地中,则元阳栖止之处必有元阴应之,阴阳会合,得地气而成形,遂生龙骨”之类，则予以删除。

五、本书药物篇第五卷介绍西药45种，这些药物虽然现在很少应用，但书中其他卷次多所涉及，故本次重订依然收入。为了便于读者阅读，重订时将有些古今异名者，就我们所知，作了补注。

六、原书六期，即医案篇第五卷“种菊轩诗草”，乃作者休闲及应酬宾朋之作，与医无关，因此将此卷连同其传人所献作者为《三三医报》社长裘吉生所写“第一集三三医书评”同附书末。

七、原书每期均有故旧、门人所作序言、题词、跋语等，并随重印次数而增多，仅七期《伤寒论》就有题诗4首，序言6则，题记1篇，多为类似褒语，重订时依初刊本作了节删。

八、本书原为竖排，无句读，本次重订改为横排，并加句读。原书目录均置各期之首，为便于检索，重订后均移至首篇之前。对于书中见某期某卷之注语，则随重订后篇目律齐。

九、本书重订时，除依底本与其他校本逐一核校外，还对引用《素问》、《灵枢》、《金匮要略》、《伤寒论》之文，进行了校勘，但对于意引者，只要辞善，则仍依其旧。

总之，在此次重订中，我们虽然力求无误，使重订本成为本书的真本、善本，但由于水平所限，不当之处恐属难免。因此，希望广大读者不吝教正，以便再版时修正提高。

柳西河

2017年1月

总目录

上　　册

下　　册

上册目录

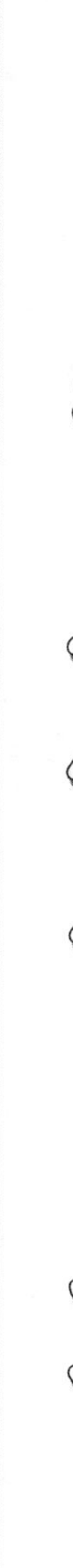

药物篇（原四期）

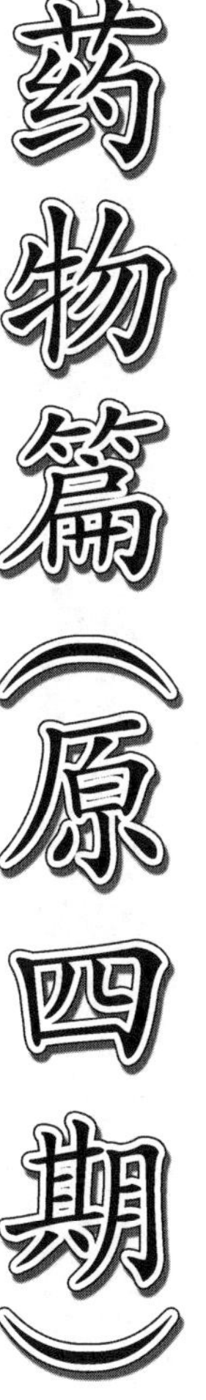

李 序

今之研究医学，著书立说者多矣，而其所著之书，诚能推之四海而准，传之千秋可法者，原旷世不一见也。吾师张寿甫先生，盐山名儒，自弱冠研究经学，于书无所不读，而又兼通医学。初志本期以注疏五经名世，后慨医学颓废，人多夭枉，遂专注重医学，以振兴中华医学为己任。著《医学衷中参西录》一书，出版三次，每次增加二十余万言，不胫而走，风行海内，远至台湾、香港，亦多有购此书者。宜《山西医学杂志》称为“医书中第一可法之书”也。近时各省所立医学校，多以此书为讲义；各处医学社会所出志报，又莫不以得登先生撰著为荣。即侬编《如皋医学报》亦蒙先生时惠鸿篇，若先生者，诚执全国医坛之牛耳者也。近因四方学者，见先生医学迥异恒流，而函催四期《医学衷中参西录》者日益加多。先生感同人热忱，鸠集数年撰著约三十余万言，卷帙浩繁，付梓不易，乃分为三种，曰药物讲义、曰医论、曰医案。今先出药物讲义为四期版，于中西药物皆备其要，而于中药尤能独辟新义，发千古所未发，于生平得力之处，尽情披露无遗，足见先生嘉惠医林之意至为深切矣。侬也不才，自惭失学，每一思之，辄觉汗颜。幸祖遗薄田数顷，躬耕余暇时，研究书画、诗文、医学，多泛览，无师承。迩来书师郑先生海藏，画师林先生畏庐，诗师吴先生东图，医即师我寿甫先生。然诗文、书画即不佳，亦无甚关重，医学则人命所关，故又三致意焉。幸蒙我师时惠教言，因得稍识医学门径，他日有成，终不敢忘先生之赐也。侬愧不文，勉为之序。

癸亥季冬如皋门生李慰农敬序于如不及斋

例　言

一、此书为《医学衷中参西录》药物篇，因专讲中西药物，是以又名药物讲义。

二、此书中药，于常用之品亦多未备，非略也。盖凡所载者，皆自抒心得，于寻常讲解之外，另有发明，其不能另有发明者，虽常用之药亦不载。

三、此书中药，未详地道及成色优劣，因诸家本草，于此等处，皆详载之，出书非为初习本草者设，为精研药性者设，故不载也。

四、此书于西药，无多发明，以愚原非西医专家，不过于紧要之药，略录数十味，间附以论说，思为中医欲兼学西医者之嚆矢。

五、此书无论中西药品，凡所言之气味，与他书不同者，皆自尝试而得，以求药味之实际，非敢妄为改易也。

六、中药大抵宜食前服，西药则皆宜食后服，以其性多剧烈之品，故不宜空腹服之。

七、西药为其剧烈，所以少服，少服又恐药力不能接续，所以皆宜日服数次，至药下未明言者，亦应如此服法。

八、用西药，即宜用西药分量，书中所谓瓦，系中量二分六厘四毫，其作一·〇式者，一瓦也，作一〇·〇式者，十瓦也，作一〇〇·〇式者，百瓦也。点上为整数，故皆足一瓦以上之数。至不足一瓦之分数，则皆在点下，其作〇·一式者，十分瓦之一也，其作〇·五式者，十分瓦之五也（即半瓦），作〇·〇五式者，百分瓦之五也，盖按算数之定式，原点上为整数，点下为分数也。

九、荜澄茄中西药中皆有之，而此书载于西药之中，因西人论此药功用与中说不同，且其所论之功用，又确实可以征信，至购此药时，又必购于西药房中，用之方效。盖此药在中药为背用之药，皆陈腐不堪用，而西人最习用之，且所制之末又精工也。

第一卷

石　膏　解

石膏之质，中含硫氧，是以凉而能散，有透表解肌之力。外感有实热者，放胆用之直胜金丹。《神农本经》谓其微寒，则性非大寒可知；且谓其宜于产乳，其性尤纯良可知。医者多误认为大寒而煅用之，则宣散之性变为收敛（点豆腐者必煅用，取其能收敛也），以治外感有实热者，竟将其痰火敛住，凝结不散，用至一两即足伤人，是变金丹为鸩毒也。迨至误用煅石膏偾事，流俗之见，不知其咎在煅不在石膏，转谓石膏煅用之其猛烈犹足伤人，而不煅者更可知矣。于是一倡百和，遂视用石膏为畏途，即有放胆用者，亦不过七八钱而止。夫石膏之质甚重，七八钱不过一大撮耳。以微寒之药，欲用一大撮扑灭寒温燎原之热，又何能有大效。是以愚用生石膏以治外感实热，轻证亦必至两许；若实热炽盛，又恒重用至四五两，或七八两，或单用，或与他药同用，必煎汤三四茶杯，分四五次徐徐温饮下，热退不必尽剂。如此多煎徐服者，欲以免病家之疑惧，且欲其药力常在上焦、中焦，而寒凉不至下侵致滑泻也。盖石膏生用以治外感实热，断无伤人之理，且放胆用之，亦断无不退热之理。惟热实脉虚者，其人必实热兼有虚热，仿白虎加人参汤之义，以人参佐石膏亦必能退热。特是药房轧细之石膏多系煅者，即方中明开生石膏，亦恒以煅者充之，因煅者为其所素备，且又自觉慎重也。故凡用生石膏者，宜买其整块明亮者，自监视轧细（凡石质之药不轧细，则煎不透）方的。若购自药房中难辨其煅与不煅，迨将药煎成，石膏凝结药壶之底，倾之不出者，必系煅石膏，其药汤即断不可服。

附案：长子荫潮，七岁时，感冒风寒，四五日间，身大热，舌苔黄而带黑。孺子苦服药，强与之即呕吐不止。遂单用生石膏两许，煎取清汤，分三次温饮下，病稍愈。又煎生石膏二两，亦徐徐温饮下，病又见愈。又煎生石膏三两，徐徐饮下如前，病遂全愈。夫以七岁孺子，约一昼夜间，共用生石膏六两，病愈后饮食有加，毫无寒中之弊，则石膏果大寒乎？抑微寒乎？此系愚初次重用石膏也。故第一次只用一两，且分三次服下，犹未确知石膏之性也。世之不敢重用石膏者，何妨若愚之试验加多以尽石膏之能力乎？

同邑友人赵厚庵之夫人，年近六旬得温病，脉数而洪实，舌苔黄而干，闻药气即呕吐。俾单用生石膏细末六两，以作饭小锅（不用药甑，恐有药味复呕吐）煎取清汤一大碗，恐其呕吐，一次只温饮一口，药下咽后，觉烦躁异常，病家疑药不对证。愚曰："非也，病重药轻故也。"饮至三次，遂不烦躁，阅四点钟尽剂而愈。

同邑友人毛仙阁之三哲嗣印棠，年三十二岁，素有痰饮，得伤寒证，服药调治而愈。后因饮食过度而复，服药又愈。后数日又因饮食过度而复，医治无效。四五日间，延愚诊视，其脉洪长有力，而舌苔淡白，亦不燥渴，食梨一口即觉凉甚，食石榴子一粒，心亦觉凉。愚舍证从脉，为开大剂白虎汤方，因其素有痰饮，加清半夏数钱，其表兄高夷清在座，邑中之宿医也，疑而问曰："此证心中不渴不热，而畏食寒凉如此，以余视之虽清解药亦不宜用，子何所据而用生石膏数两乎？"答曰："此脉之洪实，原是阳明实热之证，其不觉渴与热者，因其素有痰饮湿盛故也。其畏食寒凉者，因胃中痰饮与外感之热互相胶漆，致胃腑转从其化与凉为敌也。"

仙阁素晓医学，信用愚言，两日夜间服药十余次，共用生石膏斤余，脉始和平，愚遂旋里。隔两日复来相迎，言病人反复甚剧，形状异常，有危在顷刻之虑。因思此证治愈甚的，何至如此反复。即至（相隔三里强），见其痰涎壅盛，连连咳吐不竭，精神恍惚，言语错乱，身体颤动，诊其脉平和无病，惟右关胃气稍弱。愚恍然会悟，急谓其家人曰："此证万无闪失，前因饮食过度而复，此次又因戒饮食过度而复也。其家人果谓有鉴前失，数日之间，所与饮食甚少。愚曰："此无须用药，饱食即可愈矣。"其家人虑其病状若此，不能进食。愚曰："无庸如此多虑，果系由饿而得之病，见饮食必然思食。"其家人依愚言，时已届晚八句钟，至黎明进食三次，每次撙节与之，其病遂愈。

西药有安知歇貌林，又名退热冰。究其退热之效，实远不如石膏。盖石膏之凉，虽不如冰，而其退热之力，实胜冰远甚。邻村龙潭庄张叟，年过七旬，于孟夏得温病，四五日间烦热燥渴，遣人于八十里外致冰一担，日夜放量食之，而烦渴如故。其脉洪滑而长，重按有力，舌苔白厚，中心微黄，投以白虎加人参汤，方中生石膏重用四两，煎汤一大碗，分数次温饮下，连进二剂，烦热燥渴全愈。

奉天商埠局旁吕姓童子，年五岁，于季夏初旬，周身发热，至下午三句钟时，忽又发凉，须臾凉已，其热愈烈，此温而兼疟也。彼治于东人所设南满医院，东医治以金鸡纳霜，数日病不少减。盖彼但知治其间歇热，不知治其温热，其温热不愈，间歇热亦不愈。及愚视之，羸弱已甚，饮水服药辄呕吐，大便数日未行，脉非洪大，而重按有力。知其阳明之热已实，其呕吐者，阳明兼少阳也。为兼少阳，所以有疟疾。为拟方：生石膏三两，生赭石六钱，生山药六钱，碎竹茹三钱，甘草三钱。煎汤一盅半，分三次温饮下。将药饮完未吐，一剂大热已退，大便亦通。至翌日复作寒热，然较轻矣。投以硫酸规泥涅二分强，分三次用白糖水送下，寒热亦愈。

又沈阳县尹朱霭亭夫人，年过五旬，于戊午季秋得温病甚剧。先延东医治疗，所服不知何药，外用冰囊以解其热。数日热益盛，精神昏昏似睡，大声呼之亦无知觉，其脉洪实搏指。俾将冰囊撤去，用生石膏细末四两，粳米八钱，煎取清汁四茶杯，约历十句钟，将药服尽，豁然顿醒。霭亭喜甚，命其公子良佐，从愚学医。

又友人毛仙阁夫人，年近七旬，于正月中旬，伤寒无汗。原是麻黄汤证，因误服桂枝汤，汗未得出，上焦陡觉烦热恶心，闻药气即呕吐，但饮石膏所煮清水及白开水亦呕吐。惟昼夜吞小冰块可以不吐，两日之间，吞冰若干，而烦热不减，其脉关前洪滑异常。俾用鲜梨片，蘸生石膏细末嚼咽之，遂受药不吐，服尽二两而病愈。

石膏之性，又善清瘟疹之热。奉天友人朱贡九之哲嗣文治，年五岁，于庚申立夏后，周身壮热，出疹甚稠密，脉象洪数，舌苔白厚，知其疹而兼瘟也。欲用凉药清解之，因其素有心下作疼之病，出疹后贪食鲜果，前一日犹觉疼，又不敢投以重剂，遂勉用生石膏、玄参各六钱，薄荷叶、蝉退各一钱，连翘二钱。晚间服药，至翌日午后视之，气息甚粗，鼻翅煽动，咽喉作疼，且自鼻中出血少许，大有烦躁不安之象。愚不得已，重用生石膏三两，玄参、麦冬（带心）各六钱，仍少佐以薄荷、连翘诸药，俾煎汤三茶盅，分三次温饮下。至翌日视之，则诸证皆轻减矣。然余热犹炽，其大便虽行一次，仍系燥粪，其心中犹发热，脉仍有力。遂于清解药中，仍加生石膏一两，连服二剂，壮热始退，继用凉润清毒之药，调之全愈。

石膏之性，又善清咽喉之热。沧州友人董寿山，年三十余，初次感冒发颐，数日颔下颈项皆肿，延至膺胸，复渐肿而下。其牙关紧闭，惟自齿缝可进稀汤，而咽喉肿疼，又艰于下咽。延医调治，服清火解毒之药数剂，肿热转增。时当中秋节后，淋雨不止，因病热危急，冒雨驱车三十里迎愚诊治。见其颔下连项，壅肿异常，状类时毒（疮家有时毒证），抚之硬而且热，色甚红，纯是一团火毒之气，下肿已至心口，自牙缝中进水半口，必以手掩口，十分努力方能下咽。且痰涎壅滞胸中，上至咽喉，并无容水之处，进水少许，必换出痰涎一口。且觉有气自下上冲，时作呃逆，连连不止，诊其脉洪滑而长，重按有力，兼有数象。愚曰："此病俗所称虾蟆瘟也，毒热炽盛，盘踞阳明之府，若火之燎原，必重用生石膏清之，乃可缓其毒热之势。"从前医者在座，谓"曾用生石膏一两，毫无功效。"愚曰："石膏乃微寒之药，《本经》原有明文，如此热毒，仅用两许，何能见效。"遂用生石膏四两，金钱重楼（此药须色黄、味甘、无辣味者方可用，无此则不用亦可）、清半夏各三钱，连翘、蝉退各一钱（为咽喉肿甚，表散之药，不敢多用），煎服后，觉药停胸间不下，其热与肿似有益增之势，知其证兼结胸，火热无下行之路，故益上冲也。幸药房即在本村，复急取生石膏四两，生赭石三两，又煎汤徐徐温饮下，仍觉停于胸间。又急取生赭石三两，蒌仁二两，芒硝八钱，又煎汤饮下，胸间仍不开通。此时咽喉益肿，再饮水亦不能下，病家惶恐无措。愚晓之曰："我所以亟亟连次用药者，正为此病肿势浸增，恐稍迟缓，则药不能进，今其胸中既贮如许多药，断无不下行之理，药下行则结开便通，毒火随之下降，而上焦之肿热必消矣。"时当晚十句钟，至夜半药力下行，黎明下燥粪数枚，上焦肿热觉轻，水浆可进。晨饭时牙关亦微开，服茶汤一碗。午后肿热又渐增，抚其胸热犹烙手，脉仍洪实。意其燥结必未尽下，遂投以大黄六钱，芒硝五钱，又下燥粪兼有溏粪，病遂大愈。而肿处之硬者，仍不甚消，胸间抚之犹热，脉象亦仍有余热。又用生石膏三两，金银花、连翘各数钱，煎汤一大碗，分数次温饮下，日服一剂，三日全愈（按此证二次即当用芒硝、大黄）。

石膏之性，又善清头面之热。愚在德州时，一军士年二十余，得瘟疫，三四日间，头面悉肿，其肿处皮肤内含黄水，破后且溃烂，身上间有斑点。闻人言此证名大头瘟，其溃烂之状，又似瓜瓤瘟，最不易治。惧甚，求为诊视。其脉洪滑而长，舌苔白而微黄，问其心中，惟觉烦热，嗜食凉物。遂晓之曰："此证不难治，头面之肿烂，周身之斑点，无非热毒入胃，而随胃气外现之象，能放胆服生石膏可保全愈。"遂投以拙拟青盂汤（方载方剂篇七卷，系荷叶一个用周遭边，生石膏一两，羚羊角二钱，知母六钱，蝉退、僵蚕、金线重楼、粉甘草各钱半），方中石膏改用三两，知母改用八钱，煎汁一大碗，分数次温饮下，一剂病愈强半，翌日于方中减去荷叶、蝉退，又服一剂全愈。

外感痰喘，宜投以《金匮》小青龙加石膏汤。若其外感之热，已入阳明之府，而小青龙中之麻、桂、姜、辛诸药，实不宜用。曾治奉天同善堂中孤儿院刘小四，年八岁。孟秋患温病，医治十余日，病益加剧。表里大热，喘息迫促，脉象洪数，重按有力，知犹可治。问其大便，两日未行。投以大剂白虎汤，重用生石膏二两半，用生山药一两以代方中粳米。且为其喘息迫促，肺中伏邪，又加薄荷叶一钱半以清之。俾煎汤两茶盅，作两次温饮下，一剂病愈强半，又服一剂全愈。

又邑北境于常庄于某，年四十余。为风寒所束不得汗，胸中烦热，又兼喘促，医者治以苏子降气汤，兼散风清火之品，数剂，病益进。诊其脉，洪滑而浮，投以拙拟寒解汤（方载方剂篇五卷，系生石膏一两，知母八钱，连翘、蝉退各钱半），须臾上半身即出汗，又须臾觉药力下行，其下焦及腿亦皆出汗，病若失。

用生石膏以退外感之实热，诚为有一无二之良药。乃有时但重用石膏不效，必仿白虎加人参汤之义，用人参以辅之，而其退热之力始大显者，兹详陈数案于下，以备参观。

伤寒定例，汗、吐、下后，用白虎汤者加人参，渴者用白虎汤亦加人参。而愚临证品验以来，知其人或年过五旬，或壮年在劳心劳力之余，或其人素有内伤，或禀赋羸弱，即不在汗、吐、下后与渴者，用白虎汤时，亦皆宜加人参。曾治邑城西傅家庄傅寿朋，年二十。身体素弱，偶觉气分不舒，医者用三棱、延胡等药破之，自觉短气，遂停药不敢服。隔两日忽发喘逆，筋惕肉动，精神恍惚。脉数至六至，浮分摇摇，按之若无。肌肤甚热，上半身时出热汗。自言心为热迫，甚觉怔忡。其舌上微有白苔，中心似黄。统观此病情状，虽陡发于一日，其受外感已非一日，盖其气分不舒时，即受外感之时，特其初不自觉耳。为其怔忡太甚，不暇取药，急用生鸡子黄四枚，温开水调和，再将其碗置开水盆中，候温服之，喘遂止，怔忡亦见愈。继投以大剂白虎加人参汤，方中生石膏用三两，人参用六钱，更以生怀山药代方中粳米，煎汤一大碗，仍调入生鸡子黄三枚，徐徐温饮下，尽剂而愈。

又邑北六间房王姓童子，年十七，于孟夏得温病。八九日间呼吸迫促，频频咳吐，痰血相杂。其咳吐之时疼连胸胁，上焦微嫌发闷。诊其脉确有实热，而数至七至（凡用白虎汤者，见其脉数至七至或六至余者，皆宜加参），摇摇无根。盖其资禀素弱，又兼读书劳心，其受外感又甚剧，故脉象若是之危险。为其胸胁疼闷兼吐血，拟用白虎加人参汤，以生山药代粳米，而人参不敢多用。方中之生石膏仍用三两，人参用三钱，又加竹茹、三七（捣细冲服）各二钱，煎汤一大碗，徐徐温饮下，一剂血即止，诸病亦见愈。又服一剂全愈。用三七者，不但治吐血，实又兼治胸胁之疼也。

寒温之证，最忌舌干，至舌苔薄而干，或干而且缩者，尤为险证。而究其原因，却非一致，有因真阴亏损者，有因气虚不上潮者，有因气虚更下陷者，皆可治以白虎加人参汤，更以生山药代方中粳米，无不效者。盖人参之性，大能补气，元气旺而上升，自无下陷之虞。而与石膏同用，又大能治外感中之真阴亏损。况又有山药、知母以濡润之呼？若脉象虚数者，又宜多用人参，再加玄参、生地滋阴之品，煎汤四五茶盅，徐徐温饮下。一次只饮一大口，防其寒凉下侵，致大便滑泻，又欲其药力息息上达，升元气以生津液，饮完一剂，再煎一剂，使药力昼夜相继，数日火退舌润，其病自愈。曾治一邻村刘姓童子，年十三岁，于孟冬得伤寒证，七八日间，喘息鼻煽动，精神昏愦，时作谵语，所言皆劳力之事。其脉微细而数，按之无力。欲视其舌，干缩不能外伸。启齿视舌皮若斑点作黑色，似苔非苔，频饮凉水毫无濡润之意。愚曰此病必得之劳力之余，胸中大气下陷，故津液不能上潮，气陷不能托火外出，故脉道瘀塞，不然何以脉象若是，恣饮凉水而不滑泻乎。病家曰：先生之言诚然，从前延医服药分毫无效，不知尚可救否。曰：此证按寻常治法一日只服药一剂，即对证亦不能见效，听吾用药勿阻，定可挽回。遂用生石膏四两，党参、知母、生山药各一两，甘草二钱，煎汤一大碗，徐徐温饮下，一昼夜间，连进二剂，其病遂愈。

仲景治伤寒脉结代者，用炙甘草汤，诚佳方也。愚治寒温，若其外感之热不盛，遇此等脉，即遵仲景之法。若其脉虽结代，而外感之热甚实者，宜用白虎加人参汤，若以山药代粳米，生地代知母更佳。有案详人参解中，可参观。

从来产后之证，最忌寒凉。而果系产后温病，心中躁热，舌苔黄厚，脉象洪实，寒凉亦在所不忌。然所用寒凉之药，须审慎斟酌，不可慢然相投也。愚治产后温证之轻者，其热虽入阳明之府，而脉象不甚洪实，恒重用玄参一两，或至二两，辄能应手奏效。若系剧者，必用白虎加人参汤方能退热。然用时须以生山药代粳米、玄参代知母，方为稳妥。方剂篇中白虎加人参以山药代粳米汤下附有验案可参观。盖以石膏、玄参，《本经》皆明言其治产乳，至知母条下则未尝言之，不敢师心自用也。

铁岭友人吴瑞五精医学，尤笃信拙著《衷中参西录》中诸方，用之辄能奏效。其侄文博亦知医。有戚家延之治产后病，临行瑞五嘱之曰："果系产后温热、阳明胃腑大实，非用白虎加人参汤不可，然用时须按《医学衷中参西录》中讲究，以生山药代粳米、玄参代知母，方为万全之策，审证确时，宜放胆用之，勿为群言所阻挠也。"及至诊视，果系产后温病，且证脉皆大实，文博遵所嘱开方取药，而药房皆不肯与，谓产后断无用石膏之理，病家因此生疑。文博辞归，病家又延医治数日，病势垂危，复求为诊治。文博携药而往，如法服之，一剂而愈。

又沧州友人董寿山曾治一赵姓妇，产后八九日，忽得温病，因误汗致热渴喘促，舌苔干黄，循衣摸床，呼索凉水，病家不敢与。脉弦数有力，一息七至。急投以白虎加人参汤，以山药代粳米，为系产后，更以玄参代知母。方中生石膏重用至四两，又加生地、白芍各数钱，煎汤一大碗，分四次温饮下，尽剂而愈。当时有知医者在座，疑而问曰："产后忌用寒凉，何以能放胆如此，重用生石膏，且知母、玄参皆系寒凉之品，何以必用玄参易知母乎？"答曰："此理俱在《医学衷中参西录》中。"因于行箧中出书示之，知医者观书移时，始喟然叹服。

又铁岭门生杨鸿恩，曾治其本村张氏妇，得温病继而流产。越四五日，其病大发。遍请医生，均谓温病流产，又兼邪热太甚，无方可治。有人告以鸿恩自奉天新归，其夫遂延为诊治。见病人目不识人，神气恍惚，渴嗜饮水，大便滑泻，脉数近八至，且微细无力，舌苔边黄中黑，缩不能伸，其家人泣问："此病尚可愈否？"鸿恩答曰："按常法原在不治之例，然予受师传授，竭吾能力，或可挽回。"为其燥热，又兼滑泻，先投以《医学衷中参西录》滋阴清燥汤（方见山药解），一剂泻止，热稍见愈。继投以大剂白虎加人参汤，为其舌缩，脉数，真阴大亏，又加枸杞、玄参、生地之类，煎汤一大碗，调入生鸡子黄三枚，分数次徐徐温饮下。精神清爽，舌能伸出，连服三剂全愈。众人皆曰“神医”。鸿恩曰：“此皆遵予师之训也，若拘俗说，产后不敢用白虎汤，庸有幸乎？特用白虎汤，须依汗、吐、下后之例加人参耳。予师《医学衷中参西录》中论之详矣。”

在女子有因外感之热内迫，致下血不止者，亦可重用白虎加人参汤治之。邻村泊北庄李氏妇，产后数日，恶露已尽，至七八日，忽又下血。延医服药，二十余日不止，其脉洪滑有力，心中热而且渴。疑其夹杂外感，询之身不觉热，舌上无苔，色似微白，又疑其血热妄行，投以凉血兼止血之药，血不止而热渴亦如故。因思此证实夹杂外感无疑，遂改用白虎加人参汤，方中生石膏重用三两，更以生山药代粳米，煎汤三盅，分三次温饮下，热渴遂愈，血亦见止，又改用凉血兼止血之药而愈。

痢证身热不休，服一切清火之药，而热仍不休者，方书多诿为不治。夫治果对证，其热焉有不休之理。此乃因痢证夹杂外感，其外感之热邪，随痢深陷，弥漫于下焦经络之间，永无出路，以致痢为热邪所助，日甚一日而永无愈期。夫病有兼证，即治之宜有兼方也，斯非重用生石膏更助以人参以清外感之热不可。

盐山南门里王致祥，年近六旬，自孟夏患痢，延医服药五十余剂，痢已愈而病转加剧。卧床昏昏有危在旦夕之虞。此际适愚自沧回籍，求为诊治。其脉左右皆洪实，一息五至，表里俱觉发热，胁下连腹疼痛异常。其舌苔白厚，中心微黄，大便二三日一行。愚曰：此伏气化热而为温病也。当其伏气化热之初，肠为热迫，酝酿成痢与温俱来。然温为正病，痢为兼病。医者但知治其兼病，而不知治其正病，痢虽愈而温益重。绵延六十余日，病者何以堪乎？其家人曰：先生之论诚然，特是既为温病，腹胁若是疼痛者何也？将勿腹中有郁积乎？答曰：从前云大便两三日一行，未必腹有郁积。以脉言之，凡温病之壮热，大抵现于右脉，因壮热原属阳明，胃腑之脉诊于右关也。今左部之脉亦见洪实，肝胆之火必炽盛，而肝木之气，即乘火之炽盛而施其横恣，此腹胁所以作疼也。遂为开大剂白虎加人参汤，方用生石膏四两，人参六钱以滋阴分。为其腹胁疼痛，遵伤寒之例，加生杭芍六钱，更加川楝子六钱，疏通肝胆之郁热下行，以辅芍药之不逮。令煎汤三茶盅，分三次温饮下。降下黏滞之物若干。持其便盆者，觉热透盆外，其病顿愈，可以进食。隔二日腹胁又微觉疼，俾用元明粉四钱，净蜜两半，开水调服，又降下黏滞之物若干，病自此全愈。

曾治邑诸生王荷轩，年六十七，于中秋得痢证，医治二十余日不效。后愚诊视，其痢赤白胶滞下行，时觉肠中热而且干，小便亦觉发热，腹中下坠，并迫其脊骨尽处亦下坠作疼，且眩晕，其脉洪长有力，舌有白苔甚厚。愚曰："此外感之热，挟痢毒之热下迫，故现种种病状，非治痢兼治外感不可。"遂用生石膏二两，生杭芍八钱，生怀山药六钱，野党参五钱，甘草二钱，此即白虎加人参汤以芍药代知母、山药代粳米也（此方载方剂篇三卷名通变白虎加人参汤）。煎汤两茶盅，分二次温饮下，日进一剂，两日全愈。而脉象犹有余热，拟再用石膏清之，病家疑年高之人，石膏不可屡服。愚亦应聘他往，后二十余日其痢复作。延他医治疗，于治痢药中，杂以甘寒濡润之品，致外感余热永留不去，其痢虽愈，屡次反复。延至明年季夏，反复甚剧，复延愚诊治，其脉象病证皆如前。因谓之曰："去岁若肯多服生石膏数两，何至有以后屡次反复，今不可再留邪矣。"仍投以原方，连服三剂病愈，而脉亦安和。

按：此证三次皆随手奏效者，诚以石膏得人参之助，能使深陷之热邪，徐徐上升外散，消解无余。加以芍药、甘草，以理下重腹疼，山药以滋阴固下，所以热消而痢亦愈也。又此证因初次外感之热邪未清，后虽经屡次服凉药清解，其热仍固结莫解。迨蓄至期年之久，热邪勃然反复，必俟连次重用生石膏，始能消解无余。因悟得凡无新受之外感，而其脉象确有实热，屡服凉药不效，即稍效而后仍反复者，皆预有外感邪热伏藏其中，均宜重用生石膏清之，或石膏与人参并用以清之也。不然，则外邪溜滞，消铄真阴，经年累月而浸成虚劳者多矣。志在活人者，何不防之于预，而有采于刍荛之言也。

又表兄张申甫之妻高氏，年五十余，素多疾病。于季夏晨起偶下白痢，至暮十余次。秉烛后，忽然浑身大热，不省人事，循衣摸床，呼之不应。其脉洪而无力，肌肤之热烙手。知其系气分热痢，又兼受暑，多病之身不能支持，故精神昏愦如是也。急用生石膏三两，野党参四钱，煎汤一大碗，徐徐温饮下。至夜半尽剂而醒，痢亦遂愈，诘朝煎渣再服，其病脱然。

上所载痢证医案三则，皆兼外感之热者也。故皆重用生石膏治之，非概以其方治痢证也。拙著《医学衷中参西录》中，治痢共有七方，皆随证变通用之，确有把握，前案所用之方，乃七方之一也。愚用此方治人多矣，脉证的确，用之自无差忒也。

尝观丁仲祜所译东人《赤痢新论》，有医案二则，一为宫野某女，一为田中某女，皆痢而兼瘟。身发剧热，心机亢进，脉搏百一十至，神昏谵语。若投以拙拟重用生石膏之方皆可随手奏效，乃东人不知治瘟但知治痢，致二证皆至不起。夫著《赤痢新论》者，为志贺洁系东人，著名医学博士，能于痢证中考验出阿米巴赤痢，谓起于热带而渐及于温带、寒带。其痢毒为动物之菌，寄居人腹为其为慢性之痢。且为动物之菌，故其治法与寻常赤痢不同（治法详方剂篇三卷）。其研究痢证可谓精矣，而竟于痢而兼瘟之证研究未到，诚以东人崇尚西法，不善治瘟且不知用石膏，故于痢证兼瘟者犹一间未达也。

疟疾虽在少阳，而阳明兼有实热者，亦宜重用生石膏。曾治邻村李酿泉，年四十许，疟疾间日一发，热时若燔，即不发之日亦觉表里俱热。舌燥口干，脉象弦长，重按甚实。此少阳邪盛，阳明热盛，疟而兼温之脉也。投以大剂白虎汤加柴胡三钱，服后顿觉清爽。翌晨疟即未发，又煎服前剂之半，加生姜三钱，温疟从此皆愈。至脉象虽不至甚实，而按之有力，常觉发热懒食者，愚皆于治疟剂中，加生石膏两许以清之，亦莫不随手奏效也。

且重用石膏治疟，亦非自愚昉也。袁简斋曰："丙子九月，余患疟，饮吕医药，至日昃忽呕吐，头眩不止。家慈抱余起坐，觉血气自胸愤起，性命在呼吸间。忽有征友赵藜村来访，家人以疾辞。曰：'我解医。'乃延入诊脉看方，笑曰：'容易。'命速买石膏，加他药投之。余甫饮一勺，如以千钧之石，将肠胃压下，血气全消。未半盂，沉沉睡去，头上微汗，朦胧中闻先慈喈曰：'岂非仙丹乎？'睡须臾醒，君犹在座。问：'思西瓜否？'曰：'想甚。'即买西瓜。曰：'凭君尽量，我去矣。'食片许，如醍醐灌顶，头目为清，晚食粥。次日来曰：'君所患者阳明经疟，吕医误为太阳经，以升麻、羌活二味升提之，将君气血逆流而上，惟白虎汤可治，然亦危矣。'"详观此案，石膏用之得当，直胜金丹，诚能挽回人命于顷刻也。

石膏之性，又善治脑漏。方书治脑漏之证，恒用辛夷、苍耳。然此证病因，有因脑为风袭者，有因肝移热于脑者。若因脑为风袭而得，其初得之时，或可用此辛温之品散之，若久而化热，此辛温之药即不宜用，至为肝移热于脑，则辛温之药尤所必戒也。近治奉天大西关溥源酱房郭玉堂，得此证半载不愈。鼻中时流浊涕，其气腥臭，心热神昏，恒觉眩晕。其脉左右皆弦而有力，其大便恒干燥，知其肝移热于脑，其胃亦移热于脑矣。恐其病因原系风袭，先与西药阿斯必林瓦许以发其汗，头目即觉清爽。继为疏方，用生石膏两半，龙胆草、生杭芍、玄参、知母、花粉各四钱，连翘、金银花、甘草各二钱，薄荷叶一钱。连服十剂，石膏皆用两半，他药则少有加减，其病遂脱然全愈。

又治奉天测量局护兵某，得此证七八日，其脉浮而有力，知其因风束生热也。亦先用阿斯必林瓦许汗之。汗后，其鼻中浊涕即减，亦投以前方，连服三剂全愈。

《本经》谓石膏能治腹痛，诚有效验。曾治奉天清丈局司书刘锡五腹疼，三年不愈。其脉洪长有力，右部尤甚，舌心红而无皮，时觉头疼眩晕，大便干燥，小便黄涩，此乃伏气化热，阻塞奇经之经络，故作疼也。为疏方生石膏两半，知母、花粉、玄参、生杭芍、川楝子各五钱，乳香、没药各四钱，甘草二钱，一剂疼愈强半。即原方略为加减，又服数剂全愈。

又愚弱冠，后出游津门，至腊底还里，有本村刘氏少年，因腹疼卧病月余，昼夜号呼，势极危险。延医数人，皆束手无策。闻愚归，求为诊视。其脉洪长有力，盖从前之疼犹不至如斯，为屡次为热药所误，故疼益加剧耳。亦投以前方，惟生石膏重用二两，一剂病大轻减。后又加鲜茅根数钱，连服两剂全愈。盖此等证，大抵皆由外感伏邪窜入奇经，久而生热。其热无由宣散，遂郁而作疼。医者为其腹疼，不敢投以凉药，甚或以热治热，是以益治益剧。然证之凉热脉自有分，即病人细心体验，亦必自觉。临证者尽心询问考究，自能得其实际也。

石膏之性，又最宜与西药阿斯必林并用。盖石膏清热之力虽大，而发表之力稍轻。阿斯必林之原质，存于杨柳树皮津液中，味酸性凉，最善达表，使内郁之热由表解散，与石膏相助为理，实有相得益彰之妙也。如外感之热，已入阳明胃腑，其人头疼舌苔犹白者，是仍带表证。愚恒用阿斯必林一瓦（合中量二分六厘四毫），白蔗糖化水送服以汗之。迨其汗出遍体之时，复用生石膏两许，煎汤乘热饮之（宜当汗正出时饮之），在表之热解，在里之热亦随汗而解矣。若其头已不疼，舌苔微黄，似无表证矣，而脉象犹浮，虽洪滑而按之不实者，仍可用阿斯必林汗之。然宜先用生石膏七八钱，或两许，煮汤服之，俾热势少衰，然后投以阿斯必林，则汗既易出，汗后病亦易解也。若其热未随汗全解，仍可徐饮以生石膏汤，清其余热。不但此也，若斑疹之毒，郁而未发，其人表里俱热，大便不滑泻者，可用生石膏五六钱，煎汤冲服阿斯必林半瓦许，俾服后，微似有汗，内毒透彻，斑疹可全然托出。若出后壮热不退，胃腑燥实，大便燥结者，又可多用生石膏至二三两许，煎汤一大碗（约有三四茶杯），冲阿斯必林一瓦，或一瓦强，一次温饮数羹匙。初饮略促其期，迨热见退，或大便通下，尤宜徐徐少饮，以壮热全消，仍不至滑泻为度。如此斟酌适宜，斑疹无难愈之证矣。石膏与阿斯必林，或前后互用，或一时并用，通变化裁，存乎其人，果能息息与病机相赴，功效岂有穷哉。

西人、东人治热性关节肿疼，皆习用阿斯必林。而关节肿疼之挟有外感实热者，又必与石膏并用，方能立见奇效。奉天陆军参谋长赵海珊之侄，年六岁。脑后生疮，漫肿作疼，继而头面皆肿，若赤游丹毒。继而作抽掣，日甚一日。浸至周身僵直，目不能合，亦不能瞬，气息若断若续，呻呻全无。其家人以为无药可治，待时而已。阅两昼夜，形状如故，试灌以勺水，似犹知下咽。因转念或犹可治，而彼处医者，咸皆从前延请而屡次服药无效者也。其祖父素信愚，因其向患下部及两腿皆肿，曾为治愈。其父受瘟病甚险，亦舁至院中治愈。遂亦舁之来院（相距十里许），求为诊治。其脉洪数而实，肌肤发热。知其夹杂瘟病，阳明府证已实，势虽垂危，犹可挽回。遂用生石膏细末四两，以蒸汽水煎汤两茶杯，徐徐温灌之。周十二时剂尽，脉见和缓，微能作声。又用阿斯必林瓦半，仍以汽水所煎石膏汤，分五次送下，限一日夜服完。服至末二次，皆周身微见汗，其精神稍明了，肢体能微动。从先七八日不食，且不大便，至此可少进茶汤，大便亦通下矣。继用生山药细末煮作稀粥，调以白蔗糖，送服阿斯必林三分瓦之一，日两次，若见有热，即间饮汽水所煮石膏汤。又以蜜调黄连末，少加薄荷冰，敷其头面肿处，生肌散敷其疮口破处，如此调养数日，病热减退，可以能言。其左边手足仍不能动，试略为屈伸，则疼不能忍。细验之，关节处皆微肿，按之觉疼，知其关节之间，因外感之热而生炎也。遂又用鲜茅根煎浓汤（无鲜茅根可代以鲜芦根），调以白蔗糖，送服阿斯必林半瓦，日两次。俾服药后周身微似有汗，亦间有不出汗之时，令其关节中之炎热，徐徐随发表之药透出。又佐以健补脾胃之药，俾其多进饮食。如此旬余，左手足皆能运动，关节能屈伸，以后饮食复常，停药勿服，静养半月，行动如常矣。此证共用生石膏三斤，阿斯必林三十瓦，始能完全治愈。愚用阿斯必林治热性关节肿疼者多矣，为此证最险，故详记之。

丁仲祜《西药实验谈》载，东人用阿斯必林治愈关节急性偻麻质斯（即热性关节肿疼）之案甚伙，而其证之险，皆远逊于此证。若遇此证，不能重用生石膏，尚有何药能与阿斯必林并用，以挽回此极险之证乎？彼欲废弃中药者，尚其详观此案也。

上所录诸案，其为证不同，然皆兼有外感热实者也。乃有其人纯系内伤，脏腑失和，而前哲具有特识，亦有重用石膏者。徐灵胎曰："嘉兴朱宗臣，以阳盛阴亏之体，又兼痰凝气逆。医者以温补治之，胸膈痞塞，而阳道痿。群医谓脾肾两亏，将恐无治，就余于山中。余视其体，丰而气旺，阳升而阴不降，诸窍皆闭。笑谓之曰：'此为肝肾双实证，先用清润之药，加石膏以降其逆气，后以消痰开胃之药涤其中宫，更以滋肾强阴之药镇其元气，阳事即通。'五月后，妾即怀孕，得一女，又一年复得一男。"

近治奉天南市场俊记建筑公司经理王海山，其证亦与前案朱宗臣之病相似。愚师徐氏之意，亦先重用生石膏以清其痰火，共服药十余剂全愈。海山年四十余，为无子，纳宠数年，犹未生育，今既病愈，想亦育麒不远矣。

吴鞠通曰："何叟年六十二岁，手足拘挛。误服桂、附、人参、熟地等补阳，以致面赤，脉洪数，小便闭，身重不能转侧，手不能上至鬓，足蜷曲，丝毫不能转侧移动。细询病情，因纵饮食肉而然。所谓'湿热不攘，大筋软短，小筋弛长，软短为拘，弛长为痿'者也。与极苦通小肠、淡渗利膀胱之方，用生石膏八两，飞滑石一两，茯苓皮六钱，桑枝、防己各五钱，晚蚕砂、龙胆草各四钱，穿山甲、胡黄连、洋芦荟、杏仁、地龙各三钱，白通草二钱，煮三碗，分三次服，日尽一剂。至七日后，小便红黑而浊。半月后手渐动，足渐伸。一月后下床，扶桌椅能行。四十日后走至檐前，不能下阶。又半月始下阶。三月后能行四十步，后因痰饮，用理脾肺之药收功。"杨华轩（南皮人，清同治时太医院医官）曰："同邑某氏室女，周身拘挛，四肢不能少伸，年余未起床矣。诊其脉，阳明热甚，每剂药中必重用生石膏以清阳明之热，共用生石膏四斤，其病竟愈。"观此二案，石膏治外感兼治内伤，功用何其弘哉。

穷极石膏之功用，恒有令人获意外之效者。曾治奉天大西关马姓叟，年近六旬，患痔疮，三十余年不愈。后因伤寒证，热入阳明之府，投以大剂白虎汤数剂，其病遂愈，痔疮竟由此除根。

又治奉天商埠局旁吕姓幼童。年五六岁，每年患眼疾六七次，皆治于东人医院。东人谓此关于禀赋，不能除根。后患瘟疹，毒热甚恣，投以托毒清火之品。每剂中用生石膏两半，病愈后，其眼疾亦从此不再反复。

又友人张少白，曾治京都阎姓叟。年近七旬，素有劳疾，发则喘而且嗽。于冬日感冒风寒，上焦烦热，劳疾大作，痰涎胶滞，喘促异常。其脉关前洪滑，按之有力。少白治以生石膏二两以清时气之热，因其劳疾，加沉香五钱，以引气归肾。且以痰涎太盛，石膏能润痰之燥，不能行痰之滞，故又借其辛温之性，以为石膏之反佐也。一日连服二剂，于第二剂加清竹沥二钱，病若失。劳疾亦从此除根永不反复。夫劳疾至年近七旬，本属不治之证，而事出无心，竟以重用石膏治愈之，石膏之功用，何其神哉。愚因闻此案，心有会悟，拟得治肺劳黄芪膏方（载方剂篇中），其中亦用生石膏，服者颇有功效。

寒温阳明府病，原宜治以白虎汤，医者畏不敢用，恒以甘寒之药清之，遇病之轻者，亦可治愈，而恒至稽留余热（甘寒药滞泥，故能闭塞外感热邪），变生他证。迨至病久不愈，其脉之有力者，仍可用白虎汤治之，其脉之有力而不甚实者，可用白虎加人参汤治之。曾治奉天中街内宾升靴铺中学徒，年十四五，得劳热喘嗽证。初原甚轻，医治数月，病势浸增，医者诿谓不治。遂来院求为诊视，其人羸弱已甚，而脉象有力，数近六至，疑其有外感伏热，询之果数月之前，曾患瘟病，经医治愈。乃知其决系外感留邪，问其心中时觉发热，大便干燥，小便黄涩，遂投以白虎加人参汤，去粳米加生怀山药一两，连服数剂，病若失。见者讶为奇异，不知此乃治其外感，非治其内伤，而能若是之速效也。

沧县西河沿王媪，年七旬有一。于仲冬胁下作疼，恶心呕吐，大便燥结。服药月余，更医十余人，病浸加剧。及愚诊视时，不食者已六七日，大便不行者已二十余日。其脉数五至余，弦而有力，左右皆然。舌苔满布，起芒刺，色微黄。其心中时觉发热，偶或作渴，仍非燥渴。胁下时时作疼，闻食味则欲呕吐，所以不能进食。小便赤涩短少。此伤寒之势已至阳明之府，胃与大肠皆实，原是承气汤证。特其脉虽有力，然自弦硬中见其有力，非自洪滑中见其有力（此阴虚火实之脉），且数近六至，又年过七旬，似不堪承气之推荡。而愚有变通之法，加药数味于白虎汤中，则呕吐与胁疼皆止，大便亦可通下矣。病家闻之，疑而问曰：先生之论诚善，然从前医者皆未言有外感，且此病初起，亦未有头疼恶寒外征，何以竟成伤寒传府之重证？答曰：此乃伏气为病也。大约此外感受于秋冬之交，因所受甚轻，所以不觉有外感，亦未能即病。而其所受之邪，伏于膜原之间，阻塞气化，暗生内热，遂浸养成今日之病。观此舌苔微黄，且有芒刺，岂非有外感之显征乎？病家似悟会。遂为疏方：生石膏两半，生山药一两，知母五钱，赭石五钱，川楝子五钱，生杭芍四钱，甘草二钱。煎汤两盅，分三次温服下。因其胁疼甚剧，肝木不和，但理以芍药、川楝，仍恐不能奏效，又俾用羚羊角一钱，另煎汤当茶饮之，以平肝泻热。当日将药服完，次晨复诊，脉象已平，舌上芒刺已无，舌苔变白色已退强半，胁疼亦大见愈，略思饮食，食稀粥一中碗，亦未呕吐，惟大便仍未通下。疏方再用天冬、玄参、沙参、赭石各五钱，甘草二钱，西药硫酸镁二钱（冲服），煎服后，大便遂通下，诸病皆愈。为其年高病久，又俾服滋补之药数剂，以善其后。按：此证之脉，第一方原当服白虎加人参汤，为其胁下作疼，所以不敢加人参，而权用生山药一两以代白虎汤中之粳米，其养阴固气之力，又可以少代人参也。又赭石重坠下行，似不宜与石膏并用，以其能迫石膏寒凉之力下侵也。而此证因大肠甚实，故并用无妨。且不仅以之通燥结，亦以之镇呕逆也。

《内经》谓："冬伤于寒，春必病温"，是言伏气为病也。乃有伏气伏于膈膜之下（《内经》所谓，横连膜原也），逼近胃口，久而化热，不外发为温病，转上透膈膜，熏蒸肺脏，致成肿病者。若其脉有力，亦宜重用生石膏治之。曾治奉天小南关赵某，年四十许，始则发热懒食，继则咳嗽吐痰腥臭，医治三月，浸至不能起床。脉象滑实，右脉尤甚（伏邪之热，亦如寒温之脉，多右盛于左），舌有黄苔，大便数日一行。知系伏气为病，投以大剂白虎汤，以生山药代粳米，又加利痰解毒之品，三剂后病愈强半。又即其方加减，服至十余剂全愈。

又有伏气下陷于奇经诸脉中，久而化热，其热亦不能外发为温，有时随奇经之脉上升者；在女子又有热入血室而子宫溃烂者，爰录两案于下以证之。

安东尉之凤，年二十余。时觉有热，起自下焦，上冲脑部。其脑部为热冲激，头巅有似肿胀，时作眩晕，心中亦时发热，大便干燥，小便黄涩。经医调治，年余无效。求其处医士李亦泉寄函来问治法，其开来病案如此。且其脉象洪实，饮食照常，身体亦不软弱。知其伏有外感热邪，因其身体不弱，俾日用生石膏细末四两，煮水当茶饮之，若觉凉时即停服。后二十余日，其人忽来奉，言遵示服石膏六七斤，上冲之热见轻，而大便微溏，因停药不服。诊其脉仍然有力，问其心中仍然发热，大便自停药后即不溏矣。为开白虎加人参汤，方中生石膏重用三两，以生怀山药代粳米，连服六七剂，上冲之热大减，因出院还家。嘱其至家，按原方服五六剂，病当除根矣。

南皮张文襄公第十公子温卿夫人，年三十余。十年前，恒觉少腹切疼。英女医谓系子宫炎证，用药数次无效。继乃谓此病如欲除根，须用手术剖割，将生炎之处其腐烂者去净，然后敷药能愈。病人惧而辞之。后至奉，又延东女医治疗，用坐药兼内服药，数年稍愈，至壬戌夏令，病浸增剧，时时疼痛，间下脓血。癸亥正初，延愚诊治。其脉弦而有力，尺脉尤甚。自言疼处觉热，以凉手熨之稍愈。上焦亦时觉烦躁。恍悟此证，当系曾受外感，热入血室，医者不知，治以小柴胡汤加石膏，外感虽解，而血室之热未清。或伏气下陷入于血室，阻塞气化，久而生热，以致子宫生炎，浸至溃烂，脓血下注。为疏方，用金银花、乳香、没药、甘草以解其毒，天花粉、知母、玄参以清其热，复本小柴胡汤之义，少加柴胡提其下陷之热上出，诸药煎汤，送服三七细末二钱，以化腐生新。连服三剂病似稍轻，其热仍不少退。因思此证，原系外感稽留之热，非石膏不能解也。遂于原方中加生石膏一两，后渐加至二两，连服数剂，热退强半，疼亦大减。遂去石膏，服数剂渐将凉药减少，复少加健胃之品，共服药三十剂全愈。后在天津治冯氏妇此证，亦用此方。中有柴胡，即觉脓血不下行，后减去柴胡，为之治愈。

愚临证四十余年，重用生石膏治愈之证当以数千计。有治一证用数斤者，有一证而用至十余斤者，其人病愈之后，饮食有加，毫无寒胃之弊。又曾见有用煅石膏数钱，其脉即数动一止，浸至言语迟涩，肢体痿废者；有服煅石膏数钱，其胸胁即觉郁疼，服通气活血之药始愈者。至于伤寒瘟疫、痰火充盛，服煅石膏后而不可救药者尤不胜纪。世之喜用煅石膏者，尚其阅仆言而有所警戒哉。

或问：石膏一物也，其于煅与不煅何以若是悬殊？答曰：石膏原质为硫氧氢钙化合，为其含有硫氧氢，所以有发散之力，煅之则硫氧氢之气飞腾，所余者惟钙。夫钙之性本敛而且涩，煅之则敛涩之力益甚，所以辛散者变为收敛也。

或问：丁仲祜译西人医书，谓石膏不堪入药，今言石膏之效验如此，岂西人之说不足凭欤？答曰：石膏之原质为硫氧氢钙化合。西人工作之时，恒以硫氧钙为工作之料。迨工作之余即得若干石膏，而用之治病无效，以其较天产石膏，犹缺一原质，而不成其为石膏也。后用天产石膏，乃知其效验非常，遂将石膏及从前未信之中药两味，共列于石灰（即钙）基中。是故碳氧石灰牡蛎也，磷氧石灰鹿角霜也，硫氧氢石灰石膏也。其向所鄙弃者，今皆审定其原质而列为要药，西人可为善补过矣。何吾中华医界犹多信西人未定之旧说，而不知石膏为救颠扶危之大药乎？

《本经》谓石膏治金疮，是外用以止其血也。愚尝用煅石膏细末，敷金疮出血者甚效。盖多年壁上石灰，善止金疮出血，石膏经煅与石灰相近，益见煅石膏之不可内服也。

人参解

人参之种类不一，古所用之人参，方书皆谓出于上党，即今之党参是也。考《本经》载，人参味甘，未尝言苦，今党参味甘，辽人参则甘而微苦，古之人参其为今之党参无疑也。特是党参之性，虽不如辽人参之热，而其性实温而不凉，乃因《本经》谓其微寒，后世之笃信《本经》者，亦多以人参之性果然微寒，即释古方之用人参者，亦本微寒之意以为诠解，其用意可谓尊经矣。然古之笃信《本经》而尊奉之者，莫如陶弘景。观其所著《名医别录》，以补《本经》所未备，谓人参能疗肠胃中冷，已不遵《本经》以人参为微寒可知。因此疑年湮代远，古经字句或有差讹，吾人生今之世，当实事求是，与古为新，今试即党参实验之，若与玄参等分并用，可使药性无凉热，即此可以测其热力矣（此即台党参而言，若潞党参其热稍差）。然辽东亦有此参，与辽人参之种类迥别，为其形状性味与党参无异，故药行名之为东党参，其功效亦与党参同。至于辽人参，其补力、热力皆倍于党参，而其性大约与党参相似，东人谓过服之可使脑有充血之病，其性补而上升可知。至化学家实验参之成分，谓中有灰色糖质，其能补益之力在此，不知所谓灰色糖质者，乃人参之所以能滋阴补血也。至人参补气之力，实倍于补血，特其补气之良能无原质可验，东人遂不信其有补气之力。即其卓卓名医猪子氏，竟谓人参征诸病床上之实验，若在病危急时毫无作用，惟数日或数周间接续服之始觉营养稍佳。夫人参为救危扶颠之大药，原能于呼吸之间挽回人命，猪子氏犹昧而不知甚矣，医学之难也。方书谓人参不但补气，若以补血药辅之亦善补血。愚则谓，若辅以凉润之药即能气血双补，盖平其热性不使耗阴，气盛自能生血也。至《本经》谓其主补五脏，安精神，定魂魄，止惊悸，除邪气，明目，开心，益智，无非因气血充足，脏腑官骸各得其养，自有种种诸效也。

当时之习尚虽皆珍重辽人参，然其品类不齐，野山自生者性近和平，而价值甚昂，原非常用之品。至种植之秧参，其性燥热，又不可轻用，以愚临证习用党参，辅佐得宜，自能挽回验证也。

凡药之性热而干燥者，恒生于热地，桂、附之生于川广者是也。物之性热而濡润者，恒生于寒地，人参之生于辽东山阴者是也。盖其本性既热，若复生于热地，即不能保其濡润之津液也。且既名为人参，必能参赞人身之气化而后名实相符，人身之气化，固阴阳俱备者也。彼因人参生于阴寒之地，而谓其偏于补阴者，于此义盖未之审也。

附：人参形状考

人参无论野山、移山、种秧，其色鲜时皆白，晒干则红，浸以白冰糖水，晒干则微红，若浸之数次，虽晒干亦白矣。野山之参，其芦头（生苗之处，亦名露土）长而细，极长者可至二寸，细若韭莛，且多龃龉，有芦头短者则稍粗，至秧参之芦头，长不过七八分，其粗则过于箸矣。

人参之鲜者，皆有粗皮，制时用线七八条作一缕为弓弦，用此弦如拉锯状，来回将其粗皮磨去，其皮色始光润，至皮上之横纹以细密而深者为佳。野山之参一寸有二十余纹，秧参则一寸不过十余纹，且其纹形破裂，有似刀划，野山参之纹则分毫无破裂。然无论野参、秧参，其纹皆系生成，非人力所能为也。

人参之须以坚硬者为贵，盖野参生于坚硬土中，且多历岁月，其须自然坚硬；若秧参则人工种植，土松年浅，故其须甚软也。

至于野参之性温和、秧参之性燥热，人所共知，究其所以然之故，非仅在历年之浅深也。因种秧参者多撒砒石末于畦中，以防虫蚁之损伤，参得砒石之气故甚燥热，是以愚于治寒温方中当用参者,从不敢投以秧参,恒以野党参代之,亦能立起沉疴。至于西洋参,多系用秧参伪制,此愚在奉目睹,用者亦当审慎也。

山西党参,种植者多,野生者甚少。凡野生者其横纹亦如辽人参,种植者则无横纹,或芦头下有横纹仅数道,且种者皮润肉肥,野者皮粗肉松,横断之中心有纹作菊花形。其芦头以粗大者为贵,名曰狮头党参,为其历年久远,屡次自芦头发生,故作此形。其参生于五台山者名台党参,色白而微黄,生于潞州太行紫团山者名潞党参,亦名紫团参,色微赤而细,以二参较之,台党参力稍大,潞党参则性平不热,以治气虚有热者甚宜。然潞党参野生者甚少,多系人种植者,至辽东所出之党参(为其形若党参,故俗名东党参),状若台党参,皆系野生,其功用与山西之野台党参相近。

附案:邑中泊庄高某,年四十许,于季春得温病。屡经医者调治,大热已退,精神益惫,医者诿为不治。病家亦以为气息奄奄,待时而已。乃迟旬日而病状如故,始转念或可挽回。迎愚诊视,其两目清白无火,竟昏愦不省人事,舌干如磋,却无舌苔,问之亦不能言,抚其周身皆凉,其五六呼吸之顷,必长出气一口,其脉左右皆微弱,至数稍迟,知其胸中大气因服开破降下药太过而下陷也。盖大气不达于脑中则神昏;大气不潮于舌本则舌干,神昏舌干,故问之不能言也;其周身皆凉者,大气陷后不能宣布营卫也;其五六呼吸之顷必长出气者,大气陷后胸中必觉短气,故太息以舒其气也。遂用野台参一两,柴胡二钱,煎汤灌之,一剂见轻,两剂全愈。

外甥王竹孙,年二十时,卧病数月不愈,精神昏聩,肢体酸懒,微似短气,屡次延医服药莫审病因,用药亦无效验。一日忽然不能喘息,张口呼气外出而气不上达,其气蓄极下迫肛门突出,约二十呼吸之顷,气息方通,一昼夜间如是者八九次。诊其脉关前微弱不起,知其胸中大气下陷,不能司肺脏呼吸之枢机也。遂投以人参一两，柴胡三钱，知母二钱，一剂而呼吸顺，又将柴胡改用二钱，知母改用四钱，再服数剂宿病亦愈。

按：拙著《医学衷中参西录》治大气下陷多重用生黄芪，取其补气兼能升气也。而此案与前案皆重用参者，因一当外感之余，津液铄耗，人参兼能滋津液；一当久病之余，元气亏损，人参兼能固元气也。

沈阳县署科长某，患梅毒，在东人医院治疗二十余日，头面肿大，下体溃烂，周身壮热，谵语不省人事，东人谓毒已走丹不可治。其友人警务处科员孙俊如，邀愚往东人院中为诊视。疑其证夹杂温病，遂用生石膏细末半斤，煮水一大瓶，伪作葡萄酒携之至其院中，托言探友，盖不欲东人知为疗治也。及入视病人，其头面肿而且红，诊其脉洪而实，知系夹杂温病无疑，嘱将石膏水徐徐温服。翌日又往视，其头面红肿见退，脉之洪实亦减半，而较前加数，仍然昏愦谵语，分毫不省人事。所饮石膏之水尚余一半，俾自购潞党参五钱，煎汤兑所余之石膏水饮之。翌日又往视之，则人事大清，脉亦和平。病人遂决意出彼院来院中调治，后十余日其梅毒亦愈。此证用潞党参者，取其性平不热也。

县治西曾家庄丁叟，年过六旬，于孟冬得伤寒证。五六日间，延愚诊视，其脉洪滑，按之亦似有力，表里俱觉发热，间作呻吟，气息微喘，投以白虎汤一剂，大热稍减。再诊其脉或七八动一止，或十余动一止，两手皆然，重按无力，遂于原方中加人参八钱，兼师炙甘草汤（亦名复脉汤）中重用干地黄之意，以生地代知母，煎汁两茶杯，分二次温饮下，脉即调匀，且较前有力，而热仍如故。又将方中石膏加倍（原方是二两倍作四两），煎汤一大碗，俾徐徐温饮下，尽剂而愈。

本村崔姓童子，年十一岁。其家本业农，因麦秋忙甚，虽幼童亦作劳田间，力薄不堪重劳，遂得温病。手足扰动，不能安卧，谵语不休，所言者皆劳力之事，昼夜目不能瞑，脉虽有力，却非洪实。拟投以白虎加人参汤，又虑小儿少阳之体，外邪方炽，不宜遽用人参，遂用生石膏两半、蝉退一钱。煎服后诸病如故，复来询方，且言其苦于服药，昨所服者呕吐将半。愚曰："单用生石膏二两，煎取清汤徐徐温饮之，即可不吐。"乃如言服之，病仍不愈。再为诊视，脉微热退，谵语益甚，精神昏昏，不省人事。急用野台参两半，生石膏二两，煎汁一大碗，分数次温饮下，身热脉起，目遂得瞑，手足稍安，仍作谵语。又于原渣加生石膏、麦冬各一两，煎汤两盅，分两次温饮下，降大便一次，其色甚黑，病遂愈。

按：治此证及上证之时，愚习用白虎汤，犹未习用白虎加人参汤也。经此两证后，凡其人年过六旬，及劳心劳力之余，患寒温证，而宜用白虎汤者必加人参。且统观以上三案，未用参之先，皆病势垂危，甫加参于所服药中，即转危为安，用之得当功效何其捷哉。

表兄王瑞亭年四十三岁，素吸鸦片，于仲冬得伤寒证。两三日间，烦躁无汗，原是大青龙汤证，因误服桂枝汤，烦躁益甚。迎愚诊视，其脉关前洪滑，而两尺无力，遂投以大剂凉润之品，而少用透表和中之药佐之，因其尺脉不实，嘱其煎汤二茶杯，作十余次饮下，一次止温饮一大口，防其寒凉侵下焦也。病家忽愚所嘱，竟顿饮之，遂致滑泻数次，多带冷沫，上焦益烦躁，鼻如烟熏，面如火炙，其关前脉大于从前一倍，数至七至，知其已成戴阳之证。急用人参一两，煎汤兑童便半茶杯（须用食盐酱童子之便，取其味咸能制参），置药杯于凉水盆中，候冷顿饮之，又急用玄参、生地、知母各一两，煎汤一大碗备用。自服参后，屡诊其脉，过半点钟脉象渐渐收敛，至数似又加数，遂急将备用之药炖极热，徐徐饮下，一次饮药一口，阅两点钟尽剂，周身微汗而愈。

吐血过多者，古方恒治以独参汤，谓血脱者先益其气也。然吐血以后，多虚热上升，投以独参汤恐转助其虚热，致血证仍然反复。愚遇此等证，亦恒用人参而以镇坠凉润之药辅之。曾治邻村曾氏叟，年六十四岁，素有劳疾。因劳嗽过甚，呕血数碗，其脉摇摇无根，或一动一止，或两三动一止，此气血亏极将脱之候也。诊脉时，见其所咳吐者痰血相杂，询其从前呕吐之时，先觉心中发热。为疏方，用野台参三钱，生山药一两，生赭石细末八钱，知母六钱，生杭芍、牛蒡子各四钱，三七细末二钱（药汁送服，方载方剂篇三卷，名保元寒降汤），煎服一剂而血止，又服数剂脉亦调匀。

人参之性，虽长于补而有时善通。曾治邻村毛姓少年，伤寒已过旬日，阳明火实，大便燥结，原是承气汤证。然下不妨迟，愚对于此证，恒先用白虎汤清之，多有因服白虎汤大便得通而愈者。于是投以大剂白虎汤，一日连进二剂，至晚九句钟，火似见退而精神恍惚，大便亦未通行。诊其脉变为弦象，夫弦主火衰，亦主气虚，知其证清解已过，而其大便仍不通者，因其气分亏损，不能运行白虎汤凉润之力也。遂单用人参五钱煎汤俾服之，须臾大便即通，病亦遂愈。

按：凡服白虎汤后，大热已退，其大便犹未通者，愚恒用大黄细末一钱，或芒硝细末二钱，蜜水调服，大便即通，且通下即愈，断无降后不解之虞。而此证不用硝黄通其大便，转用人参通其大便，此《内经》所谓"塞因塞用"也。审脉无误，投药即随手奏效，谁谓中法之以脉断病者不足凭乎？又按：此证气分既虚，初次即宜用白虎加人参汤，因火盛之时，辨脉未真，遂致白虎与人参前后分用，幸而成功。因此，自咎脉学之疏，益叹古人制方之精矣。

人参之性，用之得宜，又善利小便。曾治沧州刘姓温，年过六旬，小便不利，周身皆肿。医者投以末药，下水数桶，周身肿尽消，言忌咸百日，盖方中重用甘遂也。数日肿复如故，一连服药三次皆然。此时小便滴沥全无，亦不敢再服前药。又延他医，皆以为服此等药愈后又反复者，断难再治，况其屡次服药而屡次反复者乎？后延愚诊视，其脉数而无力，按之即无，因谓病家曰："脉数者阴分虚也，无力者阳分虚也。水饮缘三焦下达必藉气化流通，而后能渗入膀胱出为小便。此脉阴阳俱虚，其气化必虚损不能流通小便，所以滴沥全无也。欲治此证，非补助其气化而兼流通其气化不可。《易》有之'日往则月来，月往则日来，日月相推而明生焉；寒往则暑来，暑往则寒来，寒暑相推而岁成焉；往者屈也，来者信（读作伸）也，屈信相感而利生焉'。此天地之气化，即人身之气化也。"爰本此义以立两方。一方以人参为主，辅以麦冬以济参之热，灵仙以行参之滞，少加地肤子为向导，名之曰宣阳汤，以象日象暑；一方以熟地为主，辅以龟板以助熟地之润，芍药以行熟地之泥，亦少加地肤子为向导，名之曰济阴汤，以象月象寒。二方轮流服之，以象日月寒暑往来屈伸之义。俾先服济阴汤取其贞下起元也，服至三剂，小便见利。服宣阳汤亦三剂，小便大利。又接服济阴汤三剂，小便直如泉涌，肿遂尽消。

西洋参解

西洋参味甘微苦，性凉，能补助气分，兼能补益血分，为其性凉而补，凡欲用人参而不受人参之温补者，皆可以此代之。惟白虎加人参汤中之人参，仍宜用党参而不可代以西洋参，以其不若党参具有升发之力，能助石膏逐邪外出也。且《本经》谓人参味甘，未尝言苦，适与党参之味相符，是以古之人参，即今之党参，若西洋参与高丽参，其味皆甘而兼苦，故用于古方不宜也。西洋参产于法兰西国，外带粗皮则色黄，去粗皮则色白，无论或黄或白，以多有横纹者为真。愚用此参，皆用黄皮多横纹者，因伪造者能造白皮西洋参，不能造黄皮西洋参也。

黄耆解

黄耆性温，味微甘，能补气，兼能升气，善治胸中大气（即宗气，为肺叶阖辟之原动力）下陷。《本经》谓主大风者，以其与发表药同用，能祛外风，与养阴清热药同用，更能熄内风也。谓主痈疽、久败疮者，以其补益之力能生肌肉，其溃脓自排出也。表虚自汗者，可用之以固外表气虚。小便不利而肿胀者，可用之以利小便。妇女气虚下陷而崩带者，可用之以固崩带。为其补气之功最优，故推为补药之长，而名之曰耆也。

附案：沧州程家林董氏女，年二十余。胸胁满闷，心中怔忡，动则自汗，其脉沉迟微弱，右部尤甚，为其脉迟，疑是心肺阳虚，询之不觉寒凉，知其为胸中大气下陷也。其家适有预购黄耆一包，俾用一两煎汤服之。其族兄捷亭在座，其人颇知医学，疑药不对证。愚曰："勿多疑，倘有差错，余职其咎。"服后，果诸病皆愈。捷亭疑而问曰："《本经》黄耆原主大风，有透表之力，生用则透表之力益大，与自汗证不宜，其性升而能补，有膨胀之力，与满闷证不宜，今单用生黄耆两许，而两证皆愈，并心中怔忡亦愈，其义何居？"答曰："黄耆诚有透表之力，气虚不能逐邪外出者，用于发表药中，即能得汗，若其阳强阴虚者，误用之则大汗如雨不可遏抑。惟胸中大气下陷，致外卫之气无所统摄而自汗者，投以黄耆则其效如神。至于证兼满闷而亦用之者，确知其为大气下陷，呼吸不利而作闷，非气郁而作闷也。至于心与肺同悬胸中，皆大气之所包举，大气升则心有所依，故怔忡自止也。"董生闻之，欣喜异常曰："先生真我师也。"继加桔梗二钱，知母三钱，又服两剂以善其后。

奉天大东关于氏女，年近三旬，出嫁而孀，依于娘门。其人善英文英语，英商之在奉者，延之教其眷属。因病还家，夜中忽不能言，并不能息。其同院住者王子岗系愚门生，急来院扣门求为挽救。因向曾为诊脉，方知其气分甚弱，故此次直断为胸中大气下陷，不能司肺脏之呼吸，是以气息将停而言不能出也。急为疏方，用生箭耆一两，当归四钱，升麻二钱，煎服，须臾即能言语。翌晨，舁至院中，诊其脉沉迟微弱，其呼吸仍觉气短，遂用原方减升麻之半，又加山药、知母各三钱，柴胡、桔梗各钱半（此方去山药，即拙拟升陷汤，载方剂篇中四卷专治大气下陷），连服数剂全愈。

按：此证脉迟而仍用知母者，因大气下陷之脉，大抵皆迟，非因寒凉而迟也。用知母以济黄耆之热，则药性和平，始能久服无弊。

一妇人产后四五日，大汗淋漓，数日不止，形势危急，气息奄奄，其脉微弱欲无。问其短气乎？心中怔忡且发热乎？病人不能言而颔之。知其大气下陷，不能吸摄卫气，而产后阴分暴虚，又不能维系阳分，故其汗若斯之脱出也。遂用生黄耆六钱，玄参一两，净萸肉、生杭芍各五钱，桔梗二钱，一剂汗减，至三剂诸病皆愈。从前五六日未大便，至此大便亦通下。

邑六间房庄王氏女，年二十余，心中寒凉，饮食减少，延医服药，年余无效，且益羸瘦。后愚诊视，其左脉微弱不起，断为肝虚证。其父知医，疑而问曰："向延医诊治，皆言脾胃虚弱，相火衰损，故所用之方皆健脾养胃，补助相火，曾未有言及肝虚者，先生独言肝虚，但因左脉之微弱乎？抑别有所见而云然乎？"答曰："肝脏之位置虽居于右，而其气化实先行于左，试问病人，其左半身必觉有不及右半身处，是其明征也。"询之果觉坐时左半身下坠，卧时不敢向左侧，其父方信愚言，求为疏方。遂用生黄耆八钱，柴胡、川芎各一钱，干姜三钱，煎汤饮下，须臾左侧即可安卧，又服数剂，诸病皆愈。惟素有带证尚未除，又于原方加牡蛎数钱，服数剂带证亦愈。其父复疑而问曰："黄耆为补肺脾之药，今先生用以补肝，竟能随手奏效，其义何居？”答曰：“同声相应，同气相求，孔子之言也。肝属木而应春令，其气温而性喜条达，黄耆之性温而上升，以之补肝原有同气相求之妙用。愚自临证以来，凡遇肝气虚弱不能条达，用一切补肝之药皆不效，重用黄耆为主，而少佐以理气之品，服之覆杯即见效验，彼谓肝虚无补法者，原非见道之言也。”

《本经》谓黄耆主大风者，诚有其效。奉天铁岭傅光德夫人，年二十余。夏日当窗寝而受风，觉半身麻木，其麻木之边，肌肉消瘦，浸至其边手足若不随用。诊其脉，左部如常，右部似有郁象，而其麻木之边适在右，知其经络为风所袭不能宣通也。为疏方用生黄耆一两，当归八钱，羌活、知母、乳香、没药各四钱，全蝎二钱，全蜈蚣三条，煎汤服一剂见轻，又服两剂全愈。

《本经》谓黄耆主久败疮，亦有奇效。奉天高等师范书记张纪三，年三十余。因受时气之毒，医者不善为之清解，转引毒下行，自脐下皆肿，继又溃烂，睾丸露出，少腹出孔五处，小便时五孔皆出尿。中西医者皆以为不可治，遂舁之至院中求为治疗，惴惴惟恐不愈。愚晓之曰：“此证尚可为，非多服汤药，俾其自内长肉以排脓外出不可。”为疏方生黄耆、花粉各一两，乳香、没药、银花、甘草各三钱，煎汤连服二十余剂。溃烂之处，皆生肌排脓外出，结疤而愈，始终亦未用外敷生肌之药。

又在德州时，有军官张宪宸夫人，患乳痈，肿疼甚剧，投以消肿、清火、解毒之品，两剂而愈。然犹微有疼时，怂恿其再服一两剂以消其芥蒂。以为已愈，不以为意，隔旬日又复肿疼，复求为治疗。愚曰：“此次服药，不能尽消，必须出脓少许，因其旧有芥蒂未除，至今已溃脓也。”后果服药不甚见效，遂入西人医院中治疗。旬日后其疮外破一口，医者用刀阔之，以期便于敷药。又旬日溃益甚，满乳又破七八个口，医者又欲尽阔之使通，病人惧不敢治，强出院还家，求治于愚。见其各口中皆脓乳并流，外边实不能敷药，然内服汤药助其肌肉速生，自能排脓外出，许以十日可为治愈。遂用生黄耆、花粉各五钱，生杭芍三钱，乳香、没药、丹参各二钱，俾煎汤服之，每日用药一剂，煎服二次，果十日全愈。

黄耆之性，又善利小便。盐山王瑞江，气虚水肿，两腿尤甚，用生黄耆、威灵仙治愈。奉天本溪湖煤铁公司科员王云锦，年四十余。溺道艰涩，滴沥不能成溜，每小便一次，必须多半点钟。自两胁下连腿作疼，剧时有如锥刺。其脉右部如常，左部甚微弱，知其肝气虚弱，不能条达，故作疼痛，且不能疏泄（《内经》谓肝主疏泄），故小便难也。为疏方用生黄耆八钱，净萸肉、知母各六钱，当归、丹参、乳香、没药、续断各三钱，煎服一剂，便难与腿胁疼皆见愈。又为加柴胡钱半，连服二十剂全愈。至于萸肉酸敛之性，或有疑其用于此方不宜者，观后山萸肉解自明矣。

奉天大西关万顺兴同事傅学诗，周身漫肿，自言常觉短气，其脉沉濡，右部尤甚。知其胸中大气下陷，气化不能升降，因之上焦不能如雾，所以下焦不能如渎，而湿气弥漫也。投以升陷汤，知母改用五钱，又加玄参、天冬、地肤子各三钱，连服数剂全愈。

又邻村李边务庄李晶波之夫人，产后小便不利，倩人询方，俾用生化汤加白芍治之不效。复来询方，言时或恶心呕吐，小便可通少许，恍悟此必因产时努力太过，或撑挤太甚，以致胞系了戾，是以小便不通，恶心呕吐，则气机上逆，胞系有提转之势，故小便可以稍通也。为拟方用生黄耆五钱，当归四钱，升麻、柴胡各二钱，煎汤服一剂而愈。此因黄耆协同升、柴，大能升举气化，胞系之了戾者，可因气化升举而转正也。

黄耆之性，又善开寒饮。台湾医士严坤荣来函，言其友避乱山中，五日未得饮食，甫归，恣饮新汲凉水，遂成寒饮结胸，喘嗽甚剧。医治二十余年，吐之、下之、温之，皆分毫无效。乞为疏方，并问《医学衷中参西录》载有服生硫磺法，不知东硫磺亦可服否？因作书以答之曰："详观来案，知此证乃寒饮结胸之甚者。拙著《医学衷中参西录》理饮汤（载方剂篇三卷）原为治此证的方，特药味与分量当稍变更，今拟用生黄芪一两，干姜八钱，于术四钱，桂枝尖、茯苓片、炙甘草各三钱，川朴、陈皮各二钱，煎汤服。方中之义，用黄芪以补胸中大气，大气壮旺，自能运化水饮，仲景所谓"大气一转其气乃散"也。而黄耆生用，同干姜、桂枝又能补助心肺之阳，心肺阳足，如日丽中天，阴霾自开也。更用白术、茯苓以理脾之湿，厚朴、陈皮以通胃之气，气顺温消，痰饮自除。用炙甘草者，取其至甘之味，能调干姜之辣，而干姜得甘草且能逗留其热力，使之绵长，并能和缓其热力使不猛烈也。至东硫磺，择其纯黄无杂质者，亦可生服，特其热力甚微，必一次服至钱许方能有效，若于服汤药之外，兼用之以培下焦之阳，奏效当更捷也。"此信去后，两阅月又接其函，言遵方用药，十余剂病即脱然全愈。

黄耆不但能补气，用之得当，又能滋阴。本村张媪年近五旬，身热劳嗽，脉数至八至，先用六味地黄丸加减煎汤服不效，继用左归饮加减亦不效。踌躇再四忽有会悟，改用生黄耆六钱，知母八钱，煎汤服数剂，见轻，又加丹参、当归各三钱，连服十剂全愈。盖人禀天地之气化以生，人身之气化即天地之气化。天地将雨之时，必阳气温暖上升，而后阴云四合，大雨随之。黄耆温升补气，乃将雨时上升之阳气也。知母寒润滋阴，乃将雨时四合之阴云也，二药并用，大具阳升阴应、云行雨施之妙。膏泽优渥，烦热自退，此不治之治也。况虚劳者多损肾，黄耆能大补肺气以益肾水之上源，使气旺自能生水，而知母又大能滋肺中津液，俾阴阳不至偏胜，而生水之功益普也。至数剂后，又加丹参、当归者，因血痹虚劳《金匮》合为一门，治虚劳者当防其血有痹而不行之处，故加丹参、当归以流行之也。

黄耆之性热矣，有时转能去热。奉天安东刘仲友，年五十许。其左臂常觉发热，且有酸软之意。医者屡次投以凉剂，发热如故，转觉脾胃消化力减，其右脉如常，左脉微弱，较差于右脉一倍，询其心中不觉凉热，知其肝木之气虚弱，不能条畅敷荣，其中所寄之相火郁于左臂之经络而作热也。遂治以生黄耆、净萸肉各八钱，知母五钱，当归、丹参、乳香、没药、赤芍各三钱，两剂左脉见起，又服十剂全愈。

黄耆之性，又善治肢体痿废，然须细审其脉之强弱，其脉之甚弱而痿废者，西人所谓脑贫血证也。盖人之肢体运动虽脑髓神经司之，而其所以能司肢体运动者，实赖上注之血以涵养之。其脉弱者，胸中大气虚损，不能助血上升以养其脑髓神经，遂致脑髓神经失其所司，《内经》所谓"上气不足，脑为之不满"也。拙拟有加味补血汤、干颓汤，方中皆重用黄芪。凡脉弱无力而痿废者，多服皆能奏效。若其脉强有力而痿废者，西人所谓脑充血证，又因上升之血过多，排挤其脑髓神经，俾失所司，《内经》所谓"血菀（同郁）于上，为薄厥"也。如此等证，初起最忌黄耆，误用之即凶危立见。迨至用镇坠收敛之品，若拙拟之镇肝熄风汤、建瓴汤治之。其脉柔和而其痿废仍不愈者，亦可少用黄耆助活血之品以通经络，若服药后其脉又见有力，又必须仍辅以镇坠之品，若拙拟之起痿汤黄耆与赭石、䗪虫诸药并用也。

黄耆升补之力，尤善治流产崩滞。县治西傅家庄王耀南夫人，初次受妊，五月滑下二次，受妊至六七月时，觉下坠见血。时正为其姑治病，其家人仓猝求为治疗，急投以生黄耆、生地黄各二两，白术、净萸肉、煅龙骨、煅牡蛎各一两，煎汤一大碗顿服之，胎气遂安，又将药减半，再服一剂以善其后。至期举一男，强壮无恙。

沈阳县尹朱公之哲嗣际生，愚之门生也。黎明时来院扣门，言其夫人因行经下血不止，精神昏聩，气息若无。急往诊视，六脉不全仿佛微动，急用生黄耆、野台参、净萸肉各一两，煅龙骨、煅牡蛎各八钱，煎汤灌下，血止强半，精神见复，过数点钟将药剂减半，又加生怀山药一两，煎服全愈。

同庄刘氏妇，四十许，骤然下血甚剧，半日之间气息奄奄不省人事。求为诊治，时愚他出，小儿荫潮往视之，其左脉三部皆不见，右寸微见，如水上浮麻，莫辨至数，观其形状，呼吸不能外出，知其胸中大气下陷也。急用生黄耆一两，大火煎数沸灌之，迟须臾再诊其脉六部皆出，微细异常，血仍未止。投以固冲汤原方，将方中黄耆改用一两，一剂全愈。

邑北境大仁村刘氏妇，年二十余，身体羸弱，心中常觉寒凉，下白带甚剧，屡治不效，脉甚细弱，左部尤甚。投以生黄耆、生牡蛎各八钱，干姜、白术、当归各四钱，甘草二钱，数剂全愈。盖此证因肝气太虚，肝中所寄之相火亦虚，因而气化下陷，湿寒下注而为白带。故重用黄耆以补肝气，干姜以助相火，白术扶土以胜湿，牡蛎收涩以固下，更加以当归之温滑，与黄耆并用，则气血双补，且不至有收涩太过之弊（在下者引而竭之），甘草之甘缓，与干姜并用，则热力绵长，又不至有过热僭上之患，所以服之有捷效也。

又《绍兴医学报》载有胡适之者，以勤力用功过度，得消渴证，就治于京都协和医院，西医云是糖尿证，不可为矣。胡君归，殊焦灼。盖因西医某素有名，信其言之必确也。其友谓可请中医一治，胡谓中医无科学统系，殊难信用。友曰，此证西医已束手，与其坐以待毙，曷必不屑一试也。胡勉从之，中医至，诊毕曰，此易事也，可服黄耆汤，若不愈惟我是问。胡服后，病竟霍然愈。后西医闻之，托人介绍向中医取所用黄耆化验，此时正在化验中也。

按：炉心有氢气，人腹中亦有氢气，黄耆能引氢气上达于肺，与吸入之氧气相合而化水，又能鼓胃中津液上行，又能统摄下焦气化，不使小便频数，故能治消渴。方剂篇二卷有玉液汤、滋膵饮，皆治消渴之方，原皆重用黄耆。

第二卷

山萸肉解

山萸肉味酸性温，大能收敛元气，振作精神，固涩滑脱。因得木气最厚，收涩之中兼具条畅之性，故又通利九窍，流通血脉，治肝虚自汗，肝虚胁疼腰疼，肝虚内风萌动。且敛正气而不敛邪气，与他酸敛之药不同，是以《本经》谓其逐寒湿痹也。其核与肉之性相反，用时务须将核去净，近阅医报有言核味涩，性亦主收敛，服之恒使小便不利，椎破尝之，果有有涩味者，其说或可信。

附案：友人毛仙阁之哲嗣印棠，年二十余。于孟冬得伤寒证，调治十余日，表里皆解。忽遍身发热，顿饭顷，汗出淋漓热顿解，须臾又热又汗，若是两昼夜，势近垂危。仓猝迎愚诊治，及至见汗出，浑身如洗，目上窜不露黑睛，左脉微细模糊，按之即无，此肝胆虚极，而元气欲脱也。盖肝胆虚者，其病象为寒热往来，此证之忽热忽汗，亦即寒热往来之意。急用净萸肉二两煎服，热与汗均愈其半，遂为疏方用净萸肉二两，生龙骨、生牡蛎各一两，生杭芍六钱，野台参四钱，炙甘草二钱（此方载方剂篇一卷，名来复汤），连服两剂病若失。

一人年四十余，外感痰喘，愚为治愈。但脉浮力微，按之即无。愚曰："脉象无根，当服峻补之剂，以防意外之变。"病家谓病人从来不受补药，服之则发狂疾，峻补之药，实不敢用。愚曰："既畏补药如是，备用亦可。"病家依愚言。迟半日忽发喘逆，又似无气以息，汗出遍体，四肢逆冷，身躯后挺，危在顷刻。急用净萸肉四两，爆火煎一沸则饮下，汗与喘皆微止。又添水再煎数沸饮下，病又见愈。复添水将原渣煎透饮下，遂汗止喘定，四肢之厥逆亦回。

邻村李子勋，年五旬，偶相值，求为诊脉，言前月有病服药已愈，近觉身体清爽，未知脉象何如。诊之，其脉尺部无根，寸部摇摇有将脱之势，因其自谓病愈，若遽悚以危语，彼必不信，姑以脉象平和答之。遂秘谓其侄曰："令叔之脉甚危险，当服补敛之药，以防元气之暴脱。"其侄向彼述之，果不相信。后二日，忽遣人迎愚，言其骤然眩晕不起，求为诊治。既至见其周身颤动，头上汗出，言语错乱，自言心怔忡不能支持，其脉上盛下虚之象较前益甚，急投以净萸肉两半，生龙骨、生牡蛎、野台参、生赭石各五钱，一剂即愈。继将萸肉改用一两，加生山药八钱，连服数剂，脉亦复常。按：此方赭石之分量，宜稍重于台参。

邻村李志绾，年二十余，素伤烟色，偶感风寒，医者用表散药数剂治愈。间日，忽遍身冷汗，心怔忡异常，自言气息将断，急求为调治。诊其脉浮弱无根，左右皆然。愚曰："此证虽危易治，得萸肉数两，可保无虞。"时当霖雨，药坊隔五里许，遣快骑冒雨急取净萸肉四两，人参五钱。先用萸肉二两煎数沸，急服之，心定汗止，气亦接续，又将人参切作小块，用所余萸肉煎浓汤送下，病若失。

邑许孝子庄赵叟，年六十三岁，于仲冬得伤寒证，痰喘甚剧。其脉浮而弱，不任循按，问其平素，言有劳病，冬日恒发喘嗽。再三筹思，强治以小青龙汤去麻黄，加杏仁、生石膏，为其脉弱，俾预购补药数种备用。服药后喘稍愈，再诊其脉微弱益甚，遂急用净萸肉一两，生龙骨、生牡蛎各六钱，野台参四钱，生杭芍三钱为方，皆所素购也。煎汤甫成，此时病人呼吸俱微，自觉气息不续，急将药饮下，气息遂能接续。

又其族弟某，年四十八，大汗淋漓，数日不止，衾褥皆湿，势近垂危，询方于愚。俾用净萸肉二两，煎汤饮之，其汗遂止。翌晨迎愚诊视，其脉沉迟细弱，而右部之沉细尤甚，虽无大汗，遍体犹湿。疑其胸中大气下陷，询之果觉胸中气不上升，有类巨石相压，乃恍悟前次之大汗淋漓，实系大气陷后，卫气无所统摄而外泄也。遂用生黄耆一两，萸肉、知母各三钱，一剂胸次豁然，汗亦尽止，又服数剂以善其后。

按：此证若非胸中大气虚陷，致外卫之气无所统摄而出汗者，投以生黄耆一两，其汗出必愈甚，即重用炙黄耆汗出亦必愈甚也。然此中理蕴甚深，方剂篇四卷升陷汤后，发明大气之作用，大气下陷之病状，及黄耆所以能止汗之理，约数千言，兹不胜录也。

一妊妇得霍乱证，吐泻约一昼夜，病稍退，胎忽滑下。觉神气顿散，心摇摇似不能支持，迎愚诊视。既至则病势大革，殓服在身，将舁诸床，病家欲竟不诊视。愚曰："一息犹存，即可挽回。"诊之脉若有若无，气息奄奄，呼之不应，取药无及。其东邻为愚表兄刘玉珍，家有购药二剂未服，亦系愚方，共有萸肉六钱，急拣出煎汤灌下，气息稍大，呼之能应。又购取净萸肉、生山药各二两，煎汤一大碗，徐徐饮下，精神顿复。

邻村黄龙井庄周某，年三十许。当大怒之后，渐觉腿疼，日甚一日，两月之后，卧床不能转侧。医者因其得之恼怒之余，皆用舒肝理气之药，病转加剧。诊其脉左部微弱异常，自言凡疼甚之处皆热，恍悟《内经》谓过怒则伤肝，所谓伤肝者，乃伤肝经之气血，非必郁肝经之气血也。气血伤则虚弱随之，故其脉象如是也。其所以腿疼且觉热者，因肝主疏泄，中藏相火，肝虚不能疏泄，相火即不能逍遥流行于周身，以致郁于经络之间，与气血凝滞而作热作疼，所以热剧之处疼亦剧也。投以净萸肉一两，知母六钱，当归、丹参、乳香、没药各三钱(方载方剂篇四卷名曲直汤)，连服十剂，热消疼止，步履如常。

邑友人丁翊仙之令堂，年近七旬，陡然腿疼，不能行动，夜间疼不能寐。翊仙驱车迎愚，且谓脉象有力，当是火郁作痛。及诊其脉，大而且弦，问其心中，亦无热意。愚曰："此脉非有火之象，其大也乃脾胃过虚，真气外泄也；其弦也肝胆失和，木盛侮土也。"为疏方用净萸肉、白术各六钱，人参、白芍各三钱，当归、陈皮各二钱，厚朴、乳香、没药各钱半，煎服数剂全愈。

邑六间房村王某，年二十余，资禀羸弱，又耽烟色，于秋初病虐，两旬始愈。一日大便滑泻数次，头面汗出如洗，精神颓废，昏昏似睡，其脉上盛下虚，两寸摇摇，两尺无根，数至七至，延医二人，皆不疏方。愚后至，为拟方：净萸肉、大熟地各一两，生山药、生龙骨、生牡蛎各六钱，茯苓、生杭芍各三钱，乌附子一钱(方剂篇一卷载此方名既济汤)，服一剂而醒，又服两剂遂复初。

沧州友人张寿田，曾治一少年，素患心疼，发时昼夜号呼。医者屡用药开通，致大便滑泻，虚气连连下泄，汗出如洗，目睛上泛，心神惊悸，周身瞤动，须人手按，而心疼如故。延医数人，皆不疏方。寿田投以前方，将萸肉倍作二两，连进两剂，诸病皆愈，心疼竟从此除根。

寿田之侄甲升，从愚学医。曾治一人，年三十余，于季冬负重贸易，日行百里，歇息时又屡坐寒地，后觉腿疼不能行走，浸至卧床不能转侧，周身筋骨似皆痿废，延医调治罔效。甲升治以曲直汤，方中当归、丹参、乳香、没药皆改用四钱，去知母，加黄耆一两，服至五剂后，腿即不疼，又服十余剂全愈。

奉天开原友人，田聘卿之夫人，年五十余，素有心疼证，屡服理气活血之药，未能除根。一日反复甚剧，服药数剂，病未轻减。聘卿见方剂篇一卷既济汤后，载有张寿田所治心疼医案，心有会悟，遂用其方加没药、五灵脂各数钱，连服数剂全愈，至此二年，未尝反复。由是观之，萸肉诚得木气最厚，故味虽酸敛，而性仍条畅，凡肝气因虚不能条畅而作疼者，服之皆可奏效也。

按：山茱萸酸敛之性，以之止汗固脱，犹在人意中，以之治心腹肢体疼痛，诚出人意外。然山茱萸主寒湿痹，《本经》原有明文，凡心腹肢体有所疼痛，皆其气血之痹而不行也。遵《本经》之旨以制方，而果能投之即效，读本草者，曷弗注意于《本经》哉。

山萸肉之性，又善治内部血管或肺络破裂，以致咳血、吐血久不愈者。曾治沧州路家庄马氏少妇，咳血三年，百药不效，即有愈时，旋复如故。后愚为诊视，其夜间多汗，遂用净萸肉、生龙骨、生牡蛎各一两，俾煎服，拟先止其汗，果一剂汗止，又服一剂咳血亦愈。盖从前之咳血久不愈者，因其肺中之络，或胃中血管有破裂处，萸肉与龙骨、牡蛎同用，以涩之、敛之，故咳血亦随之愈也。又治本村表弟张权，年三十许，或旬日，或浃辰之间，必吐血数口，浸至每日必吐，亦屡治无效。其脉近和平，微有芤象，亦治以此方，三剂全愈。后又将此方加三七细末三钱，煎药汤送服，以治咳血吐血之久不愈者，约皆随手奏效。因将其方登于方剂篇二卷名补络补管汤，若遇吐血之甚者，宜再加赭石五六钱，与前三味同煎汤，送服三七细末更效。

山萸肉之性，又善熄内风。族家嫂，产后十余日，周身汗出不止，且四肢发搐，此因汗出过多而内风动也。急用净萸肉、生山药各二两，俾煎汤服之，两剂愈。

至外感之邪不净而出汗者，亦可重用山萸肉以敛之。邑进士张日睿之公子，年十八九，因伤寒服表药太过，汗出不止，心中怔忡，脉洪数不实，大便数日未行。为疏方用净萸肉、生山药、生石膏各一两，知母、生龙骨、生牡蛎各六钱，甘草二钱，煎服两剂全愈。

门生万泽东，曾治一壮年男子，因屡经恼怒之余，腹中常常作疼。他医用通气、活血、消食、祛寒之药，皆不效。诊其脉左关微弱，知系怒久伤肝，肝虚不能疏泄也。遂用净萸肉二两，佐以当归、丹参、柏子仁各数钱，连服数剂，腹疼遂愈。后凡遇此等证，投以此方皆效。

白　术　解

白术性温而燥，气香不窜，味苦微甘微辛，善健脾胃，消痰水，止泄泻。治脾虚作胀，脾湿作渴，脾弱四肢运动无力，甚或作疼。与凉润药同用，又善补肺；与升散药同用，又善调肝；与镇安药同用，又善养心；与滋阴药同用，又善补肾。为其具土德之全，为后天资生之要药，故能于金、木、水、火四脏，皆能有所补益也。

附案：一妇人年三十许，泄泻半载，百药不效，脉象濡弱，右关尤甚。知其脾胃虚也，俾用生白术轧细焙熟，再用熟枣肉六两，和为小饼，炉上炙干，当点心服之，细细嚼咽，未尽剂而愈。

一妇人因行经下血不止，服药旬余无效，势极危殆。诊其脉象浮缓，按之即无，问其饮食不消，大便滑泻。知其脾胃虚甚，中焦之气化不能健运统摄，下焦之气化因之不固也。遂于治下血药中，加白术一两，生鸡内金一两，服一剂血即止，又服数剂以善其后。

一室女腿疼，几不能步，治以方剂篇四卷健运汤而愈。次年旧病复发，又兼腰疼，再服前方不效。诊其脉，右关甚濡弱，询其饮食甚少，遂用白术六钱，当归、陈皮各二钱，厚朴、乳香、没药各钱半（载方剂篇四卷名振中汤），服后饮食加多，至旬余，腰腿之疼全愈。

一媪年过六旬，陡然腿疼不能行动。夜间疼不能寐。其左部之脉大而弦，右部之脉大而浮，重诊之似有力非真有力，问其心中不觉凉热。乃知此非有火之脉，其大而浮也，乃脾胃过虚，真气外泄也；其大而弦也，乃肝胆失和，木盛侮土也。治以前方，加人参、白芍、净萸肉各数钱，补脾胃之虚，即以抑肝胆之盛，数剂而愈。

一人年二十二，喘逆甚剧，脉数至七至，投以滋阴兼纳气、降气之剂不效。后于方中加白术数钱，将药煎出，其喘促亦至极点，不能服药，将药重温三次，始强服下，一剂喘即见轻，连服数剂全愈。后屡用其方以治喘证之剧者，多有效验。

一少年咽喉常常发干，饮水连连不能解渴。诊其脉微弱迟濡，当系脾胃湿寒，不能健运，以致气化不升也。投以四君子汤加干姜、桂枝尖，方中白术重用两许，一剂其渴即止。

赭　石　解

赭石色赤，性微凉，能生血兼能凉血，而其质重坠。又善镇逆气，降痰涎，止呕吐，通燥结，用之得当能建奇效。其原质为铁氧化合而成，其结体虽坚而层层如铁锈（铁锈亦铁氧化合），生研服之不伤肠胃，即服其稍粗之末亦与肠胃无损。且生服则氧气纯全，大能养血，故《本经》谓其治赤沃漏下；《日华》谓其治月经不止也。若煅用之即无斯效，煅之复以醋淬之，尤非所宜。且性甚和平，虽降逆气而不伤正气，通燥结而毫无开破，原无需乎煅也。其形为薄片，迭迭而成，一面点点作凸形，一面点点作凹形者，方堪入药。

附案：邻村迟某，年四十许，当上脘处发疮，大如核桃，破后调治三年不愈。疮口大如钱，自内溃烂，循胁渐至背后，每日自背后排挤至疮口流出脓水若干。求治于愚，自言患此疮后三年未尝安枕，强卧片时，即觉有气起自下焦，上逆冲心。愚曰："此即子疮之病根也。"俾用生芡实一两煮浓汁，送服生赭石细末五钱，遂可安卧。又服数次，彻夜稳睡。盖气上逆者乃冲气之上冲，用赭石以镇之，芡实以敛之，冲气自安其宅也。继用方剂篇四卷活络效灵丹（当归、丹参、乳香、没药各五钱），加生黄耆、生赭石各三钱煎服，日进一剂，半月全愈。

杨德俊，疯狂温病愈后，变成脉弦硬，用生赭石两半，龙骨、牡蛎各八钱，杭芍、花粉各四钱，半夏、菖蒲各三钱，远志、甘草各二钱，服一剂而愈。

邻村毛姓少年，于伤寒病瘥后，忽痰涎上壅，杜塞咽喉，几不能息。其父知医，用手大指点其天突穴（宜指甲贴喉，指端着穴，向下用力，勿向内用力），息微通，急迎愚调治。遂用香油二两炖热，调麝香一分灌之，旋灌旋即流出痰涎若干。继用生赭石一两，人参六钱，苏子四钱，煎汤，徐徐饮下，痰涎顿开。

天津杨柳青陆军连长周良坡夫人，年三十许。连连呕吐，五六日间勺水不存，大便亦不通行，自觉下脘之处疼而且结，凡药之有味者入口即吐，其无味者须臾亦复吐出，医者辞不治。后愚诊视其脉有滑象，上盛下虚，疑其有妊，询之月信不见者五十日矣，然结证不开，危在目前，《内经》谓"有故无殒，亦无殒也。"遂单用赭石二两，煎汤饮下，觉药至结处不能下行，复返而吐出。继用赭石四两，又重罗出细末两许，将余三两煎汤，调细末服下，其结遂开，大便亦通，自此安然无恙，至期方产。

或问：赭石《别录》谓其坠胎，今治妊妇竟用赭石如此之多，即幸而奏效，岂非行险之道乎？答曰：愚生平治病，必熟筹其完全而后为疏方，初不敢为孤注之一掷也。赭石质重，其镇坠之力原能下有形滞物，若胎至六七个月时，服之或有妨碍，至受妊之初，因恶阻而成结证，此时其胞室之中不过血液凝结，赭石毫无破血之弊，且有治赤沃与下血不止之效，重用之亦何妨乎？况此证五六日间，勺饮不能下行，其气机之上逆，气化之壅滞，已至极点，以赭石以降逆开壅，不过调脏腑之气化使之适得其平，又何至有他虞乎？

或曰：赭石用于此证不虞坠胎，其理已昭然矣，至《本经》谓赭石治赤沃，《日华》谓其治下血不止，不知重坠下行之药，何以有此效乎？答曰：此理甚深，欲明此理，当溯本穷源，先知人身之元气为何气。盖凡名之为气，虽无形而皆有质，若空气扇之则成风，抛物其中能阻物力之动转是其质也。人脏腑中之气，大抵类斯，惟元气则不惟无形，而并无质，若深究其果系何气，须以天地间之气化征之。夫天地间无论氮、氧、碳、电诸气，皆有质，独磁气无质，故诸气皆可取而贮之，而磁气不能贮也，诸气皆可设法阻之（如电气可阻以玻璃），而磁气不能阻也（磁气无论隔何物皆能吸铁）。是以北极临地之中央，下蓄磁气以维系全球之气化，丹田为人之中央，内藏元气以维系全身之气化。由是观之，磁气者即天地之元气，而人身之元气，亦即天地间之磁气类也。其能与周身之血相系恋者，因血中含有铁锈，犹之磁石吸铁之理也。赭石为铁氧化合而成，服之能补益血中铁锈，而增长其与元气系恋之力，所以能治赤沃及下血不止也。

广平县教员吕子融夫人，年二十余，因恶阻呕吐甚剧。九日之间饮水或少存，食物则尽吐出。时方归宁，其父母见其病剧，送还其家，医者皆以为不可治。时愚初至广平寓学舍中，子融固不知愚能医也。因晓之曰："恶阻焉有不可治者，亦视用药何如耳。"子融遂延为诊视，脉象有力，舌有黄苔，询其心中发热，知系夹杂外感，遂先用生石膏两半，煎汤一茶杯，防其呕吐，徐徐温饮下，热稍退。继用生赭石二两，煎汤一大茶杯，分两次温饮下，觉行至下脘作疼，不复下行转而上逆吐出，知其下脘所结甚坚，原非轻剂所能通。亦用生赭石细末四两，从中再罗出极细末一两，将余三两煎汤，送服其极细末，其结遂开，从此饮食顺利，及期而产。

一室女，中秋节后，感冒风寒，三四日间，胸膈满闷，不受饮食,饮水一口亦吐出,剧时恒以手自挠其胸。脉象滑实,右部尤甚,遂单用生赭石细末两半,俾煎汤温饮下,顿饭顷仍吐出。盖其胃口皆为痰涎壅滞,药不胜病,下行不通复转而吐出也。遂更用赭石四两,煎汤一大碗,分三次陆续温饮下,胸次遂通,饮水不吐。翌日,脉象洪长,其舌苔从先微黄,忽变黑色,又重用白虎汤连进两大剂,每剂用生石膏四两,分数次温饮下,大便得通而愈。

一媪年过六旬。当孟夏晨饭时,忽闻乡邻有斗者,出视之,见强者凌弱太过,心甚不平,又兼饭后有汗受风,遂得温病,表里俱热,心满腹疼,饮水须臾仍吐出。七八日间,大便不通,脉细数,按之略实。自言心中烦渴,饮水又不能受。从前服药止吐,其药亦皆吐出。若果饮水不吐,犹可望愈。愚曰:易耳。遂用赭石、蒌仁各二两,苏子六钱,又加生石膏二两,野台参五钱,煎汤一大碗,俾分三次温饮下。晚间服药,翌晨大便得通而愈。当其服药之先,曾俾用净萸肉二两煎汤,以备下后心中怔忡及虚脱,迨大便通后,心中微觉怔忡,服之而安。

奉天小南门里,连奉澡塘司账曲玉轩,年三十余,得瘟病,两三日恶心作呕吐,五日之间饮食不能下咽,来院求为诊治。其脉浮弦,数近六至,重按无力,口苦心热,舌苔微黄。因思其脉象浮弦者,阳明与少阳合病也;二经之病机相并上冲,故作呕吐也;心热口苦者,内热已实也;其脉无力而数者,无谷气相助又为内热所迫也。因思但用生赭石煮水饮之,既无臭味,且有凉镇之力,或可不吐。遂用生赭石二两,煎水两茶杯,分二次温饮下,饮完仍复吐出,病人甚觉惶恐,加以久不饮食,形状若莫可支持。愚曰:“无恐,再用药末数钱,必能立止呕吐。”遂单用生赭石细末五钱,开水送服,觉恶心立止,须臾胸次通畅,进薄粥一杯,下行顺利。从此饮食不复呕吐,而心中犹发热,舌根肿胀,言语不利,又用生石膏一两,丹参、乳香、没药、连翘各三钱,连服两剂全愈。

癸亥秋，愚在奉天同善堂医学校讲药性，有学生李庆霖之族姊来奉，病于旅邸。屡经医治无效，病热危急，庆霖求为诊治。其周身灼热，脉象洪实，心中烦躁怔忡，饮食下咽即呕吐，屡次所服之药，亦皆呕吐不受。视其舌苔黄厚，大便数日未行，知其外感之热已入阳明之府，又挟胃气上逆，冲气上冲也。为疏方用生赭石细末八钱，生石膏细末两半，蒌仁一两，玄参、天冬各六钱，甘草二钱，将后五味煎汤一大茶杯，先用开水送服赭石细末，继将汤药服下，遂受药不吐，再服一剂全愈。

拙著《医学衷中参西录》有醴泉饮方，治虚劳发热，或喘或嗽，脉数而弱。方用生山药一两，大生地五钱，人参、玄参、天冬、生赭石各四钱，牛蒡子三钱，甘草二钱。初制此方时原无赭石有丹参三钱，以运化人参之补力，用之多效。后治一少妇信水数月不行，时作寒热，干嗽连连，且兼喘逆，胸膈满闷不思饮食，脉数几至七至。治以有丹参原方不效，遂以赭石易丹参，一剂嗽与喘皆愈强半，胸次开通，即能饮食。又服数剂，脉亦和缓。共服二十剂，诸病全愈。后凡治妇女月闭血枯，浸至劳嗽，或兼满闷者，皆先投以此汤。俾其饮食增加，身体强壮，经水自通。间有瘀血暗阻经道，或显有癥瘕可征者，继服拙拟理冲汤丸（皆在方剂篇八卷），以消融之，则妇女无难治之病矣。

沈阳商人娄顺田，年二十二，虚劳咳嗽，形甚羸弱，脉数八至，按之即无。细询之，自言曾眠热炕之上，晨起觉心中发热，从此食后即吐出，夜间咳嗽甚剧，不能安寝，因二十余日寝食俱废，遂觉精神恍惚，不能支持。愚闻之，知脉象虽危，仍系新证，若久病至此，诚难挽回矣。遂投以醴泉饮，为其呕吐将赭石改用一两，一剂吐即止，可以进食，嗽亦见愈，从前多日未大便，至此大便亦通下。如此加减服之，三日后，脉数亦见愈，然犹六至余，心中犹觉发热。遂将玄参、生地皆改用六钱，又每日于午时用白蔗糖冲水，送服阿斯必林七厘许，数日诸病皆愈，脉亦复常。

沈阳苏惠堂年三十许，劳嗽二年不愈。动则作喘，饮食减少，更医十余人，服药数百剂，分毫无效，羸弱转甚。其姊丈李生在京师见《医学衷中参西录》，大加赏异，急邮函俾其来院诊治。其脉数六至，虽细弱仍有根柢，知其可治。自言上焦恒觉发热，大便四五日一行，时或干燥，投以醴泉饮。为其便迟而燥，赭石改用六钱，又加鸡内金二钱，恐其病久脏腑经络多瘀滞也。数剂后，饭量加增，心中仍有热时，大便已不燥，间日一行。遂去赭石二钱，加知母二钱，俾于晚间服汤药后，用白蔗糖水送服阿斯必林四分瓦之一，得微汗后，令于日间服之，不使出汗，数日不觉发热，脉亦复常。惟咳嗽未能全愈，又用几阿苏六分，薄荷冰四分，和以绿豆粉为丸，梧桐子大，每服三丸，日两次，汤药仍照方服之。五六日后，咳嗽亦愈，身体从此康健。

人参可以救气分之脱，至气欲上脱者，但用人参转有助气上升之弊，必与赭石并用，方能引气归原，更能引人参补益之力下行，直至涌泉。友人毛仙阁次男媳，劳心之后，兼以伤心，忽喘逆大作，迫促异常。仙阁知医，自治以补敛元气之药，觉胸中窒碍不能容受，更他医以为外感，投以小青龙汤喘益甚。延愚诊视，其脉浮而微数，按之即无，知为阴阳两虚之证。盖阳虚则元气不能自摄，阴虚而肝肾又不能纳气，故其喘若是之剧也。遂用赭石、龙骨、牡蛎、萸肉各六钱，野台参、白芍各四钱，山药、芡实各五钱，苏子二钱，惟苏子炒熟，余皆生用（方载方剂篇二卷，名参赭镇气汤），煎服后，未及覆杯，病人曰："吾有命矣"。询之，曰："从前呼吸惟在喉间，今则转落丹田矣。"果一剂病愈强半，又服数剂全愈。后用此方治内伤之喘，愈者不胜纪。

参、赭并用，不但能纳气归原也，设如逆气上干，填塞胸臆，或兼呕吐，其证之上盛下虚者，皆可参、赭并用以治之。友人毛仙阁治一妇人，胸次郁结，饮食至胃不能下行，时作呕吐，其脉浮而不任重按。仙阁用赭石细末六钱，浓煎人参汤送下，须臾腹中如爆竹之声，胸次、胃中俱觉通豁，从此饮食如常，传为异事。

又友人高夷清曾治一人，上焦满闷，不能饮食，常觉有物窒塞，医者用大黄、蒌实陷胸之品，十余剂，转觉胸中积满，上至咽喉，饮水一口即溢出。夷清用赭石二两，人参六钱，俾煎服，顿觉窒塞之物降至下焦，又加当归、肉苁蓉，再服一剂，降下瘀滞之物若干，病若失。

《内经》谓，阳明厥逆，喘咳，身热，善惊，衄、呕血。黄坤载衍《内经》之旨，谓血之失于便溺者，太阴之不升也；亡于吐衄者，阳明之不降也。是语深明《内经》者也。盖阳明胃气，以息息下降为顺，时或不降，则必壅滞转而上逆，上逆之极，血即随之上升而吐衄作矣。治吐衄之证，当以降胃为主，而降胃之药，实以赭石为最效。然胃之所以不降，有因热者，宜降之以赭石，而以蒌仁、白芍诸药佐之，其热而兼虚者，可兼佐以人参；有因凉者，宜降以赭石而以干姜、白芍诸药佐之（因凉犹用白芍者，防干姜之热侵肝胆也。然吐衄之证，由于胃气凉而不降者甚少），其凉而兼虚者，可兼佐以白术；有因下焦虚损，冲气不摄上冲胃气不降者，宜降以赭石而以生山药、生芡实诸药佐之；有因胃气不降，致胃中血管破裂，其证久不愈者，宜降以赭石，而以龙骨、牡蛎、三七诸药佐之（诸方及所治之案，皆详于方剂篇二卷）。无论吐衄之证，种种病因不同，疏方皆以赭石为主，而随证制宜，佐以相当之药品，吐衄未有不愈者。

近治奉天商埠警察局长张厚生，年近四旬，陡然鼻中衄血甚剧，脉象关前洪滑，两尺不任重按，知系上盛下虚之证。自言头目恒不清爽，每睡醒舌干无津，大便甚燥，数日一行。为疏方赭石、生地黄、生山药各一两，当归、白芍、生龙骨、生牡蛎、怀牛膝各五钱，煎汤送服旱三七细末二钱（凡用生地治吐衄者，皆宜佐以三七，血止后不至瘀血留于经络），一剂血顿止。后将生地减去四钱，加熟地、枸杞各五钱，连服数剂，脉亦平和。

伤寒下早成结胸，瘟疫未下亦可成结胸。所谓结胸者，乃外感之邪与胸中痰涎互相凝结，滞塞气道，几难呼吸也。仲景有大陷胸汤丸，原为治此证良方，然因二方中皆有甘遂，医者不敢轻用，病家亦不敢轻服，一切利气理痰之药，又皆无效，故恒至束手无策。向愚治此等证，俾用新炒蒌仁四两，捣碎煮汤服之，恒能奏效。后拟得一方，用赭石、蒌仁各二两，苏子六钱（方载方剂篇六卷名荡胸汤），用之代大陷胸汤丸，屡试皆能奏效。若其结在胃口，心下满闷，按之作疼者，系小陷胸汤证，又可将方中分量减半以代小陷胸汤，其功效较小陷胸汤尤捷。自拟此方以来，救人多矣。至寒温之证已传阳明之府，却无大热，惟上焦痰涎壅滞，下焦大便不通者，亦可投以此方（分量亦宜斟酌少用），上清其痰，下通其便，诚一举两得之方也。

至寒温之证，不至结胸及心下满闷，惟逆气挟胃热上冲，不能饮食，并不能受药者，宜赭石与清热之药并用。曾治奉天大东关安家靴铺安显之夫人，年四十余，临产双生，异常劳顿，恶心呕吐，数日不能饮食，服药亦恒呕吐，精神昏愦，形势垂危，群医辞不治。延愚诊视，其脉洪实，面有火色，舌苔黄厚，知系产后温病，其呕吐若是者，阳明府热已实，胃气因热而上逆也。遂俾用玄参两半，赭石一两，同煎服，一剂即热退呕止，可以受食。继用玄参、白芍、连翘以清其余热，病遂全愈。至放胆用玄参而无所顾忌者，以玄参原宜于产乳，《本经》有明文也。

下有实寒，上有浮热之证，欲用温热之药以祛其寒，上焦恒格拒不受，惟佐以赭石使之速于下行，直达病所，上焦之浮热转能因之下降。曾治邻村星马村刘某，因房事后恣食生冷，忽然少腹抽疼，肾囊紧缩，大便不通，上焦兼有烦热。医者投以大黄附子细辛汤，上焦烦热益甚，两胁疼胀，便结囊缩，腹疼如故。病家甚觉惶恐，求为诊视。其脉弦而沉，两尺之沉尤甚。先用醋炒葱白熨其脐及脐下，腹中作响，大有开通之意，囊缩腹疼亦见愈，便仍未通。遂用赭石二两，乌附子五钱，当归、苏子各一两，煎汤饮下，即觉药力下行，过两句钟俾煎渣饮之，有顷降下结粪若干，诸病皆愈。

膈食之证，千古难治之证也。《伤寒论》有旋覆代赭石汤，原治伤寒汗吐下解后，心下痞硬噫气不除。周扬俊、喻嘉言皆谓治膈证甚效。然《本经》谓旋覆花味咸，若真好旋覆花实咸而兼有辛味（敝邑武帝台污所产旋覆花咸而辛），今药坊间所鬻旋覆花皆甚苦，实不堪用。是以愚治膈证，恒用其方去旋覆花，将赭石加重，其冲气上冲过甚，兼大便甚干结者，赭石恒用至两许，再加当归、柿霜、天冬诸药以润燥生津，且更临时制宜，随证加减，治愈者不胜录（方剂篇二卷载治愈之案六则，并详记其加减诸法）。盖此证因胃气衰弱，不能撑悬贲门，下焦冲气又挟痰涎上冲以杜塞之，是以不受饮食。故用人参以壮胃气，气壮自能撑悬贲门，使之宽展；赭石以降冲气，冲降自挟痰涎下行，不虑杜塞，此方之所以效也。若药房间偶有咸而且辛之旋覆花，亦可斟酌加入，然加旋覆花又须少减赭石也。此证有因贲门肿胀，内有瘀血致贲门窄小者，宜于方中加苏木、䗪虫（俗名土鳖）各二钱。

头疼之证，西人所谓脑气筋病也。然恒可重用赭石治愈。近在奉天曾治安东何道尹犹女，年二十余岁，每日至巳时头疼异常，左边尤甚，过午则愈。先经东人治之，投以麻醉脑筋之品不效。后求为诊视，其左脉浮弦有力者，系少阳之火挟心经之热，乘阳旺之时而上升，以冲突脑部也。为疏方赭石、龙骨、牡蛎、龟板、萸肉、白芍各六钱，龙胆草二钱，药料皆用生者，煎服一剂，病愈强半，又服两剂全愈。隔数日，又治警察厅书记鞠一鸣夫人，头疼亦如前状，仍投以此方两剂全愈。

癫狂之证，亦西人所谓脑气筋病也，而其脑气筋之所以病者，因心与脑相通之道路（心有四支血脉管通脑）为痰火所充塞也。愚恒重用赭石二两，佐以大黄、朴硝、半夏、郁金，其痰火甚实者，间或加甘遂二钱（为末送服），辄能随手奏效。诚以赭石重坠之力，能引痰火下行，俾心脑相通之路毫无滞碍，则脑中元神，心中识神自能相助为理，而不至有神明瞀乱之时也。在奉天曾治洮昌都道尹公子凤巢，年近三旬，癫狂失心，屡经中西医治疗，四载分毫无效。来院求为诊治，其脉象沉实，遂投以上所拟方，每剂加甘遂二钱五分，间两日一服（凡药中有甘遂，不可连服），其不服汤药之二日，仍用赭石、朴硝细末各五钱，分两次服下，如此旬余而愈。

痫风之证，千古难治之证也。西人用麻醉脑筋之品，日服数次，恒可强制不发，然亦间有发时，且服之累年不能除根，而此等药常服，又有昏精神减食量之弊。庚申岁，在奉天立达医院因诊治此等证，研究数方，合用之，连治数人皆愈。一方用赭石六钱，于术、酒曲（用神曲则无效且宜生用）、半夏、龙胆草、生明没药各三钱，此系汤剂；一方用真黑铅四两，铁锅内熔化，再加硫黄细末二两，撒于铅上，硫黄皆着，急用铁铲拌炒之，铅经硫黄烧炼，皆成红色，因拌炒结成砂子，取出凉冷，碾轧成饼者（系未化透之铅）去之，余者再用乳钵研极细末，搀朱砂细末与等分，再少加蒸熟麦面（以仅可作丸为度），水和作丸，半分重（干透足半分）；一方用西药臭剥、臭素、安母纽谟各二钱，抱水过鲁拉尔一钱，共研细，搀蒸熟麦面四钱，水和为丸，桐子大。上药早晚各服西药十四丸，午时服铅硫朱砂丸十二丸，日服药三次，皆煎汤剂送下，汤药一剂可煎三次，以递送三次所服丸药，如此服药月余，痫风可以除根。《内经》云："诸风掉眩，皆属于肝。"肝经风火挟痰上冲，遂致脑气筋顿失其所司，周身抽掣，知觉全无，赭石含有铁质，既善平肝，而其降逆之力又能协同黑铅、朱砂以坠痰镇惊，此其所以效也。而必兼用西药者，因臭剥、臭素诸药，皆能强制脑筋以治病之标，俾目前不至反复，而后得徐以健脾、利痰、祛风、清火之药以铲除其病根也。

方书所载利产之方，无投之必效者，惟方中重用赭石，可应手奏效。族侄荫棠媳，临产三日不下，用一切催生药，胎气转觉上逆。因其上逆，心忽会悟，为拟方用赭石二两，野台参、当归各一两，煎服后，须臾即产下。后用此方，多次皆效，即骨盘不开者，用之开骨盘亦甚效。盖赭石虽放胆用至二两，而有人参一两以补气，当归一两以生血，且以参、归之微温，以济赭石之微凉，温凉调和，愈觉稳妥也。矧产难者，非气血虚弱，即气血壅滞不能下行，人参、当归虽能补助气血，而性皆微兼升浮，得赭石之重坠则力能下行，自能与赭石相助为理，以成催生之功也。至于当归之滑润，原为利产良药，与赭石同用，其滑润之力亦愈增也。此方载方剂篇八卷名大顺汤。用此方时，若加卫足花子（炒爆），或丈菊花瓣更效。至二药之性及其形状与所以奏效之理，皆详载于大顺汤后，兹不俱录。

人之廉于饮食者，宜补以健脾之药，而纯用健补脾脏之品，恒多碍于胃气之降，致生胀满，是以补脾者宜以降胃之药佐之，而降胃之品又恒与气分虚弱者不宜。惟赭石性善降胃，而分毫不伤气分，且补药性多温，易生浮热，赭石性原不凉而能引热下行（所以诸家本草多言其性凉）。是以愚习用赭石，不但以之降胃也，凡遇有虚热之证，或其人因热痰嗽，或其人因热怔忡，但问其大便不滑泻者，方中加以赭石，则奏效必速也。

内中风之证，忽然昏倒不省人事，《内经》所谓“血之与气并走于上”之大厥也。亦即《史记·扁鹊传》所谓“上有绝阳之络，下有破阴之纽”之尸厥也。此其风非外来，诚以肝火暴动与气血相并，上冲脑部（西人剖验此证谓脑部皆有死血，或兼积水），惟用药镇敛肝火，宁熄内风，将其上冲之气血引还，其证犹可挽回，此《金匮》风引汤所以用龙骨、牡蛎也。然龙骨、牡蛎，虽能敛火熄风，而其性皆涩，欠下达之力，惟佐以赭石则下达之力速，上逆之气血即可随之而下。曾治奉天大北关开醋房者杜正卿，忽然头目眩晕，口眼歪邪，舌强直不能发言，脉象弦长有力，左右皆然，视其舌苔白厚微黄，且大便数日不行，知其证兼内外中风也。俾先用阿斯必林瓦半，白糖水送下以发其汗，再用赭石、生龙骨、生牡蛎、蒌仁各一两，生石膏两半，菊花、连翘各二钱，煎汤，趁其正出汗时服之，一剂病愈强半，大便亦通。又按其方加减，连服数剂全愈。

又治邻村韩姓媪，年六旬。于外感病愈后，忽然胸膈连心下突胀，腹脐塌陷，头晕项强，妄言妄见，状若疯狂，其脉两尺不见，关前摇摇无根，数至六至，此下焦虚惫冲气不摄，挟肝胆浮热上干脑部乱其神明也。遂用赭石、龙骨、牡蛎、山药、地黄（皆用生者）各一两，野台参、净萸肉各八钱，煎服一剂而愈。又少为加减再服一剂以善其后。

又治邻村生员刘树帜，年三十许，因有恼怒，忽然昏倒不省人事，牙关紧闭，唇齿之间有痰涎随呼气外吐，六脉闭塞若无。急用作嚏之药吹鼻中，须臾得嚏，其牙关遂开。继用香油两余炖温，调麝香末一分灌下，半句钟时稍醒悟，能作呻吟，其脉亦出，至数五至余，而两尺弱甚，不堪重按。知其肾阴亏损，故肝胆之火易上冲出。遂用赭石、熟地、生山药各一两，龙骨、牡蛎、净萸肉各六钱，煎服后豁然顿愈。继投以理肝补肾之药数剂，以善其后。

按：此等证，当痰火气血上壅之时，若人参、地黄、山药诸药，似不宜用，而确审其系上盛下虚，若扁鹊传所云云者，重用赭石以辅之，则其补益之力直趋下焦，而上盛下虚之危机旋转甚速，莫不随手奏效也。

山　药　解

山药色白入肺，味甘归脾，液浓益肾，能滋润血脉，固摄气化，宁嗽定喘，强志育神，性平可以常服多服，宜用生者煮汁饮之，不可炒用，以其含蛋白质甚多，炒之则其蛋白质焦枯，服之无效。若作丸散，可轧细蒸熟用之。方剂篇中一味薯蓣饮后，附有用山药治愈之验案数则可参观。

附案　一室女，月信年余未见，已成劳瘵，卧床不起，治以拙拟资生汤（*方载方剂篇一卷*），复俾日用生山药四两煮汁当茶饮之，一月之后，体渐复初，月信亦通，见者以此证可愈，讶为异事。

一妇人产后十数日，大喘大汗，身热劳嗽，医者用黄耆、熟地、白芍等药，汗出愈多。后愚诊视，脉甚虚弱，数至七至，审证论脉，似在不治。俾其急用生山药六两，煮汁徐徐饮之，饮完添水重煮，一昼夜所饮之水皆取于山药中，翌日又换山药六两，仍如此煮饮之，三日后诸病皆愈。

一人年四十余，得温病十余日，外感之火已消十之八九，大便忽然滑下，喘息迫促，且有烦渴之意，其脉甚虚，两尺微按即无。急用生山药六两，煎汁两大碗，徐徐温饮下，以之当茶，饮完煎渣再饮，两日共用山药十八两，喘与烦渴皆愈，大便亦不滑泻。

邻村泊庄高氏女，年十六七，禀赋羸弱，得外感痰喘证，投以《金匮》小青龙加石膏汤，一剂而愈。至翌日忽似喘非喘，气短不足以息，诊其脉如水上浮麻，不分至数，按之即无。愚骇曰："此将脱之证也。"乡屯无药局，他处取药无及，适有生山药两许，系愚向在其家治病购而未服者，俾急煎服之，下咽后气息既能接续，可容取药，仍重用生山药，佐以人参、萸肉、熟地诸药，一剂而愈。

一妇人年三十许，泄泻数月不止，病势垂危，倩人送信于其父母。其父将往瞻视，询方于愚，言从前屡次延医治疗，百药不效。俾用生山药轧细，煮粥服之，日三次，两日全愈，又服数日，身亦康健。

天津东门里李氏妇，年过四旬，患痢三年不愈，即稍愈旋又反复。其痢或赤、或白、或赤白参半，且痢而兼泻，其脉迟而无力。平素所服之药，宜热不宜凉，其病偏于凉可知。俾先用生山药细末，日日煮粥服之，又每日嚼服蒸熟龙眼肉两许，如此旬日，其泻已愈，痢已见轻。又俾于服山药粥时，送服生硫黄细末三分，日两次，又兼用木贼一钱，淬水当茶饮之，如此旬日，其痢亦愈。

邻村刁马村刁志厚，年二十余，自孟冬得喘证。迁延百余日，喘益加剧，屡次延医服药，分毫无效。其脉浮而无力，数近六至，知其肺为风袭，故作喘。病久阴虚，肝肾不能纳气，故其喘浸剧也。即其脉而论，此时肺中之风邪犹然存在，欲以散风之药祛之，又恐脉数阴虚益耗其阴分。于是用麻黄三钱，而佐以生山药二两，临睡时煎服，夜间得微汗，喘愈强半。为脉象虚数，不敢连用发表之剂，俾继用生山药末八钱煮粥，少调白糖，当点心用，日两次，若服之觉闷，可用粥送服鸡内金末五分，如此服药约半月，喘又见轻。再诊其脉，不若从前之数，仍投以从前汤药方，又得微汗，喘又稍轻，又服山药粥月余全愈。

一娠妇，日发痫风，其脉无受娠滑象，微似弦而兼数，知阴分亏损血液短少也。亦俾煮山药粥服之即愈，又服数次，永不再发。

奉天大东关关氏少妇，素有劳疾，因产后暴虚，喘嗽大作。治以山药粥，日服两次，服至四五日，喘嗽皆愈，又服数日，其劳疾自此除根。

奉天大东关学校教员郑子绰之女，年五岁，秋日为风寒所束，心中发热。医者不知用辛凉表散，而纯投以苦寒之药，连服十余剂，致脾胃受伤，大便滑下，月余不止，而上焦之热益炽。医者皆辞不治，始求愚为诊视。其形状羸弱已甚，脉象细微浮数，表里俱热，时时恶心，不能饮食，昼夜犹泻十余次，治以山药粥，俾随便饮之，日四五次，一次不过数羹匙，旬日全愈。

寒温之证，上焦燥热、下焦滑泻者，皆属危险之候。因欲以凉润治燥热，则有碍于滑泻，欲以涩补治滑泻，则有碍于燥热。愚遇此等证，亦恒用生山药，而以滑石辅之，大抵一剂滑泻即止，燥热亦大轻减。若仍有余热未尽除者，可再徐调以凉润之药无妨。

奉天大东关旗人号崧宅者，有孺子，年四岁，得温病，邪犹在表，医者不知为之清解，遽投以苦寒之剂，服后连四五日滑泻不止，上焦燥热，闭目而喘，精神昏聩。延为诊治，病虽危险，其脉尚有根柢，知可挽回。遂用生山药、滑石各一两，生杭芍四钱，甘草三钱（方载方剂篇五卷名滋阴清燥汤），煎汤一大茶杯，为其幼小，俾徐徐温饮下，尽剂而愈。然下久亡阴，余有虚热，继用生山药、玄参各一两以清之，两剂热尽除。

同庄张氏女，适邻村郭氏，受妊五月，偶得伤寒，三四日间，胎忽滑下。上焦燥渴，喘而且呻，痰涎壅盛，频频咳吐，延医服药，病未去而转增滑泻，昼夜十余次，医者辞不治，且谓危在旦夕。其家人惶恐，因其母家介绍迎愚诊视。其脉似洪滑，重按指下豁然，两尺尤甚，然为流产才四五日，不敢剧用山药滑石方。遂先用生山药二两，酸石榴一个，连皮捣烂，同煎汁一大碗，分三次温饮下，滑泻见愈，他病如故。再诊其脉，洪滑之力较实，因思此证虽虚，且当忌用寒凉之时，然确有外感实热，若不解其热，他病何以得愈。时届晚三句钟，病人自言每日此时潮热，又言精神困倦已极，昼夜苦不得睡。遂放胆投以生山药两半，滑石一两，生杭芍四钱，甘草三钱，煎汤一大碗，徐徐温饮下，一次止饮药一口，诚以产后脉象又虚,欲其药力常在上焦,不欲其寒凉侵下焦也。斯夜遂得安睡,渴与滑泻皆愈,喘与咳亦愈其半。又将山药、滑石各减五钱,加生龙骨、生牡蛎各八钱,一剂而愈。

一媪年近七旬,素患漫肿,愚为调治,余肿虽就愈而身体未复。忽于季春得温病,上焦烦热,病家自剖鲜地骨皮煮汁饮之,稍愈,又饮数次遂滑泻,数日不止,而烦热益甚。延为诊视,脉浮滑而数,重按无力。病家因病者年高,又素有疾病,惴惴惟恐不愈,而愚毅然许为治愈。遂治以山药、滑石、白芍、甘草方,山药、滑石皆重用一两,为其表证犹在,加连翘、蝉退各三钱(方载方剂篇五卷名滋阴宣解汤),一剂泻止,烦热亦觉轻。继用拙拟白虎加人参以山药代粳米汤(方载方剂篇六卷),煎汁一碗,一次止温饮一大口,防其再滑泻也,尽剂而愈。

邻村生员李子咸先生之女,年十四五,感冒风热,遍身疹瘾,烦渴滑泻,又兼喘促,其脉浮数无力。愚踌躇再四,他药皆不对证,亦重用生山药、滑石,佐以白芍、甘草、连翘、蝉退,两剂诸病皆愈。盖疹瘾最忌滑泻,滑泻则疹毒不能外出,故宜急止之。至连翘、蝉退,在此方中不但解表,亦善治疹瘾也。

奉天财政厅科员刘仙舫,年二十五六,于季冬得伤寒,经医者误治,大便滑泻无度,而上焦烦热,精神昏愦,时作谵语,脉象洪数,重按无力。遂重用生山药两半,滑石一两,生杭芍六钱,甘草三钱,一剂泻止,上焦烦热不退,仍作谵语。爰用玄参、沙参诸凉润之药清之,仍复滑泻,再投以前方一剂泻又止,而上焦之烦热益甚,精神亦益昏愦,毫无知觉。仙舫家营口,此时其家人毕至,皆以为不可复治。诊其脉虽不实,仍有根柢,至数虽数,不过六至,知犹可治,遂慨切谓其家人曰:“果信服余药,此病尚可为也。”其家人似领悟。为疏方用大剂白虎加人参汤,更以生山药一两代粳米,大生地一两代知母,煎汤一大碗,嘱其药须热饮,一次止饮一口，限以六句钟内服完，尽剂而愈。

山药又宜与西药白布圣并用。盖凡补益之药，皆兼有壅滞之性，山药之壅滞，较参、术、耆有差，而脾胃弱者多服、久服亦或有觉壅滞之时。佐以白布圣以运化之，则毫无壅滞，其补益之力乃愈大。奉天缉私督察处调查员罗荫华，年三十许，虚弱不能饮食，时觉眩晕，步履恒仆，自觉精神常欲涣散，其脉浮数细弱，知仓猝不能治愈。俾用生怀山药细末一两，煮作粥，调入白布圣五分服之，日两次，半月之后病大轻减，月余全愈。沧州兴业布庄刘俊卿之夫人，年五十余，身形瘦弱，廉于饮食，心中怔忡则汗出，甚则作抽掣，若痫风。医治年余，病转加甚。驰书询方，愚为寄方数次，病稍见轻，旋又反复。后亦俾用生山药末煮粥，调白布圣服之，四十余日病愈，身体健康。

友人朱钵文，滦州博雅士也，尤精于医。其来院中时，曾与论及山药与白布圣同服之功效。后钵文还里，值其孙未周岁失乳，食以牛乳则生热。钵文俾用山药稠粥，调以白布圣及白糖哺之，数月后其孙比吃乳时转胖。后将其方传至京师，京中用以哺小儿者甚多，皆胖壮无病。

法库万泽东之令堂，自三十余岁时，即患痰喘咳嗽，历三十年，百药不效，且年愈高，病亦愈进，至民国十年春，又添发烧、咽干、头汗出、食不下等证。延医诊视，云是痰盛有火，与人参清肺汤加生地、丹皮等味，非特无效，反发热如火，更添泄泻，有不可终日之势。后忽见《医学衷中参西录》一味薯蓣饮，遂用生怀山药四两，加玄参三钱，煎汤一大碗，分数次徐徐温服，一剂即见效，至三剂病愈强半，遂改用生怀山药细末一两，煮作粥服之，日两次，间用开胃药，旬余而安，宿病亦大见轻，大约久服宿病亦可除根。泽东素知医，自此从愚学医。又万泽东之夫人，大便泄泻数年不愈，亦服山药粥而愈。

地　黄　解

鲜地黄性寒，微苦微甘，最善清热、凉血、化瘀血、生新血，治血热妄行吐血、衄血，二便因热下血。其中含有铁质，故晒之蒸之则黑，其生血凉血之力，亦赖所含之铁质也。

干地黄（即药房中生地黄）经日晒干，性凉而不寒，生血脉，益精髓，聪明耳目，治骨蒸劳热，肾虚生热。

熟地黄用鲜地黄和酒，屡次蒸晒而成。其性微温，甘而不苦，为滋阴补肾主药。治阴虚发热，阴虚不纳气作喘，劳瘵咳嗽，肾虚不能漉水，小便短少，积成水肿，以及各脏腑阴分虚损者，熟地黄皆能补之。

附案：地黄之性，入血分不入气分，而冯楚瞻谓其大补肾中元气，论者多訾其说，然亦未可厚非也。癸巳秋，应试都门，曾在一部郎家饮酒，其家有女仆年三十许，得温病十余日，势至垂危，将舁于外。同坐贾佩卿谓愚知医，主家延为诊视。其证昼夜泄泻，昏不知人，呼之不应，其脉数至七至，按之即无。遂用熟地黄二两，生山药、生杭芍各一两，甘草三钱，煎汤一大碗，趁温徐徐灌之，尽剂而愈。

又治邻村泊庄高氏女，资禀素羸弱，得温病五六日，痰喘甚剧，投以《金匮》小青龙加石膏汤，喘顿止。时届晚八点钟，一夜安稳，至寅时喘复作，精神恍惚，心中怔忡。再诊其脉，如水上浮麻，按之即无，不分至数，此将脱之候也。急疏方用熟地黄四两，生山药一两，野台参五钱，而近处药房无野台参并他参亦鬻尽，遂单用熟地黄、生山药煎服，一日连进三剂，共用熟地黄十二两，其病竟愈（此证当用方剂篇一卷来复汤，方中重用山萸肉二两，而治此证时其方犹未拟出）。当时方中若有野台参，功效未必更捷，至病愈之后，救脱之功将专归于野台参矣。

又邻村李边务李媪，年七旬，劳喘甚剧，十年未尝卧寝。俾每日用熟地煎汤当茶饮之，数日即安卧，其家人反惧甚，以为如此改常，恐非吉兆，而不知其病之愈也。

又邻村龙潭张媪，年过七旬，孟夏病温，五六日间，身热燥渴，精神昏愦，舌似无苔，而舌皮数处作黑色，干而且缩，脉细数无力。当此高年，审证论脉，似在不治。踌躇再四，为疏两方，一方即白虎加人参以山药代粳米汤；一方用熟地黄二两，生山药、枸杞各一两，真阿胶五钱，煎汤后，调入生鸡子黄四枚。二方各煎汤一大碗，徐徐轮流温服，尽剂而愈。

又奉天省长公署科长侯寿平之哲嗣，年五岁，因服凉泻之药太过，致成慢惊，胃寒吐泻，常常瘛疭，精神昏愦，目睛上泛，有危在倾刻之象。为处方用熟地黄二两，生山药一两，干姜、附子、肉桂各二钱，净萸肉、野台参各三钱，煎汤一杯半，徐徐温饮下，吐泻瘛疭皆止，精神亦振，似有烦躁之意，遂去干姜加生杭芍四钱，再服一剂全愈。

统观以上诸案，冯氏谓地黄大补肾中元气之说，非尽无凭。盖阴者阳之守，血者气之配，地黄大能滋阴养血，大剂服之，使阴血充足，人身元阳之气，自不至上脱下陷也。

甘　草　解

甘草性微温，其味至甘，得土气最全。万物由土而生，复归土而化，故能解一切毒性。甘者主和，故有调和脾胃之功；甘者主缓，故虽补脾胃而实非峻补。炙用则补力较大，是以方书谓胀满证忌之。若轧末生服，转能通利二便，消胀除满。若治疮疡亦宜生用，或用生煮煎服亦可。其皮红兼入心，故仲景有甘草泻心汤，用连、芩、半夏以泻心下之痞，即用甘草以保护心主，不为诸药所伤损也。至白虎汤用之，是借其甘缓之性以缓寒药之侵下；通脉汤、四逆汤用之，是借其甘缓之性，以缓热药之僭上。与芍药同用，能育阴缓中止疼，仲景有甘草芍药汤；与干姜同用，能逗留其热力使之绵长，仲景有甘草干姜汤；与半夏、细辛诸药同用，能解其辛而且麻之味，使归和平。惟与大戟、芫花、甘遂、海藻相反，余药则皆相宜也。

古方治肺痈初起，有单用粉甘草四两，煮汤饮之者，恒有效验。愚师其意，对于肺结核之初期，咳嗽吐痰，微带腥臭者，恒用生粉甘草为细末，每服钱半，用金钱花三钱煎汤送下，日服三次，屡屡获效。若肺病已久，或兼吐脓血，可用粉甘草细末三钱，浙贝母、三七细末各钱半，共调和为一日之量，亦用金银花煎汤送下。若觉热者，可再加玄参数钱，煎汤送服。皮黄者名粉甘草，性平不温，用于解毒清火剂中尤良。

己未孟冬，奉天霍乱盛行，官银号总办刘海泉君谓，当拟方登报以救疾苦，愚因拟得两方登之于报，一为急救回生丹，用甘草细末一钱，朱砂细末钱半，冰片三分，薄荷冰（亦名薄荷脑）二分，共调匀，作三次服，约多半点钟服一次。一为卫生防疫宝丹，用甘草细末十两，细辛细末两半，香白芷细末一两，薄荷冰四钱，冰片二钱，水泛为丸，梧桐子大，用朱砂细末三两为衣，每服八十粒，多至一百二十粒。二方在奉天救人多矣。时桓仁友人袁霖普，为直隶故城县尹，致函问方，遂开两方与之。后来信用急救回生丹，施药二百六十剂，即治愈二百六十人，至第二年其处又有霍乱，袁君复将卫生防疫宝丹方制药六大料，治愈千人。二次袁君将其方传遍近处各县，救人尤多。二方中皆重用甘草，则甘草之功用可想也。然其所以如此奏效者，亦多赖将甘草轧细生用，未经蜜炙、水煮耳。诚以暴病传染皆挟有毒气流行，生用则其解毒之力较大，且甘草熟用则补，生用则补中仍有流通之力，故于霍乱相宜也。至于生用能流通之说，可以事实征之。

开原王姓幼童，脾胃虚弱，饮食不能消化，恒吐出，且小便不利，周身漫肿，腹胀大，用生甘草细末与西药百布圣各等分，每服一钱，日三次，数日吐止便通，肿胀皆消。

又铁岭友人魏紫绂，在通辽镇经理储蓄会，其地多甘草，紫绂日以甘草置茶壶中当茶叶冲水饮之，旬日其大小便皆较勤，遂不敢饮。后与愚觌面，为述其事，且问甘草原有补性，何以通利二便？答曰："甘草熟用则补，生用则通，以之置茶壶中虽冲以开水，其性未熟，仍与生用相近故能通也。"

又门生李子博言，曾有一孺子患腹疼，用暖脐膏贴之，后其贴处溃烂，医者谓多饮甘草水可愈。复因饮甘草水过多，小便不利，身肿腹胀，再延他医治之，服药无效。其地近火车站，火车恒装卸甘草，其姊携之拾甘草嚼之，日以为常，其肿胀竟由此而消。观此，则知甘草生用熟用，其性竟若是悬殊，用甘草者，可不于生熟之间加之意乎？

朱砂解

朱砂味微甘性凉，生于山麓极深之处，为汞五硫一化合而成。硫属阳，汞属阴，为其质为阴阳团结，且又性凉体重，故能养精神，安魂魄，镇惊悸，熄肝风；为其色赤入心，能清心热，使不耗血，故能治心虚怔忡及不眠；为其原质硫汞，皆能消除毒菌，故能治暴病传染、霍乱吐泻；为其色赤为纯阳之色，故能驱除邪祟不祥；为其含汞质甚多，重坠下行，且色赤能入肾，导引肾气上达于心，则阴阳调和，水火既济；目得水火之精气以养其瞳子，故能明目；外用之，又能敷疮疡疥癞诸毒，亦藉其原质为硫汞化合之力也。

邹润安曰：凡药所以致生气于病中，化病气为生气也。凡用药取其禀赋之偏，以救人阴阳之偏胜也。是故药物之性，未有不偏者。徐洄溪曰：药之用，或取其气，或取其味，或取其色，或取其形，或取其质，或取其性情，或取其所生之时，或取其所成之地。愚谓，丹砂则取其质与气与色为用者也。质之刚是阳，内含汞则阴，气之寒是阴，色纯赤则阳，故其义为阳抱阴，阴承阳，禀自先天，不假作为。人之有生以前，两精相搏即有神，神依于精乃有气，有气而后有生，有生而后知识具以成其魂，鉴别昭以成其魄。故凡精气失其所养，则魂魄遂不安，欲养之安之，则舍阴阳紧相抱持，密相承接之丹砂又奚取乎？然谓主身体五脏百病，养精神，安魂魄，益气明目何也？夫固以气寒，非温煦生生之具，故仅能于身体五脏百病中，养精神、安魂魄、益气明目耳。若身体五脏百病中，其不必养精神、安魂魄、益气明目者，则不必用丹砂也。血脉不通者，水中之火不继续也；烦满消渴者，火中之水失滋泽也；中恶腹痛阴阳不相保抱，邪得乘间以入；毒气疥瘘诸疮，阳不畜阴而反灼阴，得惟药之阳抱阴，阴涵阳者治之，斯阳不为阴贼，阴不为阳累，诸疾均可已矣。按：此为邹氏释《本经》之文，可谓精细入微矣。

壬寅秋月，霍乱流行。友人毛仙阁之侄，受此证至垂危，衣冠既华，舁之床上。仙阁见其仍有微息，遂研朱砂钱许，和童便灌之，其病由此竟愈。又一女子受此病至垂危，医者辞不治，时愚充教员于其处，求为诊治，亦用药无效。适有摇铃卖药者，言能治此证，亦单重用朱砂钱许，治之而愈。愚从此知朱砂善化霍乱之毒菌。至己未在奉天拟得急救回生丹、卫生防疫宝丹两方，皆重用朱砂，治愈斯岁之患霍乱者不胜纪，传之他省亦救人甚伙，可征朱砂之功效神奇矣。然须用天产朱砂方效，若人工所造朱砂（色紫成大块作锭形者，为人工所造朱砂），止可作颜料用，不堪入药。

鸦胆子解（俗名鸭蛋子，即苦参所结之子）

鸦胆子味极苦，性凉，为凉血解毒之要药。善治热性赤痢

（赤痢间有凉者），二便因热下血，最能清血分之热及肠中之热，防腐生肌，诚有奇效。愚生平用此药治愈至险之赤痢不胜纪，用时去皮，每服二十五粒，极多至五十粒，白糖水送下。此物囫囵吞服，去皮时仁有破者，去之勿服，服之恐作呕吐。

按：鸦胆子诸家未言治疮解毒，而愚用之以治梅毒及花柳毒淋皆有效验，捣烂醋调敷疔毒，效验异常，洵良药也。

龙骨解（附：龙齿）

龙骨味淡，微辛，性平，质最黏涩，具有翕收之力（以舌舐之即吸舌不脱，有翕收之力可知），故能收敛元气、镇安精神、固涩滑脱。凡心中怔忡，多汗淋漓，吐血、衄血，二便下血，遗精白浊，大便滑泻，小便不禁，女子崩带，皆能治之。其性又善利痰，治肺中痰饮咳嗽，咳逆上气；其味微辛，收敛之中仍有开通之力，故《本经》谓其主泻利脓血，女子漏下，而又主癥瘕坚结也。龙齿与龙骨性相近，而又饶镇降之力，故《本经》谓主小儿、大人惊痫，癫疾狂走，心下结气，不能喘息也。

龙之为物，历载于上古、中古各书，原可确信其有也。而西人则谓天地间决无此物，所谓龙骨者，乃山矿中之石类。诚如西人之说，则药肆所鬻之龙骨，何以宛有骨节，且有齿与角乎？愚尝与内炼诸道友谈及，而道友之内炼功深者，则谓两眉之间恒自见有阳光外现作金色，仿佛若龙。愚乃恍然悟会，古人所谓尸居龙见者，即此谓也。并悟天地间之所谓龙，原系天地间元阳之气，禀有元阳之灵，即有时得诸目睹，无非元阳之光外现也。然其光有象无质（此《易》所谓，在天成象），故龙之飞腾变化，莫可端倪，此《易》之乾卦论纯阳之天德，而取象于龙，使龙实有体质，仍藐然一物耳，岂可以仿天德哉？然气化之妙用，恒阴阳互相应求，龙之飞也，太空之阴云应之，与之化合而成雨；龙之潜也，地下之阴气应之，与之化合而成形（此《易》所谓，在地成形），所成之形名为龙骨，实乃龙身之模范也。迨阳气萌动上升，龙之元阳乘时飞去，而其化合所成之形质仍留地中，于是取以入药，最有翕收之力。凡人身阴阳将离，气血滑脱，神魂浮越之证，皆能愈之。以其原为真阴真阳之气化合而成，所以能使人身之阴阳互根，气血相恋，神魂安泰而不飞越也。如谓系他物之骨，久埋地中，得山陇之气化而为石性，若石蟹、石燕者，然而天地间何物之骨，有若是之巨者哉？

徐灵胎曰：龙得天地元阳之气以生，藏时多，见时少，其性至动而能静，故其骨最黏涩，能收敛正气，凡心神耗散、肠胃滑脱之疾皆能已之。且敛正气而不敛邪气，所以仲景于伤寒之邪气未尽者亦用之。

上所录徐氏议论极精微，所谓敛正气而不敛邪气，外感未尽亦可用之者，若仲景之柴胡加龙骨牡蛎汤、桂枝甘草龙骨牡蛎汤诸方是也。愚于伤寒、温病，热实脉虚，心中怔忡，精神骚扰者，恒龙骨与萸肉、生石膏并用，即可随手奏效（有案载萸肉条下可参观）。至其谓龙为元阳之气所生，愚因之则别有会心，天地有元阳，人身亦有元阳，气海中之元气是也。此元气在太极为未判阴阳，包括为先天生生之气即无极也。由此阳气上升而生心，阳气下降而生肾，阴阳判而两仪立矣。心阳也，而中藏血液；肾阴也，而中藏相火，阴中有阳，阳中有阴，而四象成矣。龙为天地之元阳所生，是以元气将涣散者，重用龙骨即能敛住，此同气感应之妙用也。且元气之脱，多由肝经（肝系下与气海相连，故元气之上脱者必由肝经），因肝主疏泄也。夫肝之取象为青龙，亦与龙骨为同气，是以龙骨之性，既能入气海以固元气，更能入肝经以防其疏泄元气，此乃天生妙药，是以《本经》列之上品也。且为其能入肝敛戢肝木，愚于忽然中风肢体不遂之证，其脉甚弦硬者，知系肝火肝风内动，恒用龙骨同牡蛎加于所服药中以敛戢之，至脉象柔和其病自愈，方剂篇七卷有镇肝熄火汤，医论篇三卷有建瓴汤，皆重用龙骨，方后皆有验案可参观。

陈修园曰：痰水也，随火而上升。龙属阳而潜于海，能引逆上之火、泛滥之水下归其宅，若与牡蛎同用，为治痰之神品，今人止知其性涩以收脱，何其浅也。

王洪绪谓：龙骨宜悬于井中，经宿而后用之。观此，可知龙骨不宜煅用也。愚用龙骨约皆生用，惟治女子血崩，或将流产，至极危时恒用煅者，取其涩力稍胜，以收一时之功也。

牡　蛎　解

牡蛎味咸而涩，性微凉，能软坚化痰，善消瘰疬，止呃逆，固精，治女子崩带。《本经》谓其主温疟者，因温疟但在足少阳，故不与太阳相并为寒，但与阳明相并为热（此理参观医论篇一卷少阳为游部论始明）。牡蛎之生，背西向东，为足少阳对宫之药，有自然感应之理，故能入其经而祛其外来之邪。主惊恚怒气者，因惊则由于胆，怒则由于肝，牡蛎咸寒属水，以水滋木，则肝胆自得其养。且其性善收敛有保合之力，则胆得其助而惊恐自除，其质类金石有镇安之力，则肝得其平而恚怒自息矣。至于筋原属肝，肝不病而筋之或拘或缓者自愈，故《本经》又谓其除拘缓也。

牡蛎所消之瘰疬，即《本经》所谓鼠瘘。《本经》载之，尽人皆能知之，而其所以能消鼠瘘者，非因其咸能软坚也。盖牡蛎之原质，为碳酸钙化合而成，其中含有沃度（亦名海典），沃度者善消瘤赘瘰疬之药也。方剂篇中消瘰丸下附有验案可参观。

方书谓牡蛎左顾者佳，然左顾右顾辨之颇难，因此物乃海中水气结成，亿万相连，或覆或仰，积聚如山，古人谓之蚝山（蚝即牡蛎）。覆而生者，其背凸，仍覆置之，视其头向左回者为左顾，仰而生者其背凹，仍仰置之，其头亦向左回者为左顾，若不先辨其覆与仰，何以辨其左顾右顾乎？然以愚意测之，若瘰疬在左边者用左顾者佳，若瘰疬在右边者，左顾者亦未必胜于右顾者也。

牡蛎若作丸散，亦可煅用，因煅之则其质稍软，与脾胃相宜也。然宜存性，不可过煅，若入汤剂仍以不煅为佳。

附案：一少年，项侧起一瘰疬，大如茄，上连耳，下至缺盆，求医治疗，言服药百剂，亦不能保其必愈，而其人家贫佣工，为人耘田，不惟无钱买如许多药，即服之亦不暇。然其人甚强壮，饮食甚多，俾于每日三餐之时，先用饭汤送服煅牡蛎细末七八钱，一月之间消无芥蒂。然此惟身体强壮、且善饭者，可如此单服牡蛎，若脾胃稍弱者，即宜佐以健补脾胃之药，不然恐瘰疬未愈，而脾胃先伤，转致成他病也。

石决明解

石决明味微咸，性微凉，为凉肝镇肝之要药。肝开窍于目，是以其性善明目，研细水飞作敷药，能除目外障，作丸散内服，能消目内障（消内障丸散优于汤剂）。为其能凉肝，兼能镇肝，故善治脑中充血作疼作眩晕，因此证多系肝气肝火挟血上冲也。是以愚治脑充血证，恒重用之至两许。其性又善利小便、通五淋，盖肝主疏泄为肾行气，用决明以凉之镇之，俾肝气、肝火不妄动自能下行，肾气不失疏泄之常，则小便之难者自利，五淋之涩者自通矣。此物乃鳆甲也，状如蛤，单片附石而生，其边有孔如豌豆，七孔九孔者佳，宜生研作粉用之，不宜煅用。

玄参解

玄参色黑，味甘微苦，性凉多液，原为清补肾经之药，中心空而色白（此其本色，药房多以黑豆皮水染之，则不见其白矣），故又能入肺以清肺家燥热，解毒消火，最宜于肺病结核、肺热咳嗽。《本经》谓其治产乳余疾，因其性凉而不寒，又善滋阴，且兼有补性（凡名参者皆含有补性），故产后血虚生热及产后寒温诸证，热入阳明者用之最宜。愚生平治产后外感实热，其重者用白虎加人参汤以玄参代方中知母，其轻者用拙拟滋阴清胃肠（方载方剂篇八卷，系玄参两半，当归三钱，生杭芍四钱，茅根二钱，甘草钱半），亦可治愈。诚以产后忌用凉药，而既有外感实热，又不得不以凉药清之，惟石膏与玄参，《本经》皆明载治产乳，故敢放胆用之。然用石膏又必加人参以辅之，又不敢与知母并用，至滋阴清胃汤中重用玄参，亦必以四物汤中归、芍辅之，此所谓小心放胆并行不背也。《本经》又谓，玄参能明目，诚以肝开窍于目，玄参能益水以滋肝木，故能明目，且目之所以能视者，在瞳子中神水充足，神水固肾之精华外现者也。以玄参与柏实、枸杞并用，以治肝肾虚而生热，视物不了了者，恒有捷效也。又外感大热已退，其人真阴亏损，舌干无津，胃液消耗，口苦懒食者，愚恒用玄参两许，加潞党参二三钱，连服数剂自愈。

当　归　解

当归味甘微辛，气香，液浓，性温，为生血活血之主药，而又能宣通气分，使气血各有所归，故名当归。其力能升（因其气厚而温）能降（因其味厚而辛），内润脏腑（因其液浓而甘），外达肌表（因其味辛而温）。能润肺金之燥，故《本经》谓其主咳逆上气；能缓肝木之急，故《金匮》当归芍药散，治妇人腹中诸疼痛；能补益脾血，使人肌肤华泽；生新兼能化瘀，故能治周身麻痹、肢体疼痛、疮疡肿疼；活血兼能止血，故能治吐血衄血（须用醋炒取其能降也），二便下血（须用酒炒取其能升也）；润大便兼能利小便，举凡血虚血枯、阴分亏损之证，皆宜用之。惟虚劳多汗、大便滑泻者，皆禁用。

当归之性虽温，而血虚有热者，亦可用之，因其能生血即能滋阴，能滋阴即能退热也。其表散之力虽微，而颇善祛风，因风着人体恒致血痹，血活痹开，而风自去也。至于女子产后受风发搐，尤宜重用当归，因产后之发搐，半由于受风，半由于血虚（血虚不能荣筋），当归既能活血以祛风，又能生血以补虚，是以愚治此等证，恒重用当归一两，少加散风之品以佐之，即能随手奏效。

附案：一少妇，身体羸弱，月信一次少于一次，浸至只来少许，询问治法。时愚初习医未敢疏方，俾每日单用当归八钱煮汁饮之，至期所来经水遂如常，由此可知当归生血之效也。

一人年四十余，得溺血证，自用当归一两酒煮饮之而愈。后病又反复，再用原方不效，求为诊治，愚俾单用去皮鸦胆子五十粒，冰糖化水送下而愈。后其病又反复，再服鸦胆子方两次无效，仍用酒煮当归饮之而愈。夫人犹其人，证犹其证，从前治愈之方，后用之有效有不效者，或因血证之前后凉热不同也，然即此亦可知当归之能止下血矣。

第三卷

芍药解

芍药味苦微酸，性凉多液（单煮之，其汁甚浓），善滋阴养血，退热除烦，能收敛上焦浮越之热下行自小便泻出，为阴虚有热小便不利者之要药。为其味酸，故能入肝以生肝血；为其味苦，故能入胆而益胆汁；为其味酸而兼苦，且又性凉，又善泻肝胆之热，以除痢疾后重（痢后重者，皆因肝胆之火下迫），疗目疾肿疼（肝开窍于目）。与当归、地黄同用，则生新血；与桃仁、红花同用，则消瘀血；与甘草同用，则调和气血，善治腹疼；与竹茹同用，则善止吐衄；与附子同用，则翕收元阳下归宅窟。惟力近和缓，必重用之始能建功。

芍药原有白、赤二种，以白者为良，故方书多用白芍。至于化瘀血，赤者较优，故治疮疡者多用之，为其能化毒热之瘀血不使溃脓也。白芍出于南方，杭州产者最佳，其色白而微红，其皮则红色又微重。为其色红白相兼，故调和气血之力独优。赤芍出于北方关东三省，各山皆有，肉红皮赤，其质甚粗，若野草之根，故张隐庵、陈修园皆疑其非芍药花根。愚向亦疑之，至奉后因得目睹，疑团方释，特其花叶皆小，且花皆单瓣，其花或粉红或紫色，然无论何色，其根之色皆相同。

附案：一童子年十五六岁，于季春得温病，经医调治，八九日间大热已退，而心犹发热，怔忡莫支，小便不利，大便滑泻，脉象虚数，仍似外邪未净，为疏方用生杭芍二两，炙甘草一两半，煎汤一大碗，徐徐温饮下，尽剂而愈。夫《本经》谓芍药益气，元素谓其止泻利，即此案观之洵不误也。然必以炙草辅之，其功效乃益显。

按：此证原宜用拙拟滋阴清燥汤，原有芍药六钱，甘草三钱，又加生怀山药、滑石各一两，而当时其方犹未拟出，但投以芍药、甘草，幸亦随手奏效。二方之中，其甘草一生用一炙用者，因一则少用之以为辅佐品，借以调和药之性味，是以生用；一则多用之至两半，借其补益之力以止滑泻，是以炙用，且《伤寒论》原有芍药甘草汤为育阴之妙品，方中芍药、甘草各四两，其甘草亦系炙用也。

邻村黄龙井周宝和，年二十余，得温病，医者用药清解之，旬日其热不退。诊其脉左大于右者一倍，按之且有力。夫寒温之热传入阳明，其脉皆右大于左，以阳明之脉在右也。即传入少阳厥阴，其脉亦右大于左，因既挟有外感实热，纵兼他经，仍以阳明为主也。此证独左大于右，乃温病之变证，遂投以小剂白虎汤（方中生石膏只用五钱），重加生杭芍两半，煎汤两茶杯顿饮之，须臾小便一次甚多，病若失。

邻村霍氏妇，周身漫肿，腹胀小便不利，医者治以五皮饮不效。其脉数而有力，心中常觉发热，知其阴分亏损，阳分又偏盛也。为疏方用生杭芍两半，玄参、滑石、地肤子、甘草各三钱，煎服一剂即见效验，后即方略为加减，连服数剂全愈。

奉天大西关陈某，年四十余，自正月中旬，觉心中发热懒食，延至暮春，其热益甚，常常腹疼，时或泄泻，其脉右部弦硬异常，按之甚实，舌苔微黄。知系外感伏邪，因春萌动，传入胃腑，久而化热，而肝木复乘时令之旺以侮克胃土，是以腹疼且泄泻也。其脉象不为洪实而现弦硬之象者，因胃土受侮，亦从肝木之化也。为疏方用生杭芍、生怀山药、滑石、玄参各一两，甘草、连翘各三钱，煎服一剂，热与腹疼皆愈强半，可以进食，自服药后大便犹下两次，诊其脉象已近和平，遂将方中芍药、滑石、玄参各减半，又服一剂全愈。

奉天宪兵营陈连长夫人，年二十余，于季春得温病，四五日间延为诊治。其证表里俱热，脉象左右皆洪实，腹中时时切疼，大便日下两三次，舌苔厚而微黄，知外感邪热已入阳明之府，而肝胆乘时令木气之旺，又挟实热以侮克中土，故腹疼而又大便勤也，亦投以前方，加鲜茅根三钱，一剂腹疼便泻即止，又服一剂全愈。观此二案，《伤寒论》诸方，腹痛皆加芍药，不待疏解而自明也。至于茅根入药，必须鲜者方效，若无鲜者可不用。

一妇人年三十许，因阴虚小便不利，积成水肿甚剧，大便亦旬日不通。一老医投以八正散不效，友人高夷清为出方，用生白芍六两，煎汤两大碗，再用生阿胶二两融化其中，俾病人尽量饮之，老医甚为骇疑，夷清力主服之，尽剂而二便皆通，肿亦顿消。后老医与愚睹面为述其事，且问此等药何以能治此等病？答曰：“此必阴虚不能化阳，以致二便闭塞，白芍善利小便，阿胶能滑大便，二药并用又大能滋补真阴，使阴分充足以化其下焦偏盛之阳，则二便自能利也。”

长子荫潮，治一水肿证，其人年六旬，二便皆不通利，心中满闷，时或烦躁，知其阴虚积有内热，又兼气分不舒也。投以生白芍三两，橘红、柴胡各三钱，一剂二便皆通。继服滋阴理气少加利小便之药全愈。

芎䓖解

芎䓖味辛，微苦，微甘，气香窜，性温。温窜相并，其力上升、下降、外达、内透无所不至。故诸家本草，多谓其能走泄真气，然无论何药，皆有益有弊，亦视用之何如耳。其特长在能引人身清轻之气上至于脑，治脑为风袭头疼，脑为浮热上冲头疼，脑部充血头疼。其温窜之力，又能通活气血，治周身拘挛，女子月闭无子。虽系走窜之品，为其味微甘且含有津液，用之佐使得宜，亦能生血。

或问：芎䓖治脑为风袭头疼，以其有表散之力也，治浮热上冲头疼，因其能引凉药之力至脑以清热也，二证用芎䓖宜矣，至脑部充血头疼而治以芎䓖，不益引血上行乎？岂为其微苦而有降血下行之力乎？答曰：此理之精微可即化学明之，天地间诸气相并，惟氢气居最上一层，观氢气球在空气之中能自上升是也。人之脑中原多氢气，有时氢气缺乏，诸重浊之气即可乘脑部之空虚而上干，而上行养脑之血，或即因之而逾其常度，此脑充血之所由来也。芎䓖能引脏腑之氢气上达脑部，自能排挤重浊之气下降，而脑部之充血亦即可因之下降，犹无论何气，在氢气中自下沉也，此其所以治脑部充血头疼也。然愚治脑部充血头疼，另有妙方，不必重用芎䓖也。牛膝条下附载治愈之案，可参观。

四物汤中用芎䓖，所以行地黄之滞也。所以治清阳下陷时作寒热也。若其人阴虚火升，头上时汗出者，芎䓖即不宜用。

附案：友人郭省三夫人，产后头疼，或与一方当归、芎䓖各一两煎服即愈。此盖产后血虚兼受风也。愚生平用芎䓖治头疼不过二三钱。曾治一人年三十余，头疼数年，服药或愈，仍然反复，其脉弦而有力，左关尤甚，知其肝血亏损，肝火炽盛也。投以熟地、柏实各一两，生龙骨、生牡蛎、龙胆草、生杭芍、枸杞各四钱，甘草、芎䓖各二钱，一剂疼止，又服数剂永不反复。又治一人，因脑为风袭头疼，用川芎、菊花各三钱，煎汤服之立愈。

大　黄　解

大黄味苦，气香，性凉，能入血分，破一切瘀血。为其气香故兼入气分，少用之亦能调气，治气郁作疼。其力沉而不浮，以攻决为用，下一切癥瘕积聚。能开心下热痰以愈疯狂，降肠胃热实以通燥结。其香窜透窍之力又兼利小便（大黄之色服后入小便，其利小便可知）。性虽趋下而又善清在上之热，故目疼齿疼，用之皆为要药。又善解疮疡热毒，以治疔毒尤为特效之药（疔毒甚剧，他药不效者，当重用大黄以通其大便自愈）。其性能降胃热，并能引胃气下行，故善止吐衄，仲景治吐血衄血有泻心汤，大黄与黄连、黄芩并用。《本经》谓其能“推陈致新”，因有黄良之名。仲景治血痹虚劳，有大黄䗪虫丸，有百劳丸，方中皆用大黄，是真能深悟“推陈致新”之旨者也。

按：《金匮》泻心汤，诚为治吐血衄血良方，惟脉象有实热者宜之。若脉象微似有热者，愚恒用大黄三钱，煎汤送服赤石脂细末四五钱。若脉象分毫无热，且心中不觉热者，愚恒用大黄细末、肉桂细末各六七分，用开水送服即愈。

凡气味俱厚之药，皆忌久煎，而大黄尤甚，且其质经水泡即软，煎一两沸药力皆出，与他药同煎宜后入，若单用之开水浸服即可，若轧作散服之，一钱之力可抵煎汤者四钱。

大黄之力虽猛，然有病则病当之，恒有多用不妨者。是以治癫狂其脉实者，可用至二两，治疔毒之毒热甚盛者，亦可用至两许。盖用药以胜病为准，不如此则不能胜病，不得不放胆多用也。

愚在籍时，曾至邻县海丰治病，其地有程子河为黄河入海故道，海中之船恒泊其处。其地有杨氏少妇，得奇疾，赤身卧帐中，其背肿热，若有一缕着身，即觉热不能忍，百药无效。后有乘船自南来赴北闱乡试者，精通医术，延为诊视。言系阳毒，俾用大黄十斤，煎汤十碗，放量饮之，数日饮尽，竟霍然全愈。为其事至奇，故附记之。

朴硝、硝石解

朴硝味咸，微苦，性寒，禀天地寒水之气以结晶，水能胜火，寒能胜热，为心火炽盛有实热者之要药。疗心热生痰，精神迷乱，五心潮热，烦躁不眠。且咸能软坚，其性又善消，故能通大便燥结，化一切瘀滞。咸入血分，故又善消瘀血，治妊妇胎殇未下。外用化水点眼，或煎汤熏洗，能明目消翳，愈目疾红肿。《本经》谓炼服可以养生，所谓炼者，如法制为玄明粉，则其性尤良也。然今时之玄明粉，鲜有如法炼制者，凡药房中所鬻之玄明粉，多系风化朴硝，其性与朴硝无异。

附案：一少年女子，得疯疾癫狂甚剧，屡次用药皆未能灌下。后为设方，单用朴硝当盐，加于菜蔬中服之，病人不知，月余全愈，因将其方载于《医学衷中参西录》。后法库门生万泽东治一少女疯狂，强灌以药，竟将药碗咬破，仍未灌下。泽东素阅《医学衷中参西录》，知此方，遂用朴硝和鲜莱菔作汤，令病人食之，数日全愈。

奉天清丈局科员刘敷陈，年四十余，得结证，饮食行至下脘，复转而吐出，无论服何药亦如兹，且其处时时切疼，上下不通者已旬日矣。俾用朴硝六两，与鲜莱菔片同煮，至莱菔烂熟捞出，又添生片再煮，换至六七次，约用莱菔七八斤，将朴硝咸味借莱菔提之将尽，余浓汁四茶杯，每次温饮一杯，两点钟一次，饮至三次其结已开，大便通下。其女公子时患痢疾，俾饮其余，痢疾亦愈。

奉天大西关宫某，年三十余，胸中满闷，常作呃逆，连连不止，调治数年，病转加剧。其脉洪滑有力，关前尤甚，知其心火炽盛，热痰凝郁上焦也。遂用朴硝四两，白矾一两，掺炒熟麦面四两，炼蜜为丸，三钱重，每服一丸，日两次，服尽一料全愈。盖朴硝味原咸寒，禀寒水之气，水能胜火，寒能治热，为心家对宫之药，为治心有实热者之要品。《内经》所谓“热淫于内，治以咸寒”也。用白矾者，助朴硝以消热痰也。调以炒熟麦面者，诚以麦为心谷，以防朴硝、白矾之过泻伤心，且炒之则气香归脾，又能防硝、矾之不宜于脾胃也。

奉天财政厅科长于允恭夫人，年近五旬，因心热生痰，痰火瘀滞，烦躁不眠，五心潮热，其脉象洪实。遂用朴硝和炒熟麦面炼蜜为丸，三钱重，每丸中约有朴硝一钱，早晚各服一丸，半月全愈。盖人多思虑则心热气结，其津液亦恒随气结于心下，经心火灼炼而为热痰。朴硝咸且寒，原为心经对宫之药，其咸也属水，力能胜火，而又寒能胜热，且其性善消，又能开结，故以治心热有痰者最宜。至于必同麦面为丸者，以麦为心谷，心脏有病以朴硝泻之，即以麦面补之，补破相济为用，则药性归于和平，而后可久服也。

硝石即焰硝，俗名火硝。味辛微咸，性与朴硝相近，其寒凉之力逊于朴硝，而消化之力胜于朴硝，若与皂矾同用，善治内伤黄疸，消胆中结石、膀胱中结石（即石淋）及钩虫病（钩虫及胆石病，皆能令人成黄疸），方剂篇中有审定《金匮》硝石矾石散方，可参观。

厚朴解

厚朴味苦辛，性温，治胃气上逆，恶心呕哕，胃气郁结胀满疼痛，为温中下气之要药。为其性温味又兼辛，其力不但下行，又能上升外达，故《本经》谓其主中风伤寒头痛，《金匮》厚朴麻黄汤，用治咳而脉浮。与橘、夏并用，善除湿满；与姜、术并用，善开寒痰凝结；与硝、黄并用，善通大便燥结；与乌药并用，善治小便因寒白浊。味之辛者属金，又能入肺以治外感咳逆；且金能制木，又能入肝，平肝木之横恣以愈胁下掀疼；其色紫而含有油质，故兼入血分，甄权谓其破宿血，古方治月闭亦有单用之者。诸家多谓其误服能脱元气，独叶香岩谓“多用则破气，少用则通阳”，诚为确当之论。

附案：一少妇因服寒凉开胃之药太过，致胃阳伤损，饮食不化，寒痰瘀于上焦，常常短气，治以苓桂术甘汤加干姜四钱、厚朴二钱，嘱其服后若不觉温暖，可徐徐将干姜加重。后数月见其家人，言干姜加至一两二钱，厚朴加至八钱，病始脱然。问何以并将厚朴加重，谓“初但将干姜加重则服之觉闷，后将厚朴渐加重至八钱始服之不觉闷，而寒痰亦从此开豁矣。”由是观之，元素谓寒胀之病，于大热药中兼用厚朴，为结者散之之神药，诚不误也。

愚二十余岁时，于仲秋之月，每至申酉时腹中作胀，后于将作胀时，但嚼服厚朴六七分许，如此两日，胀遂不作。盖以秋金收令太过，致腹中气化不舒，申酉又是金时，是以至其时作胀耳。服厚朴辛以散之，温以通之，且能升降其气化是以愈耳。

愚治冲气上冲，并挟痰涎上逆之证，皆重用龙骨、牡蛎、半夏、赭石诸药以降之、镇之、敛之，而必少用厚朴以宣通之，则冲气痰涎下降，而中气仍然升降自若无滞碍。

麻　黄　解

麻黄味微苦，性温，为发汗之主药。于全身之脏腑经络，莫不透达，而又以逐发太阳风寒为其主治之大纲。故《本经》谓其主中风伤寒头痛诸证，又谓其主咳逆上气者，以其善搜肺风，兼能泻肺定喘也。谓其破癥瘕积聚者，以其能透出皮肤毛孔之外，又能探入积痰凝血之中，而消坚化瘀之药可偕之以奏效也。且其性善利小便，不但走太阳之经，兼能入太阳之府，更能由太阳而及于少阴（是以伤寒少阴病用之），并能治疮疽白硬、阴毒结而不消。

太阳为周身之外廓，外廓者皮毛也，肺亦主之。风寒袭人，不但入太阳，必兼入手太阴肺经，恒有咳嗽微喘之证。麻黄兼入手太阴为逐寒搜风之要药，是以能发太阳之汗者不仅麻黄，而《伤寒论》治太阳伤寒无汗，独用麻黄汤者，治足经而兼顾手经也。

凡利小便之药，其中空者多兼能发汗，木通、萹蓄之类是也。发汗之药，其中空者多兼能利小便，麻黄、柴胡之类是也。伤寒太阳经病，恒兼入太阳之府（膀胱），致留连多日不解，麻黄治在经之邪，而在府之邪亦兼能治之。盖在经之邪由汗而解，而在府之邪亦可由小便而解，彼后世自作聪明，恒用他药以代麻黄者，于此义盖未之审也。

受风水肿之证，《金匮》治以越婢汤，其方以麻黄为主，取其能祛风兼能利小便也。愚平素临证用其方服药后果能得汗，其小便即顿能利下，而肿亦遂消。特是其方因麻黄与石膏并用，石膏之力原足以监制麻黄，恒有服之不得汗者，今变通其方，于服越婢汤之前，先用白糖水送服西药阿斯必林一瓦半，必能出汗，趁其正出汗时，将越婢汤服下，其汗出必益多，小便亦遂通下。

东人三浦博士，用麻黄十瓦，煎成水一百瓦，为一日之量，分三次服下，治慢性肾炎小便不利及肾脏萎缩小便不利，用之有效有不效，以其证之凉热虚实不同，不知用他药佐之以尽麻黄之长也。试观《金匮》水气门越婢汤，麻黄辅以石膏，因其脉浮有热也（脉浮故系有风，实亦有热）；麻黄附子汤辅以附子，因其脉沉而寒也。通变化裁，息息与病机相符，是真善用麻黄者矣。

邹润安曰：麻黄之实，中黑外赤，其茎宛似脉络骨节，中央赤外黄白（节上微有白皮）。实者先天，茎者后天。先天者物之性，其义为由肾及心；后天者物之用，其义为由心及脾胃。由肾及心，所谓肾主五液入心为汗也；由心及脾胃，所以分布心阳，外至骨节肌肉皮毛，使其间留滞无不倾囊出也。故栽此物之地，冬不积雪，为其能伸阳气于至阴之中，不为盛寒所遏耳。

古方中有麻黄，皆先将麻黄煮数沸吹去浮沫，然后纳他药。

盖以其所浮之沫发性过烈，去之所以使其性归和平也。

麻黄带节发汗之力稍弱，去节则发汗之力较强，今时用者大抵皆不去节，至其根则纯系止汗之品。本是一物，而其根茎之性若是迥殊，非经细心实验，何以知之。

陆九芝谓：麻黄用数分，即可发汗，此以治南方之人则可，非所论于北方也。盖南方气暖，其人肌肤薄弱，汗最易出，故南方有麻黄不过钱之语；北方若至塞外，气候寒冷，其人之肌肤强厚，若更为出外劳碌，不避风霜之人，又当严寒之候，恒用至七八钱始能汗者。夫用药之道，贵因时、因地、因人，活泼斟酌以胜病为主，不可拘于成见也。

柴　胡　解

柴胡味微苦，性平，禀少阳生发之气。其气于时为春，于五行为木，故柴胡为足少阳主药，而兼治足厥阴。肝气不舒畅者，此能舒之；胆火甚炽盛者，此能散之；至外感在少阳者，又能助其枢转以透膈升出之。故《本经》谓其主寒热，寒热者少阳外感之邪也。又谓其主心腹肠胃中结气，饮食积聚，诚以五行之理，木能疏土，为柴胡善达少阳之木气，则少阳之气自能疏通胃土之郁，而其结气饮食积聚自消化也。

《本经》柴胡主寒热，山茱萸亦主寒热。柴胡所主之寒热，为少阳外感之邪，若伤寒疟疾是也，故宜用柴胡和解之；山萸肉所主之寒热，为厥阴内伤之寒热，若肝脏虚极忽寒忽热，汗出欲脱是也，故宜用山萸肉补敛之。二证之寒热虽同，而其病因判若天渊，临证者当细审之，用药慎勿误投也。

柴胡非发汗之药，而多用之亦能出汗。小柴胡汤多用之至八两，按今时分量计之，且三分之（古方一煎三服，故可三分），一剂可得八钱。小柴胡汤中如此多用柴胡者，欲藉柴胡之力升提少阳之邪以透膈上出也。然多用之又恐其旁行发汗，则上升之力不专，小柴胡汤之去渣重煎，所以减其发汗之力也。

或疑小柴胡汤既非发汗之药，何以《伤寒论》百四十九节服柴胡汤后有汗出而解之语？不知此节文义，原为误下之后服小柴胡汤者说法。夫小柴胡汤系和解之剂，原非发汗之剂，特以误下之后，胁下所聚外感之邪，兼散漫于手少阳三焦，因少阳为游部，手足少阳原相贯彻也。此时仍投以小柴胡和解之，则邪之散漫于三焦者，遂可由手少阳外达之经络作汗而解，而其留于胁下者，亦与之同气相求，借径于手少阳而汗解，故于发热汗出上，特加一却字，言非发其汗而却由汗解也。然足少阳之由汗解原非正路，乃其服小柴胡汤后，胁下之邪欲上升透膈，因下后气虚不能助之透过，而其邪之散漫于手少阳者，且又以同类相招，遂于蓄极之时而开旁通之路，此际几有正气不能胜邪气之势。故必先蒸蒸而振，大有邪正相争之象，而后发热汗出而解，此即所谓战而后汗也。观下后服柴胡汤者，其出汗若是之难，则足少阳之病由汗解，原非正路益可知也。是以愚生平临证，于壮实之人用小柴胡汤时，恒减去人参；而于经医误下之后者，若用小柴胡汤必用人参以助其战胜之力。

用柴胡以治少阳外感之邪，不必其寒热往来也。但知其人纯系外感，而有恶心欲吐之现象，是即病在少阳，欲藉少阳枢转之机透膈上达也。治以小柴胡可随手奏效，此病机欲上者因而越之也。又有其人不见寒热往来，亦并不喜呕，惟频频多吐黏涎，斯亦可断为少阳病，而与以小柴胡汤。盖少阳之去路为太阴湿土。因包脾之脂膜原与板油相近，而板油亦脂膜，又有同类相招之义，此少阳欲传太阴，而太阴湿土之气经少阳之火铄炼，遂凝为黏涎频频吐出，投以小柴胡汤，可断其入太阴之路，俾由少阳而解矣。又柴胡为疟疾之主药，而小心过甚者，谓其人若或阴虚燥热，可以青蒿代之。不知疟邪伏于胁下两板油中，乃足少阳经之大都会，柴胡能入其中，升提疟邪透膈上出，而青蒿无斯力也。若遇阴虚者，或热入于血分者，不妨多用滋阴凉血之药佐之；若遇燥热者，或热盛于气分者，不妨多用润燥清火之药佐之。是以愚治疟疾有重用生地、熟地治愈者，有重用生石膏、知母治愈者，其气分虚者，又有重用参、耆治愈者，然方中无不用柴胡也。

附案：一人年过四旬，胁下掀疼，大便七八日未行，医者投以大承气汤，大便未通而胁下之疼转甚。其脉弦而有力，知系肝气胆火恣盛也，投以拙拟金铃泻肝汤（方载方剂篇四卷系川楝子五钱，乳香、没药各四钱，三棱、莪术各三钱，甘草一钱）加柴胡、龙胆草各四钱，服后须臾大便通下，胁疼顿愈。审是则《本经》谓“柴胡主肠胃中饮食积聚，推陈致新”者，诚非虚语也。且不但能通大便也，方书通小便亦多有用之者，愚试之亦颇效验。盖小便之下通，必由手少阳三焦，三焦之气化能升而后能降，柴胡不但升足少阳实兼能升手少阳也。

桂 枝 解

桂枝味辛微甘，性温，力善宣通，能升大气（即胸之宗气），降逆气（如冲气肝气上冲之类），散邪气（如外感风寒之类）。仲景苓桂术甘汤用之治短气，是取其能升也；桂枝加桂汤用之治奔豚，是取其能降也；麻黄、桂枝、大小青龙诸汤用之治外感，是取其能散也。而《本经》论牡桂（即桂枝），开端先言其主咳逆上气，似又以能降逆气为桂枝之特长，诸家本草鲜有言其能降逆气者，是用桂枝而弃其所长也。又小青龙汤原桂枝、麻黄并用，至喘者去麻黄加杏仁而不去桂枝，诚以《本经》原谓桂枝主吐吸，吐吸即喘也，去桂枝则不能定喘矣。乃医者皆知麻黄泻肺定喘，而鲜知桂枝降气定喘，是不读《本经》之过也。其花开于中秋，是桂之性原得金气而旺，且又味辛属金，故善抑肝木之盛使不横恣。而桂之枝形如鹿角（树形分鹿角蟹爪两种），直上无曲，故又善理肝木之郁使之条达也。为其味甘，故又善和脾胃，能使脾气之陷者上升，胃气上逆者下降，脾胃调和则留饮自除，积食自化。其宣通之力，又能导引三焦下通膀胱以利小便（小便因热不利者禁用，然亦有用凉药利小便而少加之作向导者），惟上焦有热及恒患血证者忌用。

桂枝非发汗之品，亦非止汗之品，其宣通表散之力，旋转于表里之间，能和营卫、暖肌肉、活血脉，俾风寒自解，麻痹自开，因其味辛而且甘，辛者能散，甘者能补，其功用在于半散半补之间也。故服桂枝汤欲得汗者，必啜热粥，其不能发汗可知；若阳强阴虚者，误服之则汗即脱出，其不能止汗可知。

按：《伤寒论》用桂枝，皆注明去皮，非去枝上之皮也。古人用桂枝，惟取当年新生嫩枝，折视之内外如一，皮骨不分，若见有皮骨可以辨者去之不用，故曰去皮，陈修园之侄鸣岐曾详论之。

附案：一妇人，年二十余，因与其夫反目，怒吞鸦片，已经救愈，忽发喘逆，迫促异常，须臾又呼吸顿停，气息全无，约十余呼吸之顷，手足乱动，似有蓄极之势，而喘复如故，若是循环不已，势近垂危，延医数人皆不知为何病。后愚诊视，其脉左关弦硬，右寸无力，精思良久，恍然悟曰：此必怒激肝胆之火，挟下焦冲气上冲胃气。夫胃气本下行者，因肝胆之火冲之转而上逆，并迫肺气亦上逆，此喘逆迫促所由来也。逆气上干填塞胸膈，排挤胸中大气使之下陷。夫肺悬胸中，以大气为其阖辟之原动力，须臾胸中无大气，即须臾不能呼吸，此呼吸顿停所由来也。迨大气蓄极而通，仍上达胸中鼓动肺脏使得呼吸，逆气遂仍得施其击撞，此又病势之所以循环也。欲治此证，非一药而兼能升陷降逆不为功，遂单用桂枝尖四钱，煎汤饮下，须臾气息调和如常。

徐灵胎谓，受风有热者，误用桂枝则吐血，是诚确当之论。忆曾治一媪，年六旬，春初感冒风寒，投以发表之剂，中有桂枝数钱，服后即愈。其家人为其方灵，贴之壁上。至孟夏，复受感冒，自用其方取药服之，遂致吐血，经医治疗始愈。盖前所受者寒风，后所受者热风，故一则宜用桂枝，一则忌用桂枝，彼用桂枝汤以治温病者可不戒哉。特是徐氏既知桂枝误用可致吐血，而其《洄溪医案》中载，治一妇人外感痰喘证，其人素有血证，时发时止，发则微嗽（据此数语断之，其血证当为咳血），因痰喘甚剧，病急治标，投以小青龙汤而愈。

按：用小青龙汤治外感痰喘，定例原去麻黄加杏仁，而此证则当去桂枝留麻黄，且仿《金匮》用小青龙汤之法，再加生石膏方为稳安。盖麻黄、桂枝皆能定喘，而桂枝动血分，麻黄不动血分，是以宜去桂枝留麻黄，再借石膏凉镇之力以预防血分之妄动，乃为万全之策，而当日徐氏用此方，未言加减，岂略而未言乎？抑用其原方乎？若用其原方，病虽治愈，亦几等孤注之一掷矣。

三　七　解

三七味苦微甘，性平（诸家多言性温，然单服其末数钱，未有觉温者），善化瘀血，又善止血妄行，为吐衄要药。病愈后不至瘀血留于经络，证变虚劳（凡用药强止其血者，恒至血瘀经络成血痹虚劳）。兼治二便下血，女子血崩，痢疾下血鲜红（宜与鸦胆子并用），久不愈，肠中腐烂，浸成溃疡，所下之痢色紫腥臭，杂以脂膜，此乃肠烂欲穿（三七能化腐生新，是以治之）。为其善化瘀血，故又善治女子癥瘕、月事不通，化瘀血而不伤新血，允为理血妙品。外用善治金疮，以其末敷伤口，立能血止疼愈。若跌打损伤、内连脏腑经络作疼痛者，外敷内服奏效尤捷，疮疡初起肿疼者，敷之可消（当与大黄末等分，醋调敷）。至《本草备要》所谓，近出一种叶似菊艾而劲厚有歧尖，茎有赤棱，夏秋开花，花蕊如金丝，盘纽可爱，而气不香，根小如牛蒡，味甘，极易繁衍，云是三七，治金疮折伤血病甚效者，是刘寄奴非三七也。

附案：本邑留坛庄高姓童子，年十四五岁，吐血甚剧，医治旬日无效，势甚危急。仓猝遣人询方，俾单用三七末一两，分三次服下，当日服完其血立止。

本庄黄氏妇，年过四旬，因行经下血不止，彼时愚甫弱冠，为近在比邻，延为诊视，投以寻常治血崩之药不效，病势浸至垂危。后延邻村宿医高鲁轩，投以傅青主女科中治老妇血崩方，一剂而愈。其方系黄芪、当归各一两，桑叶十四片，煎汤送服三七细末三钱。后愚用此方治少年女子血崩亦效，惟心中觉热，或脉象有热者，宜加生地黄一两。

奉天大东关王姓少年，素患吐血，经医调治已两月不吐矣。而心中发闷、发热、时觉疼痛、廉于饮食，知系吐血时医者用药强止其血，致留瘀血为恙也。为疏方用滋阴养血健胃利气之品，煎汤送服三七细末二钱，至二煎仍送服二钱，四剂后又复吐血，色多黑紫，然吐后则闷热疼痛皆减，知为吉兆，仍与前方，数剂后又吐血一次，其病从此竟愈，此足征三七化瘀之功也。

邻村张马村雇一牧童，夏日牧牛田间，众牧童嬉戏，强屈其项背，纳头裤中，倒缚其手，戏名为看瓜。后经人救出，气息已断。为盘膝坐，捶其腰背，多时方苏，惟觉有物填塞胸膈，压其胸中大气，妨碍呼吸，剧时气息仍断，目翻身挺。此必因在裤中闷极之时，努挣不出，热血随努挣之气上溢而停于膈上也。俾单用三七细末三钱，开水送服，两次全愈。

按：三七之性，既善化血，又善止血，人多疑之，然有确实可征之处。如破伤流血者，用三七末擦之则其血立止，是能止血也；其破处已流出之血，着三七皆化为黄水，是能化血。

滑　石　解

滑石色白味淡，质滑而软，性凉而散。《本经》谓其主身热者，以其微有解肌之力也；谓其主癃闭者，以其饶有淡渗之力也。且滑者善通窍络，故又主女子乳难；滑而能散，故又主胃中积聚。因热小便不利者，滑石最为要药。若寒温外感诸证，上焦燥热下焦滑泻无度，最为危险之候，可用滑石与生山药各两许，煎汤服之，则上能清热，下能止泻，莫不随手奏效（有案附载于山药条下可参观）。又外感大热已退而阴亏脉数不能自复者，可于大滋真阴药中（若熟地黄、生山药、枸杞之类）少加滑石，则外感余热不至为滋补之药逗留，仍可从小便泻出，则其病必易愈。若与甘草为末（滑石六钱，甘草一钱，名六一散，亦名天水散）服之，善治受暑及热痢；若与赭石为末服之，善治因热吐血衄血；若其人蕴有湿热，周身漫肿，心腹膨胀，小便不利者，可用滑石与土狗研为散服之，小便通利肿胀自消；至内伤阴虚作热，宜用六味地黄汤以滋阴者，亦可少加滑石以代苓、泽，则退热较速。盖滑石虽为石类，而其质甚软，无论汤剂丸散，皆与脾胃相宜，故可加于六味汤中以代苓、泽。其渗湿之力，原可如苓、泽行熟地之滞泥，而其性凉于苓、泽，故又善佐滋阴之品以退热也。

天水散，为河间治暑之圣药，最宜于南方暑证。因南方暑多挟湿，滑石能清热兼能利湿，又少加甘草以和中补气（暑能伤气），是以用之最宜。若北方暑证，不必兼湿，甚或有兼燥，再当变通其方，滑石、生石膏各半，与甘草配制，方为适宜。

牛　膝　解

牛膝味甘微酸，性微温，原为补益之品，而善引气血下注，是以用药欲其下行者，恒以之为引经。故善治肾虚腰疼腿疼，或膝疼不能屈伸，或腿痿不能任地，兼治女子月闭血枯，催生下胎。又善治淋疼，通利小便，此皆其力善下行之效也。然《别录》又谓其除脑中痛，时珍又谓其治口疮齿痛者何也？盖此等证，皆因其气血随火热上升所致，重用牛膝引其气血下行，并能引其浮越之火下行，是以能愈也。愚因悟得此理，用以治脑充血证，伍以赭石、龙骨、牡蛎诸重坠收敛之品，莫不随手奏效，治愈者不胜纪矣。为其性专下注，凡下焦气化不固，一切滑脱诸证皆忌之。此药怀产者佳，川产者有紫白两种色，紫者佳。

附案：在辽宁时，曾治一女子师范女教员，月信期年未见，方中重用牛膝一两，后复来诊，言服药三剂月信犹未见，然从前曾有脑中作疼病，今服此药脑中清爽异常，分毫不觉疼矣。愚闻此言，乃知其脑中所以作疼者，血之上升者多也。今因服药而不疼，想其血已随牛膝之引而下行，遂于方中加䗪虫五枚，连服数剂，月信果通。

友人袁霖普君，素知医，时当季春，牙疼久不愈，屡次服药无效。其脉两寸甚实，俾用怀牛膝、生赭石各一两，煎服后，疼愈强半，又为加生地黄一两，又服两剂，遂霍然全愈。

沧县东门里李氏妇，年近三旬，月事五月未行，目胀头疼甚剧，诊其脉近五至，左右皆有力，而左脉又弦硬而长，心中时觉发热，周身亦有热时，知其脑部充血过度，是以目胀头疼也。盖月事不行由于血室，而血室为肾之副脏，实借肝气之疏泄以为流通，方书所谓肝行肾之气也。今因月事久瘀，肝气不能由下疏泄而专于上行，矧因心肝积有内热，气火相并，迫心中上输之血液迅速过甚，脑中遂受充血之病。惟重用牛膝佐以凉泻之品，化血室之瘀血以下应月事，此一举两得之法也。遂为疏方：怀牛膝一两，生杭芍六钱，玄参六钱，龙胆草二钱，丹皮二钱，生桃仁二钱，红花二钱。一剂目胀头疼皆愈强半，心身之热已轻减。又按其方略为加减，连服数剂，诸病皆愈，月事亦通下。

远志解

远志味酸微辛，性平，其酸也能阖，其辛也能辟，故其性善理肺，能使肺叶之阖辟纯任自然，而肺中之呼吸于以调，痰涎于以化，即咳嗽于以止矣。若以甘草辅之，诚为养肺要药。至其酸敛之力，入肝能敛戢肝火，入肾能固涩滑脱，入胃又能助生酸汁，使人多进饮食，和平纯粹之品，夫固无所不宜也。若用水煎取浓汁，去渣重煎，令其汁浓若薄糊，以敷肿疼疮疡及乳痈甚效，若恐其日久发酵，每一两可加硼砂二钱溶化其中。愚初次细嚼远志尝之，觉其味酸而实兼有矾味，西人谓其含有林檎酸，而林檎酸中固无矾也。后乃因用此药，若末服至二钱可作呕吐，乃知其中确含有矾味，因悟矾能利痰，其所以能利痰者，亦以其含有矾味也。矾能解毒，《纲目》谓其解天雄、附子、乌头毒，且并能除疮疡肿疼者，亦以其兼有矾味也。是以愚用此药入汤剂时，未尝过二钱，恐多用之亦可作呕吐也。

龙胆草解

龙胆草味苦微酸，性寒，色黄属土，为胃家正药。其苦也，能降胃气、坚胃质；其酸也，能补益胃中酸汁、消化饮食。凡胃热气逆，胃汁短少，不能食者，服之可以开胃进食，西人浑以健胃药称之，似欠精细。为其微酸属木，故又能入胆肝，滋肝血，益胆汁，降肝胆之热使不上炎，举凡目疾、吐血、衄血、二便下血、惊病、眩晕，因肝胆有热而致病者，皆能愈之。其泻肝胆实热之力，数倍于芍药，而以敛戢肝胆虚热，固不如芍药也。

半夏解

半夏味辛，性温，有毒，凡味辛之至者，皆禀秋金收降之性，故力能下达，为降胃安冲之主药。为其能降胃安冲，所以能止呕吐，能引肺中、胃中湿痰下行，纳气定喘。能治胃气厥逆，吐血、衄血（《内经》谓阳明厥逆衄呕血，阳明厥逆，即胃气厥逆也）。惟药房因其有毒，皆用白矾水煮之，相制太过，毫无辛味，转多矾味，令人呕吐，即药房所鬻之清半夏中亦有矾，以之利湿痰犹可，若以止呕吐及吐血、衄血，殊为非宜。愚治此等证，必用微温之水淘洗数次，然后用之。然屡次淘之则力减，故须将分量加重也。

附案：愚因药房半夏制皆失宜，每于仲春、季秋之时，用生半夏数斤，浸以热汤，日换一次，至旬日，将半夏剖为两瓣，再入锅中，多添凉水煮一沸，速连汤取出，盛盆中，候水凉，净晒干备用。偶有邻村王姓童子，年十二三岁，忽晨起半身不能动转，其家贫无钱购药，赠以自制半夏，俾为末每服钱半，用生姜煎汤送下，日两次，约服二十余日，其病竟愈。盖以自制半夏辛味犹存，不但能利痰，实有开风寒湿痹之力也。

东洋野津猛男曰：英国军医官阿来甫屡屡吐，绝食者久矣。其弟与美医宁马氏协力治疗之，呕吐卒不止，乞诊于余，当时已认患者为不起之人，但求余一决其死生而已。宁马氏等遂将患者之证状及治疗之经过，一一告余。余遂向两氏曰：余有一策，试姑行之。遂辞归检查汉法医书，制小半夏加茯苓汤，贮瓶令其服用，一二服后奇效忽显，数日竟回复原有之康健。至今半夏浸剂，遂为一种之镇呕剂，先行于医科大学，次及于各病院与医家。

按：此证若用大半夏汤加赭石尤效，因吐久则伤津、伤气，方中人参能生津补气，加赭石以助之，力又专于下行也。若有热者，可再加天冬佐之，若无自制半夏，可用药房清半夏两许，淘净矾味入煎。

栝 蒌 解

栝蒌味甘，性凉。能开胸间及胃口热痰，故仲景治结胸有小陷胸汤，栝蒌与连、夏并用；治胸痹有栝蒌薤白等方，栝蒌与薤、酒、桂、朴诸药并用。若与山甲同用，善治乳痈（栝蒌两个，山甲二钱煎服）；若与赭石同用，善止吐衄（栝蒌能降胃气、胃火故治吐衄）；若但用其皮，最能清肺、敛肺、宁嗽、定喘（须用新鲜者方效）；若但用其瓤（用温水将瓤泡开，拣出仁，余煎一沸，连渣服之）最善滋阴、润燥、滑痰、生津；若但用其仁（须用新炒熟者，捣碎煎服），其开胸降胃之力较大，且善通大便。

附案：邻村高鲁轩，邑之宿医也。甲午仲夏，忽来相访，言第三子年十三岁，于数日之间，痰涎郁于胸中，烦闷异常，剧时气不上达，呼吸即停，目翻身挺，有危在顷刻之状。连次用药，分毫无效，敢乞往为诊视，施以良方。时愚有急务未办，欲迟数点钟再去，彼谓此病已至极点，若稍迟延恐无及矣。于是遂与急往诊视，其脉关前浮滑，舌苔色白，肌肤有热，知其为温病结胸，其家自设有药房，俾用栝蒌仁四两，炒熟（新炒者其气香而能通）、捣碎，煎汤两茶盅，分两次温饮下，其病顿愈。隔数日，其邻高姓童子，是愚表侄，亦得斯证，俾用新炒蒌仁三两，苏子五钱，煎服，亦一剂而愈。盖伤寒下早成结胸，温病未经下亦可成结胸，有谓栝蒌力弱，故小陷胸汤中必须伍以黄连、半夏始能建功者，不知栝蒌力虽稍弱，重用之则转弱为强，是以重用至四两，即能随手奏效，挽回人命于顷刻也。

天花粉解

天花粉栝蒌根也，色白而亮者佳，味苦微酸，性凉而润，清火生津，为止渴要药（《伤寒论》小柴胡汤，渴者去半夏加栝蒌根，古方书治消渴亦多用之）。为其能生津止渴，故能润肺，化肺中燥痰，宁肺止嗽，治肺病结核。又善通行经络，解一切疮家热毒，疔痈初起者，与连翘、山甲并用即消；疮疡已溃者，与黄耆、甘草（皆须用生者）并用，更能生肌排脓，即溃烂至深旁串他处，不能敷药者，亦可自内生长肌肉，徐徐将脓排出（有案附载黄耆条下可参观）。大凡藤蔓之根，皆能通行经络，而花粉又性凉解毒，是以有种种功效也。

干姜解

干姜味辛，性热，为补助上焦、中焦阳分之要药。为其味至辛，且具有宣通之力，与厚朴同用，治寒饮杜塞胃脘，饮食不化；与桂枝同用，治寒饮积于胸中，呼吸短气；与黄耆同用，治寒饮渍于肺中，肺痿咳嗽；与五味子同用，治感寒肺气不降，喘逆迫促；与赭石同用，治因寒胃气不降，吐血衄血；与白术同用，治脾寒不能统血，二便下血，或脾胃虚寒，常作泄泻；与甘草同用，能调其辛辣之味，使不刺激，而其温补之力转能悠长。《本经》谓其逐风湿痹，指风湿痹之偏于寒者而言也，而《金匮》治热瘫痫，亦用干姜，风引汤中与石膏、寒水石并用者是也。此乃取其至辛之味，以开气血之凝滞也。有谓炮黑则性热，能助相火者，不知炮之则味苦，热力即减，且其气轻浮，转不能下达，观后所引陈氏释《本经》之文自明。

陈修园曰："干姜气温，禀厥阴风木之气，若温而不烈，则气归平和而属土矣。味辛得阳明燥金之味，若辛而不偏，则金能生水而转润矣，故干姜为脏寒之要药也。胸中者肺之分也，肺寒则金失下降之性，气壅于胸中而满也；满则气上，所以咳逆上气之证生焉，其主之者辛散温行也。中者土也，土虚则寒，而此能温之；止血者（多指下血而言，若吐血衄血亦间有因寒者，必与赭石同用方妥），以阳虚阴必走，得暖则血自归经也。出汗者，辛温能发散也；逐风湿痹者，治寒邪之留于筋骨也；治肠澼下利者，除寒邪之陷于肠胃也。以上诸主治，皆取其雄烈之用，如孟子所谓刚大浩然之气，塞乎天地之间也。生则辛味浑全，故又申言之曰，生者尤良。即《金匮》治肺痿用甘草干姜汤，自注炮用，以肺虚不能骤受过辛之味，炮之使辛味稍减，亦一时之权宜，非若后世炮黑炮炭，全失姜之本性也。”

徐灵胎曰：“凡味厚之药主守，气厚之药主散，干姜气味俱厚，故散而能守。夫散不全散，守不全守，则旋转于经络脏腑之间，驱寒除湿和血通气所必然矣，故性虽猛峻，不妨服食。”

附案：愚在沧州贾官屯张寿田家治病，见有制丸药器具，问用此何为？答谓：“舍妹日服礞石滚痰丸，恐药铺治不如法，故自制耳。”愚曰：“礞石滚痰丸，原非常服之药，何日日服之。”寿田谓：“舍妹素多痰饮，杜塞胃脘作胀满，一日不服滚痰丸，即不欲进食，今已服月余，亦无他变，想此药与其气质相宜耳。”愚再三驳阻，彼终不以为然。后隔数月，迎愚往为诊治，言从前服滚痰丸饮食加多，继则饮食渐减，后则一日不服药即不能进食，今则服药亦不能进食，日仅一餐，惟服稀粥少许，且时觉热气上浮，耳鸣欲聋。脉象浮大，按之甚软，知其心肺阳虚，脾胃气弱，为服苦寒攻泻之药太过，故病证脉象如斯也。拟治以理饮汤（方在方剂篇三卷，系干姜五钱，于术四钱，桂枝尖、生杭芍、茯苓片、炙甘草各二钱，陈皮、厚朴各钱半）。寿田谓：“从前医者用桂、附，即觉上焦烦躁不能容受。”愚曰：“桂、附原非正治心肺脾胃之药，况又些些用之，病重药轻，宜其不受，若拙拟理饮汤，与此证针芥相投，服之必效，若畏其药不敢轻服，单用干姜五钱试服亦可。”于斯遂单将干姜五钱煎服，耳即不鸣，须臾觉胸次开通，可以进食。继投以理饮汤，服数剂后，心中转觉甚凉，遂将干姜改用一两，甘草、厚朴亦稍加多，连服二十余剂全愈。

一妇人年四十许，上焦满闷烦躁，思食凉物，而偶食之则满闷益甚，且又黎明泄泻，日久不愈，心腹浸形膨胀，脉象弦细而迟。知系寒饮结胸，阻塞气化，欲投以理饮汤。病家闻而迟疑，亦俾先煎干姜数钱服之，胸中烦躁顿除。为其黎明泄泻，遂将理饮汤去厚朴、白芍，加生鸡内金钱半，补骨脂三钱，连服十剂诸病皆愈。

一妇人年近五旬，常觉短气，饮食减少，屡延医服药，或投以宣通，或投以升散，或投以健补脾胃兼理气之品，皆分毫无效。浸至饮食日减，羸弱不起，奄奄一息，病家亦以为不治之证。后闻愚在邻村屡救危险之证，延为诊视。其脉弦细欲无，频吐稀涎，心中觉有物杜塞，气不上达，知为寒饮凝结。投以理饮汤，方中干姜改用七钱，连服三剂，胃口开通，又觉呼吸无力，遂于方中加生黄耆三钱，连服十余剂全愈。

一妇人年四十许，胸中常觉满闷发热，或旬日或浃辰之间必大喘一两日，医者用清火理气之药，初服稍效，久服病转增剧。其脉沉细，几不可见，病家问系何病因，愚曰："此乃心肺阳虚，不能宣通脾胃，以致多生痰饮也。人之脾胃属土，若地舆然，心肺居临其上，正当太阳部位（膈上属太阳经，观《伤寒论》太阳篇自知），其阳气宣通敷布，若日丽中天，暖光下照，而胃中所纳水谷，实藉其阳气宣通之力，以运化精微而生气血，传送渣滓而为二便，清升浊降痰饮何由而生。惟心肺阳虚，不能如离照当空，脾胃即不能藉其宣通之力以运化传送，于是饮食停滞胃口，若大雨之后阴雾连旬，遍地污淖不能干渗而痰饮生矣。痰饮既生，日积月累，郁满上焦则作闷，渍满肺窍则作喘，阻遏心肺阳气不能四布则作热。或逼阳气外出则周身发热，迫阳气上浮则目眩耳聋。医者不知病源，犹用凉药清之，勿怪其久而增剧也。"病家甚韪愚言，遂为开理饮汤方，服一剂心中热去，数剂后转觉凉甚，遂去芍药，连服二十余剂，胸次豁然，喘不再发。

岁在壬寅，训蒙于邑北境刘仁村庄，愚之外祖家也。有学生刘玉良者，年十三岁，一日之间，衄血四次，诊其脉甚和平，询其心中不觉凉热。为衄血之证，热者居多，且以童子少阳之体，时又当夏令，遂略用清凉止血之品，衄益甚，脉象亦现微弱。知其胃气因寒不降，转迫血上溢而为衄也(《内经》谓阳明厥逆，衄呕血)投以温降汤(方载方剂篇二卷，系干姜、白术、清半夏各三钱，生怀山药六钱，生赭石细末四钱，生杭芍、生姜各二钱，厚朴钱半)一剂即愈。

又有他学校中学生，年十四岁，吐血数日不愈。其吐血之时，多由于咳嗽，诊其脉象迟濡，右关尤甚。疑其脾胃虚寒，不能运化饮食，询之果然。盖吐血之证，多由于胃气不降；饮食不能运化，胃气即不能下降。咳嗽之证，多由于痰饮入肺；饮食迟于运化，又必多生痰饮。因痰饮而生咳嗽，因咳嗽而气之不降者，更转而上逆，此吐血之所由来也。亦投以温降汤，一剂血止，接服数剂，饮食运化，咳嗽亦愈。

近在沈阳医学研究社，与同人论吐血、衄血之证，间有因寒者，宜治以干姜。社友李子林谓从前小东关有老医徐敬亭者，曾用理中汤治愈历久不愈之吐血证，是吐血证诚有因胃寒者之明征也。然徐君但知用理中汤以暖胃补胃，而不知用赭石、半夏佐之，以降胃气，是处方犹未尽善也。特是药房制药多不如法，虽清半夏中亦有矾，以治血证、吐证，必须将矾味用微温之水淘净，然淘时必于方中原定之分量外加多数钱淘之，以补其淘去矾味所减之分量及所减之药力。

邻村高边务高某，年四十余，小便下血，久不愈。其脉微细而迟，身体虚弱恶寒，饮食减少。知其脾胃虚寒，中气下陷，黄坤载所谓血之亡于便溺者，太阴不升也。为疏方干姜、于术各四钱，生山药、熟地各六钱，乌附子、炙甘草各三钱，煎服一剂血见少，连服十余剂全愈。

生姜解

将鲜姜种于地中，秋后剖出，去皮晒干为干姜；将姜上所生之芽种于地中，秋后剖出其当年所生之姜为生姜。是以干姜为母姜，生姜为子姜，干姜老而生姜嫩也。为生姜系嫩姜，其味之辛、性之温，皆亚于干姜，而所具生发之气则优于干姜，故能透表发汗。与大枣同用，善和营卫，盖藉大枣之甘缓，不使透表为汗，惟旋转于营卫之间，而营卫遂因之调和也。其辛散之力，善开痰理气，止呕吐，逐除一切外感不正之气。若但用其皮，其温性稍减，又善通利小便。能解半夏毒及菌蕈诸物毒。食料中少少加之，可为健胃进食之品。孕妇食之，令儿生歧指。疮家食之，致生恶肉，不可不知。

附子、乌头、天雄解

附子味辛，性大热，为补助元阳之主药，其力能升能降，能内达能外散，凡凝寒锢冷之结于脏腑、着于筋骨、痹于经络血脉者，皆能开之、通之。而温通之中，又大具收敛之力，故治汗多亡阳（汗多有亡阳、亡阴之殊，亡阳者身凉，亡阴者身热，临证时当审辨。凉亡阳者，宜附子与萸肉、人参并用；热亡阴者，宜生地与萸肉、人参并用），肠冷泄泻，下焦阳虚阴走，精寒自遗，论者谓善补命门相火，而服之能使心脉跳动加速，是于君相二火皆能大有补益也。

种附子于地，其当年旁生者为附子，其原种之附子则成乌头矣。乌头之热力减于附子，而宣通之力较优，故《金匮》治历节风有乌头汤；治心痛彻背、背痛彻心有乌头赤石脂丸；治寒疝有乌头煎、乌头桂枝汤等方。若种后不旁生附子，惟原种之本长大，若蒜之独头无瓣者，名谓天雄，为其力不旁溢，故其温补力更大而独能称雄也。今药房中所鬻之乌附子，其片大而且圆者即是天雄，而其黑色较寻常附子稍重，盖因其力大而色亦稍变也。附子、乌头、天雄，皆反半夏。

陈修园曰："附子主寒湿，诸家俱能解到，而仲景用之，则化而不可知之谓神。且夫人之所以生者阳也，亡阳则死。亡字分二音，一无方切，音忘，逃也，即《春秋传》'出亡'之义；一微夫切，音无，无也，《论语》'亡而为有'，《孟子》'问有余，曰亡矣'之义也。误药大汗不止为亡阳，如唐之幸蜀，仲景用四逆汤、真武汤等法以迎之；吐利厥冷为亡阳，如周之守府，仲景用通脉四逆汤、姜附汤以救之。且太阳之标阳外呈而发热，附子能使之交于少阴而热已，少阴之神机病，附子能使自下而上而脉生，周身通达而厥愈。合苦甘之芍、草而补虚，合苦淡之苓、芍而温固，玄妙不能尽述。按：其立法与《本经》之说不同，岂仲景之创见欤？然《本经》谓气味辛温有大毒七字，仲景即于此悟出附子大功用。温得东方风木之气，而温之至则为热，《内经》所谓'少阴之上君火主之'是也；辛为西方燥金之味，而辛之至则反润，《内经》所谓'辛以润之'是也。凡物性之偏处则毒，偏而至于无可加处则大毒，因大毒二字，知附子之温为至极，辛为至极也。仲景用附子之温有二法，杂于苓、芍、甘草中，杂于地黄、泽泻中，如冬日可爱补虚法也；佐以姜、桂之热，佐以麻、辛之雄，如夏日可畏救阳法也。用附子之辛又有三法，桂枝附子汤、桂枝附子去桂加白术汤、甘草附子汤，辛燥以祛除风湿也；附子汤、芍药甘草附子汤，辛润以温补水脏也；若白通汤、通脉四逆汤、加人尿猪胆汁汤，则取西方秋收之气，得复元阳而有大封大固之妙矣。"

邹润安曰："乌头老阴之生育已竟者也；天雄孤阳之不能生育者也；附子即乌头、天雄之种，含阴苞阳者也。老阴生育已竟者，其中空以气为用；孤阳不能生育者，其中实以精为用。气主发散，精主敛藏。发散者能外达腠理，故主中风恶风，洗洗出汗，咳逆上气；敛藏者能内入筋骨，故主历节疼痛，拘挛缓急，筋骨不强，身重不能行步。而味辛性锐，两物略同，故除风寒湿痹，破积聚邪气之功亦同。附子则兼备二气，内充实，外强健，且其物不假系属，以气相贯而生，故上则风寒咳逆上气，中则癥坚积聚血瘕，下则寒湿痿躄拘挛膝痛不能行走，无一不可到，无一不能治，惟其中畜二物之精，斯能兼擅二物之长，其用较二物为广矣。凡物之性阳者上浮，而附子独能使火就下者其义何居？盖譬之爇烛两条，使上下参相直，先熄下烛之火，则必有浓烟一缕自烛心直冲，而比抵上烛，则上烛分火随烟倏下，下烛复烧，附子味辛烈而气雄健，又偏以气为用，确与火后浓烟略无殊异，能引火下归，固其宜矣。惟恐在下膏泽已竭，火无所钟，反能引在上之火升腾飞越耳。故夫膏饶则火聚，火聚则蒸腾变化莫不由是而始矣。”

附案：一少妇，上焦满闷烦躁，不能饮食，绕脐板硬，月信两月未见。其脉左右皆弦细。仲景谓双弦者寒，偏弦者饮，脉象如此，其为上有寒饮、下有寒积无疑。其烦躁者腹中寒气充溢，迫其元阳浮越也。投以理饮汤（方载干姜解下），去桂枝加附子三钱，方中芍药改用五钱，一剂满闷烦躁皆见愈。又服一剂能进饮食，且觉腹中凉甚，遂去芍药将附子改用五钱，后来又将干姜减半，附子加至八钱，服逾十剂，大便日行四五次，所下者多白色冷积，汤药仍日进一剂，如此五日，冷积泻尽，大便自止。再诊其脉，见有滑象，尺部较甚，疑其有妊，俾停药勿服，后至期果生子。夫附子原有损胎之说，此证服附子如此之多，而胎固安然无恙，诚所谓“有故无殒，亦无殒也”。

肉　桂　解

肉桂味辛而甘，气香而窜，性大热纯阳。为其为树身近下之皮，故性能下达，暖丹田、壮元阳、补相火。其色紫赤，又善补助君火，温通血脉，治周身血脉因寒而痹，故治关节腰肢疼痛及疮家白疽。木得桂则枯，且又味辛属金，故善平肝木，治肝气横恣多怒。若肝有热者，可以龙胆草、芍药诸药佐之。《本经》谓其为诸药之先聘通使，盖因其香窜之气内而脏腑筋骨，外而经络腠理，倏忽之间莫不周遍，故诸药不能透达之处，有肉桂引之，则莫不透达也。

按：附子、肉桂，皆气味辛热，能补助元阳，然至元阳将绝，或浮越脱陷之时，则宜用附子而不宜用肉桂。诚以附子但味厚，肉桂则气味俱厚，补益之中实兼有走散之力，非救危扶颠之大药，观仲景《伤寒论》少阴诸方，用附子而不用肉桂可知也。

附案：奉天警务处长王连波夫人，年三十许，咳嗽痰中带血，剧时更大口吐血，常觉心中发热，其脉一分钟九十至，按之不实，投以滋阴宁嗽降火之药不效。因思此证若用药专止其嗽，嗽愈其吐血亦当愈。遂用川贝两许，煎取清汤四茶杯，调入生山药细末一两，煮作稀粥，俾于一日之间连进二剂，其嗽顿止，血遂不吐。数日后，证又反复，自言夜间睡时常作恼怒之梦，怒极或梦中哭泣，醒后必然吐血。据所云云，其肝气必然郁遏，遂改用舒肝泻肝之品，而以养肝镇肝之药辅之，数剂病稍轻减，而犹间作恼怒之梦，梦后仍复吐血。再四踌躇，恍悟平肝之药以肉桂为最要，因肝属木，木得桂则枯也，而单用之则失于热；降胃止血之药以大黄为最要，胃气不上逆，血即不逆行也，而单用之又失于寒。若二药并用，则寒热相济，性归和平，降胃平肝，兼顾无遗。况俗传原有用此二药为散治吐衄者，用于此证，当有捷效，若再以重坠之药辅之，则力专下行，其效当更捷也。遂用大黄、肉桂细末各一钱和匀，更用生赭石细末六钱，煎汤送下，吐血顿愈，恼怒之梦亦无矣，即此观之，肉桂真善于平肝哉。

济南金姓，寓奉天大西关月窗胡同，得吐血证甚剧，屡次服药无效。其人正当壮年，身体亦强壮，脉象有力，遂用大黄末二钱，肉桂末一钱，又将赭石细末六钱，和于大黄、肉桂末中，分三次用开水送服，病顿愈。后其方屡试皆效，遂将其方载于方剂篇二卷，名秘红丹，并附有治验之案可参观。

知母解

知母味苦，性寒，液浓而滑，其色在黄白之间。故能入胃以清外感之热，伍以石膏可名白虎（二药再加甘草、粳米和之，名白虎汤，治伤寒温病热入阳明）；入肺以润肺金之燥，而肺为肾之上源，伍以黄柏兼能滋肾（二药少加肉桂向导，名滋肾丸），治阴虚不能化阳，小便不利；为其寒而多液，故能壮水以制火，治骨蒸劳热，目病胬肉遮掩白睛；为其液寒而滑，有流通之性，故能消疮疡热毒肿疼。《本经》谓主消渴者，以其滋阴壮水而渴自止也；谓其主肢体浮肿者，以其寒滑能通利水道而肿自消也；谓其益气者，以其能除食气之壮火而气自得其益也。

知母原不甚寒，亦不甚苦，尝以之与黄芪等分并用，即分毫不觉凉热，其性非大寒可知。又以知母一两加甘草二钱煮饮之，即甘胜于苦，其味非大苦可知。寒苦皆非甚大，而又多液是以能滋阴也。有谓知母但能退热，不能滋阴者，犹浅之乎视知母也。是以愚治热实脉数之证，必用知母，若用黄耆补气之方，恐其有热不受者，亦恒辅以知母，惟有液滑能通大便，其人大便不实者忌之。

天门冬解

天冬味甘微辛，性凉，津液浓厚滑润，其色黄兼白。能入肺以清燥热，故善利痰宁嗽，入胃以消实热，故善生津止渴。津浓液滑之性，能通利二便，流通血脉，畅达经络，虽为滋阴之品，实兼能补益气分。

《本经》谓“天冬主暴风湿偏痹，强骨髓”，二语经后世注解，其理终未透彻。愚尝嚼服天门冬毫无渣滓，尽化津液，且觉兼有人参气味，盖其津浓液滑之中，原含有生生之气，犹人之积精以化气也。其气挟其浓滑之津液以流行于周身，而痹之偏于半身者可除，周身之骨得其濡养而骨髓可健。且入药者为天冬之根，乃天冬之在内者也；其外生之蔓多有逆刺，若无逆刺者，其皮又必涩而戟手，天冬之物原外刚内柔也，而以之作药则为柔中含刚，是以痹遇其柔中之刚，则不期开而自开，骨得其柔中之刚，不惟健骨且能健髓也。至《别录》谓其“保定肺气，益气力，冷而能补”诸语，实亦有以见及此也。

湖北潜江红十字分会张港义务医院院长崔兰亭来函云：向染咳嗽，百药不效，后每服松脂一钱，凉茶送服，不但咳嗽全愈，精神比前更强。迨读《医学衷中参西录》四期药物讲义，知天冬含有人参性味，外刚内柔、汁浆浓润，遂改服天冬二钱，日两次，今已三年，觉神清气爽，气力倍增，远行不倦，皮肤发润，面上瘢痕全消。至于用书中之讲究，以挽回垂危之证者尤不胜纪，诚济世之慈航也。

麦门冬解

麦冬味甘，性凉，气微香，津液浓厚，色兼黄白。能入胃以养胃液，开胃进食，更能入脾以助脾散精于肺，定喘宁嗽，即引肺气清肃下行，通调水道以归膀胱。盖因其性凉液浓气香，而升降濡润之中，兼具开通之力，故有种种诸效也，用者不宜去心。

《本经》谓“麦冬主心腹结气，伤中伤饱，胃络脉绝，羸瘦短气”，文义深奥，解者鲜能透彻，惟邹润安诠解最妙，其言谓：“胃之为腑，多气多血，凡有变动每患其实不比于虚。设使胃气偏胜，所纳虽多，转输稍不循序，则气之壅结所不能免，是心腹结气伤中伤饱所由来也。至胃络脉绝，当以仲景‘胃气生热，其阳则绝’为解。盖心腹既有结气，则输送之机更滞，是以中气无权，不患伤饥，每为饱困，由是胃气益盛，孤阳生热，渐致脉络不与心肺相通，则食入不得为劳，形羸气短诸恙丛生矣。麦冬质柔而韧，色兼黄白，脉络贯心，恰合胃之形象，其一本间根株累累，四旁横出，自十二至十六之多，则有似夫与他脏腑脉络贯注之义。其叶隆冬愈茂，青葱润泽，鉴之有光，则其吸土中精气，上滋梗叶，绝胜他物可知。且其味甘中带苦，又合从胃至心之妙，是以胃得之而能输精上行，自不与他脏腑相绝；肺得之而能敷布四脏，洒陈五腑，结气自尔消熔，脉络自尔联续，饮食能养肌肤，谷神旺而气随之充也。”

黄 连 解

黄连味大苦，性寒而燥。为苦为火之味，燥为火之性，故善入心以清热。心中之热清，则上焦之热皆清，故善治脑膜生炎、脑部充血、时作眩晕、目疾肿疼、胬肉遮睛（目生云翳者忌用）及半身以上赤游丹毒。其色纯黄，能入脾胃以除实热，使之进食（西人以黄连为健胃药，盖胃有热则恶心懒食，西人身体强壮且多肉食，胃有积热故宜黄连清之），更由胃及肠，治肠澼下利脓血。为其性凉而燥，故治湿热郁于心下作痞满（仲景小陷胸汤，诸泻心汤皆用之），女子阴中因湿热生炎溃烂。

徐灵胎曰：“苦属火性宜热，此常理也。黄连至苦而反至寒，则得火之味与水之性，故能除水火相乱之病，水火相乱者湿热是也。是故热气目痛、眦伤、泪出、目不明，乃湿热在上者；肠澼、腹痛、下利，乃湿热在中者；妇人阴中肿痛，乃湿热在下者，悉能除之矣。凡药能去湿者必增热，能除热者必不能去湿，惟黄连能以苦燥湿，以寒除热，一举而两得焉。”

邹润安曰：“《别录》谓黄连调胃厚肠，不得浑称之曰厚肠胃也（浑曰厚肠胃，此后世本草语）。夫肠胃中皆有脂膜一道包裹其内，所以护导滓秽使下行者，若有湿热混于其间，则脂膜消熔随滓秽而下，古人谓之肠澼，后人目为刮肠痢，亦曰肠垢。胃体广大，容垢纳污，虽有所留，亦未必剥及脂膜，故但和其中之所有，边际自不受伤，故曰调；肠势曲折盘旋之处，更为湿气留聚，湿阻热益生，热阻脂膜益消，去其所阻，则消铄之源绝而薄者厚矣，故曰厚。此见古人造句之精，一字不混淆也。”

黄连治目之功不必皆内服也。愚治目睛胀疼者，俾用黄连淬水，乘热屡用棉花瓤蘸擦眼上，至咽中觉苦乃止，则胀疼立见轻。又治目疾红肿作疼者，将黄连细末调以芝麻油，频频闻于鼻中，亦能立见效验。

黄　芩　解

黄芩味苦性凉，中空象肺，最善清肺经气分之热，由脾而下通三焦，达于膀胱以利小便。色黄属土，又善入脾胃清热，由胃而下及于肠，以治肠澼下利脓血。又因其色黄而微青，青者木色，又善入肝胆清热，治少阳寒热往来（大小柴胡汤皆用之）。为其中空兼能调气，无论何脏腑，其气郁而作热者，皆能宣通之；为其中空又善清躯壳之热，凡热之伏藏于经络散漫于腠理者，皆能消除之。治肺病、肝胆病、躯壳病，宜用枯芩（即中空之芩）；治肠胃病宜用条芩（即嫩时中不空者亦名子芩）。究之皆为黄芩，其功用原无甚差池也。

李濒湖曰：“有人素多酒欲，病少腹绞痛不可忍，小便如淋诸药不效，偶用黄芩、木通、甘草三味，煎服遂止。”按：黄芩治少腹绞痛，《别录》原明载之，由此见古人审药之精非后人所能及也。然必因热气所迫致少腹绞痛者始可用，非可概以之治腹痛也。又须知太阴腹痛无热证，必少阳腹痛始有热证，《别录》明标之曰

“少腹绞痛”，是尤其立言精细处。

濒湖又曰：“余年二十时，因感冒咳嗽既久，且犯戒，遂病骨蒸发热，肤如火燎，每日吐痰碗许，暑月烦渴，寝食俱废，六脉浮洪，遍服柴胡、麦冬、荆沥诸药，月余益剧，皆以为必死矣。先君偶思李东垣治肺热如火燎，烦躁引饮而昼盛者气分热也，宜一味黄芩汤，以泻肺经气分之火。遂按方用片芩一两，水二盅煎一盅顿服，次日身热尽退，而痰嗽皆愈，药中肯綮，如鼓应桴，医中之妙有如此哉”。观濒湖二段云云，其善清气分之热，可为黄芩独具之良能矣。

第四卷

白茅根解

白茅根味甘，性凉，中空有节，根类萑苇而象震（《易·系辞》震为萑苇），最善透发脏腑郁热，托痘疹之毒外出。其根不但中空，周遭爿上且有十二小孔，统体玲珑，故善利小便淋涩作疼，因热小便短少，腹胀身肿。为其色白中空，故能入肺清热以宁嗽定喘；为其味甘，且鲜者嚼之多液，故能入胃滋阴以生津止渴，并治肺胃有热，咳血、吐血、衄血、小便下血，然必用鲜者其效方著。春前秋后剖用之味甘，至生苗盛茂时，味即不甘，用之亦有效验，远胜干者。

作茅根汤法：用鲜白茅根去净皮及节间细根，洗净切细斤许，和凉水三斤煮一沸，候半句钟再煮一沸，又候半句钟，视茅根皆沉水底，汤即成，漉出为一日之量，渴当茶温饮之。以治虚热、实热、外感之热皆宜用。治因热小便不利，积成水肿，尤有奇效。方剂篇中白茅根汤后载数案可参观。若无鲜白茅根，可用药房中干者一斤，浸以开水，至水凉再用微火温之，不可令开，约六十分钟许，漉去渣，徐徐当茶温饮之亦有效验。

茅针即茅芽初发，犹未出土，形如巨针者，其性与茅根同，而稍有破血之力。凡疮溃脓未破者，将茅针煮服其疮即破，用一针破一孔，两针破两孔。

附案：一人年近五旬，受温疹之毒传染，痧疹遍身，表里壮热，心中烦躁不安，证实脉虚，六部不起，屡服清解之药无效，其清解之药稍重，大便即溏。俾用鲜茅根六两，如法煮汤一大碗顿服之，病愈强半，又服一次全愈。

一西医得温病，头疼壮热，心中烦躁，自服西药别腊蜜童、安知歇貌林诸退热之品，服后热见退，旋又反复。其脉似有力，惟在浮分、中分，俾用鲜茅根四两，滑石一两，煎三四沸，取汤服之，周身得微汗，一剂而诸病皆愈。

一妇人年近四旬，因阴虚发热，渐觉小便不利，积成水肿，服一切通利小便之药皆无效。其脉数近六至，重按似有力，问其心中常觉烦躁，知其阴虚作热，又兼有实热，以致小便不利而成水肿也。俾用鲜茅根半斤，如法煎汤两大碗，以之当茶徐徐温饮之，使药力昼夜相继，连服五日，热退便利，肿遂尽消。

苇茎、芦根解

苇与芦原系一物，其生于水边干地，小者为芦；生于水深之处，大者为苇。芦因生于干地，其色暗绿近黑，故字从芦（芦即黑色）；苇因生于水中，其形长大有伟然之意，故字从韦。千金苇茎汤，薏苡仁、瓜瓣（即甜瓜瓣）各半升，桃仁五十枚，苇茎切二升，水二斗煮取五升，去渣纳前药三味，煮取二升，服一升，当有所见，吐脓血。释者谓苇用茎不用根者，以肺原在上，取本乎天者亲上也，而愚则以为不然。尝读《易·系辞》震为萑苇，震之卦体一阳居于二阴之下，即萑苇之根居于水底之象。为其禀水中之真阳，是以其性凉而善升，患大头瘟者，愚常用之为引经要药（无苇根者，可以代荷叶，义皆取其象震），是其上升之力可至脑部而况于肺乎？且其性凉能清肺热，中空能理肺气，而又味甘多液，更善滋阴养肺，则用根实胜于用茎明矣。今药房所鬻者名为芦根，实即苇根也。其善发痘疹者，以其得震卦振发之性也；其善利小便者，以其体中空且生水中自能行水也；其善止吐血、衄血者，以其性凉能治血热妄行，且血亦水属（血中明水居多），其性能引水下行，自善引血下行也。其性颇近茅根，凡当用茅根而无鲜者，皆可以鲜芦根代之也。

鲜小蓟根解

鲜小蓟根味微辛，气微腥，性凉而润。为其气腥与血同臭，且又性凉濡润，故善入血分，最清血分之热，凡咳血、吐血、衄血、二便下血之因热者，服者莫不立愈。又善治肺病结核，无论何期用之皆宜，即单用亦可奏效，并治一切疮疡肿疼、花柳毒淋、下血涩疼。盖其性不但能凉血止血，兼能活血解毒，是以有以上种种诸效也。其凉润之性，又善滋阴养血，治血虚发热，至女子血崩赤带，其因热者用之亦效。

按：小蓟各处皆有，而直隶田禾间亦多生此物，是以北京之山名蓟门，即因其多生大小蓟也。俗名刺尔菜（小蓟原名刺蓟），又名青青菜，山东俗名萋萋菜，萋字当为蓟字之转音，奉天俗名枪刀菜，因其多刺如枪刀也。其叶长二寸许，宽不足一寸，叶边多刺，叶上微有绒毛，其叶皆在茎上，其茎紫色高尺许，茎端开紫花，花瓣如绒丝，其大如钱作圆形状，若小绒球，其花叶皆与红花相似，嫩时可作羹，其根与茎叶皆可用，而根之性尤良。剖取鲜者捣烂，取其自然汁冲开水服之，若以入煎剂不可久煎，宜保存其新鲜之性，约煎四五沸即取汤饮之。又其茎中生虫即结成疙瘩，状如小枣，其凉血之力尤胜，若取其鲜者十余枚捣烂，开水冲服，以治吐血、衄血之因热者尤效。今药房中有以此为大蓟者，殊属差误。用时宜取其生农田之间嫩而白者。

附案：一少年素染花柳毒，服药治愈，惟频频咳嗽，服一切理嗽药皆不效。经西医验其血，谓仍有毒，其毒侵肺，是以作嗽。询方于愚，俾用鲜小蓟根两许，煮汤服之，服过两旬，其嗽遂愈。

一少年每年吐血，反复三四次，数年不愈。诊其脉，血热火盛，俾日用鲜小蓟根二两，煮汤数盅，当茶饮之，连饮二十余日，其病从此除根。

大麦芽解

大麦芽性平，味微酸（含有稀盐酸，是以善消），能入脾胃，消化一切饮食积聚。为补助脾胃药之辅佐品（补脾胃以参、术、耆为主，而以此辅之），若与参、术、耆并用，能运化其补益之力，不至作胀满。为其性善消化，兼能通利二便，虽为脾胃之药，而实善舒肝气（舒肝宜生用，炒用之则无效）。盖肝于时为春，于五行为木，原为人身气化之萌芽（气化之本在肾，气化之上达由肝，故肝为气化之萌芽），麦芽与肝为同气相求，故善舒之。夫肝主疏泄为肾行气，为其力能舒肝，善助肝木疏泄以行肾气，故又善于催生。至妇人之乳汁为血所化，因其善于消化，微兼破血之性，故又善回乳（无子吃乳欲回乳者，用大麦芽二两炒为末，每服五钱白汤下）。入丸散剂可炒用，入汤剂皆宜生用。化学家生麦芽于理石（即石膏）上，其根蟠曲之处，理石皆成微凹，可征其消化之力。

附案：一妇人年三十余，气分素弱，一日忽觉有气结上脘，不能上达亦不下降，俾单用生麦芽一两，煎汤饮之，顿觉气息通顺。

一妇人年近四旬，胁下常常作疼，饮食入胃常停滞不下行，服药数年不愈，此肝不升胃不降也。为疏方用生麦芽四钱以升肝，生鸡内金二钱以降胃，又加生怀山药一两以培养脏腑之气化，防其因升之降之而有所伤损，连服十余剂，病遂全愈。

茵陈解

茵陈者，青蒿之嫩苗也。秋日青蒿结子，落地发生，贴地大如钱，至冬霜雪满地，萌芽无恙，甫经立春即勃然生长，宜于正月中旬采之。其气微香，其味微辛微苦，秉少阳最初之气，是以凉而能散。《本经》谓其善治黄疸，仲景治疸证亦多用之。为其禀少阳初生之气，原与少阳同气相求，是以善清肝胆之热，兼理肝胆之郁，热消郁开，胆汁入小肠之路毫无阻隔也。《别录》谓其利小便，除头热，亦清肝胆之功效也。其性颇近柴胡，实较柴胡之力柔和，凡欲提出少阳之邪，而其人身弱阴虚不任柴胡之升散者，皆可以茵陈代之。

附案：一人，因境多拂逆，常动肝气、肝火，致脑部充血作疼。治以镇肝、凉肝之药，服后周身大热，汗出如洗，恍悟肝为将军之官，中寄相火，用药强制之，是激动其所寄之相火而起反动力也。即原方为加茵陈二钱，服后即安然矣。

一少年常患头疼，诊其脉肝胆火盛，治以茵陈、川芎、菊花各二钱，一剂疼即止。又即原方为加龙胆草二钱，服两剂觉头部轻爽异常，又减去川芎，连服四剂，病遂除根。

莱菔子解

莱菔子生用味微辛性平，炒用气香性温。其力能升能降，生用则升多于降。炒用则降多于升，取其升气化痰宜用生者，取其降气消食宜用炒者。究之无论或生或炒，皆能顺气开郁，消胀除满，此乃化气之品，非破气之品，而医者多谓其能破气，不宜多服、久服，殊非确当之论。盖凡理气之药，单服久服，未有不伤气者，而莱菔子炒熟为末，每饭后移时服钱许，藉以消食顺气，转不伤气，因其能多进饮食，气分自得其养也。若用以除满开郁，而以参、耆、术诸药佐之，虽多服、久服，亦何至伤气分乎。

附案：一人年五旬，当极忿怒之余，腹中连胁下突然胀起，服诸理气、开气之药皆不效。俾用生莱菔子一两，柴胡、川芎、生麦芽各三钱，煎汤两盅，分三次温服下，尽剂而愈。

一人年二十五六，素多痰饮，受外感，三四日间觉痰涎凝结于上脘，阻隔饮食不能下行，须臾仍复吐出。俾用莱菔子一两，生熟各半，捣碎煮汤一大盅，送服生赭石细末三钱，迟点半钟，再将其渣重煎汤一大盅，仍送服生赭石细末三钱，其上脘顿觉开通，可进饮食，又为开辛凉清解之剂，连服两剂全愈。

枸杞子解

枸杞子味甘多液，性微凉，为滋补肝肾最良之药，故其性善明目，退虚热，壮筋骨，除腰疼，久久服之，延年益寿，此皆滋补肝肾之功也。乃因古有隔家千里，勿食枸杞之谚，遂疑其能助阳道，性或偏于温热。而愚则谓其性决不热，且确有退热之功效，此从细心体验而得，原非凭空拟议也。

愚自五旬后，脏腑间阳分偏盛，每夜眠时，无论冬夏床头置凉水一壶，每醒一次，觉心中发热，即饮凉水数口，至明则壶中水已所余无几。惟临睡时，嚼服枸杞子一两，凉水即可少饮一半，且晨起后觉心中格外镇静，精神格外充足。即此以论枸杞，则枸杞为滋补良药，性未必凉而确有退热之功效，不可断言乎？

或问：枸杞为善滋阴故能退虚热，今先生因睡醒而觉热，则此热果虚热乎？抑实热乎？答曰：余生平胖壮，阴分不亏，此非虚热明矣。然白昼不觉热，即夜间彻夜不睡，亦不觉热，惟睡初醒时觉心中发热，是热长于睡中也，其不同于泛泛之实热又明矣。此乃因睡时心肾自然交感而生热，乃先天元阳壮旺之现象，惟枸杞能补益元阴，与先天元阳相济，是以有此功效，此所以久久服之，而能延年益寿也。若谓其仅能退虚热，犹浅之乎视枸杞矣。且其树寿逾松柏，万年不老，无论生于何地，其根皆能直达黄泉，莫不盛茂，从未见有自枯萎者，人服枸杞而寿，或亦因斯欤。

附方：金髓煎

枸杞子，逐日择红熟者，以无灰酒浸之，蜡纸封固，勿令泄气，两月足，取入砂盆中，研烂滤取汁，同原浸之酒入银锅内，慢火熬之，不住箸搅，恐粘住不匀，候成饧，净瓶密贮。每早温酒服二大匙，夜卧再服，百日身轻气壮，积年不辍，可以羽化。

地骨皮即枸杞根上之皮也。其根下行直达黄泉，禀地之阴气最厚，是以性凉长于退热。为其力优于下行有收敛之力，是以治有汗骨蒸，能止吐血、衄血，更能下清肾热，通利二便，并治二便因热下血。且其收敛下行之力，能使上焦浮游之热因之清肃，而肺为热伤作嗽者，服之可愈。是以诸家本草，多谓其能治嗽也。惟肺有风邪作嗽者忌用，以其性能敛也。

海螵蛸、茜草解

《内经》有四乌鲗骨一藘茹丸，治伤肝之病，时时前后血。方用乌贼骨四，藘茹一，丸以雀卵，如小豆大，每服五丸，鲍鱼汤送下。按：乌贼骨即海螵蛸，藘茹即茜草，详阅诸家本草，载此二药之主治，皆谓其能治崩带，是与《内经》用二药之义相合也。又皆谓其能消癥瘕，是又与《内经》用二药之义相反也。本草所载二药之性，如此自相矛盾，令后世医者并疑《内经》之方而不敢轻用，则良方几埋没矣。而愚对于此二药，其能治崩带洵有确实征验，其能消癥瘕与否，则又不敢遽断也。

忆在籍时，曾治沧州董姓妇人，患血崩甚剧。其脉象虚而无力，遂重用黄芪、白术，辅以龙骨、牡蛎、萸肉诸收涩之品，服后病稍见愈，遂即原方加海螵蛸四钱，茜草二钱，服后其病顿愈，而分毫不见血矣。愚于斯深知二药止血之能力，遂拟得安冲汤、固冲汤二方，于方中皆用此二药，登于方剂篇中以公诸医界。

又治邻村星马村刘氏妇，月信月余不止，病家示以前服之方，即拙拟安冲汤去海螵蛸、茜草也，遂于原方中加此二药，服一剂即愈。俾再服一剂以善其后。病家因疑而问曰："所加之药如此效验，前医者如何去之？"答曰："此医者转是细心人，彼盖见此二药有能消癥瘕之说，因此生疑，而平素对于此二药又无确实经验，是以有此失也。"

至于海螵蛸、茜草之治带证，愚亦有确实经验。初临证时，以妇女之带证原系微末之疾，未尝注意，后治一妇人，因病带已不起床，初次为疏方不效，后于方中加此二药遂大见效验，服未十剂，脱然全愈。于斯愚拟得清带汤方，此二药与龙骨、牡蛎、山药并用，登于方剂篇中为治带证的方。后在沧州治一媪年近六旬，患带下赤白相兼，心中发热，头目眩晕，已半载不起床矣。诊其脉甚洪实，遂于清带汤中加苦参、龙胆草、白头翁各数钱，连服八剂全愈，心热眩晕亦愈。

又治本邑一少妇，累年多病，身形羸弱，继又下白带甚剧，屡经医治不效。诊其脉迟弱无力，自觉下焦凉甚，亦治以清带汤，为加干姜六钱，鹿角胶三钱，炙甘草三钱，连服十剂全愈。统以上经验观之，则海螵蛸、茜草之治带下不又确有把握哉。至其能消癥瘕与否，因未尝单重用之，实犹欠此经验而不敢遽定也。

罂粟壳解

罂粟壳即罂粟花所结之子外包之壳也。其所结之子形如罂，中有子如粟，可作粥，甚香美（炒之则香），故名其外皮为罂粟壳，药房间省文曰米壳。其味微酸，性平，其嫩时皮出白浆可制鸦片。以其犹含鸦片之余气，故其性能敛肺、涩肠、固肾，治久嗽、久痢、遗精、脱肛、女子崩带。嗽、痢初起及咳嗽兼外感者忌用。

按：罂粟壳治久嗽、久痢，诚有效验，如虚劳咳嗽证，但用山药、地黄、枸杞、玄参诸药以滋阴养肺，其嗽不止者，加罂粟壳二三钱，则其嗽可立见轻减，或又少佐以通利之品，若牛蒡、射干诸药尤为稳妥。至于久痢，其肠中或有腐烂，若用三七、鸦胆子化其腐烂，而其痢仍不止者，当将罂粟壳数钱，与山药、芍药诸药并用，连服数剂，其痢可全愈。

竹 茹 解

竹茹味淡，性微凉，善开胃郁，降胃中上逆之气使之下行（胃气息息下行为顺），故能治呕吐、止吐血、衄血（皆降胃之功）。《金匮》治妇人乳中虚，烦乱呕逆，有竹皮大丸，竹皮即竹茹也。为其为竹之皮，且凉而能降，故又能清肺利痰，宣通三焦水道下通膀胱，为通利小便之要药，与叶同功而其力尤胜于叶。又善清肠中之热，除下痢后重腹疼。为其凉而宣通，损伤瘀血肿疼者，服之可消肿愈疼，融化瘀血，醋煮口嗽，可止齿龈出血。须用嫩竹外边青皮，里层者力减。

族家婶母，年四旬，足大趾隐白穴处，忽然破裂出血，且色紫甚多，外科家以为疔毒，屡次服药不效。时愚甫习医，诊其脉洪滑有力，知系血热妄行，遂用生地黄两半，碎竹茹六钱，煎汤服之，一剂血止，又服数剂，脉亦平和。盖生地黄凉血之力，虽能止血，然恐止后血瘀经络致生他病，辅以竹茹宣通消瘀，且其性亦能凉血止血，是以有益而无弊也。

友人刘干臣之女，嫁与邻村，得温病，干臣邀愚往视。其证表里俱热，胃口满闷，时欲呕吐，舌苔白而微黄，脉象洪滑，重按未实，问其大便，昨行一次微燥。一医者欲投以调胃承气汤，疏方尚未取药。愚曰：此证用承气汤尚早。遂另为疏方用生石膏一两，碎竹茹六钱，青连翘四钱，煎汤服后，周身微汗，满闷立减，亦不复欲呕吐，从前小便短少，自此小便如常，其病顿愈。

沙参解

沙参味淡微甘，性凉，色白，质松，中空，故能入肺清热滋阴，补益肺气，兼能宣通肺郁，故《本经》谓其主血积，肺气平而血之上逆者自消也。人之魂藏于肝，魄藏于肺，沙参能清补肺脏以定魄，更能使肺金之气化清肃下行，镇戢肝木以安魂，魂魄安定，惊恐自化，故《本经》又谓主惊气也。

徐灵胎曰：肺主气，故肺家之药气胜者为多。但气胜之品必偏于燥，而能滋肺者又腻滞而不清虚，惟沙参为肺家气分中理血药，色白体轻，疏通而不燥，滑泽而不滞，血阻于肺者，非此不能清也。

沙参以体质轻松，中心空者为佳，然必生于沙碛之上，土性松活，始能如此。渤海之滨，沙碛绵亘，纯系蚌壳细末，毫无土质，其上所长沙参，粗如拇指，中空大于藕孔。其味且甘于他处沙参，因其处若三四尺深即出甜水，是以所长之沙参，其味独甘，鲜嚼服之，大能解渴，故以治消渴尤良。其叶光泽如镜，七月抽茎开白花，纯禀金气，肺热作嗽者，用之甚效，洵良药也。

连翘解

连翘味淡微苦，性凉，具升浮宣散之力，流通气血，治十二经血凝气聚，为疮家要药。能透表解肌，清热逐风，又为治风热要药。且性能托毒外出，又为发表疹瘾要药。为其性凉而升浮，故又善治头目之疾，凡头疼、目疼、齿疼、鼻渊，或流浊涕成脑漏证，皆能主之。为其味淡能利小便，故又善治淋证，溺管生炎。

仲景方中所用之连轺，乃连翘之根，即《本经》之连根也。其性与连翘相近，其发表之力不及连翘。而其利水之力则胜于连翘，故仲景麻黄连轺赤小豆汤用之，以治瘀热在里，身将发黄，取其能导引湿热下行也。

按：连翘诸家皆未言其发汗，而以治外感风热，用至一两必能出汗，且其发汗之力甚柔和，又甚绵长。曾治一少年，风温初得，俾单用连翘一两煎汤服，彻夜微汗，翌晨病若失。

又连翘善理肝气，既能舒肝气之郁，又有平肝气之盛。曾治一媪，年过七旬，其手连臂肿疼数年不愈，其脉弦而有力，遂于清热消肿药中，每剂加连翘四钱，旬日肿消疼愈，其家人谓媪从前最易愤怒，自服此药后不但病愈，而愤怒全无，何药若是之灵妙也？由是观之，连翘可为理肝气要药矣。

川楝子解

大如栗者是川楝子，他处楝子小而味苦，去核名金铃子。

川楝子味微酸微苦，性凉。酸者入肝，苦者善降，能引肝胆之热下行自小便出，故治肝气横恣，胆火炽盛，致胁下掀疼。并治胃脘气郁作疼，木能疏土也。其性虽凉，治疝气者恒以之为向导药，因其下行之力能引诸药至患处也。至他处之苦楝子，因其味苦有小毒，除虫者恒用之。

薄荷解

薄荷味辛，气清郁香窜，性平，少用则凉，多用则热（如以鲜薄荷汁外擦皮肤少用殊觉清凉，多用即觉灼热）。其力能内透筋骨，外达肌表，宣通脏腑，贯串经络，服之能透发凉汗，为温病宜汗解者之要药。若少用之，亦善调和内伤，治肝气胆火郁结作疼，或肝风内动，忽然痫痉瘛疭，头疼目疼，鼻渊鼻塞，齿疼咽喉肿疼，肢体拘挛作疼，一切风火郁热之疾，皆能治之。痢疾初起挟有外感者，亦宜用之，散外感之邪，即以清肠中之热，则其痢易愈。又善消毒菌（薄荷冰善消霍乱毒菌，薄荷亦善消毒菌可知），逐除恶气，一切霍乱痧证，亦为要药。为其味辛而凉，又善表疹瘾，愈皮肤瘙痒，为儿科常用之品。

温病发汗用薄荷，犹伤寒发汗用麻黄也。麻黄服后出热汗，热汗能解寒，是以宜于伤寒；薄荷服后出凉汗，凉汗能清温，是以宜于温病。若以麻黄发温病之汗，薄荷发伤寒之汗，大抵皆不能出汗，即出汗亦必不能愈病也。

按：薄荷古原名苛，以之作蔬，不以之作药，《本经》、《别录》皆未载之，至唐时始列于药品，是以《伤寒论》诸方未有用薄荷者。然细审《伤寒论》之方，确有方中当用薄荷，因当时犹未列入药品，即当用薄荷之方，不得不转用他药者。试取伤寒之方论之，如麻杏甘石汤中之麻黄，宜用薄荷代之。盖麻杏甘石汤，原治汗出而喘无大热，既云无大热，其仍有热可知，有热而犹用麻黄者，取其泻肺定喘也。然麻黄能泻肺定喘，薄荷亦能泻肺定喘（薄荷之辛能抑肺气之盛，又善搜肺风），用麻黄以热治热，何如用薄荷以凉治热乎？又如凡有葛根诸汤中之葛根，亦可以薄荷代之。盖葛根原所以发表阳明在经之热，葛根之凉不如薄荷，而其发表之力又远不如薄荷，则用葛根又何如用薄荷乎？斯非背古训也，古人当药物未备之时，所制之方原有不能尽善尽美之处，无他时势限之也。吾人当药物既备之时，而不能随时化裁与古为新，是仍未会古人制方之意也。医界之研究伤寒者，尚其深思愚言哉。

茯苓、茯神解

茯苓气味俱淡，性平，善理脾胃，因脾胃属土，土之味原淡（土味淡之理，徐灵胎曾详论之），是以《内经》谓淡气归胃，而《慎柔五书》上述《内经》之旨，亦谓味淡能养脾阴。盖其性能化胃中痰饮为水液，引之输于脾而达于肺，复下循三焦水道以归膀胱，为渗湿利痰之主药。然其性纯良，泻中有补，虽为渗利之品，实能培土生金，有益于脾胃及肺。且以其得松根有余之气，伏藏地中不外透生苗，故又善敛心气之浮越以安魂定魄，兼能泻心下之水饮以除惊悸，又为心经要药。且其伏藏之性，又能敛抑外越之水气转而下注，不使作汗透出，兼为止汗之要药也。其抱根而生者为茯神，养心之力，较胜于茯苓。

刘潜江曰：茯苓本古松灵气纶结成形，卢子繇谓其精英不发于枝叶，返旋生气吸伏于踵，一若真人之息，若但视为利湿，殆有未然。盖松之凌冬不凋，非以其禀真阳之性耶？乃其气入土，久而结茯苓，是其质成于阴气禀于阳也。陶隐居谓其无朽蛀，埋地中三十年，犹色理无异，不可见其坚贞哉。

茯苓若入煎剂，其切作块者，终日煎之不透，必须切薄片，或捣为末，方能煎透。

友人竹芷熙曰："嵊县地固多山，在葛溪口，嵊东山名也。本层峦迭嶂，峰回水绕之所，吴氏聚族而居，约四五十家，以种苓为业，其种苓之法，秘而不宣，虽亲戚不告焉。新嵊药肆间，茯苓皆出于是。春间吴氏之媳病，盖产后月余，壮热口渴不引饮，汗出不止，心悸不寐，延余往治。病人面现红色，脉有滑象，急用甘草、麦冬、竹叶、柏子仁、浮小麦、大枣煎饮不效；继用酸枣仁汤，减川芎加浮小麦、大枣，亦不效；又用归脾汤加龙骨、牡蛎、萸肉则仍然如故。当此之时，余束手无策，忽一人进而言曰：'何不用补药以缓之'，余思此无稽之谈，所云补药者，心无见识也，姑漫应之。时已届晚寝之时，至次日早起，其翁奔告曰：'予媳之病昨夜用补药医痊矣。'余将信将疑，不识补药究系何物。乃翁持渣来见，钵中有茯苓四五两。噫，茯苓焉，胡为云补药哉？余半晌不能言。危坐思之，凡病有一线生机，皆可医治。茯苓固治心悸之要药，亦治汗出之主药。仲景治伤寒汗出而渴者五苓散，不渴者茯苓甘草汤。伤寒厥而心下悸者宜先治水，当服茯苓甘草汤。可知心悸者汗出过多，心液内涸，肾水上救入心则悸，余药不能治水，故用茯苓以镇之。是证心悸不寐，其不寐由心悸而来，即心悸亦从汗出而来，其壮热口渴不引饮，脉滑，皆有水气之象，今幸遇种苓家，否则汗出不止，终当亡阳，水气凌心，必当灭火，是谁之过欤？余引咎而退。"观竹君此论，不惜暴一己之失，以为医界说法，其疏解经文之处，能将仲景用茯苓之深意，彰彰表出，固其析理之精，亦见其居心之厚也。夫仁人之后必昌，君之哲嗣名余祥，青年英发，驰名医界，时与愚有鱼雁往来，其造就固未可量也。

湖北天门县崔兰亭来函云：民纪十九年，四十八师李团长夫人，头目眩晕，心中怔忡，呕吐涎沫，有时觉气上冲，昏愦不省人事。军医治以安神之药无效，继又延医十余人皆服药无效，危险已至极点。生诊其脉，浮而无力，视其形状无可下药。恍悟药物篇《衷中参西录》茯苓解中，所论重用茯苓之法，当可挽回此证。遂俾单用茯苓一两煎汤服之，服后甫五分钟，病即轻减，旋即煎渣再服，益神清气爽，连服数剂，病即全愈。后每遇类此证者，投此方皆可奏效。

木　通　解

木通味苦性凉，为藤蔓之梗，其全体玲珑通彻，故能贯串经络，通利九窍。能泻上焦之热，曲曲引之下行自水道达出，为利小便清淋浊之要药。其贯串经络之力，又能治周身拘挛，肢体痹疼，活血消肿，催生通乳，多用亦能发汗。

愚平素不喜用苦药，木通诸家未尝言苦，而其味实甚苦。因虑人嫌其苦口难服，故于木通未尝独用重用，以资研究，近因遇一肢体关节肿疼证，投以清热利湿活血之品，更以西药阿斯必林佐之，治愈。适法库门生万泽东来奉，因向彼述之，泽东曰："《金鉴》治三痹（行痹、痛痹、著痹）有木通汤方，学生以治痛痹极有效验，且服后必然出汗，曾用数次皆一剂而愈。”愚曰：“我亦见其方，但未尝试用，故不知如此神效，既效验如此，当急录出以公诸医界。”爰列其方于下：

木通汤：用木通一味，不见水者（其整者皆未见水，捣碎用）二两，以长流水二碗煎一碗，热服取微汗，不愈再服，以愈为度。若其痛上下左右流走相移者，加羌活、防风以祛风邪；其痛凉甚者，有汗加附子，无汗加麻黄以去寒邪；其痛重著难移者，加防己以胜湿邪。其所应加之药，不可过三钱，弱者俱减半服。

蒲　黄　解

蒲黄味淡微甘微辛，性凉，善治气血不和，心腹疼痛，游风肿疼，颠仆血闷（用生蒲黄半两，煎汤灌下即醒），痔疮出血（水送服一钱，日三次），女子月闭腹痛，产后瘀血腹疼，为其有活血化瘀之力，故有种种诸效。若炒熟用之（不宜炒黑），又善治吐血、咳血、衄血、二便下血、女子血崩带下。外用治舌胀肿疼，甚或出血，一切疮疡肿疼，蜜调敷之（皆宜用生者），皆有捷效。为其生于水中，且又味淡，故又善利小便。

邹润安曰：“凡生水中之物，皆以水为父母，而听其消涨以为荣枯。矧蒲黄又生于四五月大火得令时，能吸火气以媾于水而成中五之色者，是能合水火之精以成土者也。人身惟水火不谐方小便不利，而为心腹膀胱寒热。蒲黄象土，本可防水，且又生于水中，用之使调和水火，则寒热于以解，小便遂自利，柔化之功反速于刚制也。若夫热傍水势而迫血妄行，热阻水行而停血成瘀，则亦行者能止、瘀者能消，而均可无虑。故《本经》谓其主心腹膀胱寒热，利小便，止血又消瘀血也。”详观此论，是蒲黄之性原善化瘀血，又善止血妄行，非炒至色紫黑始能止血也。即欲炒用之以止血，亦惟炒熟而已，断不宜过炒之以失其本性。

邹氏又谓："《金匮》用蒲灰散，利小便治厥而为皮水，解者或以为香蒲，或以为蒲席烧灰。然香蒲但能清上热，不云能利水，败蒲席《别录》主筋溢恶疮，亦非利水之物。蒲黄《本经》主利小便，且《本事方》、《芝隐方》皆述其治舌胀神验，予亦曾治多人，毫丝不爽，不正合治水之肿于皮乎？夫皮水为肤腠间病，不应有厥，厥者下焦病也。膀胱与肾为表里，膀胱以水气归皮，致小便不利，气阻而成寒热，则肾亦承其弊为之，阴壅而阳不得达，遂成厥焉。病本在外，非可用温，又属皮水，无从发散，计惟解心腹膀胱之寒热，使小便得利，又何厥逆之有，以是知其为蒲黄无疑也。曰蒲灰者，蒲黄之质，固有似于灰也。

按：蒲黄诚为妙药，失笑散用蒲黄、五灵脂等分生研，每用五钱，水酒各半，加醋少许，煎数沸连渣服之，能愈产后腹疼于顷刻之间。人多因蒲黄之质甚软，且气味俱淡，疑其无甚力量而忽视之，是皆未见邹氏之论，故不能研究《本经》主治之文也。

三棱、莪术解

三棱气味俱淡，微有辛意；莪术味微苦，气微香，亦微有辛意，性皆微温，为化瘀血之要药。以治男子痃癖，女子癥瘕、月闭不通，性非猛烈而建功甚速。其行气之力，又能治心腹疼痛，胁下胀疼，一切血凝气滞之证。若与参、术、耆诸药并用，大能开胃进食，调血和血。若细核二药之区别，化血之力三棱优于莪术，理气之力莪术优于三棱。

药物恒有独具良能，不能从气味中窥测者，如三棱、莪术性近和平，而以治女子瘀血，虽坚如铁石亦能徐徐消除，而猛烈开破之品转不能建此奇功，此三棱、莪术独具之良能也。而耳食者流，恒以其能消坚开瘀，转疑为猛烈之品而不敢轻用，几何不埋没良药哉。

三棱、莪术，若治陡然腹胁疼痛，由于气血凝滞者，可但用三棱、莪术，不必以补药佐之；若治瘀血积久过坚硬者，原非数剂所能愈，必以补药佐之，方能久服无弊。或用黄耆六钱，三棱、莪术各三钱，或减黄耆三钱，加野台参三钱，其补破之力皆可相敌，不但气血不受伤损，瘀血之化亦较速，盖人之气血壮旺，愈能驾驭药力以胜病也。

附案：邻村武生李卓亭夫人，年三十余，癥瘕起于少腹，渐长而上，其当年长者尚软，隔年即硬如石，七年之间上至心口，旁塞两肋，饮食减少，时而昏睡，剧时昏睡一昼夜，不饮不食，屡次服药无效。后愚为诊视，脉虽虚弱，至数不数，许为治愈，授以拙拟理冲汤方（方载方剂篇八卷方中有三棱、莪术各三钱），病人自揣其病断无可治之理，竟置不服。次年病益进，昏睡四日不醒，愚用药救醒之，遂恳切告之曰："去岁若用愚方，病愈已久，何至危困若此，然此病尚可为，慎勿再迟延也。"仍为开前方。病人喜，信愚言，连服三十余剂，磊块皆消。惟最初所结之病根，大如核桃之巨者尚在，又加水蛭（不宜炙），服数剂全愈。

乳香、没药解

乳香气香窜，味淡，故善透窍以理气；没药气则淡薄，味则辛而微酸，故善化瘀以理血。其性皆微温，二药并用为宣通脏腑、流通经络之要药。故凡心胃、胁腹、肢体、关节诸疼痛皆能治之；又善治女子行经腹疼，产后瘀血作疼，月事不以时下；其通气活血之力，又善治风寒湿痹，周身麻木，四肢不遂及一切疮疡肿疼，或其疮硬而不疼。外用为粉以敷疮疡，能解毒消肿，生肌止疼。虽为开通之品，不至耗伤气血，诚良药也。

按：乳香、没药，最宜生用，若炒用之则其流通之力顿减，至用于丸散中者，生轧作粗渣入锅内，隔纸烘至半熔，候冷轧之即成细末，此乳香、没药去油之法。

附案：一人年三十许，当脐忽结癥瘕，自下渐长而上，初长时稍软，数日后即硬如石，旬日长至心口，向愚询方，自言凌晨冒寒得于途间。愚再三思之，不得其证之主名，然即形迹论之，约不外气血凝滞。为疏方用当归、丹参、乳香、没药各五钱，流通气血之中，大具融化气血之力，连服十剂全愈。以后用此方，治内外疮疡、心腹肢体疼痛。凡病之由于气血凝滞者，恒多奇效，因将其方登于方剂篇四卷名活络效灵丹。

一少妇左胁起一疮，其形长约五寸，上半在乳，下半在肋，皮色不变，按之甚硬而微热于他处。延医询方，调治两月不效，且渐大于从前。后愚诊视，阅其所服诸方，有遵林屋山人治白疽方治者，有按乳痈治者，愚晓病家曰："此证硬而色白者阴也，按之微热者阴中有阳也，统观所服诸方，有治纯阴纯阳之方，无治半阴半阳之方，勿怪其历试皆不效也。"亦俾用活络效灵丹作汤服之（此方原有作汤服、作散服两种服法，若作散服，每次四钱，温酒送下），数剂见消，服至三十剂，消无芥蒂。

一邻村妇人，心腹疼痛异常，延医服药无效，势近垂危。其家人夜走四五里叩门求方。适愚他出，长子荫潮为开活络效灵丹方授之。煎服一剂即愈。盖拟得此方以来，十余年间，治愈心腹疼痛者不胜纪矣。

常山解

常山性凉，味微苦，善消脾中之痰，为治疟疾要药（疟疾皆系脾中多痰，凡久疟胁下有硬块名疟母者，皆系脾胀兼有痰也）。少服则痰可徐消，若多服即可将脾中之痰吐出。为其多服即作呕吐，故诸家本草皆谓其有毒，医者用之治疟，亦因此不敢多用，遂至有效有不效。若欲用之必效，当效古人一剂三服之法，用常山五六钱，煎汤一大盅，分五六次徐徐温饮下，即可不作呕吐，疟疾亦有八九可愈。

民纪六年，愚欲将《衷中参西录》初期付梓，时当仲夏，誊写真本，劳碌过度，兼受暑，遂至病疟。乃于不发疟之日清晨，用常山八钱，煎汤一大碗，徐徐温饮之，一次止饮一大口，饮至日夕而剂尽，心中分毫未觉难受，而疟亦遂愈。后遂变汤剂为丸剂，将常山轧细过罗，水泛为丸，桐子大，每服八分，一日之间自晨至暮服五次，共服药四钱，疟亦可愈。若病发时，热甚剧者，可用生石膏一两煎汤，初两次服药时，可用此汤送服。西人谓病疟者有疟虫，西药金鸡纳霜，善除疟虫故善治疟，常山想亦善除疟虫之药品欤？

山楂解

山楂味至酸微甘，性平，皮赤肉红黄，故善入血分为化瘀血之要药。能除痃癖癥瘕，女子月闭，产后瘀血作疼（俗名儿枕疼）。为其味酸而微甘，能补助胃中酸汁，故能消化饮食积聚，以治肉积尤效。其化瘀之力，更能蠲除肠中瘀滞，下痢脓血，且兼入气分以开气郁痰结，疗心腹疼痛。若以甘药佐之（甘草、蔗糖之类，酸甘相合，有甲己化土之义），化瘀血而不伤新血，开郁气而不伤正气，其性尤和平也。

女子至期月信不来，用山楂两许煎汤，冲化红蔗糖七八钱服之即通，此方屡试屡效。若月信数月不通者，多服几次亦通下。

痢疾初得者，用山楂一两，红白蔗糖各五钱，好毛尖茶叶钱半，将山楂煎汤，冲糖与茶叶在盖碗中，浸片时，饮之即愈。

《本草纲目》山楂后载有两方，一方治肠风下血，若用凉药、热药、补脾药俱不效者，独用于山楂为末，艾叶煎汤调下，应手即愈；一方治痘疹干黑危困者，用山楂为末，紫草煎酒调服一钱。按：此二方皆有效验，故附载之。

石 榴 解

石榴有酸甜二种，以酸者为石榴之正味，故入药必须酸者。其性微凉，能敛戢肝火，保合肺气，为治气虚不摄，肺劳喘嗽之要药。又为治肝虚风动，相火浮越之要药。若连皮捣烂煮汤饮之，又善治大便滑泻，小便不禁，久痢不止，女子崩带，以其皮中之液最涩，故有种种诸效也。

愚在籍时，最喜用酸石榴，及至奉天，欲用此物，恒遣人搜罗鲜果铺数十家，仅得一二枚，又恒有搜罗终日而一枚不得者。盖酸石榴必来自关里，本地之石榴则无一酸者，此或土地攸关欤？抑或酸石榴之种未至东省欤？愚今言此，欲医界同人若用石榴时，当自尝其果系酸者，而后可以之入药也。

附案：周姓叟，年近七旬，素有劳疾，且又有阿片嗜好。于季秋患温病，阳明府热炽盛，脉象数而不实，喘而兼嗽，吐痰稠黏，投以白虎加人参汤以生山药代粳米，一剂大热已退，而喘嗽仍不愈，且气息微弱似不接续。其家属惶恐以为难愈，且谓如此光景难再进药。愚曰："此次无须用药，寻常服食之物即可治愈。"为疏方用生怀山药两半，酸石榴自然汁六钱，甘蔗自然汁一两，生鸡子黄四个，先将山药煎取清汤一大碗，再将余三味调入碗中，分三次温饮下，尽剂而愈。后屡用此方治愈多人，遂将其方登于《衷中参西录》，名之曰宁嗽定喘饮。

门生高如璧之父，曾向愚问治泄泻方，语以酸石榴连皮捣烂，煮服甚效。后岁值壬寅，霍乱盛行，有甫受其病泄泻者，彼与以服酸石榴方，泄泻止而病亦遂愈。盖霍乱之上吐下泻，原系肝木挟外感之毒克伐脾胃，乃当其病势犹未横恣，急以酸石榴敛戢肝木，使不至助邪为虐致吐泻不已，则元气不漓，自可以抗御毒菌，况酸石榴之味至酸，原有消除毒菌之力乎（凡味之至酸者，皆善消）？

古方治霍乱多用木瓜，取其酸能敛肝也，酸石榴之酸远胜木瓜，是以有效也。

邻村张氏妇，年过四旬，素患肺劳喘嗽，夜不安枕者已数年矣。无论服何药皆无效验。一晚偶食酸石榴，觉夜间喘嗽稍轻，从此每晚服之，其喘嗽日轻一日，连服过三月，竟脱然无累矣。

龙眼肉解

龙眼肉味甘，气香，性平，液浓而润，为心脾要药。能滋生心血（凡药之色赤液浓而甘者，皆能生血），兼能保合心气（甘而且香者皆能助气），能滋补脾血（味甘归脾），兼能强健脾胃（气香能醒脾），故能治思虑过度，心脾两伤（脾主思，过思则伤脾）。或心虚怔忡，寝不成寐，或脾虚泄泻，或脾虚不能统血，致二便下血。为其味甘能培补脾土，即能有益肺金（土生金），故又治肺虚劳嗽，痰中带血。食之甘香适口，以治小儿尤佳。

附案：一少年心中怔忡，夜不能寐，其脉弦硬微数，知其心脾血液短也，俾购龙眼肉，饭甑蒸熟，随便当点心，食之至斤余，病遂除根。

一六七岁童子，大便下血，数月不愈，服药亦无效。亦俾蒸熟龙眼肉服之，约日服两许，服旬日全愈。

一妇人年四十许，初因心中发热，气分不舒，医者投以清火理气之剂，遂泄泻不止。更延他医投以温补之剂，初服稍轻，久服则泻仍不止，一日夜四五次，迁延半载以为无药可医。后愚为诊视，脉虽濡弱而无弦数之象，知犹可治。但泻久身弱，虚汗淋漓，心中怔忡，饮食减少，踌躇再四，为拟方用龙眼肉、生山药、炒白术各一两，补脾兼补心肾，数剂泻止，而汗则加多。遂于方中加生龙骨、生牡蛎各六钱，两剂汗止，又变为漫肿。盖从前泻时小便短少，泻止后小便仍少，水气下无出路，故蒸为汗，汗止又为漫肿也，斯非分利小便使水气下行不可。特其平素常觉腰际凉甚，利小便之药，凉者断不可服，遂去龙骨、牡蛎，加椒目三钱，连服十剂全愈。

柏 子 仁 解

柏子仁味微甘微辛，气香性平，多含油质。能补助心气，治心虚惊悸怔忡；能涵濡肝木，治肝气横恣胁疼；滋润肾水，治肾亏虚热上浮；虽含油质甚多，而性不湿腻，且气香味甘实能有益脾胃。《本经》谓其除风湿痹，胃之气化壮旺，由中四达而痹者自开也。其味苦而兼辛，又得秋金肃降之气，能入肺宁嗽定喘，导引肺气下行。统言之，和平纯粹之品，于五脏皆有补益，故《本经》谓安五脏也。宜去净皮，炒香用之，不宜去油。

徐灵胎曰："柏得天地坚刚之性以生，不与物变迁，经冬弥翠，故能宁心神，敛心气，而不为邪风游火所侵克也。"又曰："人之生理谓之仁，仁藏于心，物之生机在于实，故实亦谓之仁，凡草木之仁，皆能补心气，以类相应也。"

周伯度曰："柏为百木之长，叶独西指，是为金木相媾，仁则色黄白而味甘辛，气清香有脂而燥，虽润不腻，故肝得之而风虚能去；脾得之而湿痹能通；肺得之而大肠虚秘能已。《金匮》竹皮大丸，喘加柏实者，肺病亦肝病也。盖妇人乳中烦呕，是肝气之逆，逆则不下归肾而上冲肺，柏实得西指之气能降肺以戢肝，喘宁有不止者乎？此与他喘证不同，故用药亦异也。"

凡植物皆喜阳光，故树杪皆向东南，柏树则独向西北（不单西指），西北者金水合并之方也。且其实成于秋而采于冬，饱经霜露，得金水之气尤多。肝脏属木，中寄相火，性甚暴烈，《内经》名为将军之官，如骄将悍卒，必恩威并用而后能统驭之。柏子仁既禀金水之气，水能滋木，如统师旅者之厚其饷也。金能镇木，如统师旅者之严其律也。滋之镇之，则肝木得其养兼得其平，将军之官安其职矣。《本经》谓柏实能安五脏，而实于肝脏尤宜也。曾治邻村毛姓少年，其肝脏素有伤损，左关脉独微弱，一日忽胁下作疼，俾单用柏子仁一两，煎汤服之立愈。观此，则柏子仁善于理肝可知矣。

大枣解

大枣味甘微辛，性温，其津液浓厚滑润，最能滋养血脉，润泽肌肉，强健脾胃，固肠止泻，调和百药，能缓猛药健悍之性，使不伤脾胃。是以十枣汤、葶苈大枣汤诸方用之。若与生姜并用，为调和营卫之妙品，是以桂枝汤、柴胡汤诸方用之。《本经》谓其能安中者，因其味至甘能守中也。又谓其能通九窍者，因其津液滑润且微有辛味，故兼有通利之能也。谓其补少气少津液者，为其味甘能益气，其津液浓厚滑润，又能补人身津液之不足也。虽为寻常食品，用之得当能建奇功。

周伯度曰："生姜味辛色黄，由阳明入卫；大枣味甘色赤，由太阴入营。其能入营由于甘中有辛，惟能甘守之力多，得生姜乃不至过守；生姜辛通之力多，得大枣乃不至过通，二药并用所以为和营卫主剂。"

《本经》名之为大枣者，别于酸枣仁之小枣也。凡枣之酸者皆小，甘者皆大，而大枣又非一种，约以生食不脆，干食肉多，味极甘者为入药之品。若用为服食之物，而日日食之者，宜先用水将枣煮两三沸，迟一点钟将枣捞出（此时尝其煮枣之水甚苦，故先宜将苦水煮出），再用饭甑上蒸熟，则其味甘美，其性和平，可以多服久服，不至生热。

附案：邑中友人赵厚庵，身体素羸弱，年届五旬，饮食减少，日益消瘦，询方于愚，俾日食熟大枣数十枚，当点心用之。后年余觏面貌较前丰腴若干。自言："自闻方后，即日服大枣，至今未尝间断，饮食增于从前三分之一，是以身形较前强壮也。”

表叔高福亭先生，年过五旬，胃阳不足，又兼肝气郁结，因之饮食减少，时觉满闷，服药半载，毫无效验。适愚远游还里，觌面谈及，俾用大枣六斤，生姜一斤，切片，同在饭甑蒸熟，臼内捣如泥，加桂枝尖细末三两，炒熟麦面斤半，和匀捏成小饼，炉上炙干，随意当点心服，尽剂而愈。

胡桃解（亦名核桃）

胡桃味微甘，气香，性温。多含油质，将油榨出，须臾即变黑色。为滋补肝肾，强健筋骨之要药，故善治腰疼腿疼，一切筋骨疼痛。为其能补肾，故能固齿牙，乌须发，治虚劳喘嗽，气不归元，下焦虚寒，小便频数，女子崩带诸证。其性又能消坚开瘀，治心腹疼痛，砂淋、石淋杜塞作疼，肾败不能漉水，小便不利。或误吞铜物，多食亦能消化（试与铜钱同嚼，其钱即碎，能化铜可知）。又善消疮疽及皮肤疥癣头上白秃，又能治疮毒深入骨髓，软弱不能步履。

果之有核，犹人之有骨，是以骨亦名骸，其偏旁皆从亥也。胡桃之核，较他核为最大，且其中之仁，又含有多脂而色黑，其善于补骨，更能补骨中之髓可知（齿为骨之余，食酸齼齿者，嚼胡桃仁即愈，亦其能补骨之实证）。曾治一幼童，五龄犹不能行，身多疮疡，治愈复发，知其父素有梅毒，此系遗传性病在骨髓也。为疏方每剂中用胡桃仁八钱，佐以金银花、白鲜皮、土茯苓、川贝母、玄参、甘草诸药，如此方少有加减，服药二十余剂，其疮皆愈，从此渐亦能行步矣。

古方治虚寒喘嗽，腰腿酸痛，用胡桃仁二十两烂研，补骨脂十两酒蒸为末，蜜调如饴，每晨酒服一大匙，不能饮者热水调服。汪讱庵谓，补骨脂属火，入心包、命门能补相火以通君火，暖丹田，壮元阳；胡桃属木，能通命门，利三焦，温肺润肠，补养气血，有木火相生之妙。愚常用之以治下焦虚寒之证，诚有奇效。

又前方加杜仲一斤，生姜炒蒜四两，同为丸，名青娥丸。治肾虚腰疼，而此方不但治肾虚腰疼也，以治虚寒腿疼亦极效验。曾治一媪年过六旬，腿疼年余不愈，其脉两尺沉细，俾日服青娥丸月余全愈。若虚寒之甚者，可于方中加生硫黄三两，至硫黄生用之理，观方剂篇八卷所载服生硫黄法自明。

五味子解

五味子性温，五味俱备，酸咸居多。其酸也能敛肺，故《本经》谓主咳逆上气；其咸也能滋肾，故《本经》谓其强阴益男子精。其酸收之力，又能固摄下焦气化，治五更泄泻，梦遗失精及消渴小便频数，或饮一溲一，或饮一溲二。其至酸之味，又善入肝，肝开窍于目，故五味子能敛瞳子散大。然其酸收之力甚大，若咳逆上气挟有外感者，须与辛散之药同用（若干姜、生姜、麻黄、细辛诸药），方能服后不至留邪。凡入煎剂宜捣碎，以其仁之味辛与皮之酸味相济，自不至酸敛过甚，服之作胀满也。

邹润安曰："《伤寒论》中凡遇咳者，总加五味子、干姜，义甚深奥。经云'脾气散精，上归于肺'，是故咳虽肺病，而其源实主于脾，惟脾家所散上归之精不清，则肺家通调水道之令不肃，后人治咳但知润肺消痰，不知润肺则肺愈不清，消痰则转能伤脾，而痰之留于肺者究莫消也。干姜温脾肺是治咳之来路，来路清则咳之源绝矣；五味使肺气下归于肾是治咳之去路，去路清则气肃降矣。合两药而言，则为一开一阖，当开而阖是为关门逐盗；当阖而开则恐津液消亡，故小青龙汤及小柴胡汤、真武汤、四逆散之兼咳者皆用之，不嫌其表里无别也。"

萆薢解

萆薢味淡，性温，为其味淡而温，故能直趋膀胱温补下焦气化，治小儿夜睡遗尿，或大人小便频数，致大便干燥。其温补之性，兼能涩精秘气，患淋证者禁用，方剂篇四卷醒脾升陷汤后曾详论之。

鸡 内 金 解

鸡内金鸡之脾胃也，其中原含有稀盐酸，故其味酸而性微温，中有瓷、石、铜、铁皆能消化，其善化瘀积可知。《内经》谓："诸湿肿满，皆属于脾。"盖脾中多回血管，原为通彻玲珑之体，是以居于中焦以升降气化，若有瘀积，气化不能升降，是以易致胀满。用鸡内金为脏器疗法，若再与白术等分并用，为消化瘀积之要药，更为健补脾胃之妙品，脾胃健壮，益能运化药力以消积也。且为鸡内金含有稀盐酸，不但能消脾胃之积，无论脏腑何处有积，鸡内金皆能消之，是以男子痃癖、女子癥瘕，久久服之皆能治愈。又凡虚劳之证，其经络多瘀滞，加鸡内金于滋补药中，以化其经络之瘀滞而病始可愈。至以治室女月信一次未见者，尤为要药。盖以其能助归、芍以通经，又能助健补脾胃之药，多进饮食以生血也。

附案：沈阳城西龚庆龄，年三十岁，胃脘有硬物杜塞，已数年矣。饮食减少，不能下行，来院求为诊治，其脉象沉而微弦，右部尤甚，为疏方用鸡内金一两，生酒曲五钱，服数剂硬物全消。

奉天大东关史仲埙，年近四旬，在黑龙江充警察署长，为腹有积聚，久治不愈，还奉求为诊治。其积在左胁下大径三寸，按之甚硬，时或作疼，呃逆气短，饮食减少，脉象沉弦。此乃肝积肥气之类。俾用生鸡内金三两，柴胡一两，共为末，每服一钱半，日服三次，旬余全愈。

奉天海龙秦星垣，年三十余，胃中满闷，不能饮食，自觉贲门有物窒碍，屡经医治，分毫无效。脉象沉牢，为疏方鸡内金六钱，白术、赭石各五钱，乳香、没药、丹参各四钱，生桃仁二钱，连服八剂全愈。星垣喜为登报声明。

奉天大东关宋氏女，年十九岁，自十七岁时，胃有瘀滞作疼，调治无效，浸至不能饮食。脉象沉而无力，右部尤甚，为疏方鸡内金一两，生酒曲、党参各五钱，三棱、莪术、知母各三钱，樗鸡（俗名红娘子）十五个，服至八剂，大小二便皆下血，胃中豁然，其疼遂愈。

盐山龙潭庄李氏妇，年近三旬，胃脘旧有停积数年不愈，渐大如拳甚硬，不能饮食。左脉弦细，右脉沉濡，为疏方鸡内金八钱，生箭耆六钱，三棱、莪术、乳香、没药各三钱，当归、知母各四钱，连服二十余剂，其积全消。

友人毛仙阁治一孺子，自两三岁时腹即胀大，至五六岁益加剧，面目黄瘦，饮食减少，俗所谓大肚痞也。仙阁见拙拟期颐饼方后载，若减去芡实，可治小儿疳积痞胀，大人癥瘕积聚，遂用其方（方系生鸡内金细末三两，白面半斤，白沙糖不拘多少，和作极薄小饼，烙至焦熟，俾作点心服之），月余全愈。

愚之来奉也，奉天税捐局长齐自芸先生为之介绍也。时先生年已七旬，而精神矍铄，公余喜观医书，手不释卷。岁在戊午，天地新学社友人，将《医学衷中参西录》初期稿印行于奉天，先生见书奇赏之。适于局中书记之夫人患癥瘕证，数年不愈，浸至不能起床，向先生求方，先生简书中理冲汤方（方载方剂篇八卷）与之。且按方后所注，若身体羸弱，脉象虚数者，去三棱、莪术，将方中鸡内金改用四钱，服至十余剂全愈。先生遂购书若干遍送友人，因联合同志建立达医院延愚来奉矣。

穿山甲解

穿山甲味淡，性平，气腥而窜，其走窜之性无微不至，故能宣通脏腑，贯彻经络，透达关窍，凡血凝血聚为病皆能开之。以治疗痈,放胆用之,立见功效。并能治癥瘕积聚,周身麻痹,二便闭塞,心腹疼痛。若但知其长于治疮而忘其他长,犹浅之乎视山甲也。

疔痈初起未成脓者,愚恒用山甲、皂刺各四钱,花粉、知母各六钱,乳香、没药各三钱,全蜈蚣三条,服之立消。以治横痃(鱼口便毒之类),亦极效验。其已有脓而红肿者,服之红肿即消,脓亦易出。至癥瘕积聚,疼痛麻痹,二便闭塞诸证,用药治不效者,皆可加山甲作向导。友人黄星楼谓,身上若有血箭证,或金伤出血不止者,敷以山甲末立止,屡次用之皆效,蛤粉炒透用,惟以之熬膏药用生者。

蜈 蚣 解

蜈蚣味微辛,性微温,走窜之力最速,内而脏腑外而经络,凡气血凝聚之处皆能开之。性有微毒,而转善解毒,凡一切疮疡诸毒皆能消之。其性尤善搜风,内治肝风萌动,癫痫眩晕,抽掣瘛疭,小儿脐风;外治经络中风,口眼歪斜,手足麻木。为其性能制蛇,故又治蛇症及蛇咬中毒。外敷治疮甲(俗名鸡眼,为末敷之,以生南星末醋调敷四周),用时宜带头足,去之则力减,且其性原无大毒,故不妨全用也。

附案:一媪年六旬,其腿为狗咬破受风,周身抽掣,延一老医调治,服药十余日,抽掣愈甚。所用之药,每剂中皆有全蝎数钱,佐以祛风活血助气之药,大致顺适,而未用蜈蚣。因为疏方生黄耆六钱,当归四钱,羌活、独活、全蝎各二钱,全蜈蚣大者二条(方载方剂篇七卷名逐风汤),煎服一剂抽掣即止,又服一剂永不反复。

奉天小西边门外,烟卷公司司账陈秀山之幼子,年五岁,周身壮热,四肢拘挛,有抽掣之状,渴嗜饮水,大便干燥,知系外感之热,引动其肝经风火上冲脑部,致脑气筋妄行,失其主宰之常也。

投以白虎汤，方中生石膏用一两，又加薄荷叶一钱，钩藤勾二钱，全蜈蚣二条，煎汤一盅，分两次温饮下，一剂而抽掣止，拘挛舒，遂去蜈蚣，又服一剂热亦退净。

奉天北陵旁那姓幼子，生月余，周身壮热抽掣，两日之间不食乳，不啼哭，奄奄一息，待时而已。忽闻其邻家艾姓向有幼子抽风，经愚治愈，遂抱之来院求治。知与前证仿佛，为其系婴孩，拟用前方将白虎汤减半，为其抽掣甚剧，薄荷叶、钩藤勾、蜈蚣其数仍旧，又加全蝎三个，煎药一盅，不分次数徐徐温灌之，历十二小时，药灌已而抽掣愈，食乳知啼哭矣。翌日，又为疏散风清热镇肝之药，一剂全愈。隔两日其同族又有三岁幼童，其病状与陈姓子相似，即治以陈姓子所服药，一剂而愈。

奉天小西关长发源胡同吴姓男孩，生逾百日，周身壮热，时作抽掣，然不甚剧，投以白虎汤，生石膏用六钱，又加薄荷叶一钱，蜈蚣一条，煎汤分三次灌下，尽剂而愈。此四证皆在暮春上旬，相隔数日之间，亦一时外感之气化有以使之然也。

一人年三十余，陡然口眼歪斜，其受病之边目不能瞬，用全蜈蚣二条为末，以防风五钱煎汤送服，三剂全愈。

一小儿，生数日即抽绵风，一日数次，两月不愈。为疏方用乳香、没药各三钱，朱砂、全蝎各一钱，全蜈蚣大者二条，共为细末，每小儿哺乳时，用药分许，置其口中，乳汁送下，一日约服五六次，数日全愈。后所余药，又治愈小儿如此证者三人。因将其方载于方剂篇七卷名之曰定风丹。

按：蜈蚣之为物，节节有脑，乃物类之至异者，是以性能入脑，善理脑髓神经，使不失其所司，而痫痉之病自愈。诸家本草，多谓用时宜去头足，夫去其头，即去其脑矣，更何恃上入脑部以理脑髓神经乎？且其头足黄而且亮，饶有金色，原其光华外现之处，即其所恃以治病有效之处，是以愚凡用蜈蚣治病，而必用全蜈蚣也。

有病噎膈者，服药无效，偶思饮酒，饮尽一壶而病愈。后视壶中有大蜈蚣一条，恍悟其病愈之由，不在酒实在酒中有蜈蚣也。盖噎膈之证，多因血瘀上脘，为有形之阻隔（西人名胃癌，谓其处凸起如山石之有岩也），蜈蚣善于开瘀，是以能愈。观于此，则治噎膈者，蜈蚣当为急需之品矣。为其事甚奇，故附记于此。

水蛭解

水蛭味咸，色黑，气腐，性平。为其味咸，故善入血分；为其原为噬血之物，故善破血；为其气腐，其气味与瘀血相感召，不与新血相感召，故但破瘀血而不伤新血；且其色黑下趋，又善破冲任中之瘀。盖其破瘀血者乃此物之良能，非其性之猛烈也。《本经》谓主妇人无子，因无子者多系冲任瘀血，瘀血去自能有子也。特是其味咸为水味，色黑为水色，气腐为水气，纯系水之精华生成，故最宜生用，甚忌火炙。《衷中参西录》方剂篇八卷理冲丸论水蛭尤详，宜参观。

凡食血之物，皆能破血。然他食血之物，皆以嘴食血，而水蛭以其身与他物紧贴，即能吮取他物之血，故其破瘀血之力独优也。至方书多谓必须炙用，不然则在人腹中能生殖若干水蛭，殊为无稽之谈。曾治邑城西傅家庄傅寿朋夫人，经血调和，竟不产育，细询之少腹有癥瘕一块，遂单用水蛭一两，香油炙透为末，每服五分（若入煎剂当用二钱），日再服，服完无效；后改用生者，如前服法，一两犹未服完，癥瘕全消，逾年即生男矣。此后屡用生者治愈多人，惟气血亏损者，宜用补助气血之药佐之。方剂篇八卷理冲汤后，载有用水蛭治验之案，宜参观。

蝎子解

蝎子色青，味咸（本无咸味，因皆腌以盐水，故咸），性微温，其腹有小黄点，两行之数皆八，夫青者木色，八者木数，原具厥阴风木之气化，故善入肝经，搜风发汗，治痉痫抽掣，中风口眼歪斜，或周身麻痹，其性虽毒转善解毒，消除一切疮疡，为蜈蚣之伍药，其力相得益彰也。

按：此物所含之毒水即硫酸也，其入药种种之效力，亦多赖此。中其毒螫者，敷以西药重曹或碱，皆可解之，因此二者皆能制酸也。

附案：本村刘氏女，颔下起时毒甚肿硬，抚之微热，时愚甫弱冠，医学原未深造，投药两剂无甚效验。后授一方，用壁上全蝎七个，焙焦为末，分两次用黄酒送下，服此方三日，其疮消无芥蒂。盖墙上所得之蝎子，未经盐水浸腌，其力浑全，故奏效尤捷也。

又邻庄张马村一壮年，中风半身麻木，无论服何药发汗，其半身分毫无汗。后得一方，用药房中蝎子二两，盐炒轧细，调红糖水中顿服之，其半身即出汗，麻木遂愈。然未免药力太过，非壮实之人不可轻用。

蝉退解

蝉退无气味，性微凉，能发汗，善解外感风热，为温病初得之要药。又善托疹瘾外出，有以皮达皮之力，故又为治疹瘾要药。与蛇退并用，善治周身癞癣瘙痒。若为末单服，又善治疮中生蛆，连服数次其蛆自化。为其不饮食而时有小便，故又善利小便；其为蝉之蜕，故又能脱目翳也。

按：蝉退之能发汗者，非仅以其皮以达皮也，如谓以皮达皮即能发汗，何以蛇退不能发汗。盖此物体质轻而且松，其肉多风眼，中含氢气，与空气中氧气化合，自能生水（氢二氧一化合即成水），不待饮水而有小便，是以古人用蚱蝉（即蝉之身）亦能表发，以其所含之氢气多也。其蜕之发汗，亦以其有氢气耳。

羚羊角解

羚羊角天生木胎，具发表之力，其性又凉而解毒，为托表麻疹之妙药。疹之未出，或已出而速回者，皆可以此表之，即表之不出而毒气内陷者，服之亦可内消。为其性原属木，故又善入肝经以治肝火炽盛至生眼疾，及患吐衄者之妙药。所最异者性善退热却不甚凉，虽过用之不致令人寒胃作泄泻，与他凉药不同。愚生平用此救人多矣，方剂篇疹毒门、霍乱门，皆有重用羚羊角治愈之案可参观。至于犀角亦可治吐衄，表麻疹，而此时真者极少，且其功效亦不如羚羊角也。医论篇二卷中载有羚羊角辨可参观。

血余炭解

血余者，发也，不煅则其质不化，故必煅为炭然后入药。其性能化瘀血生新血，有似三七，故善治吐血、衄血。而常服之又可治劳瘵，因劳瘵之人，其血必虚而且瘀，故《金匮》谓之血痹虚劳。人之发原人心血所生，服之能自还原化，有以人补人之妙，则血可不虚，而其化瘀之力，又善治血痹，是以久久服之，自能奏效。其性又能利小便（《金匮》利小便之方有膏发煎），以人之小便半从血管渗出，血余能化瘀血生新血，使血管流通故有斯效。其化瘀生新之力，又善治大便下血腥臭，肠中腐烂，及女子月信闭塞，不以时至。

附案：愚舅家表弟，年二十岁，大便下血，服药不愈，浸至下血腥臭，又浸至所下者杂以脂膜，且有似烂炙，医者诿谓不治。后愚往诊，视其脉数而无力，投以滋阴补虚清热解毒之剂，煎汤送服血余炭一钱，日服两次，旬日全愈。至于单用之以治吐血、衄血，更屡次获效矣。

制血余炭法：用壮年剃下之发，碱水洗净，再用清水淘去碱味，晒干用铁锅炮至发质皆化为膏，晾冷，轧细，过罗，其发质未尽化者，可再炮之。

指 甲 解

指甲一名筋退，乃筋之余也，剪碎炮焦，研细用之。其味微咸，具有开破之性，疮疡将破未破者，敷之可速破。内服能催生下胎衣，鼻嗅之能止衄血，点眼上能消目翳。愚自制有磨翳药水（载方剂篇八卷），目翳厚者，可加指甲末与诸药同研以点目翳，屡次奏效。

第五卷

阿斯必林(Aspirin)(又作阿斯匹灵)

阿斯必林为白色针状结晶,其纯系结晶而无粉末者佳。其原质为撒里矢尔酸及硝酸化合,故其味甚酸,其性最善发汗、散风、除热及风热着于关节作疼痛;其发表之力又善表瘀疹;其退热之力若少用之又可治虚劳灼热、肺病结核。

按:阿斯必林在西药中为晚出,而其功用最著。其性少用则凉,多用则热。温病初得用一瓦,白糖冲水送下,可得凉汗而解。若伤寒初得用瓦半,生姜、红糖煎汤送下,可得热汗而解。风热留于关节作疼痛者,先服一瓦或一瓦强,白糖水送下,令周身皆出汗后,则每服半瓦,不令出汗,日服三次,或三次中有一次微似有汗者亦佳。如此数日,其疼可愈。若其人身体虚弱者,可用生怀山药六七钱煮作茶汤送服。若脾胃虚弱者,可用健补脾胃之药煎汤送服。大抵皆疼之因热者宜之,而因寒者不宜也。至于善表瘀疹尤有奇效。曾治一幼女,温病旬余不愈,先用凉药清其热,热退仍烦躁不安,后与以阿斯必林,发出白瘀若干而愈。又曾治一少年,温病阳明府实,脉虽有力而兼弦。投以白虎加人参汤,大热已退,精神转形骚扰,亦与以阿斯必林,遍身出疹而愈。至于初病用之发表而出瘀疹者,尤不胜纪也。至于虚劳发热脉数,屡用滋阴退热之药不效,可于服汤药后,少服阿斯必林(一瓦可分四次服)不令出汗,日服两次则发热与脉数必易愈。又治肺结核证,可用阿斯必林、朱砂等分,粉甘草细末与前二药相并之分量，同水和为丸，桐子大，每服十丸，或多至十二三丸，日服三次。

安知必林[1]（Antipyrinum）（省作安比又作安替派林）

安知必林为白色无臭结晶性之粉末，或为光泽如脂肪之白色小叶状结晶。味微苦，此药由煤湽用化法而得，为其解热最有功效，故亦名解火冰。凡肺劳发热，阴虚发热，外感寒温发热，疹瘾发热，间歇热，再归热皆能治之。又能镇急性关节偻麻质斯，镇疼镇痉，愈偏正头痛及气管炎、肋膜炎、溺道炎一切热证。然治外感之热，仍宜与中药石膏、知母诸药并用。治内伤之热，仍宜与中药地黄、玄参诸药并用。西药治其标，中药治其本，标本并治，奏效必速也。每日用数回，每回之量〇·五，多可至一·〇，小儿斟酌少用，外用可为皮下注射剂及灌肠剂。

治热性诸病关节偻麻质斯及神经痛　安知必林三·〇，桂皮舍利别二〇·〇，水五〇·〇，上混和视病之轻重，或日服三回，为二日之量，或日服六回，为一日之量。

治加答儿性肺炎之高度发热　安知必林二·〇，单含二〇·〇，溜水一〇〇·〇，上调和，每三句钟服一食匙。

按：安知必林具有发表之性，人服之，间有发疹者，然非若时气之疹，药力歇后即消。为其具有发表之性，服之亦能出汗，而其祛风之力究不如阿斯必林，故其治关节偻麻质斯逊于阿斯必林，而其镇痛之力胜于阿斯必林。

---

① 安替匹林

别腊蜜童[1]（Pylamidonum）

本品为白色微细之结晶，系奇美企儿亚米度及安考必林相合制出。其功用同于安知必林，而非常峻烈。其解热之力较强于安知必林三倍，且其力持续甚久，为解热之妙药。对于肠窒扶斯之热，尤有佳良之效。果能使全身热状轻减，睡眠安静，神识明了。并治一切脏腑炎证，皆有确实之效验。又为镇痛要药，凡头筋骨痛酸，兼神经痛、坐骨神经痛、三叉神经痛等，皆能治之。其用量每次〇·二至〇·五。

治肠窒扶斯　别蜡蜜童一·二，分为十二包，每两时服一包。

安知歇貌林[2]（Antife Brinum）（省文歇貌林，又作阿司炭尼利）

安知歇貌林为无色无臭之菱角板状及小叶状结晶，微含烧味。其原质为有机酸与亚尼林之化合。为解热之要药，是以有退热冰之名。实验其退热之力，较安知必林强四倍，服后能使人之温度降下三度，脉搏亦减少。治急性关节偻麻质斯、神经疼、偏正头疼、女子月经疼。外用于创伤，疗法为撒布药，制止其化脓。用量每次〇·二五至〇·五。

治肺劳发热　安知歇貌林〇·〇五至〇·一，白糖〇·三，混和一次服，三时服一次。

治肠窒扶斯（寒温发热时）　安知歇貌林〇·二五，白糖〇·五，混和一次服，一日服四次。

按：安知歇貌林退热之力最优，而稍有发表之性。曾治一五六岁幼女，外感灼热，苦于服药，强灌之则呕吐，遂与以安知

---

① 匹拉米董

② 乙醯苯胺

歇貌林十分瓦之三，和以乳糖，为一日之量，俾分三次服下。因甚忙碌不暇为之分包，切嘱其到家自分。之后竟忽愚所嘱，分作两次服下，其周身陡然尽凉，指甲嘴唇皆现青色，其父急来询问。愚曰：此无恐，须臾即愈矣。果其父回视安然已愈。愚于斯自咎不慎，后凡以西药与人，俾作几次服者，必定分作几包。

又治一三岁幼童，因失乳羸弱发热，后又薄受外感，其热益甚。为近在比邻，先与以安知歇貌林十分瓦之一弱，俾和以白糖一次服下。至一点钟许，周身微似有汗，其热顿解，迟半日其热又作，又与以前药，服后仍如旧。翌日又与以安知歇貌林十分瓦之一弱，仍和白糖服下，迨微汗热退后，急用生怀地黄一两，煎汤一大钟，俾分两次温服下，其热从此不再反复。盖此证有外感之实热，兼有内伤之虚热，以安知歇貌林退其实热，即以生地黄退其虚热，是以病能全愈也。或疑西药恐有难与中药并用之处，此原近理，而愚恒中西药并用者，因确知其药之原质及其药之功用，而后敢放胆并用也。

弗那摄精[①]（Phenacetinum）

本品为无色有光泽小叶形结晶，系巴拉尼笃罗弗诺儿与那笃伦卤液制成。其功用类似安知歇貌林，而性较和平，在有机性新药中能保其地位者也。其解热、镇痉、镇痛之效，无一不与安知歇貌林同。服其〇·二五已能减热，服其〇·四至〇·六即大能解热，无不快之副作用。然于虚热之肺劳家，宜斟酌慎用，恐因出汗致虚脱形状。

① 非那西汀

撒里矢尔酸那笃留谟[1](Natrium Salicylicum)（省文撒曹，又作纳柳矾）

本品为白色无臭鳞屑状结晶，或结晶性粉末。味甘咸而稍带辛辣，其原质存于杨柳外皮中，后又可用烨酸钠化炭氧强治三者化合而得。性凉而散，善治急性偻麻质斯，退热消炎、镇神经疼、偏头疼，又善治糖尿证，即消渴，外用敷癞疮皮肤瘙痒。

治急性气管炎、新伤风咳嗽　柳酸一・〇，白糖一・〇，混和为一包，临卧时作一次服。

治糖尿病　柳酸、臭曹、重曹各一五・〇，混合分作十三包，每次服一包，日三次。

撒鲁儿[2](Salolum)（又作撒娄）

本品为白色结晶，形如砂粒或粉末。每百分中有柳酸六十分，石碳酸四十分。尝之无味，臭之微香，为解热之品。用于关节偻麻质斯及赤痢虎列拉，皆有效力。又具有防腐之力，治膀胱加答儿及淋浊。外用治溃疡，为撒布药。又可为喉舌诸病含漱药，其用量每次〇・五至一・〇。

按：撒鲁儿治淋之效力，不如骨湃波，而清热之力过之。淋证初得，多含有热性，治以骨湃波，佐以撒鲁儿最为得宜。

规尼涅[3](Chininum hydiochloiicum)（即金鸡纳霜）

本品其原质存于规那树皮中。其树产于南美及非洲，用其皮

① 水杨酸钠苯酯
② 萨罗
③ 盐酸奎宁

制为霜，有再制以盐酸者，名盐酸规尼涅，省文曰盐规，为光泽白色细针状结晶。有再制以硫酸者，名硫酸规尼涅，省文曰硫条，状似粉末，微有光泽。味皆极苦，皆善退热（二种盐规较优）。对于间歇之热尤宜。故为治疟疾之特效药。又能增长胃液，多进饮食，能增大红血球，使血脉充足，故又为健胃养血要药。其退热之力，对于肺炎及肠窒扶斯之热，亦能奏效。虽为退热之药，实为补益之品。其用量自〇·五至一·〇。

治慢性贫血　盐规一·〇，硫酸〇·五，单含三〇·〇，馏水一七〇·〇，混合为一日之量，分四次服。

按：规尼涅西人谓治肠窒扶斯之热。然愚曾治一童子，温而兼疟，东医屡治以规尼涅不效。后愚用白虎汤清温病之热，而间歇热仍在，继用盐规一瓦半，于热未发之前十句钟作两次服下，间歇之热亦愈。由斯见规尼涅治寒温之热，远逊于生石膏也。且自此病治愈后，因悟得规尼涅原可为治疟疾良药，而恒有屡次服之不愈者，其人不必兼有温病之热，亦恒先有伏气化热。若在夏秋之交，又恒有暑气之热留中，但恃屡用规尼涅以退其热，药力原有不足之处。是以愚凡治疟，遇脉象洪实者，必先重用生石膏清之，而后治以规尼涅，无不愈者。近治友人陈丽生君，初秋病疟。丽生原知医自觉热盛，用生石膏二两煎汤，以清其热，至发疟之日，于清晨又服规尼涅一瓦弱。其日疟仍发，且疟过之后，仍觉心中发热，口苦舌干，大便干燥，小便短赤，因求愚为诊治。其脉象左右皆弦，原是疟之正脉，惟其右部弦而且长，按之甚硬。而其阳明郁有实热，因自言昨日服生石膏二两心中分毫未觉凉，且大便仍然干燥，小便仍然短赤者何也？答曰：石膏微寒《本经》原载有明文，兄之脉火热甚实，以微寒之石膏仅用二两以清之，其何能有济乎！今欲治此疟，宜急用生石膏细末一斤，煎汤两大碗，分多次徐徐温饮之，觉火退时即停饮，不必尽剂，翌晨再服规尼涅如旧量，疟即愈矣。丽生果如法服之，其疟遂愈。所煮石膏汤已尽量饮尽，大便并未滑泻，然此特蓄热之甚重者也。若其轻者，于服规尼涅之前，先用生石膏一二两煮水饮之，则所蓄之热可清，再服规尼涅以治其疟自易愈也。

乌罗特罗宾[1]（Urotropinum）

本品为白色结晶性之粉末，无臭气味，初甘后略苦，系铔化与福毛地海相合制成。有利尿、溶解尿酸及防腐之效。善治膀胱炎、肾盂炎，为散剂，或和于曹达水（即水中少加曹达）而用之，若寒温之热在半表半里，宜同规尼涅用之。其用量一日三次，每次〇·五至一·〇。

盐酸（Acidum hydrochloricum）（又作盐强酸）

本品为格鲁儿水素瓦斯之水溶液，系澄明无色之液。在火气中则发白雾，热之则全行发挥。若用盐酸一分，释以馏水二分，为处方常用之盐酸，药房名为稀盐酸。若用时仍须以馏水释之，能制胃中异常发酵，夏月下利及一切发热之证。此属剧烈之品，贮藏宜密。

治急性胃加答儿　稀盐酸一·五，馏水一八〇·〇，皮舍二〇·〇，调和，每食后服一食匙。

盐酸歇鲁茵[2]（Heroinum hydrochloricum）（又作赫罗印）

盐酸歇鲁茵为白色结晶性粉末，微有苦味。系用莫儿比涅与

---

① 乌洛托品

② 盐酸海洛因

盐化亚舍知尔加热而制。为歇鲁茵又以歇鲁茵溶解于盐酸而得之，常为莫儿比涅及古垤乙涅之代用品。于气管支加答儿，为镇制咳嗽刺激之用。于肺劳者之咳嗽尤有良效。惟不可配合于重碳酸那笃留谟及亚尔加里性药质同服。此属剧烈之药，宜用暗色瓶贮藏，其用量〇·〇〇一至〇·〇〇三。

治气管支喘息　安知必林〇·五，盐酸歇鲁茵〇·〇〇五至〇·〇一，乳糖〇·三，共研，发作时作一次服。

治急性胃加答儿（疼痛时用之）　盐酸歇鲁茵〇·〇五，盐水一〇·〇，调为皮下注射料，用半筒至一筒。

旃那叶[①]（Folia Sennae）
（旧译作辛那、森那，俗名泻叶）

旃那叶状如小淡竹叶，淡绿微带黄色，无臭无味，产于印度伊及等处之次明科。其性能增进大肠之蠕动，又能增添胆汁（胆汁注于肠者多则大便易通），所以善通大便燥结，为缓下之品，实无猛烈之性，不至伤人气分。兼治女子月闭。若煎服浸服（煎之一沸即可，浸之宜用盖碗浸饮两次），其用量自二·〇多至三·〇，为末服之自一·〇多至二·〇。

治大便秘　旃那浸（二〇·〇）一五〇·〇，硫苦三〇·〇，覆盆子舍二〇·〇，上调和，每二时服一食匙。

蓖麻子油（Oleum Ricini）
（省文作蓖麻油，亦作蓖麻子油）

蓖麻子油为大戟科植物种子之脂肪，乃极浓厚之液，晶莹透彻，近于无色有微带黄色者。味微辛，其油不为肠壁所吸收，且滑

---

① 番泻叶

能去着，味辛又善开通，故肠中之凝皆可随之而下，为通肠结之要药，兼治赤痢及肠急性加答儿（疼肿），用量每服一五・〇多至三〇・〇，用开水一钟将油浮其上饮之。

治赤痢及肠性加答儿　篦麻油一五・〇至二〇・〇，薄荷油一滴，作一次服。

按：篦麻子在中药原为剧烈之品，壮人止服五粒，若服过五粒即可吐泻交作，而西人制为油，其性转平和。闻西人制此油时，屡次将其浮头之沫取出，想其剧烈之性皆在于沫，去其沫即所以去其毒也。愚治多日大便不通遍服他药皆不效者，恒重用篦麻子油八钱，服后并不觉瞑眩，大便遂即通行，又不至伤人气分，其性甚和平可知。惟胃气不降者（胃气以息息下降为顺），服后间有恶心之时，若欲防其恶心作呕吐，可用生赭石细末三钱与篦麻子油并服，既可止呕吐，而其通便之力亦愈大。若不欲服生赭石末者，可用生赭石细末一两，煎汤一大钟，将篦麻子油调其中服之。然既用赭石，篦麻油分量亦宜斟酌少用。

硫苦[①]（Magnesium Sulfurium）（又名镁硫强矾，又作镁磺氧）

硫苦为无色棱柱状或细针状之结晶，味苦微咸微辛，用朴硝同硫酸制出，故俗名洋朴硝。为下药中清凉之品，不但泻有形之积，并能泻血液肠管中诸火药。善治大便闭结、小便砂淋、急性胃加答儿、肠炎、肾炎、女子子宫炎、热性痢疾、脚气，又善泻三焦水道之水。因其性寒有降下之力，兼有助肠蠕动之能，故有种种诸效也。其用量自一〇・〇至三〇・〇，若接触于干燥大气，即稍

① 硫酸镁

稍风化,宜秘封贮之。

治热性赤痢　硫苦二〇·〇,苦丁(用陈皮、龙胆各五分豆蔻三分所浸之酒)二·〇,馏水二〇〇·〇,混和,一日三次,二日分服。

治脚气　硫苦二〇·〇,稀盐酸一·〇,馏水二〇〇·〇,混和,一日三次,二日分服。

治砂淋　硫苦一〇·〇,火硝一〇·〇,混和,分三次服,为一日之量。

按:硫苦为西医最常用之药,且其服法恒一刻钟服少许,使药力接续不断,其效尤易。

甘汞(Hydrargyrum Chloratum)(名亚格鲁儿汞,又名水银粉 Calomelas 即加路宋)

甘汞其制法种种不同,有以四分升汞与三分水银制成者,有以硫酸酸化水银三分,水银、食盐各一分制成者。为白色微带黄色之重粉末,在大气中不变化,酒精及依的儿皆可能溶解之。若着于黏膜及溃疡而呈腐蚀作用,以少量续内服,则现水银之固有作用而流涎。多服可通大便,少服亦可通小便。又善消除霍乱(西人名虎列拉)毒菌及梅毒入骨,遗传性梅毒。能制肠胃之发酵,故善治赤痢初起,小儿夏月下痢用之尤宜也。惟不宜与貌罗谟化合物、沃度化合物、含青酸之药物等同服。

治虎列拉　甘汞〇·二,乳糖〇·三,混和,为一包,每二十分钟服一包。

治脑充血　甘汞〇·五,乳糖〇·五,作一次服。

治赤痢　甘汞〇·五,乳糖三·〇,共分为四包,先服一包,与篦麻子油二〇·〇同服,然后每三时单服甘汞一包。

治遗传性梅毒　甘汞二・〇,白糖一〇・〇,分十五包,朝夕各服一包。

食盐(Natriun Chloratun)

食盐即格鲁儿加留谟,非海中所出之盐,火硝中所出之盐也。其咸亚于海盐,为硝之性善消善通,故食盐亦具通消之性,内服可促胃液分泌并百布圣之析出,以助淀粉性及蛋白性食物之消化。外用为注射料,可愈霍乱。当血脉闭塞之时以之注射于血管,其咸也能益血(血味咸),兼能除菌(凡毒物淹咸则毒减),而其流行性,又能通血脉之闭也。又用为灌肠料,可通燥结。以其通消之性,既能开结,而其咸寒之性,又能软坚润燥也。

抱水格鲁拉尔[①](Chloralum Hydratum)(又名绿养冰,又名作哥拉)

抱水系亚舍答儿亚尔垤非笃三格鲁儿之化合物,为无色透明菱角系之结晶,味微苦,有窜透性之臭气,为催眠药之最有力者。其性能麻痹脑筋,故能制止痫疯及诸般抽掣痉挛诸证。属剧烈之药,感触日光则呈酸性反应,在温处亦稍挥散,宜避日光在冷处贮藏。有心脏疾患者不可多用,一次之极量为二・〇,一日之极量为六・〇。

治小儿急惊疯　抱水一・〇,作一次服。

按:抱水治痫风,实强制其脑筋,不使妄行,药力歇后仍然反复。愚治痫风恒用抱水与臭剥、臭素、安母纽谟各一瓦,共研,分一次服,为一日之量,强制痫风不发。又每兼服中药,以除病根,愈者甚多,其法详于赭石条下。

---

① 水合氯醛

貌罗谟加留谟[①](Kalium Bromatum)
（一名臭素加里，省文臭剥）
貌罗谟安母纽谟[②](Ammonium Bromatum)
（一名臭素安母纽谟，省文臭铔）
貌罗谟那笃留谟[③](Natrium Bromatum)
（一名臭素那笃留谟，省文臭曹）

貌罗谟加留谟其原质为盐基，系貌罗与加留谟相合制成，为光泽白色之结晶性骰子形，味咸而兼辛，乃麻醉镇痉、镇疼药也。在神经系统能呈镇静作用，故为神经性诸病及癫痫病之特效药。至神经不眠、酒客谵妄、妊妇呕吐、产妇急痫、小儿急惊、痉挛蹈舞、遗精等证用之皆有效。然多用、长用，则伤胃肠，损记忆知觉，并黏膜肿，皮肤起疹。此为平和之品，寻常服量自一・〇至二・〇，若治痫疯初起，日服五・〇，至三周可渐增至一日一〇・〇。

臭素安母纽谟有无色结晶或白色结晶性之粉末，味同臭剥。臭素那笃留谟为白色结晶性之粉末，二药之主治与用量，大概与臭剥相同，以其皆为盐基之药也。因治法不同，其性亦微有异。那笃留谟不甚损人记忆知觉，伤胃则甚于臭剥。至安母纽谟则鲜害胃肠，故宜为臭剥那笃留谟之伍药，医者处方恒三者等分用之。

按：此三种药，统名貌罗谟亚尔加里盐，性原相似，而实以臭剥为主。愚恒单用之，功效颇著，以治梦遗不眠，可于临睡时服一瓦半。以镇诸疼可服两瓦，以治破伤后剧疼可服三瓦，使伤处麻

---

① 溴化钾
② 溴化铵
③ 溴化钠

痹其疼立止。若用其渐渐加多，以治痫疯之法，亦恒有效。然愚治痫疯，恒以西药治其标，中药治其本，则奏效尤速。至于治剧甚之呕吐，愚常用臭剥两瓦，再用赭石细末煎汤送之，较单用臭剥者更效验。

依的儿[①]（Aether）（一名伊打）

依的儿由硫酸及酒精制出，为无色透明流液，具有极强之挥发性，有特异之香气，尝之有热力，易于燃着，用时宜远火。其作用大半似阿罗芳谟，用于皮肤为局部之麻醉品，初觉灼热，继则清凉，又继则全无知觉。若由鼻吸其蒸汽，可使全身麻醉，其用法详于外科手术书。内服对于一切虚脱状态及忽然昏倒用之，可以兴奋回苏。又善治痉挛呕吐、诸般疼痛、胆石及石淋，用量三滴至五滴，服法或滴于白糖或盛于胶囊。

按：依的儿为麻醉之品，实具兴奋之性，猝然昏倒者服之，或可奏回苏之功，至虚脱之证其下脱者，或亦可用之。若其人孤阳上越，元气游离，现种种上脱之证，此药断不宜用。此等证阅山萸肉解自知治法。

哥罗芳谟[②]（Chloroformi）（又作哥罗芳）

哥罗芳谟为易于流动澄明无色之液，味热而甘。以化学家言之，其原质系三格儿美企儿。在皮肤上之作用类依的儿。然挥发之性少，故令人起清凉及失知觉之力，稍逊于依的儿。除依的儿之外，若吸其蒸汽为最佳之全身麻醉药。内服所主之证，亦与依的儿相同，服其少量，兼能流通血脉，其极稀薄之液（即哥罗芳谟水）为最良之防腐药。

---

① 乙醚

② 氯仿

治胆石　哥罗芳谟五·○，浓厚酒精四○·○，护谟和剂一五○·○，调和，日服三次，每次一食匙。

按：此方可兼治石淋。

治女子月经困难　哥罗芳谟五·○，樟脑○·○二，依的儿一·五，密儿拉丁一·五，护谟浆一·○，馏水五○·○，调和，每十五分钟服一食匙。

按：用哥罗芳谟等药俾人全身麻醉，以便手术，间有性命危险。西医研究其故，各有论说而纷不一致，以愚所见闻者，凡有危险多在气分虚弱之人。曾在邻村张家寨治一少妇，大气下陷证，服药十余剂始愈。隔二年又至其处，乃知此妇因手背生疮，西医欲用手术，先薰以蒙药，竟未苏醒。因其向日大气之陷者虽复，而其大气究欠充实也。愚所见闻罹此险者，非仅此人。而胸中大气之虚弱，大抵类于此人，欲施蒙药者，尚其有鉴于此，而先详核其胸中大气之虚实哉。

实芰答里斯叶[①]（Folia Digitalis）（俗名毛地黄，一作地治达利）

实芰答里斯叶系欧洲所产玄参科二年生草之叶，叶体绉缩而薄，为长卵圆形，长三十仙迷，广十五仙迷。为心脏强壮药，最有效力，镇制心机亢进，兼有利尿作用。于心脏诸病及炎性诸证，均为要药。用量一次○·○二至○·一五，极量一次为○·二。通常多为浸剂，药局制有实芰答里斯丁儿（酒也）。

治肺炎脉甚频数者　实芰叶浸（○·一至○·五）一○○·○，覆盆子舍一○·○，调和，一日间分四次服之。

治心脏衰弱脉数无力　实芰叶浸（○·五至一·○）一○○·

① 洋地黄

○,斯独落仿司丁几一·○,嗟舍一○·○,调和,分三次至六次服。

按:助心之药能使脉跳动有力,其跳动或因之加速,至治脉数之药或为麻醉之剂,或为退热之品,又皆能使跳动减数。至实芰答里斯能使脉搏舒缓,更能使脉体充实,真善于理心之药也。

斯独落仿斯精[1](Strophanthi)

斯独落仿斯丁儿[2](Tinctura Strophanthi)

斯独落仿斯精系白色结晶性之粉末。其原质存于热带亚斐利加所产夹竹桃科蔓生灌木之种之中,其作用颇似实芰答里斯。用于心脏筋肉衰弱,心脏瓣膜障害,肺叶肿胀呼吸有碍,肾脏发炎漉水不利者,皆为要药。其用量一次○·○○○二至○·○○○五。

斯独落仿斯丁儿系用斯独落仿斯丁一分,浸于酒精十分所制之黄色、苦味液,医者多用此代斯独落仿斯精。其用量一次二滴至六滴。

治肾炎水肿　斯独落仿斯丁二·一○,日服三次,每次五滴至十滴。

治加答儿肺炎　斯独落仿斯丁一·○至二·○,橙皮舍二○·○,馏水一八○·○,调和,日三次,每服用量一食匙。

安母尼亚茴香精(Spirtus Ammoniae foeniculatus)

安母尼亚茴香精为澄明微黄色或黄色之液,以入水中则如乳色之白,味微咸,有芳香之气,其原质存于鹿角茸中。鹿角茸之补

---

① 毒毛旋花子

② 1%毒毛旋花苷溶液

力，赖有阿母尼亚火山之旁亦可取之制以茴香，则温补之力愈大，服之如饮醇酒，令人面色顿红，是以脑寒亏血者宜之，寒痰留滞者宜之。其用量自五滴至十滴。

治小儿吐泻　安母尼亚茴香精一〇·〇，依的儿精一〇·〇，调和，半时服三滴至七滴。

治肺脏萎缩　安母尼亚茴香精二滴至五滴和于馏水而用之。

安息香酸那笃留谟[①]（Natrium Beuzoicum）

本品由安息香酸精制而出，为无色无晶形或结晶性粉末。盖安息香酸为安息香脂主要之成分，占芳酸类之第一位。有防腐灭菌之功效，而内服则刺激黏膜诱起炎证，吸入其粉末则喷嚏咳嗽。制为那笃留谟则无斯弊，且能利痰、治尿酸，兼有助人兴奋作用。其用量每次〇·三至一·〇。

治小儿吐泻　安息香酸那笃留谟〇·五，再馏酒精二·〇，单舍一五·〇〇，馏水一〇〇·〇，共调和，每一时服一小儿匙至二小儿匙。

含糖白布圣[②]（Pepsinum Saccharatum）

含糖白布圣系吃乳小猪、小牛之胃液，搀糖制成白色淀粉，味甘性微温。最能增益胃液消化饮食，为最和平之品，多服少服皆可。然日日服之以化食，则脾胃生依赖性，将有不服之，即难于化食之时，若欲久服者，以健补脾胃之药辅之，则无斯弊。

按：白布圣消食之力仍不如鸡内金，然加以糖制，其味甘甜虽似淀粉，水沃之仍为清液，以治小儿最易服食。愚恒用生山药末熬粥送服此药两瓦，最能治虚劳发热，或喘或嗽，或饮食不化乳

① 安息香酸钠
② 胃蛋白酶

靡，身体羸瘦。若不能多服粥者，可煮生山药浓汁与此药同服。

石碳酸（Aciduma Carbolicum）

本品自石碳中制出，系细长尖锐无色之结晶，相集团结而为块，有特异之臭气及如烧之味，为防腐消毒最要之药，制止发酵之力最强。以本品或浓厚溶液接触于皮肤黏膜，则局部呈白色而失感觉，终则成为痂皮而剥离。遇胃肠异常发酵及糖尿等可内服，一次之极量为〇·一，一日之极量为〇·三。外用于诸般创伤之疗法，以百分三之溶液为制造绷带之料，百分五之溶液为外科手术及器械消毒之用。然内服之时，往往起中毒作用，侵神经中枢，由呼吸器麻痹而致死。其吸收于创伤或黏膜者，亦往往起中毒证状，是不可不注意者也。

治顽癣　石碳酸五·〇，橄榄油一〇〇·〇，调和为涂擦料。

硼酸（Acidum Coricum）（又作硼强酸）

硼酸即由硼砂制出，为无色鳞片状结晶。其性之凉过于硼砂，而其防腐消毒之力亦胜于硼砂，故能制肠胃异常发酵，消化不良，润大便利小便，除膀胱脓性炎。以之吹于咽喉，敷于皮肤可愈肿疼。和软膏以敷溃，排脓生肌。与皓矾同用，又可为点眼药。原为平和之品，过服能令人呕吐。其用量〇·五至一·〇。外用洗涤含漱，防腐或消炎，每水一〇〇·〇可加药二·〇。

治咽头加答儿　硼酸九·〇，馏水三〇〇·〇，调和，含漱。

治诸般热性疮　硼酸二〇·〇，华设林八〇·〇，为膏敷之。

治热性眼疾　硼酸二·〇，皓矾一·〇，和以水一〇〇·〇，点之。

单宁酸（Acidum Tannicum）（名鞣酸）

本品为黄白色无晶形粉末，或为带光泽鳞屑片，有最强收涩之味，感触日光即渐呈黄色，或褐色。其原质存于没食子及五倍子中。其收涩之性能止一切血证，凝固血液及分泌之蛋白质。又善治淋证久不愈者。不宜与铁剂、金属盐类、胶类等混合用，恐成不溶性之化合物。

治肾脏炎，尿中多含蛋白质或兼尿血证者，用麦角〇・三，单宁酸〇・〇三，护谟散〇・五，混合为一包，与以六包，一日服三次，每次一包。

单那尔并[1]（Tannalbinm）

本品为黄褐色无味之粉末，系蛋白质化单宁酸而成。服之不甚溶解于胃中，至肠始分解为蛋白质及单宁酸，呈单宁酸之收敛作用，故不害胃之消化机能，为肠之收敛药。本品淡而无味，适于小儿之治疗。专用于大小肠加答儿肠滤囊之溃疡转机（下痢脓血黏膜腐烂者，为肠溃疡转机者，转而有生机也），夏期小儿之下痢等证。其用量每次〇・五至一・〇，小儿斟酌少用。

治小儿急性消化不良　单那尔并〇・五为一包，与以六包，每服一包，二日分服。

硫酸亚铅[2]（Zincum Snlfuricum）

本品为硫酸化铅而成，系无色透明棱柱形结晶，或细针形结晶，微有酸涩之味。其性于无恙之皮肤不呈作用，然有与蛋白质化合之性，能与分泌物及固有之蛋白体共成蛋白质化铅，是以能限制分泌而奏治炎证之效也。此药内服者少，外用之处极多，奏效亦显著。以一分溶解于水五分，对于顽性及出血之溃疡，各黏膜之糜烂性及肉芽性黏液漏等，用为涂敷剂及绷带药，其稀薄者

---

① 鞣酸蛋白

② 硫酸锌

之溶液对于鼻黏膜之疾患,可吸入鼻中。对于慢性耳漏,则注射于耳中。对于急性后之淋证,则注射于尿道。对于慢性膀胱炎及膀胱出血,则注射于膀胱。对于咽喉黏膜之疾患,又可为含漱药。其溶液稀者,又可为点眼药。其内服之量,每次〇·〇一至〇·〇二。

按:硫酸亚铅点眼甚佳,善去胬肉及风泪眼疾。先用温水溶化,用少许点眼上,若觉疼再搀以水,以点后微疼为度。

几阿苏(Krcosatum)(蒸木油即结列阿曹笃)

几阿苏以精馏山毛榉树干蒸而得之,色浅黄与洋橄榄油相似,味微辛似有烟熏气味。每百分中含有怪阿寇六十分,几苏四十分,故名几阿苏。常用者多由煤滷而得,力稍弱。此药最有防腐之力,为肺病结核劳嗽之特效药。其抑制腐败发酵之力远胜于石碳酸,其一次极大之用量为〇·五,一日极大之用量为一·五。

按:几阿苏为治肺病第一要药。愚恒用几阿苏、甘草末各六瓦,镜面朱砂三瓦,混和,分作一百二十丸,每服四丸,渐加至六丸、七丸,日服三次,以治肺劳咳嗽结核,再以治肺病之中药汤剂与之,并用之屡奏奇效。

过满俺酸加里[①](Kalium Permanganicum)(一作锰强钹又钹锰上矾)

本品为棕色积柱形结晶,有金属样光泽,遇潮则发酵,变其原质。以之敷于肌肤,发剧强之灼热,大有防腐解毒之功,兼能逐除恶臭,为洗涤恶臭溃疡之防腐药。洗涤之水用千分之一至千分之五。内服可治糖溺证、闭经。

---

① 高锰酸钾

治恶臭鼻渊　过满俺酸○·二，馏水五○○·○，调和，为吸入料。

百露拔尔撒谟[1]（Balsamum Peruvianum）（一名必鲁脂）

百露拔尔撒谟系美国一种蛾形花科属树皮部所得之物，制成暗褐色之液，香气佳快，味辛而带苦。外敷善扫除疥癣，消灭毒菌。

治白秃方　百露拔尔撒谟五·○，酒精一○·○○，混和，为涂敷料，一日二次。

麦角（Secale Coruntum）（耳卧达，一名了葛，又名霉麦，又作麦奴）

麦角系霉麦上所生之菌，长约寸许，粗如韭莛，微弯似角形，色紫黑有竖纹，作瓦垄形。尝之余味微辣，具有收敛之力，能制止诸脏腑出血，而以二便下血及女子血崩尤效。然多服之能激动子宫使之瘈疭，若有孕者，胎转被逼而出。制为流膏可皮下注射，外用于直肠脱痔疾等，为坐剂而用之。系剧烈之品，大者一枚研细，可作三次服。若制为越几斯服之，一次之极量为○·二，一日之极量为○·六。

治女子血崩月经过多　麦角○·五至一·○，白糖二·○，共研细，分三次服，为一日之量。

麦角制为越几斯（膏也，亦名耳卧达），有浓稀二种。浓者即麦角越几斯，宜于丸剂，稀者名麦角越几斯流膏，一名霉麦耳卧达水膏，宜用于水调服及注射料，二种皆褐色。

---

① 秘鲁香胶

治肺出血　麦角越几斯一·○，单宁酸一·○，阿片末一·三，用甘草末为丸，二十粒，每三时服二粒。

治流产血崩便血　麦角越二·○，用甘草末调之适可，为丸，分作二十丸，每服一丸，日服三次至四次。

治吐血衄血　麦角越一○·○，芳香硫酸一○·○，调和，以十滴至三十滴和于一酒杯之水，频频饮之。

治一切血证注射法　麦角流膏二·○，馏水八·○，为皮下注射，半筒至一筒，血淋禁用。

按：麦角治血证，注射较内服尤效。然其效处在能收缩诸血管，使之细小，此纯属治标之品，遇血证之剧者宜用之，以收目前之功，而继用治本之药，以清其本源，使病因之根柢划除，血证自永愈矣。

斯智普智珍功用似麦角，而较为优胜，乃麦角之新制剂也，其用量同于麦角。

按：麦角愚尝嚼服小者一枚，以试其药力，服后移时觉会阴穴处有收缩之力。由此知其收敛血管之力必甚大，所以善止下血。曾治一妇人，因行经下血不止，经医多人，诊治逾两旬，所下之血益多，已昏厥数次矣。及愚诊视，奄奄一息，已不言语，其脉如水上浮麻，不分至数。遂急用麦角寸长者一枚，和乳糖研粉，又将拙拟固冲汤（载方剂篇八卷）煎汤一大钟送服，其血顿止，由此知麦角之能力。后则屡次单用之，以治下血亦颇能随手奏效。至其流动稀膏之注射，愚未尝用，乃因注射生弊。愚尝治愈两人，一人年近三旬，因大便下血甚剧，西医注射以流动麦角膏，其血止之后，四十余日未能起床，自觉腹中气化不通，肢体异常酸懒，饮食减少，有日甚一日之虑。诊其脉象沉涩，知系瘀血为恙也。俾日用三七细末三钱，空心时分两次服下，服至三日后，自大便下瘀血若干，其色紫黑，至五日所下之血渐少，至七日大便已不见血矣。从此停药不服，病亦遂愈。

又治一妇人，年过三旬，因患血崩，经西医为之注射流动麦角膏后，其血即止。血止之后，亦月余不能起床，饮食减少，将成劳疾。诊其脉涩而无力，亦俾日服三七细末，后亦下瘀血若干而愈。夫服麦角者不至瘀血，而制为稀膏注射恒多瘀血者，盖因所注射之量过当也。若预防此弊，当于注射之后，即服三七末数次，自能安然无恙矣。愚因治此两证后，再用麦角末为人治下血，止后亦俾服三七末数钱。愚向有中西药原宜相助为理之论，载于医论篇二卷。今观三七之与麦角不益确然可信欤。

醋酸铅（Piumdum Acet-cum）（铅糖，一名铅霜，又作铅醋矾）

醋酸铅为针状板状之白色结晶，其酸而兼甘，在铅化合物中占最要之地位。欲用金属药收敛者，多用之。为其收敛之力最优，故善止血，于肠胃出血、咯血等用之皆有特效。外用为含漱剂、灌剂、点眼水。在药局为制造铅醋之用，制造诸铅盐类亦用之为基本。其用量一次之极量为〇·一二，日之极量为〇·三，其接触大气之时，往往吸收碳酸，宜密栓贮藏之。

治吐血　铅糖二·〇，盐莫〇·一，白糖二·〇，合研，分作十包，每二时服一包。

治急性肠加答儿　铅糖〇·五，馏水一〇〇·〇，混和，用三分之一，以摄氏三十八度温之，为一次灌肠料。

按：醋酸铅之力长于治吐衄，以其质重坠且性凉也。尝治一少年，仲春吐血，为调方治愈。次年仲春病又反复，其脉象弦硬，左部又弦硬而长。知系肝木承旺过于上升，而血亦随之上升也。遂用广三七细末三钱，搀以醋酸铅十分瓦之三，俾分作三次服，再用生杭芍八钱，甘草三钱，煎汤送下（汤药递煎三次，以送三次药末）。服药二日，其血即止。又为开柔肝滋阴药，俾再服数剂，以善其后，至今三年病未反复。盖醋酸铅为金属之药，能制木又复凉而重坠，原与吐衄之证相宜，更伍以最善治吐衄之三七，而又用凉肝之芍药，缓肝之甘草煎汤送服，是以效也。

沃度仿谟[①]（Jodoformium）（即沃仿末，又名碘碘）

沃度仿谟为金样光彩黄色小叶状结晶，味淡微甘，有烧臭气，系沃度之化合物。在治疗上有最确实之防腐功效。内用现和缓之沃度作用而稍呈麻醉作用。其用量一次极量为○·二，一日之极量为○·六。外用宜作软膏敷于疮面。于疮伤疗法尤为重要之药，绷带料多用之。

治脓疡　碘碘五○·○，依的儿二五○·○，酒精七五○·○，混以浸五○○·○之脱脂棉，燥后为充填疮孔之用。又碘碘一○·○，偏里设林一○○·○，调和，为疮孔注射药。又碘碘一·○，依的儿一○·○，混和，为涂布料。

沃度加留谟[②]（Kalium jodatum）（旧译铰碘，省文沃剥）

沃度加留谟为白色干燥方形结晶，有特异之辛咸味。其原质存于海水及海产动植物或矿泉。制法于加里海液中，溶解沃度，同时取其生成之沃度酸盐，以木炭还原之而成，在变质药中独占最优之品。故凡瘰疬、瘤赘、结核、流注、胃癌（即胃口长疙瘩，致胃窄隘有碍饮食，在胃上口者成膈食，在胃下口者成反胃）改变形质之证。服之皆能变还原质，以治梅毒始二三期，皆著确实功

① 三碘甲烷（碘仿）

② 碘化钾

效。凡脏腑炎证久服他药不愈者，可服此药，久之皆能愈也。

治瘰疬方　沃剥一〇・〇，龙胆末三〇・〇，混和，分作七十二丸，每服三丸，日服三次。

按：此方去龙胆末，并治胃癌。胃癌在胃上口为膈食，在胃下口为倒食。按此分服分量，水溶化服之。

治梅毒方　沃剥八・〇，硫苦三・〇，苦丁五・〇，馏水一五〇・〇，混和，溶化贮封，分十六次服，日服三次。

沃度丁儿（Tinctun jodi）（旧译海碘酒）

本品为暗褐色有沃度之液臭气，系用沃度所制之酒，内服者甚少，外用之涂敷则甚广，若肋膜炎、关节炎、横痃、癫癣等皆为涂敷料。若内服，一日数次，每次一滴至三滴，可治妊妇呕吐，此属剧烈之药，宜密贮置冷处。

重碳酸那笃留谟[①]（Natrium Bicarbomcum）（省文曰重曹）

本品为白色之结晶块或粉末，乃亚尔加里类金属之化合物。对于消化器之加答儿性疾患等，用之最多。较诸留谟盐为无害，为亚尔加里药中首屈一指之药物。善治胃酸分泌过多，食后吞酸，消化不良。盖其性与碱相近（可作碱用），故能治胃肠异常发酵也。其用量每次用〇・五至二・〇。

骨拜波拔尔撒谟（Balcamamam Copaivae）（英名哥拜巴油）

骨拜波拔尔撒谟为热带南美利加所产决明科之树脂。西人

① 碳酸氢钠

谓树脂为拔尔撒谟，其色淡黄或作褐色，其味苦而兼辣，微有香气。为治淋第一要药，能护水道黏膜，颇有防腐之力。其用量每次一·〇，日三服。

按：骨湃波为治淋良药，而对于初起有热性者尤宜。愚恒用甘草末调之，适可作丸，桐子大，朱砂为衣。每服二十丸，日三服。以治淋证初起极效。若淋证带血者，可用鲜小蓟根煮汤送服。

荜澄茄末（Pulvis Cubedae）

荜澄茄似胡椒之末，成实者气味亦类胡椒，而不若胡椒之热，其苛辣刺激之性亦减于胡椒。至西人所制之末，又兼甘苦之味。本是中药，西人用之以治淋证、白浊及女子白带甚效。且有利小便之功用，并治膀胱内皮发炎，日久不愈。其用量每服二·〇至四·〇，日三次。若小便因热不利者，宜少用。

按：荜澄茄性平，宜于慢性淋证，若久不愈者，可用荜澄茄六瓦和以骨拜波三瓦为稠膏，为一日之量，分三次服。以治白带亦甚效。

白檀油（Olenm Santali，又作檀香油）

白檀油者，为微黄色稠厚之油，系前印度及印度群岛所产之槟科白檀木心蒸馏而得之发挥油也。其香气特异而窜透，长久留存，稀释之芳芬似蔷薇味，苛烈稍苦。对于急性淋疾及淋毒性膀胱炎奏效较著。一日三次，每次二十滴，少和以薄荷油而用之，或以其二·〇入于胶囊，日服二次，服三个至五个。

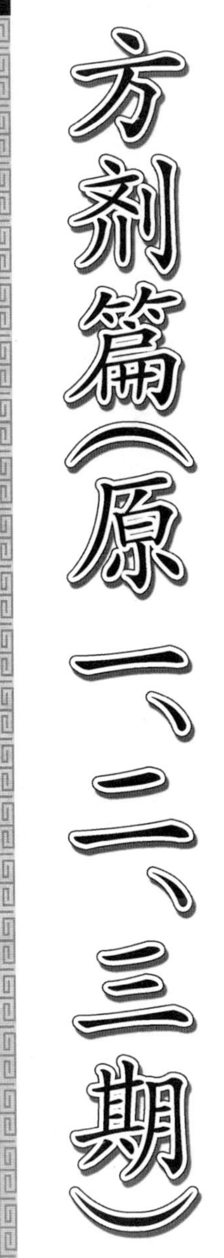

方剂篇（原一、二、三期）

张序

吾友寿甫张君，宿学士也。自幼读书即不落恒蹊，长而好学，笃志近思，一字一句不容放过。于六经类多深造，而尤邃于《易》，曾衍有图说，以发前人未发之奥。夫《易》由四圣以成，而吾友探赜索隐，别具神奇，非大聪明曷克语此。尝见以文会友，谈妙理，揭精蕴，举座倾听，共相首肯，知其得力者深也。方今大重算学、天元代数诸书，耐人寻味，实费人研究，而吾友一见即解。因著书立说，教课生徒，多所成就。凡此固天资高，亦由学力到也。名为实之宾，吾友能励躬行、尚节义、立廉隅，修于己、闻于人，虽身为布衣，而于流俗之披靡，殊有整顿，诚者物之终始，不诚无物。吾友天性谅直，无稍涉虚浮，忠信为本，实事求是，此其所以进德，即其所以立业也。今夫人有文固贵，有本能知尤贵。能行博雅弘通之士，当持论剀切，非不娓娓动人，及征诸日用之地，宣于口者不能体诸身。以视吾友之本末交修、知行并进，岂可同日语哉？其诵读余暇，兼及医学，于中西方书，搜阅极博，而生平得力，实在乎《本经》、《内经》。恒因经文一二语，悟出无限法门。故其临证，手到病除。即病势重危，群医束手，一经诊视，立能回春。然此特吾友之绪余，初非以此见长也。迨夫阅历日久，其经验良方，不忍抛弃，爰成斯编，质诸同好。志在济人，情殷觉世，指迷津，普慈航，一片婆心，唤醒梦梦。是不独收效于当时，尤将流泽于后世也。虽然天性发为文章，事功根于学问。吾愿览斯编者，不以医视医，而以经术视医。审其制方之精义，用药之要着，化裁通变，方智圆神，于以见医学精华之流露，即以见六经精华之流露也，而吾友之深于经学彰彰矣！乃知道明德立之儒，不为良相必为良医。利用厚生之道与起死回生之能，其事异，其理同也。

宣统二年季春愚弟张慎敬亭氏敬序

袁 序

夫古者《神农本经》实为药性之真诠，轩辕《内经》穷尽阴阳之奥旨，于以叹圣神首出，不但利济一时，实能利济万世也。至汉张仲景得伊圣汤液经，更上溯《本经》、《内经》之精义，著《伤寒》、《金匮》两书，医学于以大备，后世论医学者推为正宗。但《本经》、《内经》，医者多因其文字艰深，义蕴难窥，束阁不观。《伤寒论》及《金匮》，医者又多畏疑其方而不敢轻试。虽晋唐迄今，诸名家立论，咸遵古训而阐发《本经》、《内经》及《伤寒》、《金匮》，诸书仍多余蕴。至独出己见更能发前人所未发，则行世方书中诚不易觏也。吾友张寿甫君，盐山博雅士，素有穷经工夫，于《本经》、《内经》及仲景以后诸名医著作，莫不探索其精奥；又兼通西人医学及西人化学之理，亦恒运用于方药之中。是以生平临证疏方，活人无算；于内伤、外感诸要证，无不应手辄效。而其屡试屡验之方，久而恐其遗失，辄于方后各加诠解，并附载紧要医案，缉为八卷，名曰《医学衷中参西录》。实能阐发前人所未发，更能融汇中西为一致，见者争相传抄。予于春杪客京师，适见抄本，读阅一过，惊为当时医学中有一无二之著作。函劝于内务部，呈请立案，公诸世界。君韪予言，内务部果批准有著作权，而君仍未敢自信也。于夏季正自录真本，并细加研思，夜以继日，心力疲甚，不觉睡去。梦升讲台，对大众演说医理，忽有人捧一冠，若南海大士所戴莲花冠形，为加于首。醒后恍悟曰：此中殆有神灵欲我速成此书，以普济群生也。遂觉精神奋发，顿忘其劳，而付梓之意亦决，并委予以参订。予虽不习医，然十年作吏，于民间疾苦时，恫瘝在抱，颇志同而道合焉。古人云：上医医国。又云：为医等于为相。君之大著，钦佩已深，故乐得而赞成之。

民国六年季秋奉天桓仁愚弟袁澍滋霖普序

苏　序

先王以不忍人之心，行不忍人之政。医书之作，其具不忍人之心乎！生命至重也，辨证不清，投剂多误，时有因此而戕贼人者。斯道也，非寝馈于古今中外各名家诸书，悉书抉择，独辟机缄，不足以问世；非洞明阴阳、气运、虚实、表里之理，尽人合天，如见肺肝，不足以临证。以故神农、黄帝而后，以医学著者，若扁鹊、若仓公、若张仲景、若王叔和，仅间世一出，岂彼苍有所秘惜欤？诚以医理精微，空谈易，实施良难也。若本其生平之著作，施用于临证之际，而皆能得心应手者，诚旷世不一睹也。仆于往岁有志医学，涉猎群书未竟其事。因西学发明太阳不动，地球绕转之说风行一世，详究其理疑义丛生，因疑生悟，由是研究天地学历十余寒暑，未暇兼顾医学，而倾慕之心仍未有已也。民国五年秋，以自制天地模型入都呈准，大部适有盐山张寿甫先生函寄医书，原稿八卷，签题《医学衷中参西录》，且云拙作本怀救世之心，深恐己误误人，请校正焉。翻阅数过，观其审证精详，立方确当，究药性之宽猛，以老幼强弱为标准，不拘拘成法，不趋于险路，诚所谓独辟机缄如见肺肝者也。以之问世，临证必不胫而走。但仆于医学，粗知津涯，何足负校正之责！必质诸高明，始不负寿甫先生济世之苦心。遂于民国六年春，与同社友张君钟山、姜君指欧，代为呈部注册。立案回奉后，即乞医学研究会正、副会长高振铎、王松阁两先生暨精于医术诸同人，详加校正，不惟人人称绝，凡遵其方施治者，莫不立起沉疴，是真能振兴医学，大有进化者矣。于是遂与同社友集资代付剞劂，以公诸同好，俾百万苍生群跻寿域，则于不忍人之心庶乎近焉。书成后，爰书数行于编首，以志巅末。

中华民国七年三月九日苏中宣明阳氏序于沈阳天地新学社

自 序

人生有大愿力，而后有大建树。一介寒儒，伏处草茅，无所谓建树也，而其愿力固不可没也。老安友信少怀，孔子之愿力也；当令一切众生皆成佛，如来之愿力也。医虽小道，实济世活人之一端。故学医者，为身家温饱计则愿力小；为济世活人计则愿力大。而此愿力之在锡纯，又非仅一身之愿力，实乃祖训斯绍也。锡纯原籍山东诸城，自前明迁居直隶盐山边务里，累世业儒。先祖友三公缵修家乘，垂训来兹，谓凡后世子孙，读书之外，可以学医。盖即范文正公“不为良相，必为良医”之意也。锡纯幼时，从先严丹亭公读书，尝述斯言以教锡纯。及稍长，又授以方书，且为指示大意。谓诵读之暇，游艺于此，为益良多，且又遵祖训也。特当时方习举子业，未能大致力于斯耳。后两试秋闱不第，虽在壮年，而淡于进取。遂广求方书，远自农轩，近至国朝著述诸家，约共搜阅百余种。知《本经》与《内经》，诒之开天辟地之圣神，为医学之鼻祖，实即为医学之渊海也。迨汉季张仲景出，著《伤寒》、《金匮》两书，为《本经》、《内经》之功臣。而晋之王叔和，唐之孙思邈、王焘，宋之成无己，明季之喻嘉言，又为仲景之功臣。国朝医学昌明，人才辈出，若张志聪、徐大椿、黄元御、陈念祖诸贤，莫不率由仲景上溯《本经》、《内经》之渊源，故其所著医书，皆为医学正规。特是自晋、唐迄今，诸家著述，非不美备，然皆斤斤以传旧为务，初未尝日新月异，俾吾中华医学渐有进步。夫事贵师古者，非以古人之规矩、准绳限我也，惟藉以瀹我性灵，益我神智。迨至性灵神智洋溢活泼，又贵举古人之规矩、准绳而扩充之、变化之、引伸触长之，使古人可作，应叹为后生可畏。凡天下事皆宜然，而医学何独不然哉！锡纯存此意念，以孜孜研究医学者有年，偶为人疏方，辄能得心应手，挽回沉疴。时先慈刘太君在堂，锡纯恐温清有缺，不敢轻应人延请。适有以急证相求者，锡纯造次未遽应。先慈谓锡纯曰：病家盼医如溺水求援，汝果能治，宜急往救之。然临证时，须多加小心，慎勿卤莽误人。锡纯唯唯受教，自此临证者几无虚日，至今十余年矣。今汇集十余年经验之方，其屡试屡效者，适得大衍之倍数。方后缀以诠解与紧要医案，又兼采西人之说与方中义理相发明，缉为八卷，名之曰《医学衷中参西录》。有客适至，翻阅一过而问曰：观子之书多能发前人所未发，于医学诚有进化。然今凡百事皆尚西法，编中虽采取西人之说，而不甚采取西人之药，恐于此道仍非登峰造极也。答曰：中华苞符之秘，启自三坟，《伏羲易经》、《神农本经》、《黄帝内经》是也。伏羲画《易》，在有文字之前，故六十四卦止有其象，而能包括万事万物之理，经文王、周公、孔子阐发之，而犹有余蕴。《本经》、《内经》之包括医理，至精至奥，神妙无穷，亦犹《易经》之包括万事万物之理也。自周末秦越人后，历代诸贤，虽皆各有发明，而较之三圣人之阐发《易经》，实有不及，故其中余蕴犹多。吾儒生古人之后，当竟古人未竟之业，而不能与古为新，俾吾中华医学大放光明于全球之上，是吾儒之罪也。锡纯日存斯心，孜孜忘老，于西法医学，虽尝涉猎，实未暇将其药饵一一试验，且其药多系猛烈之品，又不敢轻于试验，何能多采取乎！然斯编于西法非仅采用其医理，恒有采其化学之理，运用于方药中者，斯乃合中西而融贯为一，又非若采用其药者，仅为记问之学也。特是学问之道，贵与年俱进，斯编既成之后，行将博览西法，更采其可信之说与可用之方，试之确有效者，作为续编。此有志未逮之事，或即有志竟成之事也。

己酉孟春盐山张锡纯寿甫氏书于志诚堂

例言

一、发明药性之书，始于《神农本经》。其书为有文字之后第一书（《易》虽在先，其时犹无文字），简策之古可知。其书共载药三百六十五味，以象周天之日数。分上中下三品，上品者养生之药也；中品者治病之药也；下品者攻病之药也。各品之下，皆详载其气味与主治，明其气味，主治之理亦即寓其中矣。而药性独具之良能，又恒有出于气味之外者，古圣洞彻精微，皆能为之一一表出，此在医学中，诚为开天辟地之鼻祖也。乃后人识见短浅，凡于药有独具之良能，不能以气味推求者，皆删去不载。如桂枝治上气吐吸（吸不下达即吐出，即喘者之不纳气也）甚效，《本经》载之，而后世本草不载也。山茱萸治寒热往来（肝虚极者之寒热往来）甚效，《本经》载之，而后世本草不载也，若此者不胜举。愚每观至此等处，恒深为惋惜，故斯编于论药性处，皆祖述《本经》，而于后世本草不轻采取也。或有疑其未载明入何脏腑及何经络者，不知其所主何病，即知其药力能至何处。究之服药后，药随气血流行，无处不到，后世之详为分疏其脏腑经络者，似转贻学者以拘墟之弊也。

二、阐发医理之书，始于《黄帝内经》。其书系黄帝与其臣岐伯、伯高、鬼臾、雷公相问答之词，分为《素问》、《灵枢》。《素问》大旨以药治病，《灵枢》大旨以针灸治病。特其年远代湮，不无残缺。古时相传多以口授，尤易亡失，故晋皇甫谧言其书不完全，宋林亿疑其书有伪托。且仲景《伤寒论》序谓，撰用《素问》九卷，今《素问》二十四卷，其中有伪托可知。然其醇粹之处，确乎贻之圣神，继非伪托者所能为。即如以针灸治病，此时为东西所共认，设非古圣开其始，后世能创造乎？即西人之细讲剖解者，能创造乎？是以读《内经》之法，但于其可信之处，精研有得，即能开无限法门；其不可信之处，或为后世伪托，付之不论可也。此孟子所谓，书难尽信之义也。乃今之偏重西法者，不于《内经》可信之处费心研究，但于其不可信之处极力指摘。推其意见，直谓《内经》真本久失，所传于世者皆系伪托。有斯理乎？夫我四万万同胞，皆黄帝之子孙也，以祖宗嘉惠后人之典册，不知抱残守缺，倍加爱护，而转欲弁毛弃之，此真令人可发浩叹者也。故斯编于各门中，祖述《内经》之处甚多，而于后世医书之祖述《内经》者，若《难经》，若《伤寒》、《金匮》诸书，亦偶有所采取焉。

三、斯编所载之方，多系拙拟，间有用古人成方，亦恒有所加减，或于方中独有会心之处，亦偶载其方而详为疏解。又于各门方后，附录西人恒用之效方，及西药试之果有实效者。至论脏腑经络之处，恒兼取道家之说，以其授受有自来也。又间采西人之说，以其剖验有实考据也。

四、西人于脏腑剖验虽精，而仍有未能剖验之处。人之脏腑有气、有血、有功用、有性情，西人剖验之学，详于论血，略于论气，能明脏腑之功用，未识脏腑之性情，究于医学未臻醇备。斯编论脏腑之气血及其功用、性情，不但多为西人所未发明，即汉晋以来名医亦多有未发明者。

五、西人之药喜用猛烈之品，吾中华服之恒与脏腑有不宜，诚以西人多食肉，吾人多谷食，自幼养料既异，脏腑之性质即因之有异。斯编于用西法处，恒取其化学之理，运用于医理之中，而自处方药即间有引用西药之时，亦必其性稍和平，不至含有猛烈毒性者。

六、古人用药，多是煎一大剂，分三次服下，病愈不必尽剂，不愈者必一日服尽。此法今人不讲久矣。愚治伤寒、瘟疫与一切急证，必用此法。盖治此等证，势如救火，以水泼之，火势稍减。若不连番泼之，则火势复炽，而前功尽弃。若治他证，不必日服药三次，亦必朝夕各服药一次（煎渣再服可权作一次），使药力昼夜相继，见效自速也。

七、富贵之家服药，多不用次煎，不知次煎原不可废。慎柔和尚治阴虚劳热专用次煎。取次煎味淡，善能养脾阴也。夫淡气归胃《内经》曾言之，淡能养脾阴之义，原自淡气归胃悟出，而其所以然之故，人仍多不解。徐灵胎曰：洪范言五行之味，水曰润下，润下作咸；火曰炎上，炎上作苦；木曰曲直，曲直作酸；金曰从革，从革作辛，皆直言其物之本味。至于土则变其文曰：土爰稼穑，稼穑作甘。盖土本无味，借稼穑之味以为味。夫无味即是淡，故人脾胃属土，凡味之淡者，皆能入脾胃也。又按：治阴虚专责重于脾，人亦多不解。陈修园谓：脾为太阴，乃三阴之长。故治阴虚者，当以滋脾阴为主，脾阴足，自能灌溉诸脏腑也。

八、白虎汤中用粳米，古方生用，今人亦生用。至谓薏米、芡实、山药之类犹粳米也。诸家本草多注炒用者，为丸散计耳。今人用之入汤剂亦必炒熟，殊令人不解。惟专用以健脾胃或可炒用，若用以止泻利即不宜炒。盖生者汁浆稠黏，可以留恋肠胃，若炒熟煮之，则无汁浆矣。至于用以滋阴，用以淡渗，则不宜炒熟，尤彰彰明矣。

九、今之党参即古之人参，为其生于山西之上党山谷，故曰党参。而生于山西之五台山者尤佳，故又别之曰台党参。与今之辽东人参原非一种，而气温性和，实较辽人参为易用。且其价又甚廉，贫家亦可服用，诚济世之良药也。今辽东亦多有此药，不必皆生于山西。然必参皮作横纹，若胡莱菔之纹，而更密于胡莱菔之纹者，方为野山自生之参，用之以代人参甚有功效。若无横纹，系土人种植之物，不堪用也。又斯编方中所用人参，皆可用野党参代之，而不可用辽东秧参代之。辽东秧参俗名高丽参，其性燥热，不宜轻用，而用于伤寒、瘟疫诸方中，尤非所宜。又有潞党参，皮色微红，生于潞安紫团山，故又名紫团参。其补力亚于台党参，而性平不热，用于气虚有热者甚宜。

十、黄耆入汤剂生用即是熟用，不必先以蜜炙。若丸散剂中宜熟用者，蜜炙可也。若用治疮疡，虽作丸散，亦不宜炙用。王洪绪《证治全生集》曾详言之。至于生用发汗、熟用止汗之说，尤为荒唐。盖因气分虚陷而出汗者，服之即可止汗，因阳强阴虚而出汗者，服之转大汗汪洋。若气虚不能逐邪外出者，与发表药同服，亦能出汗。是知其止汗与发汗不在生熟，亦视用之者何如耳。

十一、石膏寒而能散，以治外感有实热者，直同金丹。《神农本经》谓其微寒，则性非大寒可知。且谓其能治产乳，则性情纯良可知。世人多误认为大寒而煅用之，则辛散之性变为收敛（点豆腐者必煅用，以其能收敛也）。用于外感有实热者，至一两即能伤人，因外感之热宜散不宜敛也。乃重用煅石膏而偾事者，不知其误在煅不在石膏，转谓煅用之而犹猛悍如此，则不煅者更可知矣。于是遂视用生石膏为畏途，即有放胆用者，亦不过七八钱而止。夫石膏之质甚重，七八钱不过一大撮耳。以微寒之药，欲用一大撮以挽回极重之寒温，又何能有大效？是以愚治外感有实热者，轻证亦必用至两许。若实热炽盛，又恒重用至三四两，将药煎汤数盅，分三四次温饮下，欲以免病家之疑，且欲其药力常在上焦，而寒凉不侵下焦致滑泻也。盖石膏生用，以治外感实热，断无伤人之理，且放胆用之，亦断无不能退热之理。特是坊间轧细之石膏多系煅者，即方中明开生者，亦恒以煅者充之，因煅者其所素备，且又自觉慎重也。故凡用生石膏者，宜买其整块明亮者，自监视轧细方的。

或问：同一石膏也，何以生用之则能散，煅用之则性之散者骤变为敛乎？答曰：石药之性与草木之药不同，恒因煅与不煅而其性迥异。如丹砂无毒，煅之即有毒，煅石作石灰，其燥烈之性顿发，以水沃之其热如火。石膏原硫、氧、氢、钙化合而成，煅之则硫、氧、氢皆飞去，所余之钙已变为石灰，黏涩异常。是以烧洋灰者，必多用石膏，洋灰岂可服乎。故凡煎石膏，其渣凝结于罐底者，即系煅石膏，其药即断不可服。

十二、细辛有服不过钱之说，后世医者恒多非之，不知其说原不可废。凡味辛兼能麻口之药，若花椒、天雄、生半夏，大抵皆有此弊，不但细辛也。盖能麻口者，即能麻肺，肺麻则其呼吸即停矣。尝因胃中受凉，嚼服花椒约三十粒，下咽后即觉气不上达，移时呼吸始复常。乃悟古人谏君恐有不测，故有捣椒自随者。由斯观之，用药可不慎哉！

十三、半夏为降逆止呕之主药，今坊间制以白矾，若用以降逆气止呕吐，恐服后病转增剧，因矾味能令人涌吐也。愚用半夏治此等证，必用微温之水将半夏淘洗数次，务须将矾味淘净。然淘时须斟酌其矾有多少，即额外加半夏多少，约计其淘净晒干后，仍还足原定分量。至坊间之好清半夏，其矾较少，用时亦须淘之。若专用以利痰，则清半夏不淘亦可。

十四、龙骨、牡蛎，若专取其收涩可以煅用，若用以滋阴、用以敛火，或取其收敛，兼取其开通者（二药皆敛而能开），皆不可煅。若用于丸散中，微煅亦可。今用者一概煅之，殊非所宜。

十五、山茱萸之核原不可入药，以其能令人小便不利也。而僻处药坊所卖山茱萸，往往核与肉参半，甚或核多于肉。即方中注明去净核，亦多不为去，误人甚矣。斯编重用山茱萸治险证之处甚多，凡用时愚必自加检点，或说给病家检点，务要将核去净，而其分量还足，然后不至误事。又山萸肉之功用长于救脱，而所以能固脱者，因其味之甚酸，然间有尝之微有酸味者，此等萸肉实不堪用。用以治险证者，必须尝其味极酸者，然后用之，方能立建奇效。

十六、肉桂气味俱厚，最忌久煎。而坊间又多捣为细末，数沸之后，药力即减，况煎至数十沸乎？至于石膏气味俱淡，且系石质，非捣细煎之，则药力不出。而坊间又多不为捣细，是以愚用石膏，必捣为细末然后煎之。若用肉桂，但去其粗皮，而以整块入煎。至药之类肉桂、类石膏者，可以肉桂、石膏为例矣。

十七、乳香、没药最宜生用，不可炒枯。若用于丸散中，先轧作粗渣，入锅内隔纸烘至半熔，候冷轧之，即成细末，此乳香、没药去油之法。

十八、威灵仙、柴胡诸药，原是用根。坊间恒杂以茎叶，医者不知甄别，即可误事。细辛之叶，其功用亦不如根，故李濒湖《本草纲目》亦谓用根。至樗白皮与桑白皮，亦皆用根上之皮，其真伪尤属难辨，用者必自采取方的。如樗根白皮大能固涩下焦，而带皮樗枝煎汤又能通大便。俗传便方，大便不通者，用带皮樗枝七支，每节长寸许，煎汤服之甚效。其枝与根性之相异如此，用者不可慎哉。

十九、赭石为铁氧化石，性同铁锈，原不宜煅。徐灵胎谓，若煅之复用醋淬，即能伤肺。此书诸方中有赭石者，皆宜将生赭石轧细用之。

二十、药有非制过不可服者，若半夏、附子、杏仁诸有毒之药皆是也。虽古方中之附子亦偶生用，实系卤水淹透，未经炮熟之附子，亦非采取即用也。凡此等药，方中虽未注明如何炮制，坊间亦必为制至无毒。若其药本无毒，原可生用者，斯编方中若未注明制用，皆宜生用。有用斯编之方者，甚勿另加制法，致失药之本性也。

二十一、古人服药，病在下者食前服，病在上者食后服，此定法也。后人有谓，服药后必待脾胃消化，而后力能四达。若病在上者食后服，则脾胃必先消化宿食，而后消化药物，是求速而反迟也。此说亦似近理，而不知非也。药力之行于周身，端藉人身之气化以传递之，犹空气之传声也。使两间无空气，发声于何处即止于何处。使人身无气化，脾胃虽能消化药物，亦不能传递于周身。盖人身之气化流行，原无脏腑界限，而药物下咽之后，即附之而行，其传递之神速，诚有倾刻可遍周身者。特是空气传声虽速，实渐远而声渐微，推之气化传药，亦渐远而力渐减。由是观之，病在下者食前服，病在上者食后服，俾药近病所，其直达之力必尤捷也。

二十二、凡汤剂，药汁不可煎少，少则药汁仍多半含于渣中。而滋阴清火之药，尤必药汁多煎方效。故斯编凡用重剂之处，必煎汁数杯，分数次服下。又或误将药煎干，复添水重煎，则药尽失其本性，服之病必增剧，即宜弃之勿服。

二十三、煎时易沸之药，医者须预告病家。如知母若至五六钱，微火煎之亦沸，若至一两几不能煎。然此药最易煎透，先将他药煎十余沸，再加此药，敞开药罐盖，略煎数沸，其汤即成。至若山药、阿胶诸有汁浆之药，龙骨、牡蛎、石膏、滑石、赭石诸捣末之药，亦皆易沸。大凡煎药，其初滚最易沸，煎至将滚时，须预将药罐之盖敞开，以箸搅之。迨沸过初滚，其后仍沸，敞盖煎之无妨，若不沸者，始可盖而煎之。盖险急之证，安危止争此药一剂。设更委之仆婢，将药煎沸出，复不敢明言，则误事多矣。故古之医者，药饵必经己手修制，即煎汤液，亦必亲自监视也。

二十四、此书即原书添补若干，又间有删改之处，实较原书为完备。

二十五、书中所载诸方，其方中紧要之药，有未确知其性味能力者，宜详观药物篇，所载本药后之注解。盖愚对于诸药，虽剧如巴豆、甘遂，亦必亲自尝试。是以凡所用之药，皆深知其性味能力，于诸家本草之外，恒另有发明也。

二十六、书中所载各门诸病，有与医论篇相同者，当与医论篇汇通参观。盖医论为登各省医学志报之论说，每论一证，至为详细周到，若肺病、膈噎诸论中所用之方，恒有为此书中所不载者。

二十七、书中未备之证，医论篇中亦恒及之，若鼠疫、疔疮、癞疾诸论是也。是医论篇可为此书之副本，宜间采之，以补此书之未备也。

二十八、古方分量，折为今之分量，诸说莫衷一是。从来愚用古方，原不拘于分量，若间有用古分量时，则以陈修园之说为准（说见五卷第一方后）。

二十九、西医用药分量以柯兰某为起点，合中量二分六厘四毫。东人依其法而易其名曰瓦，有用三分瓦之一者，将一瓦分为三分而用其一分也；有用四分瓦之一者，将一瓦分为四分瓦而用其一分也；有用十分瓦之二者，将一瓦分为十分而用其二分也，余可类推。

三十、书中诸方，除古方数首之外，其余一百六十余方，皆系拙拟。此非矜奇立异，欲与古人争胜也。诚以医者以挽回人命，为孜孜当尽之天职，至遇难治之证，历试成方不效，不得不苦心经营，自拟治法。迨拟出用之有效，且屡次用之，皆能随手奏效，则其方即不忍抛弃，而详为录存。是此一百六十余方，皆迫于孜孜挽回人命之热忱，而日积月累以成卷帙者也。计书自初期出版至今已岁星一周矣。而此十余年间，医界同人用书之方有效而来函相告者已不胜纪。有谓此书当于医界中开新纪元者，有推此书为至贵至宝之救命书者，有谓视此书为第二生命者，有谓拙著此书当为医学革命家者。夫同人如此推许，在愚原不敢当，然区区寸衷未尝不深感佩也，且亦足征此书为医界有用之书，不致滥竽贻讥也。

第一卷

治阴虚劳热方

资　生　汤

治劳瘵羸弱已甚，饮食减少，喘促咳嗽，身热脉虚数者。亦治女子血枯不月。

生山药一两　玄参五钱　于术三钱　生鸡内金捣碎二钱　牛蒡子炒捣三钱

热甚者，加生地黄五六钱。

《易》有之"至哉坤元，万物资生"，言土德能生万物也。人之脾胃属土，即一身之坤也，故亦能资生一身。脾胃健壮，多能消化饮食，则全身自然健壮，何曾见有多饮多食，而病劳瘵者哉。《内经》阴阳别论曰："二阳之病发心脾，有不得隐曲，在女子为不月，其传为风消，其传为息贲者，死不治。"夫病至于风消、息贲，劳瘵之病成矣。而名为二阳之病者，以其先不过阳明胃腑不能多纳饮食也，而原其饮食减少之故。曰发于心脾，原其发于心脾之故。曰有不得隐曲者何居？盖心为神明之府，有时心有隐曲，思想不得自遂，则心神拂郁，心血亦遂不能濡润脾土，以成过思伤脾之病。脾伤不能助胃消食，变化精液，以溉五脏，在男子已隐受其病，而尚无显征；在女子则显然有不月之病。此乃即女以征男也。

至于传为风消，传为息贲，无论男女病证至此，人人共见，劳瘵已成，挽回实难，故曰不治。然医者以活人为心，病证之危险，虽至极点，犹当于无可挽回之中，尽心设法以挽回之。而其挽回之法，仍当遵二阳之病发心脾之旨。戒病者淡泊寡欲，以养其心，而复善于补助其脾胃，使饮食渐渐加多，其身体自渐渐复原。如此汤用于术以健脾之阳，脾土健壮，自能助胃。山药以滋胃之阴，胃汁充足，自能纳食（胃化食赖有酸汁）。特是脾为统血之脏，《内经》谓"血生脾"，盖谓脾系血液结成，故中多函血。西人亦谓脾中多回血管（详第二卷补络补管汤下），为血汇萃之所。此证因心思拂郁，心血不能调畅，脾中血管遂多闭塞，或如烂炙，或成丝膜，此脾病之由。而脾与胃相助为理，一气贯通，脏病不能助腑，亦即胃不能纳食之由也。鸡内金为鸡之脾胃，中有瓷、石、铜、铁，皆能消化，其善化有形郁积可知。且其性甚和平，兼有以脾胃补脾胃之妙，故能助健补脾胃之药，特立奇功，迥非他药所能及也。方中以此三味为不可挪移之品。玄参《本经》谓其微寒，善治女子产乳余疾，且其味甘胜于苦，不至寒凉伤脾胃可知，故用之以去上焦之浮热，即以退周身之烧热；且其色黑多液，《本经》又谓能补肾气，故以治劳瘵之阴虚者尤宜也。牛蒡子体滑气香，能润肺又能利肺，与山药、玄参并用，大能止嗽定喘，以成安肺之功，故加之以为佐使也。

地黄生用，其凉血退热之功，诚优于玄参。西人谓其中含铁质，人之血中，又实有铁锈。地黄之善退热者，不但以其能凉血滋阴，实有以铁补铁之妙，使血液充足，而蒸热自退也。又劳瘵之热，大抵因真阴亏损，相火不能潜藏。夫相火生于水脏之命门穴，为阴中之火，方书谓之龙雷之火，犹两间之电气也。电之性喜缘铁传递，为地黄含有铁质，故又善引相火下行，安其故宅。《本经》列之上品，洵良药也。然必烧热过甚而始加之者，以此方原以健补脾胃为主，地黄虽系生用，经水火煎熬，其汁浆仍然黏泥，恐于脾胃有不宜也。至热甚者，其脾胃必不思饮食，用地黄退其热，则饮食可进，而转有辅助脾胃之效。

生山药，即坊间所鬻之干山药，而未经火炒者也。然此药坊间必炒熟，然后鬻之，以俗习所尚使然也。而此方若用炒熟山药，则分毫无效（理详后一味薯蓣饮下）。

于术色黄气香，乃浙江于潜所产之白术也。色黄则属土，气香则醒脾，其健补脾胃之功，迥异于寻常白术。今坊间鬻者，均名于术，而价值悬殊，其价之廉者，未必出于于潜。而但观其色黄气香，即其价值甚廉，用之亦有殊效，此以色味为重，不以地道为重也。且价廉则贫者可服，利济之功益普也。

西人谓胃之所以能化食者，全赖中有酸汁。腹饥思食时，酸汁自然从胃生出。若忧思过度，或恼怒过度，则酸汁之生必少，或分毫全无，胃中积食，即不能消化。此论与《内经》“二阳之病发心脾”，过思则伤脾之旨暗合。

或问曰：《内经》谓脾主思，西人又谓思想发于脑部，子则谓思发于心者何也？答曰：《内经》所谓脾主思者，非谓脾自能思也。盖脾属土，土主安静，人安静而后能深思，此《大学》所谓“安而后能虑”也。至西人谓思发于脑部，《内经》早寓其理。脉要精微论曰：“头者精明之府。”夫头之中心点在脑，头为精明之府，即脑为精明之府矣。既曰精明，岂有不能思之理，然亦非脑之自能思也。试观古文“思”字作“恖”，囟者脑也，心者心也，是知思也者，原心脑相辅而成，又须助以脾土镇静之力也。

或问曰：子解二阳之病发心脾一节，与王氏《内经》之注不同，岂王氏之注解谬欤？答曰：愚实不敢云然。然由拙解以绎经文，自觉经文别有意味，且有实用也。夫二阳之病发心脾，与下三阳为病发寒热，一阳发病少气、善咳、善泄，句法不同，即讲法可以变通。盖二阳之病发心脾，谓其病自心脾而来也。三阳为病发寒热，是形容三阳之病状也，故将之病“之”字易作“为”字。至一阳发病数句，其句法又与三阳为病句不同，而其理则同也。

或又问：三阳、一阳病，皆形容其发病之状，二阳病独推究其发病之原因者何居？答曰：三阳、一阳，若不先言其病发之状，人即不知何者为三阳、一阳病。至二阳胃腑，原主饮食，人人皆知。至胃腑有病，即不能饮食，此又人人皆知。然其所以不能饮食之故，人多不能知也。故发端不言其病状，而先发明其得病之由来也。

或又问：胃与大肠皆为二阳，经文既浑曰二阳，何以知其所指者专在于胃？答曰：胃为足阳明，大肠为手阳明，人之足经长、手经短，足经原可以统手经，论六经者原当以足经为主。故凡《内经》但曰某经，而不别其为手与足者，皆指足经而言，或言足经而手经亦统其中。若但言手经，则必别之曰手某经矣。经文俱在，可取而细阅也。

民国二年，客居大名。治一室女，劳瘵年余，月信不见，羸弱不起。询方于愚，为拟此汤。连服数剂，饮食增多。身犹发热，加生地黄五钱，五六剂后，热退渐能起床，而腿疼不能行动。又加丹参、当归各三钱，服至十剂腿愈，月信亦见。又言有白带甚剧，向忘言及。遂去丹参加生牡蛎六钱，又将于术加倍，连服十剂带证亦愈。遂将此方邮寄家中，月余门人高如璧来函云：“邻村赵芝林病劳瘵数年不愈，经医不知凡几，服药皆无效。今春骤然咳嗽，喘促异常，饮食减少，脉甚虚数，投以资生汤十剂全愈。”审斯则知此方治劳瘵，无论男女，服之皆有捷效也。

女子月信，若日久不见，其血海必有坚结之血。治此等证者，但知用破血通血之药，往往病犹未去，而人已先受其伤。鸡内金性甚和平，而善消有形郁积，服之既久，瘀血之坚结者，自然融化。

矧此方与健脾滋阴之药同用，新血活泼滋长，生新自能化瘀也。

十全育真汤

治虚劳，脉弦数细微，肌肤甲错，形体羸瘦，饮食不壮筋力，或自汗，或咳逆，或喘促，或寒热不时，或多梦纷纭，精气不固。

野台参四钱　生黄耆四钱　生山药四钱　知母四钱　玄参四钱　生龙骨捣细四钱　生牡蛎捣细四钱　丹参二钱　三棱钱半　莪术钱半

气分虚甚者，去三棱、莪术，加生鸡内金三钱；喘者倍山药，加牛蒡子三钱；汗多者以白术易黄耆，倍龙骨、牡蛎，加山萸肉（去净核）、生白芍各六钱。若其汗过多，服药仍不止者，可但用龙骨、牡蛎、萸肉各一两煎服，不过两剂其汗即止。汗止后再服原方。若先冷后热而汗出者，其脉或更兼微弱不起，多系胸中大气下陷，细阅拙拟升陷汤（在第四卷）后跋语，自知治法。仲景治劳瘵，有大黄䗪虫丸，有百劳丸，皆多用破血之药。诚以人身经络，皆有血融贯其间，内通脏腑，外溉周身，血一停滞，气化即不能健运，劳瘵恒因之而成。是故劳瘵者肌肤甲错，血不华色，即日食珍馐、服参苓，而分毫不能长肌肉壮筋力。或转消瘦支离，日甚一日，诚以血瘀经络阻塞其气化也。玉田王清任著《医林改错》一书，立活血逐瘀诸汤，按上中下部位，分消瘀血，统治百病，谓瘀血去而诸病自愈。其立言不无偏处，然其大旨则确有主见，是以用其方者，亦多效验。今愚因治劳瘵，故拟十全育真汤，于补药剂中，加三棱、莪术以通活气血，窃师仲景之大黄䗪虫丸、百劳丸之意也。且仲景于《金匮》列虚劳一门，特以血痹虚劳四字标为提纲。益知虚劳者必血痹，而血痹之甚，又未有不虚劳者。并知治虚劳必先治血痹，治血痹亦即所以治虚劳也。

或问：治劳瘵兼用破血之药，诚为确当之论，但破血用三棱、

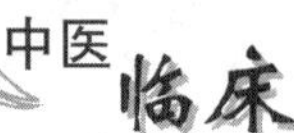

莪术，将毋其力过猛乎？答曰：仲景之大黄䗪虫丸与百劳丸所用破血之药，若大黄、干漆、水蛭，皆猛于三棱、莪术，而方中不用三棱、莪术者，诚以三棱、莪术《本经》不载。至梁陶弘景著《名医别录》于《本经》外增药品三百六十五味，皆南北朝以前，名医所用之药，亦未载三棱、莪术。是当仲景时犹无三棱、莪术，即有之，亦未经试验可知。而愚于破血药中，独喜用三棱、莪术者，诚以其既善破血，尤善调气（三棱、莪术详解在第八卷理冲汤下）。补药剂中以为佐使，将有瘀者瘀可徐消，即无瘀者亦可借其流通之力，以行补药之滞，而补药之力愈大也。况后天资生纳谷为宝，无论何病，凡服药后饮食渐增者易治，饮食渐减者难治。三棱、莪术与参、术、耆诸药并用，大能开胃进食，又愚所屡试屡效者也。

或问：劳[①]字从火，诚以劳瘵之证，阴虚发热者居其强半。故钱仲阳之减味地黄丸，张景岳之左归饮，皆为对证良方，以其皆以熟地黄为君，大能滋真阴退虚热也。子方中何以独不用也？答曰：若论用熟地，我固过来人也。忆初读方书时，曾阅赵氏《医贯》、张氏《八阵》、冯氏《锦囊》诸书，遂确信其说。临证最喜用熟地，曾以八味地黄丸作汤，加苏子、白芍，治吸不归根之喘逆；加陈皮、白芍，治下虚上盛之痰涎；加苏子、厚朴，治肾不摄气，以致冲气上逆之胀满（时病人服之觉有推荡之力，后制参赭镇气汤治此证更效，方在第二卷），又尝减茯苓、泽泻三分之二，治女子消渴小便频数（《金匮》谓治男子消渴，以治女子亦效，案详第二卷玉液汤下），又尝去附子，加知母、白芍，治阴虚不能化阳，致小便不利积成水肿；又尝用六味地黄丸作汤，加川芎、知母，以治如破之头疼；加胆草、青黛，以治非常之眩晕；加五味、枸杞、柏子仁，以敛散大之瞳子，且信其煎汁数碗，浩荡饮之之说；用熟地四两、茯苓

① 劳：劳原作勞。

一两，以止下焦不固之滑泻；用熟地四两、白芍一两，以通阴虚不利之小便；又尝于一日之中用熟地斤许，治外感大病之后，忽然喘逆，脉散乱欲脱之险证（此证当用后来复汤，彼时其方未拟出，惟知用熟地亦幸成功，是知冯楚瞻谓熟地能大补肾中元气诚有所试也），且不独治内伤也；又尝用熟地、阿胶大滋真阴之类，治温病脉阳浮而阴不应，不能作汗，一日连服二剂，济阴以应其阳，使之自汗（详案在第五卷寒解汤下）；并一切伤寒外感，因下元虚惫而邪深陷者，莫不重用熟地，补其下元，即以托邪外出。惟用以治阴虚劳热之证，轻者可效，若脉数至七八至鲜有效者。彼时犹不知改图，且以为地黄丸即《金匮》之肾气丸，自古推为良方，此而不效，则他方更无论矣，不知肾气丸原用干地黄，即药坊间之生地也，其桂用桂枝，即《神农本经》之牡桂也，与今之地黄丸迥不侔矣。其方《金匮》凡五见，一治"脚气上入，少腹不仁"；一治"虚劳腰痛，少腹急拘，小便不利"；一治"短气有微饮，当从小便去之"；一治"男子消渴，小便反多，饮一斗，小便一斗"；一治"妇人转胞，胞系了戾，不得溺"。统观五条，原治少腹膀胱之疾居多，非正治劳瘵之药，况后世之修制，又失其本然乎。后治一妇人，年近五旬，身热劳嗽，脉数几至八至。先用六味地黄丸加减作汤服不效，继用左归饮加减亦不效。愚忽有会悟，改用生黄耆六钱、知母八钱为方，数剂见轻，又加丹参、当归各三钱，连服十剂全愈。以后凡遇阴虚有热之证，其稍有根柢可挽回者，于方中重用黄耆、知母，莫不随手奏效。始知叔和脉法谓数至七八至为不治之脉者，非确论也。盖人禀天地之气以生，人身之气化即天地之气化，天地将雨之时，必阳气温暖上升，而后阴云会合大雨随之。黄耆温升补气，乃将雨时上升之阳气也；知母寒润滋阴，乃将雨时四合之阴云也。二药并用，大具阳升阴应云行雨施之妙。膏泽优渥烦热自退，此不治之治也（此理参观第二卷玉液汤后跋语益明）。况劳瘵者多损肾，黄耆能大补肺气，以益肾水之源，使气旺自能生水，而知母又大能滋肺中津液，俾阴阳不至偏胜，即肺脏调和，而生水之功益普也（黄耆、知母虽可并用以退虚热，然遇阴虚热甚者，又必须加生地黄八钱或至一两，方能服之有效）。

或又问：肾气丸虽非专治虚劳之药，而《金匮》虚劳门，明载其治虚劳腰疼，似虚者皆可服之，子独谓无甚效验，岂古方不可遵欤？答曰：肾气丸若果按古方修制，地黄用干地黄，桂用桂枝，且止为丸剂，而不作汤剂，用之得当，诚有效验。盖生地能逐血痹（《神农本经》），而熟地无斯效也。桂枝能调营卫，而肉桂无斯效也。血痹逐则瘀血自消，营卫调则气血自理。至于山萸肉之酸温，亦能逐痹（《本经》山茱萸逐寒湿痹）。牡丹皮之辛凉，亦能破血。附子之大辛大温，又能温通血脉，与地黄之寒凉相济，以共成逐血痹之功。是肾气丸为补肾之药，实兼为开瘀血之药，故列于《金匮》虚劳门，而为要方也。其止为丸剂，而不作汤剂者，诚以地黄经水火煎熬，则汁浆稠黏性近熟地，其逐血痹之力必减，是以《神农本经》谓地黄生者尤良也。后贤徐灵胎曾治一人，上盛下虚，胸次痰火壅滞，喘不能卧，将人参切作小块，用清火理痰之药煎汤送服而愈。后其病复发，病家自用原方，并人参亦煎服，病益甚，灵胎仍教以依从前服法，其病仍愈。夫同一人参也，生切块送服则效，煎汤则不惟不效，转至增剧，触类引伸，可以悟古人制肾气丸之精义矣。

或又问：肾气丸既按古方修制可以有效，而《金匮》虚劳门，肾气丸与大黄䗪虫丸之外又有七方，皆可随证采择，则子之十全育真汤，似亦可以不拟欤？答曰：《金匮》虚劳门诸方，虽皆有效，而一方专治虚劳门一证。若拙拟十全育真汤，实兼治虚劳门诸证。如方中用黄耆以补气，而即用人参以培元气之根本。用知母以滋阴，而即用山药、元参以壮真阴之渊源。用三棱、莪术以消瘀血，而即用丹参以化瘀血之渣滓。至龙骨、牡蛎，取其收涩之性，能助黄耆以固元气；若取其凉润之性，能助知母以滋真阴；若取其开通之性（《本经》龙骨主癥瘕，后世本草亦谓牡蛎消血。），又能助三棱、莪术以消融瘀滞也。至于疗肺虚之咳逆、肾虚之喘促，山药最良。治多梦之纷纭，虚汗之淋漓，龙骨、牡蛎尤胜。此方中意也，以寻常药饵十味，汇集成方，而能补助人身之真阴阳、真气血、真精神，故曰十全育真也。

劳瘵者多兼瘀血，其证原有两种：有因劳瘵而瘀血者，其人或调养失宜，或纵欲过度，气血亏损，流通于周身者必然迟缓，血即因之而瘀，其瘀多在经络；有因瘀血而成劳瘵者，其人或有跌伤碰伤，或力小任重，或素有吐衄证，服药失宜，以致先有瘀血，日久浸成劳瘵，其瘀血多在脏腑。此二者服十全育真汤皆可愈。而瘀血在脏腑者，尤须多用破血之药。又瘀在经络者，亦可用前方资生汤加当归、丹参。瘀在脏腑之剧者，又宜用拙拟理冲汤，或理冲丸（方在第八卷）。此数方可参变汇通，随时制宜也。

世俗医者，遇脉数之证，大抵责之阴虚血涸。不知元气虚极莫支者，其脉可至极数。设有人或力作，或奔驰，至气力不能支持之时，其脉必数。乃以力倦之不能支持，以仿气虚之不能支持，其事不同而其理同也。愚临证细心体验，凡治虚劳之证，固不敢纯用补药，然理气药多于补气药，则脉即加数，补气药多于理气药，则脉即渐缓。是知脉之数与不数，固视乎血分之盈亏，实尤兼视乎气分之强弱。故此十全育真汤中，台参、黄耆各四钱，而三棱、莪术各钱半，补气之药原数倍于理气之药。若遇气分虚甚者，犹必以鸡内金易三棱、莪术也。

药性之补、破、寒、热，虽有一定，亦视乎服药者之资禀为转移。尝权衡黄耆之补力，与三棱、莪术之破力，等分用之原无轩轾。尝用三棱、莪术各三钱，治脏腑间一切癥瘕积聚，恐其伤气，而以黄耆六钱佐之，服至数十剂，病去而气分不伤，且有愈服而愈觉强壮者。若遇气分甚虚者，才服数剂，即觉气难支持，必须加黄耆，或减三棱、莪术，方可久服。盖虚极之人，补药难为功，而破药易见过也。若其人气壮而更兼郁者，又必须多用三棱、莪术，或少用黄耆，而后服之不至满闷。又尝权衡黄耆之热力，与知母之寒力，亦无轩轾，等分用之可久服无寒热也（此论汤剂，作丸剂则知母寒力胜于黄耆热力）。而素畏热者，服之必至增热，素畏寒者，服之又转增寒，其寒热之力无定，亦犹补破之力无定也。故临证调方者，务须细心斟酌，随时体验，息息与病机相符，而后百用不至一失也。古人云："良工心苦，志在活人"者，尚无愧斯言也。

西法曰：小肠外皮光滑，内皮摺叠，其纹以显微镜窥之，纹上有尖甚密，即吸管之口端。吸管者，吸噏食物之精液管也，百派千支，散布肠后夹膜之间，与膜同色，细微难见。食后少顷，内有精液，始见如白丝然。夹膜有小核甚多，即吸管回旋叠积所成者。一切吸管附近脊处乃合为一，名曰精液总管。在腰骨第二节，附脊骨而上，至颈骨第七节，即屈转而下，左入颈下回血会管（会者两管相会合处），直达于心。食物由胃至小肠头，即与胆汁、甜肉汁会合。渐落渐榨，榨出精液，色白如乳，众管吸之，初甚稀淡，渐入渐浓，远至会管，即混为血。小肠细管病，液核凝大，其人多食犹瘠。

按：小肠吸管，实为血脉化生之门径，设有不通，人即病瘠。则治劳瘵者，宜兼用破血之药，以化其液核之凝大，更可知矣。

又按：胆汁、甜肉汁，与小肠会合之理，西法言之甚详。其说谓胆乃肝液之囊，存其汁以待用者也。胆汁色绿味极苦，系连右肝内旁之下，其汁乃下部回血（回血说在第二卷补络补管汤下）至肝所化。其功用能助小肠以化胃中不化之物。盖胃中之液，能化蛋白质为滋养素，然不能化淀粉及脂肪。迨至传入小肠，小肠饱满，肠头上逼胆囊，使其汁渗入小肠，能助小肠榨化一切食物，为乳糜白汁，以资养血脉。若无胆汁，或汁不足用，则小肠之物，精粗不分，粪色白结而不黄矣。如胆汁过多，则呕吐苦涎，泄泻色青是也。胆管闭塞，胆汁渗入血分，即有疸病（俗名黄病），溺色黄赤。胆汁之用，实以得中为贵。甜肉者即“甜肉经”，长约五寸，横贴幽门（胃之下口），形如犬舌，头大向右，尾尖向左，中有一汁液管，斜入小肠上口之旁，与胆管入小肠处同路。所生汁如口津水，能参赞胆汁，同助小肠以榨化食物。

按：西人所谓甜肉经，唐容川谓当系胰子。盖胰子善于涤油，即善消油，故能助小肠以化脂肪。至化淀粉，当全赖胆汁，盖淀粉属土，胆汁属木，木能疏土，物理之自然也。

醴泉饮

治虚劳发热，或喘或嗽，脉数而弱。

生山药一两　大生地五钱　人参四钱　玄参四钱　生赭石轧细四钱　牛蒡子炒捣三钱　天冬四钱　甘草二钱

劳热之证，大抵责之阴虚。有肺阴虚者，其人因肺中虚热熏蒸，时时痒而作嗽，甚至肺中有所损伤，略一动作，辄发喘促，宜滋补肺阴，兼清火理痰之品。有肾阴虚者，其人因肾虚不能纳气，时时咳逆上气，甚或喘促，宜填补下焦真阴，兼用收降之品。若其脉甚数者，陈修园谓，宜滋养脾阴。盖以脾脉原主和缓，脉数者必是脾阴受伤，宜于滋阴药中，用甘草以引之归脾，更兼用味淡之药，如薏米、石斛之类（理详例言）。特是人身之阴，所盖甚广，凡周身之湿处皆是也。故阴虚之甚者，其周身血脉津液，皆就枯涸。必用汁浆最多之药，滋脏腑之阴，即以溉周身之液，若方中之山药、地黄是也。然脉之数者，固系阴虚，亦系气分虚弱，有不能支持之象，犹人之任重而体颤也。故用人参以补助气分，与玄参、天冬之凉润者并用，又能补助阴分。且虑其升补之性，与咳嗽上逆者不宜，故又佐以赭石之压力最胜者，可使人参补益之力下行直至涌泉，而上焦之逆气浮火，皆随之顺流而下；更可使下焦真元之气，得人参之峻补而顿旺，自能吸引上焦之逆气浮火下行也。至于牛蒡子与山药并用最善止嗽，甘草与天冬并用最善润肺，此又屡试屡效者也。

初制此方时，原无赭石，有丹参三钱，以运化人参之补力。后治一年少妇人，信水数月不行，时作寒热，干嗽连连，且兼喘逆，胸膈满闷，不思饮食，脉数几至七至。治以有丹参原方不效，遂以赭石易丹参，一剂咳与喘皆愈强半，胸次开通，即能饮食，又服数剂脉亦和缓，共服二十剂，诸病皆愈。以后凡治妇女月闭血枯，浸至虚劳，或兼咳嗽满闷者，皆先投以此汤，俾其饮食加多，身体强壮，经水自通。间有瘀血暗阻经道，或显有癥瘕可据者，继服拙拟理冲汤，或理冲丸（皆在第八卷）以消融之，则妇女无难治之病矣。若其人胸中素觉短气，或大便易滑泻者，又当预防其大气下陷（大气下陷详第四卷升陷汤）。用醴泉饮时，宜减赭石、牛蒡子，并一切苏子、蒌仁、紫菀、杏仁，治咳喘套药皆不宜用。

按：短气与喘原迥异。短气者，难于呼气不上达也；喘者，难于吸气不下降也。而不善述病情者，往往谓喘为“上不来气”，是以愚生平临证，凡遇自言上不来气者，必细经询问，确知其果系呼气难与吸气难，而后敢为施治也。

又按：方书名咳喘曰“咳逆”，喘曰“喘逆”，因二证多由逆气上干也。而愚临证实验以来，知因大气下陷而咳喘者，亦复不少。盖肺悬胸中，必赖大气以包举之，而后有所附丽；大气以鼓舞之，而后安然呼吸。大气一陷，则包举之力微，肺即无所附丽，而咳嗽易生。鼓舞之机滞，肺必努力呼吸，而喘促易作。曾治一少年，泄泻半载方愈。后因劳力过度，觉喉中之气不舒，五六呼吸之间，必咳嗽一两声，而其气始舒。且觉四肢无力，饮食懒进。诊其脉微弱异常，知其胸中大气下陷，投以拙拟升陷汤，数剂而愈。又曾治一人，年近五旬，素有喘疾。因努力任重，旧证复发，延医服药罔效。后愚诊视其脉，数近六至，而兼有沉濡之象。愚疑其阴虚不能纳气，因其脉兼沉濡，不敢用降气之药。遂用熟地、生山药、枸杞、玄参大滋真阴之药，大剂煎汤，送下人参小块二钱，连服三剂脉即不数，仍然沉濡，喘虽见轻，仍不能愈。因思此证得之努力任重，胸中大气因努力而陷，所以脉现沉濡，且其背恶寒而兼发紧，此亦大气下陷之征也，亦治以升陷汤。方中升麻、柴胡、桔梗皆不敢用，以桂枝尖三钱代之。因其素有不纳气之证，桂枝能升大气，又能纳气归肾也（理详第二卷参赭镇气汤下）。又外加滋阴之药，数剂全愈（详案在第四卷升陷汤下）。按此二证之病因，与醴泉饮所主之病迥异，而其咳喘则同。必详观升陷汤后跋语，及所载诸案，始明治此二证之理。而附载于此者，恐临证者审证不确，误以醴泉饮治之也。

沈阳商家子娄顺田，年二十二，虚劳咳嗽，甚形羸弱，脉数八至，按之即无。细询之，自言曾眠热炕之上，晨起觉心中发热，从此食后即吐出，夜间咳嗽甚剧，不能安寝。因二十余日寝食俱废，遂觉精神恍惚，不能支持。愚闻之，知脉象虽危，仍系新证，若久病至此，诚难挽回矣。遂投以醴泉饮，为其呕吐，将赭石改用一两（重用赭石之理详第二卷参赭镇气汤下），一剂吐即止，可以进食，嗽亦见愈。从前五六日未大便，至此大便亦通下。如此加减服之，三日后脉数亦见愈，然犹六至余，心中犹觉发热，遂将玄参、生地皆改用六钱，又每日于午时，用白蔗糖冲水，送服西药阿斯必林（药性详后参麦汤下）七厘许。数日诸病皆愈，脉亦复常。

沈阳苏惠堂，年三十许，劳嗽二年不愈，动则作喘，饮食减少。更医十余人，服药数百剂，分毫无效，羸弱转甚。其姊丈李生，在京师见《衷中参西录》再版，大加赏异，急邮函俾其来院诊治。其脉数六至，虽细弱仍有根柢，知其可治。自言上焦恒觉发热，大便三四日一行，时或干燥。遂投以醴泉饮，为其便迟而燥，赭石改用六钱，又加鸡内金二钱（捣细），恐其病久脏腑经络多瘀滞也。数剂后饭量加增，心中仍有热时，大便已不燥，间日一行。遂去赭石二钱，加知母二钱，俾于晚间服汤药后，用白蔗糖水送服阿斯必林四分瓦之一（瓦之分量详于例言），得微汗。后令于日间服之，不使出汗，数日不觉发热，脉亦复常，惟咳嗽未能全愈。又用西药几阿苏六分，薄荷冰四分，和以绿豆粉为丸，梧桐子大，每服三丸，日两次，汤药仍照方服之，五六日后咳嗽亦愈，身体从此康健。

按：几阿苏，亦名结列阿曹笃。乃干馏山毛榉树脂和那笃伦卤液而振荡之，取其所得之依的儿，及依的儿那笃留谟之化合物，以硫酸分解之，再以馏精制之，得中性透明微黄色油状之液，有窜透特异之烟臭，仿佛那布答林（俗名洋潮脑）。其功用近于石碳酸，而其抑制发酵防腐败之力，远胜石碳酸。能消除一切毒菌，凝固蛋白质及血液，故善治肺结核（详后参麦汤下）及肠胃炎，补内外血管破裂，妊妇呕吐，小儿吐泻。用其液浸棉晒干塞牙孔，止牙疼如神。惟性过干燥，且又臭味难服，佐以薄荷冰之辛凉芳香，则性味和平，以治肺炎肺结核，其效尤速，故以治久嗽能愈也。

几阿苏之用量，初服宜百分瓦之一。久服之可以渐渐加多，以加至一次服百分瓦之五为极量。在西药中甚属猛烈之品，慎勿多服。

一味薯蓣饮

治劳瘵发热，或喘或嗽，或自汗，或心中怔忡，或因小便不利，致大便滑泻，及一切阴分亏损之证。

生怀山药四两切片

上一味，煮汁两大碗，以之当茶，徐徐温饮之。

山药之性，能滋阴又能利湿，能滑润又能收涩。是以能补肺、补肾兼补脾胃。且其含蛋白质最多，在滋补药中诚为无上之品，特性甚和平，宜多服常服耳。

陈修园谓山药为寻常服食之物，不能治大病，非也。若果不治大病，何以《金匮》治劳瘵有薯蓣丸。尝治一室女，温病痰喘，投以小青龙加石膏汤，又遵《伤寒论》加减法，去麻黄加杏仁，喘遂定。时已近暮，一夜安稳。至黎明喘大作，脉散乱如水上浮麻，不分至数，此将脱之候也。取药不及，适有生山药两许，急煮汁饮之，喘稍定，脉稍敛，可容取药，方中仍重用山药而愈（详案在第六卷仙露汤下）。

一室女，月信年余未见，已成劳瘵，卧床不起。治以拙拟资生汤（在前），复俾日用生山药四两，煮汁当茶饮之，一月之后，体渐复初，月信亦通。见者以此证可愈，讶为异事。

一妇人，产后十余日，大喘大汗，身热劳嗽。医者用黄耆、熟地、白芍等药，汗出愈多。后愚诊视，脉甚虚弱，数至七至，审证论脉，似在不治。俾其急用生山药六两，煮汁徐徐饮之，饮完添水重煮，一昼夜所饮之水，皆取于山药中。翌日又换山药六两，仍如此煮饮之。三日后诸病皆愈。

一人，年四十余，得温病十余日，外感之火已消十之八九。大便忽然滑下，喘息迫促，且有烦渴之意。其脉甚虚，两尺微按即无。亦急用生山药六两，煎汁两大碗，徐徐温饮下，以之当茶，饮完煎渣再饮，两日共用山药十八两，喘与烦渴皆愈，大便亦不滑泻。

西人谓食物中之蛋白质最能益人。山药之汁晶莹透彻，黏而且滑，纯是蛋白之质，故人服之大有补益。然必生煮服之，其蛋白之质始全；若炒焦而后入煎剂，其蛋白之质已涸，虽服亦何益哉。

参 麦 汤

治阴分亏损已久，浸至肺虚有痰，咳嗽劳喘，或兼肺有结核者。

人参三钱　干麦冬带心四钱　生山药六钱　清半夏二钱　牛蒡子炒捣三钱　苏子炒捣二钱　生杭芍三钱　甘草钱半

人参为补肺之主药，而有肺热还伤肺之虞，有麦冬以佐之，则转能退热。麦冬为润肺之要品，而有咳嗽忌用之说，有半夏以佐之，则转能止嗽。至于山药，其收涩也，能助人参以补气；其黏润也，能助麦冬以滋液。虽多服久服，或有壅滞，而牛蒡子之滑利，实又可以相济。且牛蒡子能降肺气之逆，半夏能降胃气、冲气之逆，苏子与人参同用，又能降逆气之因虚而逆。平其逆气，则喘与嗽不治自愈矣。用白芍者，因肝为肺之对宫，肺金虚损，不能清肃下行以镇肝木，则肝火恒恣横而上逆，故加芍药以敛戢其火。且芍药与甘草同用，甘苦化合味近人参，即功近人参，而又为补肺之品也。

按：古方多以麦冬治肺虚咳嗽，独徐灵胎谓嗽者断不宜用。盖以其汁浆胶黏太甚，肺中稍有客邪，即可留滞不散，惟济以半夏之辛燥开通，则不惟治嗽甚效，即治喘亦甚效。故仲景治伤寒解后，虚羸少气，气逆欲吐，有竹叶石膏汤，麦冬与半夏同用。治火逆上气，有麦门冬汤，以麦冬为君，亦佐以半夏也。又肺虚劳嗽者，医者多忌用半夏，是未知半夏之性者也。徐灵胎曰：“肺属金，喜敛而不喜散。”盖敛则肺叶垂而气顺，散则肺叶张而气逆。半夏之辛，与姜、桂之辛迥别，入喉则闭不能言，涂金疮则血不复出，辛中滞涩，故能疏又能敛也。又辛之敛与酸之敛不同，酸则一主于敛，辛则敛中有发散之意，尤与肺投合也。

又喻嘉言赞麦门冬汤中用半夏曰：“于大建中气，大生津液药中，增入半夏之辛温一味，以利咽下气，此非半夏之功，实善用半夏之功也。”

西人谓劳证因肺体生坚粒如沙，名都比迦力。或在左肺、或在右肺、或左右俱有，右多过左，上多过下，先生多小粒，在肺本体内，渐合为一大粒。久而溃烂成穴，穴有大小，有肺体全坏者。此证各国俱有，冷地尤多。病原或因父母延累性质，易患此证；或因身虚居处湿地，衣服单薄冷风吹袭；或天时寒热骤变；或热地人迁居冷地；或食物不足；或屋内臭浊不通风气；或辛苦劳倦；或房事过度；或饮酒过度；在女子或漏经带下，或哺婴儿太久。男女患此证者，每在十五岁以上，三十岁以下。病状先干嗽，或有血呛出，渐至气短促，行动呼吸更促，困倦无精神，手足疲软羸瘦，颈变细长，胸膈变窄，略有勤苦则汗出泄泻，食物不化，夜卧不安，脉微细而数，心跳多痰。或咳血胸膈时疼，声音不清，久则哑，手指末节生大甲弯曲。以听病筒听试，觉有声从溃穴泄出。夜晚颜色鲜红，早起多冷汗。舌苔先白后红，或吐痰稠黏与脓相杂。又有总气管出声之处溃烂，不能出声者；有累大小肠烂，色白过常度者；有因此肝血不得入肺，肝体大过常度者。且都比迦力不但肺有之也，如小儿疳积，肚腹大四肢瘦，是因大小肠皮膜生都比迦力，饮食之津不能吸入液管所致，食虽多不长肌肉。法令其改变习气，勿居湿地，勿过劳辛，勿太烦怒，勿提举重物，勿贪色欲，勿饮酒过度；宜散步间适游玩怡情，迁徙他处，变易水土，所居之室开户牖以通外气，着绵当（亦名背心，即无袖之短衣也）令胸背常暖，频用两臂前后开合，令胸肺舒张呼吸大通；更用酸醋水洗颈前胸膈各处，布巾擦之令热。内服之药，大概以出痰、止血、敛汗、止泻、安身为主。咳嗽用乙毕格散，鸦片酒最宜。或先用呕药以去其痰。汗多宜敛铅散三四厘，白矾四五厘，能收敛止汗。泄泻者用胆矾二厘，鸦片二三厘，配水一两，日服二三钱。肺疼者贴斑蝥膏药。

按：西人所谓劳证因肺生都比迦力，致有种种羸弱冷热痰嗽诸证，劳瘵病中皆有其病状。而用西人所言之治法治之，则愈者恒鲜也。

迨西历一千八百九十九年，西人遏尔倍儿富儿德氏制阿斯必林药出，治此证较前似有把握。其法用阿斯必林，一日之间少则一瓦，多不过三瓦，皆分为三次服下，以退此证之发热，且同时投以止汗之药，以防其出汗过多。盖此证最要之点，在于发热，热愈甚则气血愈亏，实能促病机之进行。阿斯必林最善解热，且无不良之副作用，惟其性善发汗，而过汗非体虚者所宜，故以同时服止汗之品，以防其过汗也。

东人衍西人之说，名其病曰肺结核，其治法不出西人范围。至丁仲祜推广其说，谓此证自始至终之经过，未有不发热者。因感染结核菌后，有一种物质，生交换产物与崩坏产物，吸收时影响于体温者皆甚大，热即由是而生。又因酿脓菌及各种细菌（连锁球菌、葡萄球菌、绿脓菌、四叠菌之类）之侵入，起混合续发性传染。气管与空洞之分泌物因之分解，发生腐败性及毒素性之物质。此物质吸收之际，亦发生此热。夫罹此证者，营养原极缺乏，加以发热不已，则食机不振，心力萎弱，分泌蛋白质日见消耗。宜用阿斯必林一瓦半，和以乳糖，分三次服下，佐以利痰健胃之药。至于结核之证，兼小便下血，其生殖器亦有结核者，治以阿斯必林，而以清血止血之药佐之。

愚对于此证，悉心研究，知其治法，当细分为数种。其证有自肾传肺者，如西人所谓色欲过度，及女子经漏带下，致肺生都比迦力者是也；有自肺传肾者，如西人所谓肺生都比迦力，以致现出种种阴虚之证，而成劳瘵者是也；有因肺肾交病，而累及脾胃者，如丁仲祜所谓“结核发热，致食机不振”者是也。肾传肺者，以大滋真阴之药为主，以清肺理痰之药为佐，若拙拟之醴泉饮（在前）是也；肺传肾者，以清肺理痰之药为主，以滋补真阴之药为佐，若此参麦汤是也；其因肺肾俱病，而累及脾胃者，宜肺肾双补，而兼顾其脾胃，若拙拟之滋培汤（在第二卷）、珠玉二宝粥（在后）是也。如此分途施治，斟酌咸宜，而又兼服阿斯必林，凡其脉之稍有根柢可挽回者，需以时日皆愈也。至于但肺有结核，而未累及他脏者，可于斯编肺病门中（在第二卷），酌其治法（医论篇三卷载有论肺病治法，实合虚劳肺病详细论之也，凡治虚劳及肺病者皆宜参观）。

阿斯必林，系用亚里斯尔酸（即杨曹，其原质存于杨柳皮中）制成。其形状为白色细针形之结晶。无臭微酸，似有杨柳皮汁气味。其性凉而能散，善退外感之热，初得外感风热，服之出凉汗即愈。兼能退内伤之热，肺结核者，借之以消除其热，诚有奇效。又善治急性关节肿疼，发表痘毒、麻疹及肠胃炎、肋膜炎诸证，西药中之最适用者也。

特其发汗之力甚猛，若结晶坚而大者，以治外感，半瓦即可出汗；若当天气寒凉，或近寒带之地，须服至一瓦，或至瓦半。若其略似白粉，微有结晶者，药力薄弱，服至一瓦方能出汗，多可服至瓦半或二瓦。是在临证者，相其药力之优劣，而因时、因地、因人制宜也。

至用阿斯必林治内伤，其分量尤须少用。因内伤发热之人，阴虚阳浮，最易发汗。西人用治肺结核之热，日服三瓦，其在欧洲地寒，且其人自幼多肉食，脏腑营卫壮固，或者犹可，在吾中华则定然不可。是以丁仲祜有阿斯必林治肺结核，一日三次共服一瓦半，则视西人所用之分量减半矣。

愚用阿斯必林治肺结核，视西人所用之数，则减之又减。曾治一少年，染肺结核，咳嗽食少，身体羸弱，半载不愈，求为诊治。

遂投以理肺清痰、健胃滋阴之药，又于晚间临睡时，用白蔗糖冲水，送服阿斯必林三分瓦之一。须臾周身即得大汗，过三点钟其汗始止，翌日觉周身酸懒，盖因汗太过也。而咳嗽则较前见轻，食欲亦少振，继服滋补之药数剂，每日只用阿斯必林六分瓦之一，作一次服下，或出微汗，或不出汗，从此精神渐渐清爽，调治月余而愈。自此以后，用阿斯必林治肺结核，必先少少试服，初次断不敢稍多也。

至西人谓防其出汗，可与止汗之药同服，亦系善法。然仍恐服后止汗之药不效，而阿斯必林之发汗，仍然甚效也。愚治肺结核证，若一日用至一瓦，或一瓦强，恒作十次，或十余次服下。勿须用止汗之药，亦可不出汗。即有时微见汗，亦系佳兆。

凡劳瘵阴虚之证，其脉之急数者，无论肺结核与不结核，于每服滋补剂外，皆宜服阿斯必林，或半瓦，或至一瓦。恐其出汗多，分几次服下，其初日服之俾微见汗，后日日常服，以或出汗或不出汗为适宜。如此旬日之间，脉之数者可渐和缓。

乳糖，系用牛乳制干酪之际，蒸发其所生之甘乳清，而采取精制者也。若无乳糖，即以白蔗糖代之，功效相同。

珠玉二宝粥

治脾肺阴分亏损，饮食懒进，虚热劳嗽，并治一切阴虚之证。

生山药二两　生薏米二两　柿霜饼八钱

上三味，先将山药、薏米捣成粗渣，煮至烂熟，再将柿霜饼切碎，调入融化，随意服之。山药、薏米皆清补脾肺之药。然单用山药，久则失于黏腻；单用薏米，久则失于淡渗，惟等分并用，乃可久服无弊。又用柿霜之凉可润肺、甘能归脾者，以为之佐使。病人服之不但疗病，并可充饥，不但充饥，更可适口。用之对证，病自渐愈，即不对证，亦无他患，诚为至稳善之方也。薏米若购自药房多系陈者，或间有虫粪，宜水淘数次，然后可用。柿霜饼，即柿霜熬成者，为柿霜白而净者甚少，故用其熬成饼者。然熬此饼时恒有掺以薄荷水者，其性即不纯良。遇阴虚汗多之证用之即有不宜，若果有白净柿霜尤胜于饼。

一少年，因感冒懒于饮食，犹勤稼穑，枵腹力作，遂成劳嗽。过午发热，彻夜咳吐痰涎。医者因其年少，多用滋阴补肾之药，间有少加参、蓍者。调治两月不效，饮食减少，痰涎转增，渐至不起，脉虚数兼有弦象，知其肺脾皆有伤损也。授以此方，俾一日两次服之，半月全愈。

或问：脉现弦象，何以即知其脾肺伤损？答曰：脉虽分部位，而其大致实不分部位。今此证左右之脉皆弦，夫弦为肝脉，肝盛必然侮脾，因肝属木脾属土也。且五行之中，惟土可以包括四行，即脾气可以包括四脏。故六部脉中，皆以和缓为贵，以其饶有脾土之气也。今其脉不和缓而弦硬，其脾气受伤，不能包括四脏可知。又肺属金，所以镇肝木者也，故肺金清肃之气下行，肝木必不至恣横，即脉象不至于弦。今其脉既现如此弦象，则肺金受伤，不能镇肝木更可知也。

沃雪汤

治同前证，更兼肾不纳气作喘者。

生山药一两半　牛蒡子炒捣四钱　柿霜饼冲服六钱

一人，年四十余，素有喘证，薄受外感即发。医者投以小青龙汤，一剂即愈，习以为常。一日喘证复发，连服小青龙汤三剂不愈。其脉五至余，右寸浮大，重按即无。知其从前服小青龙即愈者，因其证原受外感；今服之而不愈者，因此次发喘原无外感也。盖其薄受外感即喘，肺与肾原有伤损，但知治其病标，不知治其病本，则其伤损必益甚，是以此次不受外感亦发喘也。为拟此汤服两剂全愈，又服数剂以善其后。

水　晶　桃

治肺肾两虚，或咳嗽，或喘逆，或腰膝酸疼，或四肢无力，以治孺子尤佳。

核桃仁一斤　柿霜饼一斤

先将核桃仁饭甑蒸熟，再与柿霜饼同装入瓷器内蒸之，融化为一，晾冷随意服之。

果之有核，犹人之有骨，是以骨亦名骸，其右旁皆从亥也。肾主骨而为生育之本，果核之仁，亦是生生之机。故凡果核之仁，具补益之性者，皆能补肾。核桃乃果核之最大者，其仁既多脂，味更香美，为食中佳品，性善补肾可知。柿霜色白入肺，而甘凉滑润，其甘也能益肺气，其凉也能清肺热，其滑也能利肺痰，其润也能滋肺燥，与核桃同用，肺肾同补，金水相生，虚者必易壮实。且食之又甚适口，饥时可随便服之，故以治小儿尤佳也。

附方：俗传治劳嗽方，秋分日取鲜莱菔十余枚去叶，自叶中心穿以鲜槐条，令槐条头透出根外，悬于茂盛树上满百日，至一百零一日取下。用时去槐条，将莱菔切片煮烂，调红沙糖服之，每服一枚，数服即愈。

按：莱菔色白入柿，槐条色黑入肾，如此作用，盖欲导引肺气归肾。其悬于茂盛树上者，因茂树之叶多吐氧气，莱菔借氧气酝酿，其补益之力必增也。悬之必满百日者，欲其饱经霜露，借金水之气，以补金水之脏也。邑中孙姓叟，年近六旬，劳喘，百药不效，后得此方服之而愈。每岁多备此药，以赠劳喘者，服之愈者甚多（六卷仙露饮后附有来函中载治嗽方，其第二方甚效宜选用）。

既　济　汤

治大病后阴阳不相维系。阳欲上脱，或喘逆，或自汗，或目睛上窜，或心中摇摇如悬旌；阴欲下脱，或失精，或小便不禁，或大便滑泻。一切阴阳两虚，上热下凉之证。

大熟地一两　萸肉去净核一两　生山药六钱　生龙骨捣细六钱　生牡蛎捣细六钱　茯苓三钱　生杭芍三钱　乌附子一钱

一人，年二十余，禀资素羸弱，又耽烟色，于秋初患疟，两旬始愈。一日大便滑泻数次，头面汗出如洗，精神颓愦，昏昏似睡。其脉上盛下虚，两寸摇摇，两尺欲无，数至七至。延医二人皆不疏方。愚后至为拟此汤，一剂而醒，又服两剂遂复初。

友人张寿田（沧州人，其子侄从愚学医），曾治一少年，素患心疼，发时昼夜号呼。医者屡投以消通之药，致大便滑泻，虚气连连下泄，汗出如洗，目睛上泛，心神惊悸，周身瞤动，须人手按，而心疼如故。延医数人皆不敢疏方。寿田投以此汤，将方中萸肉倍作二两，连服两剂，诸病皆愈，心疼竟从此除根。

或问：既济汤原为救脱之药，方中何以不用人参？答曰：人参之性补而兼升，以治上脱，转有气高不返之虞。喻嘉言《寓意草》中论之甚详。惟与赭石同用，始能纳气归根。而证兼下脱者，赭石又不宜用，为不用赭石，所以不敢用人参。且阳之上脱也，皆因真阴虚损，不能潜藏元阳，阳气始无所系恋而上奔。故方中重用熟地、山药以峻补真阴，俾阴足自能潜阳。而佐以附子之辛热，原与元阳为同气，协同芍药之苦降（《本经》味苦），自能引浮越之元阳下归其宅。更有萸肉、龙骨、牡蛎以收敛之，俾其阴阳固结，不但元阳不复上脱，而真阴亦永不下脱矣。

或问：此方能治脱证宜矣，而并能治心疼者何也？答曰：凡人身内外有疼处，皆其气血痹而不通。《本经》谓"山茱萸主心下邪气、寒热、温中、逐寒湿痹"，是萸肉不但酸敛，而更善开通可知。李士材治肝虚作疼，萸肉与当归并用。愚治肝虚腿疼，曾重用萸肉随手奏效（详案在第四卷曲直汤下）。盖萸肉得木气最厚，酸敛之中大具条畅之性，故善于治脱，尤善于开痹也。大抵其证原属虚痹，气血因虚不能流通而作疼。医者不知，惟事开破，迨开至阴阳将脱，而其疼如故，医者亦束手矣。而投以此汤，惟将萸肉加倍，竟能于救脱之外，更将心疼除根。此非愚制方之妙，实寿田之因证施用，而善于加减也。

来 复 汤

治寒温外感诸证，大病瘥后不能自复，寒热往来，虚汗淋漓；或但热不寒，汗出而热解，须臾又热又汗，目睛上窜，势危欲脱；或喘逆，或怔忡，或气虚不足以息，诸证若见一端，即宜急服。

萸肉去净核二两　生龙骨捣细一两　生牡蛎捣细一两　生杭芍六钱　野台参四钱　甘草蜜炙二钱

一人，年二十余，于孟冬得伤寒证，调治十余日，表里皆解。忽遍身发热，顿饭顷，汗出淋漓，热顿解，须臾又热又汗。若是两昼夜，势近垂危，仓猝迎愚诊治。及至，见汗出浑身如洗，目上窜不露黑睛，左脉微细模糊，按之即无，此肝胆虚极，而元气欲脱也。盖肝胆虚者，其病象为寒热往来，此证之忽热忽汗，亦即寒热往来之意。急用净萸肉二两煎服，热与汗均愈其半，遂为拟此方，服两剂而病若失。

一人，年四十余，外感痰喘，愚为治愈，但脉浮力微，按之即无。愚曰：脉象无根，当服峻补之剂，以防意外之变。病家谓：病人从来不受补药，服之即发狂疾，峻补之药实不敢用。愚曰：既畏补药，如是备用亦可，病家依愚言。迟半日忽发喘逆，又似无气以息，汗出遍体，四肢逆冷，身躯后挺，危在倾刻。急用净萸肉四两，暴火煎一沸即饮下，汗与喘皆微止。又添水再煎数沸饮下，病又见愈。复添水将原渣煎透饮下，遂汗止喘定，四肢之厥逆亦回。

一少年，素伤烟色，又感冒风寒，医者用表散药数剂治愈。间日忽遍身冷汗，心怔忡异常，自言气息将断，急求为调治，诊其脉浮弱无根，左右皆然。愚曰：此证虽危易治，得萸肉数两，可保无虞。时当霖雨，药坊隔五里许，遣快骑冒雨急取净萸肉四两、人参五钱，先用萸肉二两，煎数沸急服之，心定汗止，气亦接续，又将人参切作小块，用所余萸肉，煎浓汤送下，病若失。

一人，年四十八，大汗淋漓，数日不止，衾褥皆湿，势近垂危。询方于愚，俾用净萸肉二两，煎汤饮之，其汗遂止。翌晨迎愚诊视，其脉沉迟细弱，而右部之沉细尤甚，虽无大汗，遍体犹湿。疑其胸中大气下陷，询之果觉胸中气不上升，有类巨石相压。乃恍悟前此之汗，亦系大气陷后，卫气无所统摄而外泄之故。遂用生黄耆一两，萸肉、知母各三钱，一剂胸次豁然，汗亦尽止，又服数剂以善其后（此案参看第四卷升陷汤后跋语方明）。

一妊妇得霍乱证，吐泻约一昼夜，病稍退胎忽滑下。觉神气顿散，心摇摇似不能支持，求愚治疗。既至，则病势大革，殓服在身，已舁诸床，病家欲竟不诊视。愚曰：一息犹存，即可挽回。诊之，脉若有若无，气息奄奄，呼之不应。取药无及，适此舍翁，预购药两剂未服，亦系愚方，共有萸肉六钱，急拣出煎汤灌下，气息稍大，呼之能应。又取萸肉、生山药各二两，煎汤一大碗，徐徐温饮下，精神顿复。俾日用生山药末两余，煮粥服之，以善其后。

历观以上诸案，则萸肉救脱之功，较参、术、耆不更胜哉。盖萸肉之性，不独补肝也，凡人身之阴阳气血将散者，皆能敛之。故救脱之药，当以萸肉为第一。而《本经》载于中品，不与参、术、耆并列者，窃忆古书竹简韦编，易于错简，此或错简之误欤。

凡人元气之脱，皆脱在肝。故人虚极者，其肝风必先动，肝风动，即元气欲脱之兆也。又肝与胆脏腑相依，胆为少阳，有病主寒热往来；肝为厥阴，虚极亦为寒热往来，为有寒热，故多出汗。萸肉既能敛汗，又善补肝，是以肝虚极而元气将脱者服之最效。愚初试出此药之能力，以为一己之创见，及详观《神农本经》山茱萸原主寒热，其所主之寒热，即肝经虚极之寒热往来也。特从前涉猎观之，忽不加察，且益叹《本经》之精当，实非后世本草所能及也。又《本经》谓山茱萸能逐寒湿痹，是以前方可用以治心腹疼痛。四卷曲直汤用以治肢体疼痛，为其味酸能敛。二卷中补络补管汤，用之以治咳血吐血，再合以此方重用之，最善救脱敛汗，则山茱萸功用之妙，真令人不可思议矣。

附录：湖北张港崔兰亭君来函："张港红十字会朱总办之儿媳，产后角弓反张，汗出如珠，六脉散乱无根，有将脱之象，迎为诊治。急用净萸肉二两，俾煎汤服之，一剂即愈。举家感谢云：'先生之方如此效验神速，真神医也。'愚应之曰：'此非我之功，乃著《衷中参西录》者之功也。'总办因作诗一首，托寄先生相谢，且以表扬先生之大德云。"

镇摄汤

治胸膈满闷，其脉大而弦，按之似有力，非真有力，此脾胃真气外泄，冲脉逆气上干之证，慎勿作实证治之。若用开通之药，凶危立见。服此汤数剂后脉见柔和，即病有转机，多服自愈。

野台参五钱　生赭石轧细五钱　生芡实五钱　生山药五钱　萸肉去净核五钱　清半夏二钱　茯苓二钱

服药数剂后，满闷见轻，去芡实加白术二钱，脉之真有力者，皆有洪滑之象。洪者如波涛叠涌，势作起伏；滑者指下滑润，累累如贯珠。此脉象弦直，既无起伏之势，又无贯珠之形，虽大而有力，实非真有力之象。

和缓者脾胃之正脉，弦长者肝胆之正脉。然脾胃属土，其脉象原宜包括金、木、水、火诸脏腑，故六部之脉皆有和缓，乃为正象。今其脉弦而有力，乃肝木横恣，侵侮脾土之象，故知其脾胃虚也。

冲脉上隶阳明，故冲气与胃气原相贯通。今因胃气虚而不降，冲气即易于上干。此时脾胃气化不固，既有外越之势，冲气复上干而排挤之，而其势愈外越，故其脉又兼大也。

一媪，年过六旬，胸腹满闷，时觉有气自下上冲，饮食不能下行。其子为书贾，且知医。曾因卖书至愚书校，述其母病证，且言脉象大而弦硬。为拟此汤，服一剂满闷即减，又服数剂全愈。

一人，年近五旬，心中常常满闷，呕吐痰水。时觉有气起自下焦，上冲胃口。其脉弦硬而长，右部尤甚，此冲气上冲，并迫胃气上逆也。问其大便，言甚干燥。遂将方中赭石改作一两，又加知母、生牡蛎各五钱，厚朴、苏子各钱半，连服六剂全愈。

第二卷

治喘息方

参赭镇气汤

治阴阳两虚，喘逆迫促，有将脱之势，亦治肾虚不摄，冲气上干，致胃气不降作满闷。

野台参四钱　生赭石轧细六钱　生芡实五钱　生山药五钱　萸肉去净核六钱　生龙骨捣细六钱　生牡蛎捣细六钱　生杭芍四钱　苏子炒捣二钱

一妇人，年三十余，劳心之后兼以伤心，忽喘逆大作，迫促异常。其翁知医，以补敛元气之药治之，觉胸中窒碍不能容受。更他医以为外感，投以小剂青龙汤，喘益甚。延愚诊视，其脉浮而微数，按之即无，知为阴阳两虚之证。盖阳虚则元气不能自摄，阴虚而肝肾又不能纳气，故作喘也。为制此汤，病人服药后，未及覆杯曰：吾有命矣。询之，曰从前呼吸惟在喉间，几欲脱去，今则转落丹田矣。果一剂病愈强半，又服数剂全愈。

按：生赭石压力最胜，能镇胃气、冲气上逆，开胸膈、坠痰涎、止呕吐、通燥结，用之得当，诚有捷效。虚者可与人参同用。

一人，当上脘处发疮，大如核桃，破后调治三年不愈。疮口大如钱，觉自内溃烂，循胁渐至背后，每日自背后以手排挤至疮口，流出脓水若干。求治于愚，自言自患此疮后，三年未尝安枕，虽卧片时，即觉有气起自下焦上逆冲心。愚曰：此即汝疮之病根也。俾用生芡实一两，煮浓汁送服生赭石细末五钱，遂可安卧。又服数次，彻夜稳睡。盖气上逆者，乃冲气之上冲，用赭石以镇之，芡实以敛之，冲气自安其宅也。继用拙拟活络效灵丹（在第四卷），加生黄耆、生赭石各三钱煎服，日进一剂，半月全愈。

一人，伤寒病瘥后，忽痰涎上涌，杜塞咽喉几不能息。其父用手大指点其天突穴，息微通（点天突穴法详第三卷），急迎愚调治。遂用香油二两熬热，调麝香一分灌之，旋灌旋即流出痰涎若干。继用生赭石一两、人参六钱、苏子四钱煎汤，徐徐饮下，痰涎顿开。

一妇人，年近五旬，得温病，七八日表里俱热，舌苔甚薄作黑色，状类舌斑，此乃外感兼内亏之证。医者用降药两次下之，遂发喘逆。令其子两手按其心口，即可不喘。须臾又喘，又令以手紧紧按住，喘又少停。诊其脉尺部无根，寸部摇摇，此将脱之候也。时当仲夏，俾用生鸡子黄四枚，调新汲井泉水服之，喘稍定，可容取药。遂用赭石细末二钱同生鸡子黄二枚，温水调和服之，喘遂愈，脉亦安定。继服参赭镇气汤，以善其后。

一妇人，连连呕吐，五六日间勺水不存，大便亦不通行，自觉下脘之处疼而且结，凡药之有味者，入口即吐；其无味者，须臾亦复吐出，医者辞不治。后愚诊视，脉有滑象，上盛下虚，疑其有妊。询之，言月信不见者五十日矣。然结证不开，危在目前。《内经》谓“有故无殒亦无殒也”，遂单用赭石二两煎汤饮下。觉药力至结处不能下行，复返而吐出，继改用赭石四两，又重罗出细末两许，将余三两煎汤调细末服下，其结遂开，大便亦通，自此安然无恙，至期方产。

友人毛仙阁曾治一妇人，胸次郁结，饮食至胃不能下行，时作呕吐。仙阁用赭石细末六钱，浓煎人参汤送下，须臾腹中如爆竹之声，胸次、胃中俱觉通豁，至此饮食如常。

友人高夷清曾治一人，上焦满闷，艰于饮食，胸中觉有物窒塞。医者用大黄、蒌实陷胸之品十余剂，转觉胸中积满，上至咽喉，饮水一口即溢出。夷清用赭石二两、人参六钱为方煎服，顿觉窒塞之物降至下焦。又加当归、肉苁蓉，再服一剂，降下瘀滞之物若干，病若失。

友人李景南曾治一人，寒痰壅滞胃中，呕吐不受饮食，大便旬日未行。用人参八钱、干姜六钱、赭石一两，一剂呕吐即止。又加当归五钱，大便得通而愈。

门人高如璧曾治一叟，年七十余，得呃逆证，兼小便不通，剧时觉杜塞咽喉，息不能通，两目上翻，身躯后挺，更医数人治不效。如璧诊其脉浮而无力。遂用赭石、台参、生山药、生芡实、牛蒡子为方投之，呃逆顿愈。又加竹茹服一剂，小便亦通利。

历观以上诸治验案，赭石诚为救颠扶危之大药也。乃如此良药，今人罕用，间有用者，不过二三钱，药不胜病，用与不用同也。且愚放胆用至数两者，非卤莽也。诚以临证既久，凡药之性情能力及宜轻宜重之际，研究数十年，心中皆有定见，而后敢如此放胆，百用不至一失。且赭石所以能镇逆气，能下有形瘀滞者，以其饶有重坠之力，于气分实分毫无损。况气虚者又佐以人参，尤为万全之策也。其药虽系石质，实与他石质不同，即未经火煅，为末服之，亦与肠胃无伤。此从精心实验而知，故敢确凿言之。

或曰：赭石质甚重坠，故《别录》谓其坠胎，诸案中如此重用赭石，以治他证犹可，以治妊妇恶阻，肠胃坚结，纵能治愈，独不近于行险乎？答曰：此中理甚精奥，非细心研究不知也。赭石之原质，系铁七氧三化合而成，其质原与铁锈相似（铁与氧气化合则生锈）。铁锈善补血，赭石亦善补血。故《本经》谓其主赤沃漏下;《别录》谓其治带下养血气;《日华》谓其治月经不止;《普济方》用治血崩。统视以上主治,则赭石善于理血养血可知。既能养血,其血足不自能荫胎乎?而《别录》谓其坠胎者,指五六月以后之胎而言也。盖五六月以后之胎,已成形体,赭石重坠有压力,故可迫之下坠。若恶阻时,胞室之血脉初次凝结,无所谓形体也。此时惟过用破血之药可以坠胎。岂善于养血之赭石,服之亦虑其坠胎乎?且恶阻至于肠胃坚结,百药不效,惟重用赭石,犹可救挽,纵有坠胎之弊,犹当权其事之轻重缓急,而放胆用之。此孙思邈所谓“心欲小而胆欲大”也。况用之又断不至坠胎乎。

按:赭石色赤,氧气与铁化合之色也。其原质类铁锈,故与铁锈同色。铁锈研末服之,不妨肠胃,故赭石生研服之,亦于肠胃无损也。铁锈之生,层层作薄片,而赭石亦必层层作薄片。且其每片之两面,一面点点作凸形,一面点点作凹形者,方为真赭石。故有钉头赭石及龙眼赭石之名。

仲景旋覆代赭石汤,赭石、人参并用,治“伤寒汗吐下解后,心下痞鞕,噫气不除”。参赭镇气汤中人参,借赭石下行之力,挽回将脱之元气,以镇安奠定之,亦旋覆代赭石汤之义也。

一妇人,年二十余,因与其夫反目,怒吞鸦片,已经救愈。忽发喘逆,迫促异常,须臾又呼吸顿停,气息全无,约十余呼吸之顷,手足乱动,似有蓄极之势,而喘复如故。若是循环不已,势近垂危,延医数人,皆不知为何病。后愚诊视其脉,左关弦硬,右寸无力,精思良久,恍然悟曰:此必怒激肝胆之火,上冲胃气。夫胃气本下行者也,因肝胆之火冲之,转而上逆,并迫肺气亦上逆,此喘逆迫促所由来也。逆气上干,填塞胸膈,排挤胸中大气,使之下陷。夫肺悬胸中,须臾无大气包举之,即须臾不能呼吸,此呼吸顿停所由来也(此理参观第四卷升陷汤后跋语方明)。迨大气蓄极而通,仍上达胸膈,鼓动肺脏,使得呼吸,逆气遂仍得施其击撞,此又病势之所以循环也。《神农本经》载，桂枝主上气咳逆、结气、喉痹、吐吸（吸不归根即吐出），其能降逆气可知。其性温而条达，能降逆气，又能升大气可知。遂单用桂枝尖三钱，煎汤饮下，须臾气息调和如常。夫以桂枝一物之微，而升陷降逆，两擅其功，以挽回人命于顷刻，诚天之生斯使独也。然非亲自经验者，又孰信其神妙如是哉。继用参赭镇气汤，去山药、苏子，加桂枝尖三钱，知母四钱，连服数剂，病不再发。此喘证之特异者，故附记于此。

喻嘉言《寓意草》中有重用赭石治险证之案数则，与上所载之案参观，其理益明。

薯蓣纳气汤

治阴虚不纳气作喘逆。

生山药一两　大熟地五钱　萸肉去净核五钱　柿霜饼冲服四钱　生杭芍四钱　牛蒡子炒捣二钱　苏子炒捣二钱　甘草蜜炙二钱　生龙骨捣细五钱

前方，治阴阳两虚作喘，此方乃专治阴虚作喘者也。方书谓肝肾虚者，其人即不能纳气，此言亦近理，然须细为剖析。空气中有氧气，乃养物之生气也。（氧气详解在后补络补管汤下）。人之肺脏下无透窍，而吸入之氧气，实能隔肺胞，息息透过，以下达腹中，充养周身。肝肾居于腹中，其气化收敛，不至膨胀，自能容纳下达之气，且能导引使之归根。有时肾虚气化不摄，则上注其气于冲，以冲下连肾也。夫冲为血海，实亦主气，今因为肾气贯注，则冲气又必上逆于胃，以冲上连胃也。由是，冲气兼挟胃气上逆，并迫肺气亦上逆矣，此喘之所由来也。又《内经》谓肝主疏泄，肾主闭藏。夫肝之疏泄，原以济肾之闭藏，故二便之通行，相火之萌动，皆与肝气有关，方书所以有“肝行肾气”之说。今因肾失其闭藏之性，肝遂不能疏泄肾气使之下行，更迫于肾气之膨胀，转而上逆。由斯，其逆气可由肝系直透膈上，亦能迫肺气上逆矣，此又喘之所由来也。方中用地黄、山药以补肾，萸肉、龙骨补肝即以敛肾；芍药、甘草甘苦化阴，合之柿霜之凉润多液，均为养阴之妙品；苏子、牛蒡又能清痰降逆，使逆气转而下行，即能引药力速于下达也。至方名薯蓣纳气汤者，因山药补肾兼能补肺，且饶有收敛之力，其治喘之功最弘也。

或问：氧气虽能隔肺胞透过，亦甚属些些无多，何以当吸气内入之时，全腹皆有膨胀之势？答曰：若明此理，益知所以致喘之由。人之脏腑皆赖气以撑悬，是以膈上有大气，司肺呼吸者也；膈下有中气，保合脾胃者也；脐下有元气，固性命之根蒂者也。当吸气入肺之时，肺胞膨胀之力，能鼓舞诸气，节节运动下移，而周身之气化遂因之而流通。且喉管之分支下连心肝，以通于奇经诸脉，当吸气内入之时，所吸之气原可由喉管之分支下达，以与肺中所吸之气，相助为理也。下焦肝肾（奇经与肾相维系）属阴，阴虚气化不摄则内气膨胀，遂致吸入之气不能容受而急于呼出，此阴虚者所以不纳气而作喘也。

滋 培 汤

治虚劳喘逆，饮食减少，或兼咳嗽，并治一切阴虚羸弱诸证。

生山药一两　于术炒三钱　广陈皮二钱　牛蒡子炒捣二钱　生杭芍三钱　玄参三钱　生赭石轧细三钱　炙甘草二钱

痰郁肺窍则作喘，肾虚不纳气亦作喘，是以论喘者恒责之肺、肾二脏，未有责之于脾、胃者。不知胃气宜息息下行，有时不下行而转上逆，并迫肺气亦上逆即可作喘。脾体中空，能容纳诸回血管之血，运化中焦之气，以为气血宽闲之地，有时失其中空之体，或变为紧缩，或变为胀大，以致壅激气血上逆迫肺，亦可作喘。且脾脉缓大，为太阴湿土之正象，虚劳喘嗽者，脉多弦数，与缓大之脉反对，乃脾土之病脉也。故重用山药以滋脾之阴，佐以于术以理脾之阳，脾脏之阴阳调和，自无或紧缩或胀大之虞。特是脾与胃脏腑相依，凡补脾之药皆能补胃。而究之脏腑异用，脾以健运磨积，宣通津液为主；胃以熟腐水谷，传送糟粕为主。若但服补药，壅滞其传送下行之机，胃气或易于上逆，故又宜以降胃之药佐之，方中之赭石、陈皮、牛蒡是也。且此数药之性，皆能清痰涎，利肺气，与山药、玄参并用，又为养肺止嗽之要品也。用甘草、白芍者，取其甘苦化合，大有益于脾胃，兼能滋补阴分也。并治一切虚劳诸证者，诚以脾胃健壮，饮食增多，自能运化精微以培养气血也。

一人，年二十二，喘逆甚剧，脉数至七至，用一切治喘药皆不效，为制此方。将药煎成，因喘剧不能服，温汤三次始服下，一剂见轻，又服数剂全愈。

或问：药之健脾胃者，多不能滋阴分，能滋阴分者，多不能健脾胃，此方中芍药、甘草同用，何以谓能兼此二长？答曰：《本经》谓芍药味苦，后世本草谓芍药味酸。究之芍药之味苦酸皆有。陈修园笃信《本经》，谓芍药但苦不酸。然嚼服芍药钱许，恒至齼齿，兼有酸味可知。若取其苦味与甘草相合，有甘苦化阴之妙（甘苦化阴说始于叶天士），故能滋阴分。若取其酸味与甘草相合，有甲己化土之妙（甲木味酸己土味甘），故能益脾胃。此皆取其化出之性以为用也。又陈修园曰：芍药苦平破滞，本泻药非补药也。若与甘草同用，则为滋阴之品，与生姜、大枣、桂枝同用，则为和营卫之品，与附子、干姜同用，则能收敛元阳，归根于阴，又为补肾之品。本非补药，昔贤往往取为补药为主，其旨微矣。按此论甚精，能示人用药变化之妙，故连类及之。

西人谓心有病可以累肺作喘，此说诚信而有证。盖喘者之脉多数，夫脉之原动力发于心，脉动数则心动亦数可知。心左房之赤血与右房之紫血，皆与肺循环相通（理详后定心汤下）。若心动太急，逼血之力过于常度，则肺脏呼吸亦因之速过常度，此自然之理也。然心与肾为对待之体，心动若是之急数，肾之真阴不能上潮，以靖安心阳可知。由是言之，心累肺作喘之证，亦即肾虚不纳气之证也。

西人又谓喘证因肺中小气管，痰结塞住，忽然收缩，气不通行，呼吸短促，得痰出乃减。有日日发作者，又数日或因辛苦寒冷而发作者，又有因父母患此病传延者。发作时，苦剧不安，医治无良法。应用纸浸火硝水内，取出晒干，置盆内燃点，乘烟焰熏腾时，以口吸氧气入肺（火硝多含氧气）。或用醉仙桃干叶当烟吸之，内服樟脑鸦片酒一二钱，更加姜末一分半、白矾七厘共为散，水调服。虽未必能除根，亦可渐轻。按：此证乃劳疾之伤肺者，当名为肺劳。虽发作时甚剧，仍可久延岁月。其治法当用拙拟黄耆膏（黄耆膏在后）。

按：醉仙桃即曼陀罗花也，其花白色，状类牵牛而大，其叶大如掌而有尖，结实大如核桃，实蒂有托盘如钱，皮有芒刺如包麻，中含细粒，如火麻仁。渤海之滨生植甚多，俗呼为洋金花。李时珍谓："服之令人昏昏如醉，可作麻药。"又谓："熬水洗脱肛甚效。"盖大有收敛之功也。西人药学谓用醉仙桃花、实、叶，俱要鲜者榨汁，或熬干，或晒干作膏。每服三厘，能补火止疼，令人熟睡，善疗喘嗽。正与时珍之说相似，然此物有毒不可轻用。今人治劳喘者，多有取其花与叶，作烟吸之者，实有目前捷效，较服其膏为妥善也。

治阳虚方

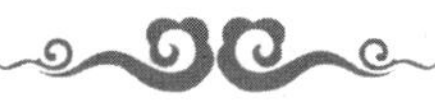

敦复汤

治下焦元气虚惫，相火衰微，致肾弱不能作强（《内经》云，肾者作强之官），脾弱不能健运，或腰膝酸疼，或黎明泄泻，一切虚寒诸证。

野台参四钱　乌附子三钱　生山药五钱　补骨脂炒捣四钱　核桃仁三钱　萸肉去净核四钱　茯苓钱半　生鸡内金捣细钱半

或问：人之相火生于下焦，而游行于中焦、上焦。夫下焦既为相火所生之地，其处当热于他处，何以人之下焦转多畏寒乎？答曰：此段理解，微妙难言，然可罕譬而喻也。君不见夫西洋火柴乎，夫火柴原蕴蓄一团火气，然以手扪之，初不觉其热也，惟手执火柴以其顶着物而划之，且划至如许之远，而后火发而热炽，是以火柴之火与热，实生于与物相磨之道路也。火柴有然，人身之相火何莫不然。当其初起于命门，原是一缕生发之气，息息上达以流行于周身，与周身之经络相磨相荡而生热，犹火柴之划物而生热也。是人之下焦所以多畏寒者，诚以相火始生，其热力犹微也。且相火为水中之元阳，乃阴中之火，犹两间之电气也。电气无处不有，随物而寓，即含电气最多之物，亦非热于他物。如铁能含电，尤善传电。西人以两钱相磨而生电光，两铁之相磨愈速，电光之生亦愈速。故凡欲补相火者，须兼补肾中元气，元气旺则流行于周身者速，磨荡于经络者必加力，而相火之热力，即因之而增也。故拙拟敦复汤，原为补相火之专方，而方中以人参为君，与萸肉、茯苓并用，借其收敛下行之力，能大补肾中元气，元气既旺相火自生。又用乌附子、补骨脂之大热纯阳，直达下焦，以助相火之热力，核桃仁之温润多脂，峻补肾脏，以厚相火之基址。且附子与人参同用名参附汤，为回元阳之神丹；补骨脂与核桃仁并用名青蛾丸，为助相火之妙品（核桃仁属木，补骨脂属火，并用之，有木火相生之妙）。又恐药性太热，于下焦真阴久而有碍，故又重用生山药，取其汁浆稠黏，能滋下焦真阴，其气味甘温，又能固下焦气化也。至于鸡内金，其健运脾胃之力，既能流通补药之滞，其收涩膀胱之力，又能逗留热药之性也。

人身之热力，方书恒责重相火，而不知君火之热力，较相火尤胜。盖生育子女以相火为主，消化饮食以君火为主。君火发于心中，为阳中之火，其热下济，大能温暖脾胃，助其消化之力，此火一衰，脾胃消化之力顿减。若君火旺而相火衰者，其人仍能多饮多食可享大寿，是知君火之热力，关于人身者甚大也。愚自临证实验以来，遇君火虚者不胜计，其人多廉于饮食，寒饮留滞为恙，投以辛热升补之剂，即随手奏效（拙拟理饮汤为治是病的方，方在第三卷）。彼谓心脏恶热，用药惟宜寒凉者，犹是一偏之论。曾治一人，年二十余，嗜睡无节，即动作饮食之时，亦忽然昏倒鼾睡。诊其脉两尺洪滑有力，知其肾经实而且热也。遂用黄柏、知母各八钱，茯苓、泽泻各四钱，数剂而愈。是知人之资禀不齐，心脏多恶热，而亦有宜温补者；肾脏多恶寒，而亦有宜凉泻者。是在临证时细心与之消息，不可拘于成见也。

欲明心火之热力，今又得一确实征验。愚资禀素强壮，心火颇旺而相火少衰，饮食不忌寒凉，恒畏坐凉处。因此，数年来，常于食前，服生硫黄如黑豆大一块，约有四厘（服生硫黄法在第八卷），甚见效验。后见道家书，有默运心火下行，与肾气互相交感之法，且引《崔公入药镜》“先天气，后天气，得之者，常似醉”四语为注解。初未深信，后观抱朴子《大丹回答篇》有“意双则和，和则增寿”之语，疑即此法。反复寻绎，恍悟《内经》四气调神论所谓“使志若伏若匿，若有私意，若已有得”者，即此法之权舆也。遂效而行之，数日觉下元温暖，即不欲再食硫黄。月余功效异常，其神妙有不可言传者。由此观之，心火之功用何其大哉。

按：人之元神在心（元神藏于脑而出于心），人之元气在肾。欲心肾相交者，须于有意无意之间，运心中元神随呼吸之气息息下降，与肾中元气会合。然从前道家书皆谓“呼升吸降”，独明伍冲虚谓“吸升呼降，方合有意无意之奥旨”，善哉此论，诚千古未发之秘也。愚未睹此论时，尝默自体验，亦是如此，忽睹此论，欣喜异常，益信愚所体验者，诚不误也。盖心中元神，若必随吸气下降，则拘于迹象，久之气分必觉不顺。惟呼气外出之时，心中元神默默收敛，内气下降，与肾中元气会合浑融，不使随呼气外出，则息息归根，存之又存，而性命之根蒂自固也。不但此也，此法须心肾互相交感，不惟心感肾，肾亦感心。当呼气外出之时，肾中元气原自上升，宜少加主宰之力，俾其上升之机稍大，始能与心中下降之元神欣欣相遇，互相交感。则一念在心，一念在肾，抱朴子所谓“意双则和”也。然此法功候不可太过，使热力炽盛，宜休息行之。又宜清心宽欲，戒谨色欲，涵养真水与真火相济，始能有效。

或问：子所论交心肾之功，至精至确矣，似与道书所谓“媒合婴儿姹女，以结金丹”之功无异，将毋遵斯道而专心行之，即可为学仙之基础乎？答曰：非也。仙与佛同一宗旨，当于“精明之府”（《内经》脉要精微论曰：头者精明之府），常保此无念之正觉，有如日丽中天照临下土，无心而成化也。此中消息自然而然，纯属先天至微至妙，原非浅学所能窥，愚何人斯，敢参末议乎？至愚上所云云者，皆系后天工夫，欲人藉以却病也，非妄谈修仙之道，以误人也。

治心病方

定心汤

治心虚怔忡。

龙眼肉一两　酸枣仁炒捣五钱　萸肉去净核五钱　柏子仁炒捣

四钱　生龙骨捣细四钱　生牡蛎捣细四钱　生明乳香一钱　生明没药一钱

心因热怔忡者,酌加生地数钱。若脉沉迟无力者,其怔忡多因胸中大气下陷,详观拙拟升陷汤(在第四卷)后跋语及诸案,自明治法。

《内经》谓“心藏神”,神既以心为舍宇,即以心中之气血为保护。有时心中气血亏损,失其保护之职,心中神明遂觉不能自主,而怔忡之疾作焉。故方中用龙眼肉以补心血,枣仁、柏仁以补心气,更用龙骨入肝以安魂,牡蛎入肺以定魄,魂魄者心神之左辅右弼也,且二药与萸肉并用,大能收敛心气之耗散,并三焦之气化亦可因之团聚。特是心以行血为用,心体常有舒缩之力,心房常有启闭之机,若用药一于补敛,实恐于舒缩启闭之运动有所妨碍,故又少加乳香、没药之流通气血者以调和之。其心中兼热用生地者,因生地既能生血以补虚,尤善凉血而清热,故又宜视热之轻重而斟酌加之也。

西人曰:人身心肺关系尤重,与脑相等。凡关系重者,造化主护持之尤谨,故脑则有头额等八骨以保护之,而心肺亦有胸胁诸骨以保护之。心肺体质相连,功用亦相倚赖,心之功用关系全体,心病则全体皆受害,心之重如此。然论其体质,不过赤肉所为,其能力专主舒缩,以行血脉。有左右上下四房,左上房主接肺经赤血;右上房主接周身回血;左下房主发赤血,运行周身;右下房主接上房回血过肺,更换赤血而回左上房;左上房赤血,落左下房入总脉管,以养全体;右上房回血,落右下房上注于肺,以出碳气而接氧气(此理与后补络补管汤跋语参看方明)。故人一身之血,皆经过于心肺。心能运血周流一身,无一息之停,即时接入,即时发出,其跳跃即其逼发也,以时辰表验试,一瞀眊(即一分钟)跳七十五次,每半时跳四千五百次,一昼夜计跳十万八千次。然平人跳不自觉，若觉心跳即是心经改易常度。心房之内左厚于右，左下房厚于右下房几一倍。盖左房主接发赤血，功用尤劳，故亦加厚也。心位在胸中居左，当胁骨第四至第七节，尖当胁骨第五第六之间，下于乳头约一寸至半寸，横向胸骨。病则自觉周遭皆跳，凡心经本体之病，或因心房变薄变厚，或心房之门有病，或夹膜有病，或总管有病，亦如眼目之病，或在明角罩，或在瞳人，或在睛珠，非必处处皆病也。大概心病左多于右，因左房功用尤劳故耳。心病约有数端，一者心体变大，有时略大，或大过一半。因心房之户有病拦阻，血出入不便，心舒缩之劳过常度。劳多则变大，亦与手足过劳则肿大之理相同。大甚则逼血舒缩之用因之不灵矣；一者心房门户变小，或变大，或变窄，或变阔，俱为非宜。盖心血自上房落下房之门，开张容纳血入后，门即翕闭，不令血得回旋上出。其自下房入总管处亦有门，血至则开张使之上出，血出后门即翕闭，不令血得下返。若此处太窄、太小，则血不易出。太大、太阔，则血逼发不尽，或已出复返，运行不如常度矣。再者心跳，凡无病之人心跳每不自觉，若因病而跳，时时自觉，抚之或觉动。然此证有真有假，真者心自病而跳也，或心未必有病，但因身虚而致心跳，亦以真论；若偶然心跳，其人惊惧，防有心病，其实心本无病，即心跳亦暂时之事，是为假心跳证，医者均须细辨。凡心匀跳无止息，侧身而卧，可左可右，呼吸如常，大概心自不病。所虑跳跃不定，或三四次一停，停后复跳不能睡卧，左半身着床愈觉不安，当虑其门户有病，血不回运如常。有停滞妄流而为膨胀者，有累肺而咳嗽、难呼吸或喘者，有累脑而昏蒙头疼、中风慌怯者，有累肝而血聚积满溢者，有累胃不易消化、食后不安、心更跳者，皆心病之关系也。若心自不病，但因思虑过多，或读书太劳，或用力过度，或惊惧喜怒失度，或色欲醉饱无节，或泄泻失血，或多食泻药，或夜失睡，在妇女或因月事不调，凡遇此等心跳病，医者应审察致病之由。如因房劳者，令戒房事；因饮食者，戒口止酒，更服黄连水、樟脑酒以安心，服鸡那或铁酒以补虚弱，戒勤劳行动，常平卧以安身体，游玩散步以适情意，停止工作以养精神，此治心跳良法也。若胸胁骨之下有时动悸，人或疑为心跳，其实因胃不消化，内有风气，与心跳病无涉，虚弱人及妇女患者最多，略服补胃及微利药可也。若饮食太少，或更过于菲薄，亦可令心跳，宜服鸡那及铁酒，兼多食肉为宜。

按：西人论心跳证有真假，真者手扪之实觉其跳，假者手扪之不觉其跳。其真跳者又分两种，一为心体自病，若心房门户变大、小、窄、阔之类，可用定心汤，将方中乳香、没药皆改用三钱，更加当归、丹参各三钱；一为心自不病，因身弱而累心致跳，当用第一卷治劳瘵诸方治之。至假心跳即怔忡证也。其收发血脉之动力，非大于常率，故以手扪之不觉其跳。特因气血虚而神明亦虚，即心之寻常舒缩，徐徐跳动，神明当之，亦若有冲激之势，多生惊恐，此等证治以定心汤时，磨取铁锈水煎药更佳。至于用铁锈之说，不但如西人之说，取其能补血分，实藉其镇重之力以安心神也。第七卷载有一味铁养汤，细观方后治验诸案，自如铁锈之妙用。惟怔忡由于大气下陷者，断不宜用。

又按：西人谓人之知觉运动，皆脑气筋（东人名脑髓神经）主之。遂谓人神明皆在于脑而与心无涉，且设法能即物之脑而实验之。然西人凡事必实验而后信，若心之能知觉与否，固不能若脑之可实验也。《内经》谓“心者君主之官，神明出焉”；又谓“神游上丹田，在泥丸宫下”。夫脑之中心点，即泥丸宫也。古文“思”字作“恖”，上从“囟”，即顶门骨。徐氏《说文》释此字谓“自囟至心如丝相贯不绝”，是知心与脑相辅而成思。而自脑至心，皆为神明之所贯彻普照也。

此理也，即可以西人之说证之。西人谓脑之左右，各有血脉管两支分布，两支在前，两支在后，此管由心而出，运血养脑，以全体之血计之，脑得七分之一。由其所言形迹论之，心与脑显然相通，岂神明之于中者，犹有隔阂而不相通乎。

又丁韪良者，西人之甚博雅者，曾为同文馆之总教习。然其人于中书亦甚有研究工夫，故所著《天道溯源》一书，凡论思想处，皆归于心，而不仍西人之旧说，此诚研究中书而有得者也。

又明金正希曰："人见一物必留一影于脑中。"此言人脑中如摄影镜子一般，此理虽无处可实验，而实确有可信。愚于此语悟得心与脑虽功用相辅助，有时亦有偏重于一部之时。如人追忆往事，恒作抬头想象之状，此凝神于脑，以印证旧留之影也。若研究新理，恒作低头默思之状，此凝神于心，无所依傍以期深造也。

更以愚自体验者明之。愚素留心算学，而未谙西法，欲学之又无师承。岁在丁酉，遂自购代数、几何诸书，朝夕研究，渐能通晓。而每当食蒜之后研究算学，即觉心上若有蛛丝细网幂住，与算理即有膈膜，因此不敢食蒜。且人陡遇惊恐甚剧之事即心中怔忡，或至手扪之亦觉其跳动。若谓神不在心，何他处不跳动乎！若谓伤脑其人即无知觉，试问果伤其心，其人亦复能知觉乎？

安魂汤

治心中气血虚损，兼心下停有痰饮，致惊悸不眠。

龙眼肉六钱　酸枣仁炒捣四钱　生龙骨捣末五钱　生牡蛎捣末五钱　清半夏三钱　茯苓片三钱　生赭石轧细四钱

若服一二剂后无效者，可于服汤药之外，临睡时用开水送服西药臭剥（性详第七卷加味磁朱丸下）一瓦，借其麻痹神经之力，以收一时之效，俾汤剂易于为力也。

方书谓痰饮停于心下，其人多惊悸不寐。盖心火也，痰饮水也，火畏水刑，故惊悸至于不寐也。然痰饮停滞于心下者，多由思虑过度，其人心脏气血恒因思虑而有所伤损。故方中用龙眼肉以补心血，酸枣仁以敛心气，龙骨、牡蛎以安魂魄，半夏、茯苓以清痰饮，赭石以导引心阳下潜，使之归藏于阴，以成瞌睡之功也。

一媪，年五十余，累月不能眠，屡次服药无效。诊其脉有滑象，且其身形甚丰腴，知其心下停痰也。为制此汤。服两剂而愈。

一妇人，年三十许，一月之间未睡片时，自言倦极仿佛欲睡，即无端惊恐而醒。诊其脉左右皆有滑象，遂用苦瓜蒂十枚，焙焦轧细，空心时开水送服，吐出胶痰数碗，觉心中异常舒畅，于临眠之先又送服熟枣仁细末二钱，其夜遂能安睡。后又调以利痰养心安神之药，连服十余剂，其证永不反复矣。

《内经》邪客篇有治目不得瞑方，用流水千里以外者八升，扬之万遍，取其清五升煮之，炊以苇薪。水沸，置秫米一升，制半夏（制好之半夏）五合，徐炊令竭为一升半，去其渣饮汁一小杯，日三，稍益，以知为度（知觉好也）。故其病新发者，覆杯则卧，汗出而已矣，久则三饮而已也。观此方之义，其用半夏，并非为其利痰，诚以半夏生当夏半，乃阴阳交换之时，实为由阳入阴之候，故能通阴阳和表里，使心中之阳渐渐潜藏于阴，而入睡乡也。秫米即芦稷之米（俗名高粱），取其汁浆稠润甘缓，以调和半夏之辛烈也。水用长流水，更扬之万遍，名曰“劳水”，取其甘缓能滋养也。薪用苇薪，取其能畅发肾气上升，以接引心气下降，而交其阴阳也。观古人每处一方，并其所用之薪与水及其煎法、服法，莫不详悉备载，何其用心之周至哉。

按：《内经》之方多奇验，半夏秫米汤，取半夏能通阴阳，秫米能和脾胃，阴阳通、脾胃和，其人即可安睡。故《内经》谓“饮药后，覆杯即瞑”，言其效之神速也。乃后世因其药简单平常，鲜有用者，则良方竟埋没矣。门生高如璧治天津河北玄纬路刘姓，年四十二，四月未尝少睡，服药无效，问治法于愚，告以半夏秫米汤方。如璧因其心下发闷，遂变通经方，先用鲜莱菔四两切丝，煎汤两茶杯，再用其汤煎清半夏四钱服之。时当晚八点钟，其人当夜即能安睡，连服数剂，心下之满闷亦愈。

治肺病方

黄耆膏

治肺有劳病，薄受风寒即喘嗽，冬时益甚者。

生箭耆四钱　生石膏捣细四钱　鲜茅根切碎四钱如无鲜者，可用干者二钱代之　粉甘草细末二钱　生怀山药细末三钱　净蜂蜜一两

上药六味，先将黄耆、石膏、茅根煎十余沸去渣，澄取清汁二杯，调入甘草、山药末同煎，煎时以箸搅之，勿令二末沉锅底，一沸其膏即成。再调入蜂蜜，令微似沸，分三次温服下，一日服完，如此服之，久而自愈。然此乃预防之药，喘嗽未犯时，服之月余，能袪除病根。

肺胞之体，原玲珑通彻者也。为其玲珑通彻，故具阖辟之机，而司呼吸之气。其阖辟之机无碍，即呼吸之气自如也。有时肺脏有所损伤，其微丝血管及肺胞涵津液之处，其气化皆湮淤凝滞，致肺失其玲珑之体，即有碍于阖辟之机，呼吸即不能自如矣。然当气候温和时，肺叶舒畅，呼吸虽不能自如，犹不至甚剧。有时薄受风寒，及令届沍寒之时，肺叶收缩，则瘀者益瘀，能阖而不能辟，而喘作矣。肺中之气化，瘀而且喘，痰涎壅滞，而嗽亦作矣。故用黄耆以补肺之阳，山药以滋肺之阴，茅根以通肺之窍，俾肺之阴阳调和，窍络贯通，其阖辟之力自适均也。用石膏者，因其凉而能散，其凉也能调黄耆之热，其散也能助茅根之通也。用甘草者，因其

味甘，归脾益土，即以生金也。用蜂蜜者，因其甘凉滑润，为清肺润肺，利痰宁嗽之要品也。

茅根不但中空，周遭爿上兼有十余小孔，乃通体玲珑之物，与肺胞之形体大有相似，故善通肺胞之窍络。又治病之法，当兼取对宫之药，茅根系萑苇之属，于卦为震，禀初春少阳之气，升而能散，原肺脏对宫，肝家之药也。夫肺金主敛，肝木主散，此证因肺金之敛太过，故用茅根导引肝木之气，入肺以宣散之，俾其阖辟之机自若，而喘嗽均不作矣。

或问：凡药之名膏者，皆用其药之原汁，久经熬炼而成膏。今仅取黄耆、石膏、茅根之清汁，而调以山药、甘草之末与蜜，以成膏者何也？答曰：古人煎药，皆有火候，及药之宜先入、后入，或浸水掺入，及药之宜汤、宜膏、宜丸、宜散之区别，然今人不讲久矣。如此方黄耆、茅根过炼，则宣通之力微，石膏过炼，则清凉之力减，此三味所以不宜熬膏也。然犹恐药入胃之后，由中焦而直趋下焦，其力不能灌注于肺，故加山药、蜂蜜之润而黏，甘草之和而缓者，调入成膏。使人服之，能留恋胃中不遽下，俾其由胃输脾，由脾达肺也。

或问：调之成膏者，恃山药、蜂蜜也。至甘草何不与黄耆、石膏同煎取汁，而亦为末调入？答曰：西人谓甘草微有苛（苛即薄荷）辣之味，煎之则甘味减，而苛辣之味转增。是以西人润肺之甘草水，止以开水浸水，取其味甘，且清轻之气上升也。此方将甘草调入汤中，止煎一沸，亦犹西人作甘草水之意也。

清金益气汤

治尪羸少气，劳热咳嗽，肺痿失音，频吐痰涎，一切肺金虚损之病。

生黄耆三钱　生地黄五钱　知母三钱　粉甘草三钱　玄参三

钱　沙参三钱　川贝母去心二钱　牛蒡子炒捣三钱

一妇人，年四十，上焦发热，咳吐失音，所吐之痰自觉腥臭，渐渐羸瘦，其脉弦而有力。投以清火润肺之药，数剂不效。为制此汤，于大队清火润肺药中，加生黄耆一味以助元气，数剂见轻，十余剂后，病遂全愈。

或问：脉既有力矣，何以复用补气之药？答曰：脉之有力，有真有假。凡脉之真有力者，当于敦厚和缓中见之，此脾胃之气壮旺，能包括诸脏也（脾胃属土，能包括金、木、水、火诸脏腑）。其余若脉象洪而有力，多系外感之实热；若滑而有力，多系中焦之热痰；若弦而有力，多系肝经之偏盛，尤为有病之脉，此证之脉是也。盖肺属金，肝属木，金病不能镇木，故脉现弦而有力之象。此肝木横恣，转欲侮金之象也。凡肺痿、肺痈之病，多有胁下疼者，亦系肝木偏胜所致。

一人，年三十余，肺中素郁痰火，又为外感拘束，频频咳嗽，吐痰腥臭，恐成肺痈，求为诊治。其脉浮而有力，关前兼滑。遂先用越婢汤，解其外感，咳嗽见轻，而吐痰腥臭如故。次用葶苈（生者三钱纱袋装之）大枣（七枚劈开）汤，泻其肺中壅滞之痰，间日一服。又用三七、川贝、粉甘草、金银花为散，鲜地骨皮煎汤，少少送服，日三次。即用葶苈大枣汤之日，亦服一次。如此调治数日，葶苈大枣汤用过三次，痰涎顿少，亦不腥臭。继用清金益气汤，贝母、牛蒡子各加一钱，连服十余剂，以善其后。

清金解毒汤

治肺脏损烂，或将成肺痈，或咳嗽吐脓血者，又兼治肺结核。

生明乳香三钱　生明没药三钱　粉甘草三钱　生黄耆三钱　玄参三钱　沙参三钱　牛蒡子炒捣三钱　贝母三钱　知母三钱　三七捣细二钱药汁送服

将成肺痈者去黄耆，加金银花三钱。

一人，年四十八，咳吐痰涎甚腥臭，夜间出汗，日形羸弱。医者言不可治，求愚诊视。脉数至六至，按之无力，投以此汤，加生龙骨六钱，又将方中知母加倍，两剂汗止，又服十剂全愈。肺结核之治法，曾详载于参麦汤下（在第一卷）。然彼所论者，因肺结核而成劳瘵之治法，此方及后方，乃治肺结核而未成劳瘵者也。若服此二方不见效时，亦可兼服阿斯必林，其服法亦详参麦汤下。或兼服几亚苏薄荷冰丸，其药性及服法，详载于醴泉饮（在第一卷）下。盐酸规尼涅（详第七卷加味小柴胡汤下），亦可为辅用之品，因其善退肺炎，又善治贫血，炎退血生，结核之溃烂者自易愈也，其用量，每次服半瓦，一日可服两次。

安肺宁嗽丸

治肺郁痰火及肺虚热作嗽，兼治肺结核。

嫩桑叶一两　儿茶一两　硼砂一两　苏子炒捣一两　粉甘草一两

上药五味为细末，蜜作丸三钱重，早晚各服一丸，开水送下。

肺脏具阖辟之机，治肺之药，过于散则有碍于阖，过于敛则有碍于辟。桑得土之精气而生（根皮甚黄遂应夏季是其明征），故长于理肺家之病，以土生金之义也。至其叶凉而宣通，最解肺中风热，其能散可知。又善固气化，治崩带脱肛（肺气旺自无诸疾），其能敛可知。敛而且散之妙用，于肺脏阖辟之机尤投合也。硼砂之性凉而滑，能通利肺窍，儿茶之性凉而涩，能安敛肺叶。二药并用，与肺之阖辟亦甚投合。又佐以苏子之降气定喘，甘草之益土生金，蜂蜜之润肺清燥，所以治嗽甚效也。

按：硼砂、儿茶，医者多认为疮家专药。不知其理痰宁嗽，皆为要品。且二药外用，能解毒化腐生肌，故内服亦治肺结核，或肺中损烂，亦甚有效验。

或问：《内经》谓桑根白皮主五劳、六极。此方治劳嗽，不用皮而用叶，且不用霜桑叶，而用嫩叶者何居？答曰：树之有叶，犹人之有肺，是故人以肺为呼吸，植物即以叶为呼吸（化学家谓叶能吸碳气吐氧气）。以其叶治肺，实有同声相应，同气相求之妙也。且桑根白皮，虽有补益之力，而与嗽之夹杂外感者，实有不宜。吴鞠通曾详论之，其言固不可废也。至桑叶必用嫩者，因嫩叶含有蛋白质（嫩叶采下叶蒂必出白浆），故能于人有所补益。若霜桑叶，乃干枯腐败之物，作柴用之尚可，岂可以之为药乎。

清凉华盖饮

治肺中腐烂，浸成肺痈，时吐脓血，胸中隐隐作疼，或旁连胁下亦疼者。

甘草六钱　生明没药不去油四钱　丹参四钱　知母四钱

病剧者加三七二钱（捣细送服）。脉虚弱者，酌加人参、天冬各数钱。

肺痈者，肺中生痈疮也。然此证肺中成疮者，十之一二，肺中腐烂者，十之八九。故治此等证，若葶苈、皂荚诸猛烈之药，古人虽各有专方，实不可造次轻用，而清火解毒化腐生肌之品，在所必需也。甘草为疮家解毒之主药，且其味至甘，得土气最厚，故能生金益肺，凡肺中虚损糜烂，皆能愈之。是以治肺痈便方，有单用生粉草四两煎汤，频频饮之者，而西人润肺药水，亦单有用甘草制成者。特其性微温，且有壅滞之意，而调以知母之寒滑，则甘草虽多用无碍，且可借甘草之甘温，以化知母之苦寒，使之滋阴退热，而不伤胃也。丹参性凉清热，色赤活血，其质轻松，其味微辛，故能上达于肺，以宣通脏腑之毒血郁热而消融之。乳香、没药同为疮家之要药，而消肿止疼之力，没药尤胜，故用之以参赞丹参，而痈疮可以内消。三七化瘀解毒之力最优，且化瘀血而不伤新血，其解毒之力，更能佐生肌药以速于生肌，故于病之剧者加之。至脉虚者，其气分不能运化药力，方虽对证无功，又宜助以人参。而犹恐有肺热还伤肺之虞，是以又用天冬，以解其热也。

一人，年三十余，昼夜咳嗽，吐痰腥臭，胸中隐隐作疼，恐成肺痈，求为诊治。其脉浮而有力，右胜于左，而按之却非洪实。投以清金解毒汤（在前），似有烦躁之意，大便又滑泻一次。自言从前服药，略补气分，即觉烦躁，若专清解，又易滑泻，故屡次延医无效也。遂改用粉甘草两半，金银花一两，知母、牛蒡子各四钱，煎汤一大碗，分十余次温饮下，俾其药力常在上焦，十剂而愈。后两月，因劳力过度旧证复发，胸中疼痛甚于从前，连连咳吐，痰中兼有脓血。再服前方不效，为制此汤，两剂疼止。为脉象虚弱，加野台参三钱，天冬四钱，连服十剂全愈。

邑孝廉曾钧堂先生，愚之忘年友也。精通医学，曾告愚曰：治肺痈方，林屋山人犀黄丸最效。余用之，屡次皆随手奏功，今录其方于下，以备参观。

《证治全生集》（王洪绪所著）犀黄丸，用乳香、没药末各一两，麝香钱半，犀牛黄三分，共研细。取黄米饭一两捣烂，入药再捣为丸，莱菔子大，晒干（忌火烘）。每服三钱，热陈酒送下。

徐灵胎曰："苏州钱复庵咳血不止，诸医以血证治之，病益剧。余往诊，见其吐血满地，细审血中似有脓而腥臭。因谓之曰：此肺痈也，脓已成矣。《金匮》云'脓成则死'，然有生者。余遂多方治之，病家亦始终相信，一月而愈。盖余平日，因此证甚多，集唐人以来验方，用清凉之药以清其火，滋肺之药以养其血，滑降之药以祛其痰，芳香之药以通其气，更以珠黄之药解其毒，金石之药填其空，兼数法而行之，屡试必效。今治复庵，亦兼此数法而痊。”

按：此论诚为治肺痈者之准绳，故录之以备参观。

西人、东人，对于肺结核，皆视为至险之证。愚治以中药汤剂，辅以西药阿斯必林，恒随手奏效，参麦汤下论之甚详。而于近今，又得一治法。奉天清丈局科员宿贯中之兄，辽阳人，年近五旬，素有肺病。东人以为肺结核，屡次医治皆无效。一日忽给其弟来电报，言病势已革，催其速还。贯中因来院中，求为疏方，谓前数日来信言，痰嗽较前加剧，又添心中发热，今电文未言及病情，大约仍系前证，而益加剧也。夫病势至此，诚难挽回，因其相求恳切，遂为疏方：玄参、生山药各一两，而佐以川贝、牛蒡、甘草诸药。至家将药煎服，其病竟一汗而愈。始知其病之加剧者，系有外感之证。外感传里，阳明燥热，得凉润之药而作汗，所以愈也。其从前肺病亦愈者，因肺中之毒热随汗外透，暂觉愉快，而其病根实犹伏而未除也。后旬余其肺病复发，咳嗽吐痰腥臭。贯中复来询治法，手执一方，言系友人所赠，问可服否。视之林屋山人犀黄丸也。愚向者原拟肺结核可治以犀黄丸，及徐氏所论治肺痈诸药。为其价皆甚昂，恐病者辞费，未肯轻于试用。今有所见与愚同者，意其方必然有效。怂恿制其丸，服之未尽剂而愈。夫黄、麝原为宝贵之品，吾中医恒用之以救险证，而西人竟不知用何也？

奉天车站开饭馆者赵焕章，年四十许。心中发热、懒食、咳嗽、吐痰腥臭，羸弱不能起床。询其得病之期，至今已迁延三月矣。其脉一分钟八十五至，左脉近平和，右脉滑而实，舌有黄苔满布，大便四五日一行且甚燥。知其外感，稽留于肺胃，久而不去，以致肺脏生炎，久而欲腐烂也。西人谓肺结核证至此已不可治。而愚慨然许为治愈，投以清金解毒汤去黄耆，加生山药六钱、生石膏一两，三剂后热大清减，食量加增，咳嗽吐痰皆见愈，遂去山药，仍加黄耆三钱，又去石膏，以花粉六钱代之，每日兼服阿斯必林四分瓦之一，如此十余日后，病大见愈，身体康健，而间有咳嗽之时，因忙碌遂停药不服。二十日后，咳嗽又剧，仍吐痰有臭味，再按原方加减治之，不甚效验。亦俾服犀黄丸病遂愈。

离中丹

治肺病发热，咳吐脓血，兼治暴发眼疾，红肿作痛，头痛齿痛，一切上焦实热之症。

生石膏细末二两　甘草细末六钱　朱砂末一钱半

共和匀，每服一钱，日再服，白水送。热甚者，一次可服钱半。咳嗽甚者，方中加川贝五钱。咳血多者，加三七四钱。大便不实者，将石膏去一两，加滑石一两，用生山药面熬粥，送服此丹。若阴虚作喘者，亦宜山药粥送服。至于山药面熬粥自五钱可至一两。

治呕吐方

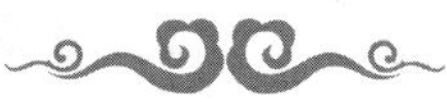

镇逆汤

治呕吐，因胃气上逆，胆火上冲者。

生赭石轧细六钱　青黛二钱　清半夏三钱　生杭芍四钱　龙胆草三钱　吴茱萸一钱　生姜二钱　野台参二钱

薯蓣半夏粥

治胃气上逆，冲气上冲，以致呕吐不止，闻药气则呕吐益甚，诸药皆不能下咽者。

生山药轧细一两　清半夏一两

上二味，先将半夏用微温之水淘洗数次，不使分毫有矾味。用做饭小锅（勿用药甑）煎取清汤约两杯半，去渣调入山药细末，再煎两三沸，其粥即成，和白沙糖食之。若上焦有热者，以柿霜代沙糖，凉者用粥送服干姜细末半钱许。

按：吐后口舌干燥，思饮水者热也。吐后口舌湿润，不思饮水者凉也。若呕吐既久，伤其津液，虽有凉者亦可作渴。又当细审其脉，滑疾为热，弦迟为凉。滑而无力，为上盛下虚，上则热而下或凉。弦而有力，为冲胃气逆，脉似热却非真热。又当问其所饮食者，消化与否，所呕吐者，改味与否，细心询问体验，自能辨其凉热虚实不误也。

从来呕吐之证，多因胃气冲气并而上逆。半夏为降胃安冲之主药。故《金匮》治呕吐，有大、小半夏汤。特是呕者，最忌矾味，而今之坊间鬻者，虽清半夏亦有矾，故必将矾味洗净，而后以治呕吐，不至同于抱薪救火也。其多用至一两者，诚以半夏味本辛辣，因坊间治法太过，辣味全消，又经数次淘洗，其力愈减，必额外多用之，始能成降逆止呕之功也。而必与山药作粥者，凡呕吐之人，饮汤则易吐，食粥则借其稠黏留滞之力，可以略存胃腑，以待药力之施行。且山药在上大能补肺生津，则多用半夏不虑其燥，在下大能补肾敛冲，则冲气得养，自安其位。且与半夏皆无药味，故用于呕吐甚剧，不能服药者尤宜也。

有因"胆倒"而呕吐不止者。《续名医类案》载许宣治一儿十岁，从戏台倒跌而下，呕吐苦水，绿如菜汁。许曰：此"胆倒"也，胆汁倾尽则死矣。方用温胆汤，加枣仁、代赭石，正其胆腑。可名正胆汤，一服吐止。

按：此证甚奇异，附载于此，以备参考。

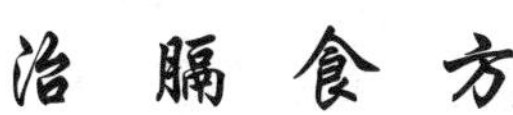

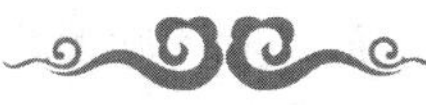

治膈食方

参赭培气汤

治膈食（医论篇第三卷论胃病噎膈治法及反胃治法宜参看）。

潞党参六钱　天门冬四钱　生赭石轧细八钱　清半夏三钱　淡苁蓉四钱　知母五钱　当归身三钱　柿霜饼五钱，服药后含化徐徐咽之

人之一身，自飞门以至魄门，一气主之，亦一气悬之。故人之中气充盛，则其贲门（胃之上口）宽展，自能容受水谷，下通幽门（胃之下口）以及小肠、大肠，出为二便，病何由而作。若中气衰惫，不能撑悬于内，则贲门缩小，以及幽门、小肠、大肠皆为之紧缩。观膈证之病剧者，大便如羊矢，固因液短，实亦肠细也。况中气不旺，胃气不能息息下降，而冲气转因胃气不降，而乘虚上干，致痰涎亦随逆气上并，以壅塞贲门。夫此时贲门已缩如藕孔，又加逆气痰涎以壅塞其间，又焉能受饮食以下达乎。故治此证者，当以大补中气为主，方中之人参是也。以降逆安冲为佐，以清痰理气为使，方中之赭石、半夏、柿霜是也。又虑人参性热、半夏性燥，故又加知母、天冬、当归、柿霜以清热润燥、生津生血也。用苁蓉者，以其能补肾，即能敛冲，冲气不上冲，则胃气易于下降。且患此证者，多有便难之虞，苁蓉与当归、赭石并用，其润便通结之功，又甚效也。若服数剂无大效，当系贲门有瘀血，宜加三棱、桃仁各二钱。

一叟，年六十余得膈证，向愚求方。自言犹能细嚼焦脆之物，

用汤水徐徐送下，然一口咽之不顺，即呕吐不能再食，且呕吐之时，带出痰涎若干。诊其脉关后微弱，关前又似滑实，知其上焦痰涎壅滞也。用此汤加邑武帝台所产旋覆花二钱，连服四剂而愈。

仲景《伤寒论》有旋覆代赭石汤，原治伤寒汗、吐、下解后，心下痞鞕，噫气不除。周扬俊、喻嘉言皆谓，治膈证甚效。拙拟此方，重用赭石，不用旋覆花者，因旋覆花《本经》原言味咸，今坊间所鬻旋覆花，苦而不咸，用之似无效验。惟邑武帝台为汉武帝筑台望海之处，地多咸卤，周围所产旋覆花，大于坊间鬻者几一倍，其味咸而兼辛，以治膈食甚效，诚无价之良药也。夫植物之中，含咸味者甚少，惟生于咸卤之地，故能饶有咸味，与他处产者迥异。为僻在海滨，无人采取购买，其处居民亦不识为药物（俗名六月兰），但取其作柴，惜哉！

或问：《本经》旋覆花，未言苦亦未言辛。药坊之苦者，既与《本经》之气味不合，岂武帝台之辛者，独与《本经》之气味合乎？答曰：古人立言尚简，多有互文以见义者。《本经》为有文字后第一书，其简之又简可知。故读《本经》之法，其主治未全者，当于气味中求之；其气味未全者，即可于主治中求之。旋覆花《本经》载其主结气，胁下满，惊悸，除水，去五脏间寒热，补中下气。三复《本经》主治之文，则覆花当为平肝降气之要药，应藉金之辛味，以镇肝木，其味宜咸而兼辛明矣。至于苦味，性多令人涌吐，是以旋覆花不宜兼此味也。且其花开于六月，而能预得七月庚金之气，故《尔雅》又名之曰“盗庚”。庚者金也，其味辛也，顾其名而思其义，则旋覆花宜咸而兼辛尤明矣。有用拙拟之方者，有可用之旋覆花，其味不至甚苦，亦可斟酌加入也。

一人，年四十六，素耽叶子戏，至废寝食。初觉有气上冲咽喉，浸至妨碍饮食，时或呕吐不能下行。其脉弦长而硬，左右皆然，知系冲气挟胃气上冲。治以此汤，加武帝台旋覆花二钱，生芡实四钱，降其冲逆之气而收敛之，连服十剂而愈。

族家姑，年五旬有六，初觉饮食有碍，后浸增重，惟进薄粥，其脉弦细无力。盖生平勤俭持家，自奉甚薄，劳心劳力又甚过。其脉之细也，因饮食菲薄而气血衰；其脉之弦也，因劳心过度而痰饮盛也。姑上有两姊，皆以此疾逝世，气同者其病亦同，惴惴自恐不愈。愚毅然以为可治，投以此汤，加白术二钱、龙眼肉三钱，连服十余剂全愈。

堂侄女，年四十八岁，素羸弱多病。侄婿与两甥皆在外营业，因此自理家务，劳心过度，恒彻夜不寐。于癸卯夏日得膈证。时愚远出，遂延他医调治，屡次无效。及愚旋里，病势已剧。其脉略似滑实，重按无力。治以此汤，加龙眼肉五钱，两剂见轻，又服十余剂全愈。

奉天北镇县，萧叟年六十七岁，友人韩玉书之戚也。得膈证延医治不愈。迁延五六月，病浸加剧，饮水亦间有难下之时。因玉书介绍，来院求为诊治。其脉弦长有力，右部尤甚。知其冲气上冲过甚，迫其胃气不下降也。询其大便，干燥不易下，多日不行，又须以药通之。投以参赭培气汤，赭石改用一两。数剂后，饮食见顺，脉亦稍和，觉胃口仍有痰涎杜塞，为加清半夏三钱，连服十剂，饮食大顺，脉亦复常，大便亦较易。遂减赭石之半，又服数剂，大便一日两次。遂去赭石、柿霜饼、当归、知母，加于术三钱，数剂后自言，觉胃中消化力稍弱。此时痰涎已清，又觉胃口似有疙瘩，稍碍饮食之路。遂将于术改用六钱，又加生鸡内金（捣细）二钱，佐于术以健运脾胃，即藉以消胃口之障碍，连服十余剂全愈。

友人吴瑞五（奉天铁岭）治姜姓叟，年六十余，得膈食证。屡次延医调治，服药半载，病转增进。瑞五投以参赭培气汤，为其脉甚弦硬，知其冲气上冲，又兼血液枯少也。遂加生芡实以收敛冲气，龙眼肉以滋润血液，一剂能进饮食，又连服七八剂，饮食遂能如常。

治吐衄方

寒降汤

治吐血、衄血，脉洪滑而长，或上入鱼际，此因热而胃气不降也，以寒凉重坠之药，降其胃气则血止矣。

生赭石轧细六钱　清半夏三钱　蒌仁炒捣四钱　生杭芍四钱　竹茹三钱　牛蒡子炒捣三钱　粉甘草钱半

一童子，年十四，陡然吐血，一昼夜不止，势甚危急，其父通医学，自设有药房亦束手无策。时愚应其邻家延请，甫至其村，急求为诊视。其脉洪长，右部尤重按有力，知其胃气因热不降，血随逆气上升也。为拟此汤，一剂而愈，又服一剂，脉亦和平。

一人，年十八，偶得吐血证，初不甚剧，因医者误治，遂大吐不止。诊其脉如水上浮麻，莫辨至数，此虚弱之极候也。若不用药立止其血，危可翘足而待。遂投以此汤，去竹茹，加生山药一两，赭石改用八钱，一剂血止。再诊其脉，左右皆无，重按亦不见，愚不禁骇然。询之心中亦颇安稳，惟觉酸懒无力。忽忆吕沧洲曾治一发斑证，亦六脉皆无，沧洲谓脉者血之波澜，今因发斑伤血，血伤不能复作波澜，是以不见，斑消则脉出矣。遂用白虎加人参汤化其斑毒，脉果出（详案在第七卷青盂汤下）。今此证大吐亡血，较之发斑伤血尤甚，脉之重按不见，或亦血分虚极，不能作波澜欤？其吐之时，脉如水上浮麻者，或因气逆火盛，强迫其脉外现欤？不然闻其诊毕还里（相距十里），途中复连连呕吐，岂因路间失血过多欤？踌躇久之，乃放胆投以大剂六味地黄汤，减茯苓、泽泻三分之二，又加人参、赭石各数钱，一剂脉出。又服平补之药二十余剂，始复初。

《金匮》治心气不足吐衄，有泻心汤，大黄与黄连、黄芩并用，后世未窥仲景制方之意，恒多误解。不知所谓心气不足者，非不足也，若果不足，何又泻之？盖此证因阳明胃腑之热，上逆冲心，以致心中怔忡不安，若有不足之象。仲景从浅处立说，冀人易晓，遂以心气不足名之。故其立方，独本《内经》吐血、衄血，责重阳明不降之旨，用大黄直入阳明之府，以降其逆上之热，又用黄芩以清肺金之热，使其清肃之气下行，以助阳明之降力，黄连以清心火之热，使其元归潜伏，以保少阴之真液，是泻之实所以补之也。且黄连之性肥肠止泻，与大黄并用，又能逗留大黄之力，使之不至滑泻，故吐衄非因寒凉者，服之莫不立愈。且愈后而瘀血全消，更无他患，真良方也。即使心气果系不足，而吐衄不止，将有立危之势，先用泻心汤以止其吐衄，而后从容调补，徐复其正，所谓急则治标，亦医家之良图也。乃世人竟畏大黄力猛，不敢轻用，即或用之，病家亦多骇疑。是以愚不得已，拟此寒降汤，重用赭石，以代大黄降逆之力，屡次用之，亦可随手奏效也。

或问：后世本草谓血证忌用半夏，以其辛而燥也。子所拟寒降汤，治吐衄之因热者，何以方中仍用半夏，独不虑其辛燥伤血乎？答曰：血证须有甄别，若虚劳咳嗽，痰中带血，半夏诚为所忌。若大口吐血，或衄血不止，虽虚劳证，亦可暂用半夏以收一时之功，血止以后，再徐图他治。盖吐血之证，多由于胃气挟冲气上逆；衄血之证，多由于胃气、冲气上逆，并迫肺气亦上逆。《内经》厥论篇曰："阳明厥逆，喘咳身热，善惊，衄、呕血。"煌煌圣言，万古不易。是治吐衄者，原当以降阳明之厥逆为主，而降阳明胃气之逆者，莫半夏若也。

斯更可以前哲之言征之。黄坤载曰："人之中气，左右回旋，脾主升清，胃主降浊。在下之气不可一刻而不升，在上之气不可一刻而不降。一刻不升则清气下陷，一刻不降则浊气上逆。浊气上逆，则呕哕痰饮皆作，一切惊悸、眩晕、吐衄、咳喘、心痞、胁胀、膈噎、反胃，种种诸病于是生焉。胆为少阳之府，属甲木而化相火，顺则下行，而温肾水，相火宁秘，故上清而下暖；逆则上行，出水府而升火位，故下寒而上热。然甲木所以息息归根温水脏者，缘于胃腑戊土之下降。戊土不降，甲木失根，神魂飘荡，此惊悸、眩晕所由来也。二火升炎，肺金被克，此燥渴、烦躁所由来也。胆胃上逆，木土壅迫，此痞闷、膈噎所由来也。凡此诸证，悉宜温中燥土之药，加半夏以降之。其火旺金热者，须用清敛金火之品，然肺为病标，胃为病本，胃气不降，金火无下行之路也。半夏辛燥开通，沉重下达，入胃腑而降逆气。胃土右转，浊痰扫荡，肺脏冲和，神气归根，绵绵不竭矣。血原于脏而统于经，升于肝而降于肺，肝脾不升，则血病下陷，肺胃不降，则血病上逆。缘中脘湿寒，胃土上郁，浊气冲塞，肺气隔碍，收令不行，是以吐衄。此与虚劳惊悸，本属同原。未有虚劳之久不生惊悸，惊悸不止不至吐衄者。当温中燥土，暖水敛火，以治其本，而用半夏降摄胃气，以治其标。庸工以为阴虚火动，不宜半夏，率以清凉滋润之法，刊诸纸素，千载一辙，四海同风。《灵枢》半夏秫米之奥旨（治目不得瞑在邪客篇），鲜有解者，可胜叹哉！"

按：因寒因热，皆可使胃气不降。然因热胃气不降者，人犹多知之，因寒胃气不降者，则知者甚鲜。黄氏论胃气不降，专主因寒一面，盖有所感触而言也。曾有一少妇，上焦烦热，不能饮食，频频咳吐，皆系稀涎，脉象弦细无力。知系脾胃湿寒，不能运化饮食下行，致成留饮为恙也。询其得病之初，言偶因咳嗽懒食，延本处名医投以瓜蒌、贝母、麦冬之类，旋愈旋即反复，服药月余竟至如此。遂为开苓桂术甘汤，加干姜、半夏（细观第三卷理饮汤后跋语自知），且细为剖析用药之意。及愚旋里，其药竟不敢服，复请前医治之，月余而亡。夫世之所谓名医者，其用药大抵如此，何不读黄氏之论，而反躬自省也哉！

门人高如璧实验一方。赭石、滑石等分研细，热时新汲井泉水送服，冷时开水送服一两或至二两，治吐衄之因热者甚效。如璧又在保阳，治一吐血证甚剧者，诸药皆不效，诊其脉浮而洪，至数微数，重按不实。初投以拙拟保元寒降汤（在前），稍见效，旋又反复。如璧遂放胆投以赭石二两、台参六钱、生杭芍一两，一剂而愈。

唐容川曰："平人之血畅行脉络，充达肌肤，是谓循经，谓循其经之常道也。一旦不循其常，溢出于肺胃之间，随气上逆，于是吐出。盖人身之气游于血中而出于血外，故上则出为呼吸，下则出为二便，外则出于皮毛而为汗。其气冲和，则气为血之帅，血随之而运行；血为气之守，气得之而静谧。气结则血凝，气虚则血脱，气迫则血走，气不止而血欲止不可得矣。方其未吐之先，血失其经常之道，或由背脊走入膈间，由膈溢入胃中。病重者其血之来辟辟弹指，漉漉有声，病之轻则无声响。故凡吐血胸背必疼，是血由背脊而来，气迫之行不得其和，故见背疼之证。又或由两胁下走油膜入小肠，重则潮鸣有声，逆入于胃以致吐出，故凡失血复多腰胁疼痛之证。此二者来路不同，治法亦异。由背上来者，以治肺为主，由胁下来者，以治肝为主。盖肺为华盖，位在背与胸膈，血之来路，既由其界分溢而出，自当治肺为是；肝为统血之脏，位在胁下，血从其地而来，则又以治肝为是。然肝肺虽系血之来路，而其吐出，实则胃主之也。凡人吐痰吐食，皆胃之咎。血虽非胃所主，然同是吐证，安得不责之于胃。况血之归宿在于血海，冲为血海，其脉隶于阳明，未有冲气不逆上而血逆上者也。仲景治血以治冲为要。冲脉隶于阳明，治阳明即治冲也。阳明之气下行为顺，今乃逆吐，失其下行之令，急调其胃，使气顺吐止，则血不致奔脱矣。此时血之原委不暇究治，惟以止血为第一要法。血止之后，其离经而未吐出者，是为瘀血。既与好血不相合，反与好血不相能，或壅而成热，或变而成劳，或结瘕成刺疼，日久变证未可预料，必亟为消除以免后来诸患，故以消瘀为第二法。止吐消瘀之后，又恐血再潮动，则须用药安之，故以宁血为第三法。邪之所凑，其正必虚，去血既多，阴无有不虚者。阴者阳之守，阴虚则阳无所附，久且阳随而亡，故又以补虚为收功之法。四者乃通治血证之大纲也。"

按：此论甚精当。愚向拟治吐衄诸方，犹未见唐氏书，今补录之以备参观。

温降汤

治吐衄，脉虚濡而迟，饮食停滞胃口不能消化，此因凉而胃气不降也，以温补开通之药，降其胃气，则血止矣。

白术三钱　清半夏三钱　生山药六钱　干姜三钱　生赭石轧细六钱　生杭芍二钱　川厚朴钱半　生姜二钱

一童子，年十三四，吐血数日不愈，其吐之时，多由于咳嗽。诊其脉甚迟濡，右关尤甚。疑其脾胃虚寒，不能运化饮食，询之果然。盖吐血之证，多由于胃气不降。饮食不能运化，胃气即不能下降。咳嗽之证，多由于痰饮入肺；饮食迟于运化，又必多生痰饮，因痰饮而生咳嗽，因咳嗽而气之不降者，更转而上逆，此吐血之所由来也。为拟此汤，一剂血止，数剂咳嗽亦愈。

一童子，年十三，从愚读书。一日之间衄血四次。诊其脉甚和平，询之亦不觉凉热。为此证热者居多，且以童子少阳之体，时又当夏令，遂略用清凉止血之品，衄益甚，脉象亦现微弱，遂改用此汤，一剂而愈。

或问：此汤以温降为名，用药宜热不宜凉矣。乃既用干姜之热，复用芍药之凉，且用干姜而更用生姜者何也？答曰：脾胃与肝胆，左右对待之脏腑也。肝胆属木中藏相火，其性恒与热药不宜。用芍药者，所以防干姜之热力入肝也。且肝为藏血之脏，得芍药之凉润者以养之，则宁谧收敛，而血不妄行。更与生姜同用，且能和营卫，调经络，引血循经，此所以用干姜又用生姜也。

清 降 汤

治因吐衄不止，致阴分亏损，不能潜阳而作热，不能纳气而作喘。甚或冲气因虚上干，为呃逆、为眩晕。心血因虚甚不能内荣，为怔忡、为惊悸不寐，或咳逆，或自汗，诸虚证蜂起之候。

生山药一两　清半夏三钱　净萸肉五钱　生赭石轧细六钱　牛蒡子炒捣二钱　生杭芍四钱　甘草钱半

保元寒降汤

治吐血过多，气分虚甚，喘促咳逆，血脱而气亦将脱。其脉上盛下虚，上焦兼烦热者。

生山药一两　野台参五钱　生赭石轧细八钱　知母六钱　大生地六钱　生杭芍四钱　牛蒡子炒捣四钱　三七轧细二钱药汁送服

一叟，年六十四，素有劳疾，因劳嗽太甚，呕血数碗。其脉摇摇无根，或一动一止，或两三动一止。此气血虚极，将脱之候也。诊脉时见其所咳吐者，痰血相杂。询其从前呕吐之时心中发热。为制此汤，一剂而血止，又服数剂脉亦调匀。

保元清降汤

治吐衄证，其人下元虚损，中气衰惫，冲气、胃气因虚上逆，其脉弦而硬急，转似有力者。

野台参五钱　生赭石轧细八钱　生芡实六钱　生山药六钱　生杭芍六钱　牛蒡子炒捣二钱　甘草钱半

友人毛仙阁曾治一少年吐血证。其人向经医者治愈，旋又反复。仙阁诊其脉弦而有力，知其为冲胃之气上逆也。遂于治吐血方中，重用半夏、赭石以降逆，白芍、牡蛎（不煅）以敛冲泻热，又加人参以补其中气，使中气健旺以斡旋诸药成功。有从前为治愈之医者在座，颇疑半夏不可用，仙阁力主服之。一剂血止，再剂脉亦和平，医者讶为异事。仙阁晓知曰："此证乃下元虚损，冲气因虚上逆，并迫胃气亦上逆，脉似有力而非真有力，李士材《四字脉诀》所谓'直上直下，冲脉昭昭'者，即此谓也。若误认此脉为实热，而恣用苦寒之药凉其血分，血分因凉而凝，亦可止而不吐，而异日瘀血为恙，竟成劳瘵者多矣。今方中用赭石、半夏以镇冲气，使之安其故宅，而即用白芍、牡蛎以敛而固之，使之永不上逆。夫血为气之配，气为血之主，气安而血自安矣，此所以不治吐血，而吐血自止也。况又有人参之大力者，以参赞诸药，使诸药之降者、敛者，皆得有所凭借以成功乎。"医者闻之，肃然佩服，以为闻所未闻云。

秘　红　丹

治肝郁多怒，胃郁气逆，致吐血、衄血及吐衄之证屡服他药不效者，无论因凉因热，服之皆有捷效。

川大黄细末一钱　油肉桂细末一钱　生赭石细末六钱

上药三味，将大黄、肉桂末和匀，用赭石末煎汤送下。

一妇人，年近三旬，咳嗽痰中带血，剧时更大口吐血，常觉心中发热。其脉一分钟九十至，按之不实。投以滋阴宁嗽降火之药数剂无效。因思此证，若用药专止其嗽，嗽愈其吐血亦当愈。遂用川贝九钱，煎取清汤四茶盅，调入生山药细末一两，煮作稀粥。

俾于一日连进二剂，其咳顿止（此方可为治虚嗽良方），吐血证亦遂愈。数日后，觉血气上潮，肺复作痒而嗽，因此又复吐血。自言夜间睡时，常作生气恼怒之梦，怒极或梦中哭泣，醒后必然吐血。据所云云，其肝气必然郁遏，遂改用舒肝（连翘、薄荷不可多用）、泻肝（龙胆、楝子）之品，而以养肝（柏子仁、生阿胶）、镇肝（生龙骨、生牡蛎）之药辅之，数剂病稍轻减，而犹间作恼怒之梦，梦后仍复吐血。欲辞不治，病家又信服难却，再四踌躇，恍悟平肝之药，以桂为最要，肝属木，木得桂则枯也（以桂作钉钉树，其树立枯），而单用之则失于热；降胃止血之药，以大黄为最要（观《金匮》治吐衄有泻心汤重用大黄可知），胃气不上逆，血即不逆行也，而单用之又失于寒，若二药并用，则寒热相济，性归和平，降胃平肝，兼顾无遗。况俗传方，原有用此二药为散，治吐血者（详后化瘀理血汤下），用于此证当有捷效，而再以重坠之药辅之，则力专下行，其效当更捷也。遂用大黄、肉桂细末各一钱和匀，更用生赭石细末煎汤送下，吐血顿愈，恼怒之梦，亦从此不作。后又遇吐血者数人，投以此方，皆随手奏效。至其人身体壮实而暴得吐血者，又少变通其方，大黄、肉桂细末各用钱半，将生赭石细末六钱与之和匀，分三次服，白开水送下，约点半钟服一次（生赭石可以研末服之，理详前参赭镇气汤下）。

按：肉桂味辣而兼甜，以甜胜于辣者为佳，辣胜于甘者次之。然约皆从生旺树上取下之皮，故均含有油性，皆可入药，至其薄厚不必计也，若其味不但不甚甜，且不甚辣，又兼甚干枯者，是系枯树之皮，不可用也。

二　鲜　饮

治虚劳证，痰中带血。

鲜茅根切碎四两　鲜藕切片四两

煮汁常常饮之，旬日中自愈。若大便滑者，茅根宜减半，再用生山药细末两许，调入药汁中，煮作茶汤服之。

茅根善清虚热而不伤脾胃，藕善化瘀血而兼滋新血，合用之为涵养真阴之妙品。且其形皆中空，均能利水，血亦水属，故能引泛滥逆上之血徐徐下行，安其部位也。

堂兄赞宸年五旬，得吐血证，延医治疗不效。脉象滑数，摇摇有动象，按之不实。时愚在少年，不敢轻于疏方。因拟此便方，煎汤两大碗，徐徐当茶温饮之，当日即见愈，五六日后病遂脱然。自言未饮此汤时，心若虚悬无着，既饮后，觉药力所至，若以手按心，使复其位，此其所以愈也。

按：茅根遍地皆有，春初秋末，其根甚甜，用之尤佳。至于藕以治血证，若取其化瘀血，则红莲者较优，若用以止吐衄，则白莲者胜于红莲者。

三　鲜　饮

治同前证兼有虚热者，即前方加鲜小蓟根二两。

京都名蓟门，故畿内之地，各处皆有大、小蓟。乃以本地土物，医者犹多不能辨认。恒以大蓟为小蓟，小蓟为大蓟，殊属可怪。夫二蓟之形象，最易辨别。大蓟叶绉，初贴地而生，状类蒲公英。嫩时可生啖当菜疏，老则自叶心出茎，高二三尺，茎上亦有小叶，花黄色亦如蒲公英，俗名曲曲菜。小蓟边有芒刺（故亦名刺蓟）。嫩时即生茎，其叶在茎上，高尺许，花紫色状如小绒球，嫩时可作羹，俗名青青菜，亦名刺儿菜。大、小蓟皆能清血分之热，以止血热之妄行，而小蓟尤胜。凡因血热妄行之证，单用鲜小蓟根数两煎汤，或榨取其自然汁，开水冲服，均有捷效，诚良药也。医者多视为寻常土物而忽之，可谓贵耳贱目矣。

小蓟茎中生虫，即结疙瘩如小枣。若取其鲜者十余枚捣烂，开水冲服，治吐衄之因热者甚效。邻村李心泉，愚之诗友也。曾告愚曰："余少年曾得吐血证，屡次服药不效，后得用小蓟疙瘩便方，服一次即愈。因呼之谓清凉如意珠，真药中之佳品也。"

化　血　丹

治咳血，兼治吐衄，理瘀血，及二便下血。

花蕊石煅存性三钱　三七二钱　血余煅存性一钱

共研细，分两次，开水送服。

世医多谓三七为强止吐衄之药，不可轻用，非也。盖三七与花蕊石同为止血之圣药，又同为化血之圣药，且又化瘀血而不伤新血，以治吐衄，愈后必无他患。此愚从屡次经验中得来，故敢确实言之。即单用三七四五钱，或至一两，以治吐血、衄血及大小便下血，皆效。常常服之，并治妇女经闭成癥瘕。至血余，其化瘀血之力不如花蕊石、三七，而其补血之功则过之，以其原为人身之血所生，而能自还原化，且煅之为炭，而又有止血之力也。

曾治一童子，年十五，大便下血，数月不愈，所下者若烂炙，杂以油膜，医者诿谓不治。后愚诊视其脉，弦数无力。俾用生山药轧细作粥，调血余炭六七分服之，日二次，旬日全愈。

作血余炭法：用壮年剃头的短发，洗净剪碎，以锅炒至融化，晾凉轧细，过罗服之。

补络补管汤

治咳血、吐血，久不愈者。

生龙骨捣细一两　生牡蛎捣细一两　萸肉去净核一两　三七研细二钱药汁送服

服之血犹不止者，可加赭石细末五六钱。

一妇人，年三十许，咳血三年，百药不效，即有愈时，旋复如故。后愚诊视，其夜间多汗，先用龙骨、牡蛎、萸肉各一两煎服，以止其汗。一剂汗止，再服一剂，咳血之病亦愈。自此永不反复。后又治一少年，或旬日，或浃辰之间，必吐血数口，浸至每日必吐，屡治无效。其脉近和平，微有芤象，亦治以龙骨、牡蛎、萸肉各一两，三剂而愈。张景岳谓："咳嗽日久，肺中络破，其人必咳血。"西人谓胃中血管损伤破裂，其人必吐血。龙骨、牡蛎、萸肉，性皆收涩，又兼具开通之力（三药之性，详第一卷既济汤、来复汤与第四卷理郁升陷汤，第八卷清带汤下），故能补肺络与胃中血管，以成止血之功，而又不至有遽止之患，致留瘀血为恙也。又佐以三七者，取其化腐生新，使损伤之处易愈，且其性善理血，原为治衄之妙品也。

咳血之原由于肺，吐血之原由于胃，人之所共知也。而西人于吐血，论之尤详。其说谓胃中多回血管，有时溃裂一二处而血出，其故或因胃本体自生炎证，烂坏血管，或因跌打外伤，胃中血管断裂，其血棕黑而臭秽，危险难治。但此类甚少，常见之证，大概血管不曾溃裂，其血亦可自管中溢出，其血多带黑色。因回血管之血色原紫黑，而溢出在胃，胃中酸汁又能令血色变黑也。若血溢自胃中血管，即时吐出，其色亦可鲜红。其病原，或因胃致病，或因身虚弱血质稀薄，皆能溢出。有胃自不病，或因别经传入于胃，如妇女倒经，是子宫之血传入于胃。又如肝脾胀大，血不易通行，回血管满溢，入胃则吐出，入大、小肠则便出，便与吐之路不同，其理一也。

吐血紫黑者，方书多谓系瘀血，愚向疑其不然，又不能确指其果系何故。今观此论，心始昭然。又论中所谓回血管，乃导回紫血入心之管也。管内有门，门无定处，其体比脉管稍薄，其径稍大，有血则圆，无血则扁。总管二支，由心右上房而出。一支向下以接下身脏腑两足之回血，一支向上以接头脑两手之回血，散布小支，一如脉管之状。但脉管深居肉内者多，而回血管深浅皆有，蓝色无脉者是也。另有一种，名曰微丝血管，目力不能见，以镜显之，见密结如网，骨肉内外遍体皆然，与血脉管、回血管两尾相通，故赤紫两血通行无碍。夫血以赤色为正，其有紫色者何也。凡血运行，由心左下房发源，直出血脉总管，流布周身，长骨肉，养身命。然渐行渐改其性，迨由微丝血管入回血管之中，其色遂变为紫矣。由是紫血由回血管行近至心，流归总血管，以达心右上房，转落右下房。右下房有大血管一支，长寸许，即分为二，以入肺左右叶，运行肺中，随呼气吐出碳气，复随吸气纳进氧气，其色复变为赤。即由肺血管（左右各二支）回心左上房，转落左下房，复出血脉总管，往来运行，如环无端。

按：化学家谓空气中所含之气，大要可分为二种。一为氧气，一为氮气。氮气居百分之七十九，氧气居百分之二十一。氧气者，养人之生气也。然氮气多而氧气少者，诚以氧气浓烈，必须以氮气淡之，而后得其和平。人之百体，日有消长，其合骨肉用者，固赖血以生之，不合骨肉用者，又须赖血以出之。何以血行渐改变为紫色，缘其中有碳气也。碳气者，乃身体中无用之物，杂化为气，与氧气合即有毒，与炭气同类，故曰碳气。凡人一呼一吸，合为一息，呼者吐碳气也，吸者吸氧气也。氧气入血则赤，赤为正血，碳气入血则紫，紫为坏血。故紫血必须入肺，运至气胞之上，泄碳气于胞内，气管递而出之，是为一呼。碳气既出，复递生气以入，直抵胞内，血遂摄之，是为一吸。呼吸一停，转流改换，人始无病。

或问：西人回血管之说，甚微妙矣，然其说可确信乎？答曰：其说确有凭据，以其虽为行血之管，而按之无动脉也。心体常动，每呼吸之间，约动四次。每心一动，即激发新血注于脉管中，而周身之脉管，皆随之一动。特其管多深藏肉里，故人周身动脉处无多。至回血管，多浅在肉外，微透青色，世俗误呼为青筋者皆是，虽密络周身，而按之皆不动。与血脉管之行血，实有进退之分。血脉管鼓进新血，随心力运行，故按之常动。回血管收回陈血，不随心力运行，故按之不动。盖运久之血，中含碳气，渐变紫色，赖心部收回，注之于肺，呼出碳气，吸进氧气，仍变为赤，此造化之神妙也。若心于回血管，亦鼓之使动，则其气机外向，即不能收回陈血。是以不借心力鼓之，惟借血脉管之余力，透过微丝血管以运行之，如微弱之水，涓涓徐流，不起波澜，以转回于心部。故曰因其按之无动脉，而可决为回血管也。向尝疑治痧证者，刺血管放血，其血莫不发紫。若谓其证因热甚而血发紫，何以因寒之证其血亦紫。且周身之血既发紫，何以止刺其数处出血少许，病或即愈。今乃知其所刺者皆回血管，其出血无多而病可愈者，放出碳气之力也。

或又问：西人回血管之说既可信，则其膈肺呼出碳气，吸进氧气，血仍变赤，复归于心之说，亦必可信，何以古圣贤皆未言及？答曰：此理《内经》言之，扁鹊《难经》亦言之，而《难经》较详。其书第一节曰“十二经皆有动脉，独取寸口，以决五脏六腑，死生吉凶之法，何谓也？然（答词也）寸口者脉之大会，手太阴之动脉也。人一呼脉行三寸，一吸脉行三寸，呼吸定息，脉行六寸。人一昼夜凡一万三千五百息，脉行五十度（《内经》谓十六丈二尺为一度）周于身，漏水下百刻。荣卫行阳二十五度，行阴二十五度，为一周也。故五十度复会于手太阴。寸口者，五脏六腑之所终始，故取法于寸口也。”盖人之脏腑，皆有血脉管与回血管。其回血管之血，由心至肺将碳气呼出，是诸脏腑之回血管至此而终也。迨吸进氧气，其血乃赤，归于心而散于诸脏腑，是诸脏腑之血脉管自此而始也。故曰五脏六腑之所终始也。为肺能终始诸脏腑，是以诸脏腑之病，可于肺之寸口动脉候之，而寸口之动脉，遂可分其部位而应诸脏腑矣。特古书语意浑含，有待于后世阐发耳。

或又问：回血管之说，证以秦越人《难经》益可确信。然据西人之说，谓吐紫黑成块者，亦系回血管之血，何以人之腑中或胁下，素有瘀积，偶有因吐紫黑成块之血而愈者？答曰：此等证，西人亦尝论及，谓有因肝脾瘀血及他处瘀血由胃而出，而胃自不病者，吐后即觉松适，所谓以病医病也。然他处瘀血，既假道于胃而出，虽云胃自不病，而胃中回血管必有溃裂之处，亦宜治以化瘀，兼收涩之药。浓煎龙骨牡蛎汤，送下三七细末，可以顷刻奏效。若但认为瘀血，任其倾吐，未有不危殆者。此有关性命之证，医者切宜知之。

或又问：据西人之说，是他经之血，皆可以借径于胃而吐出。至咳血出于肺，而他处之血，亦或借径于肺而上行否？答曰：此问甚精微，然可实指而确论之也。吾友苏明阳先生，当世之哲学士也（著有天地新学说）。尝告愚曰：肺管下行连心、连肝及胆。其相连之处，心及肝胆，皆有门与之相通，再下行至脐下，连于气海。气海即《医林改错》谓其状若倒提鸡冠花者是也。然相连之处，仍有膜膈之在若通若不通之间。因气海之中，所存者元气，若与此管不通，则元气不能上达，若与此管过通，元气又不能存蓄也。气海之下，又有管与之相连，亦在若通若不通之间。其管由气海之下，转而上行，循脊梁上贯脑部，复转而下行。气海上之管任脉也，下之管督脉也。人当未生之时，息息得母之气化，以贯注于气海。迨其气化充满，即冲开督任二脉，以灌溉诸脏腑，此人之先天，督任所以常通也。既生之后，气海之来源既停，其中所存之元气，遂蕴蓄其中，以为百年寿命之根。而其所以培养诸脏腑者，端藉呼吸与饮食之力，此人之后天，督任所以不通也。愚曾即其言验诸物类，剖解之时，其形迹亦分毫不谬。由是观之，是心肝之血皆可由喉出也。任脉在下焦，又与冲脉血海相通，斯下焦之血亦可由喉出也。夫喉为肺管，其正支入肺，其分支即为任脉之管。凡血自任脉上溢而出于喉者，虽非借径于肺，与借径于肺者无异也。再者，人之咳嗽不已则气必上升，而血即可随之上溢。其血因嗽可从肺管上溢，久之亦可因嗽自胃管上溢。故凡自上失血之证兼咳嗽者，无论咳血、吐血、衄血，皆当急治愈其咳嗽，为要着也。

或问：《内经》谓阳明厥逆，则吐衄。西人谓胃中血管损伤破裂出血，则吐血。此二说亦相通乎？答曰：阳明厥逆，胃腑气血必有膨胀之弊，此血管之所以易破也。降其逆气，血管之破者自闭，设有不闭，则用龙骨、牡蛎诸收涩之药以补之，防其溃烂，佐以三七、乳香、没药诸生肌之品以养之。此拙拟补络补管汤所以效也。设使阳明未尝厥逆，胃中血管或因他故而破裂，则血在胃中，亦恒随饮食下行自大便出，不必皆吐出也。

此方原无三七，有乳香、没药各钱半。偶与友人景山谈及，景山谓："余治吐血，亦用兄补络补管汤，以三七代乳香、没药，则其效更捷。"愚闻之遂欣然易之。

景山又谓："龙骨、牡蛎能收敛上溢之热，使之下行，而上溢之血，亦随之下行归经。至萸肉为补肝之妙药，凡因伤肝而吐血者，萸肉又在所必需也。且龙骨、牡蛎之功用神妙无穷，即脉之虚弱已甚，日服补药毫无起象，或病虚极不受补者，投以大剂龙骨、牡蛎，莫不立见功效，余亦不知其何以能然也。"愚曰：人身阳之精为魂，阴之精为魄。龙为天地之元阳所生（理详第五卷从龙汤下），故能安魂。牡蛎为水之真阴结成（海气结为蚝山即牡蛎山），故能强魄。魂魄安强，精神自足，虚弱自愈也。是龙骨、牡蛎，固为补魂魄精神之妙药也。

邑有吐血久不愈者。有老医于平津先生，重用赤石脂二两，与诸止血药治之，一剂而愈。后其哲嗣锦堂向愚述其事，因诘之曰："重用赤石脂之义何居？"锦堂曰："凡吐血多因虚火上升，然人心中之火，亦犹炉中之火，其下愈空虚，而火上升之力愈大，重用赤石脂，以填补下焦，虚火自不上升矣。"愚曰："兄之论固佳，然犹有剩义。赤石脂重坠之力，近于赭石，故能降冲胃之逆，其黏涩之力，近于龙骨、牡蛎，故能补血管之破。兼此二义，重用石脂之奥妙，始能尽悉。是以愚遇由外伤内，若跌碰致吐血久不愈者，料其胃中血管必有伤损，恒将补络补管汤去萸肉，变汤剂为散剂，分数次服下，则龙骨、牡蛎不但有黏涩之力，且较煎汤服者，更有重坠之力，而吐血亦即速愈也。"锦堂闻之欣然曰："先严用此方时，我年尚幼，未知详问，今闻兄言贶我多矣。"

邑张某家贫佣力，身挽辘车运货远行，因枵腹努力太过，遂致大口吐血。卧病旅邸，恐即不起。意欲还里，又乏资斧。乃勉强徒步徐行，途中又复连吐不止，目眩心慌，几难举步。腹中觉饥，怀有干饼，又难下咽。偶拾得山楂十数枚，遂和干饼食之。觉精神顿爽，其病竟愈。盖酸者能敛，而山楂则酸敛之中，兼有化瘀之力。与拙拟补络补管汤之意相近，故获此意外之效也。

化瘀理膈丹

治力小任重，努力太过，以致血瘀膈上，常觉短气。若吐血未愈者，多服补药或凉药，或多用诸药炭，强止其血，亦可有此病，皆宜服此药化之。

三七捣细二钱　鸭蛋子去皮四十粒

上药二味，开水送服，日两次。凡服鸭蛋子，不可嚼破，若嚼破即味苦不能下咽，强下咽亦多呕出。

一童子，年十四，夏日牧牛野间。众牧童嬉戏，强屈其项背，纳头裤中，倒缚其手，置而弗顾，戏名为看瓜。后经人救出，气息已断。俾盘膝坐，捶其腰背，多时方苏。惟觉有物填塞胸膈，压其胸中大气，妨碍呼吸。剧时气息仍断，两目上翻，身躯后挺。此必因在裤中闷极之时努挣不出，热血随努挣之气力上溢，而停于膈上也。俾单用三七三钱捣细，开水送服，两次全愈。

一人，年四十七，素患吐血。医者谓其虚弱，俾服补药，连服十余剂，觉胸中发紧，而血溢不止。后有人语以治吐血便方，大黄、肉桂各五分轧细，开水送服，一剂血止。然因从前误服补药，胸中常觉不舒，饮食减少，四肢酸懒无力。愚诊之，脉似沉牢，知其膈上瘀血为患也。俾用鸭蛋子五十粒去皮，糖水送服，日两次，数日而愈。

治消渴方

玉液汤

治消渴。消渴，即西医所谓糖尿病，忌食甜物。

生山药一两　生黄耆五钱　知母六钱　生鸡内金捣细二钱　葛根钱半　五味子三钱　天花粉三钱

消渴之证，多由于元气不升，此方乃升元气以止渴者也。方中以黄耆为主，得葛根能升元气。而又佐以山药、知母、花粉以大滋真阴。使之阳升而阴应，自有云行雨施之妙也。用鸡内金者，因此证尿中皆含有糖质，用之以助脾胃强健，化饮食中糖质为津液也。用五味者，取其酸收之性，大能封固肾关，不使水饮急于下趋也。

邑人某，年二十余，贸易津门，得消渴证。求津门医者，调治三阅月，更医十余人不效。归家就医于愚。诊其脉甚微细。旋饮水旋即小便，须臾数次。投以此汤，加野台参四钱，数剂渴见止，而小便仍数。又加萸肉五钱，连服十剂而愈。

方书消证，分上消、中消、下消。谓上消口干舌燥，饮水不能解渴，系心移热于肺，或肺金本体自热不能生水。当用人参白虎汤；中消多食犹饥，系脾胃蕴有实热，当用调胃承气汤下之；下消谓饮一斗溲亦一斗，系相火虚衰，肾关不固，宜用八味肾气丸。

按：白虎加人参汤，乃《伤寒论》治外感之热传入阳明胃腑，以致作渴之方。方书谓上消者宜用之，此借用也。愚曾试验多次，然必胃腑兼有实热者，用之方的。中消用调胃承气汤，此须细为斟酌，若其右部之脉滑而且实，用之犹可，若其人饮食甚勤，一时不食即心中怔忡，且脉象微弱者，系胸中大气下陷，中气亦随之下陷，宜用升补气分之药，而佐以收涩之品与健补脾胃之品，拙拟升陷汤（在第四卷）后有治验之案可参观；若误用承气下之，则危不旋踵。至下消用八味肾气丸，其方《金匮》治男子消渴，饮一斗溲亦一斗，而愚尝试验其方，不惟治男子甚效，即治女子亦甚效。曾治一室女得此证，用八味丸变作汤剂，按后世法，地黄用熟地、桂用肉桂，丸中用几两者改用几钱，惟茯苓、泽泻各用一钱，两剂而愈。后又治一少妇得此证，投以原方不效，改遵古法，地黄用干地黄（即今生地），桂用桂枝，分量一如前方，四剂而愈。此中有宜古宜今之不同者，因其证之凉热，与其资禀之虚实不同耳。

尝因化学悟出治消渴之理。今试以壶贮凉水置炉上，壶外即凝有水珠，恒至下滴。迨壶热则其水珠即无。盖炉心必有氢气上升，与空气中之氧气合，即能化水，着于凉水壶上，即可成珠下滴。迨壶热则所着之水，旋着旋即涸去，故又不见水。人腹中之气化壮旺，清阳之气息息上升，其中必挟有氢气上升，与自肺吸进之氧气相合，亦能化水，着于肺胞之上，而为津液。津液充足，自能不渴。若其肺体有热，有如炉上壶热，所着之水旋即涸去，此渴之所由来也。当治以清热润肺之品，若因心火热而铄肺者，更当用清心之药；若肺体非热，因腹中气化不升，氢气即不能上达于肺，与吸进之氧气相合而生水者，当用升补之药，补其气化，而导之上升，此拙拟玉液汤之义也。然氢气必随清阳上升，而清阳实生于人身之热力，犹炉心有火，而炉心始有氢气上升也。故消渴之证，恒有因脾胃湿寒、真火衰微者，此肾气丸所以用桂、附，而后世治消渴，亦有用干姜、白术者。尝治一少年，咽喉常常发干，饮水连连不能解渴，诊其脉微弱迟濡。投以四君子汤，加干姜、桂枝尖，一剂而渴止矣。又有湿热郁于中焦作渴者，苍柏二妙散、丹溪越鞠丸，皆可酌用。

滋膵饮

治同前证。

生箭耆五钱　大生地一两　生怀山药一两　净萸肉五钱　生猪胰子切碎三钱

上五味，将前四味煎汤，送服猪胰子一半，至煎渣时，再送服余一半。若遇中、上二焦积有实热脉象洪实者，可先服白虎加人参汤数剂，将实热消去强半，再服此汤，亦能奏效。

消渴一证，古有上、中、下之分，谓其证皆起于中焦而极于上、下。究之无论上消、中消、下消，约皆渴而多饮多尿，其尿有甜味。是以《圣济总录》论消渴谓：“渴而饮水多，小便中有脂，似麸而甘。”至谓其证起于中焦，是诚有理，因中焦膵病，而累及于脾也。盖膵为脾之副脏，在中医书中，名为“散膏”，即扁鹊《难经》所谓脾有“散膏”半斤也（膵尾衔接于脾门，其全体之动脉又自脾脉分支而来，故与脾有密切之关系）。有时膵脏发酵，多酿甜味，由水道下陷，其人小便遂含有糖质。迨至膵病累及于脾，致脾气不能散精达肺（《内经》谓，脾气散精，上达于肺）则津液少，不能通调水道（《内经》谓，肺通调水道，下归膀胱）则小便无节，是以渴而多饮多溲也。尝阅申报有胡适之者，因病消渴，求治于北平协和医院，久而无效，惧而旋里，亦以为无药可医矣。其友劝其延中医治疗，服药竟愈。所用方中以黄耆为主药，为其能助脾气上升，还其散精达肺之旧也。《金匮》有肾气丸善治消渴。其方以干地黄（即生地黄）为主，取其能助肾中之真阴上潮以润肺，又能协同山萸肉以封固肾关也。又向因治消渴，曾拟有玉液汤（方在前），方中以生怀山药为主，屡试有效。近阅医报且有单服山药以治消渴而愈者，以其能补脾固肾，以止小便频数；而所含之蛋白质，又能滋补膵脏，使其“散膏”充足；且又色白入肺，能润肺生水，即以止渴也。又俗传治消渴方，单服生猪胰子可愈。盖猪胰子即猪之膵，是人之膵病，而可补以物之膵也。此亦犹鸡内金，诸家本草皆谓其能治消渴之理也。鸡内金与猪胰子，同为化食之物也。愚因集诸药合为一方，以治消渴屡次见效。因敢笔之于书，以公诸医界。

附记：天津卢抑甫君评此方云：按糖尿病一证，在西医病理上之研究，由于膵脏之岛素组织萎缩，制造内分泌物之机能减却，故对于副肾之内分泌物亚笃列那林助肝脏造糖之过胜技能不能制止，因而血液内含糖量过多，以致尿内亦含有糖质，西医起初无适切之治法。自西历一千九百二十年，西医邦廷古氏由牛、马、豕等之膵脏抽出其内分泌物，名之曰依苏林，注射于皮下或静脉内，能使血内过量之糖立即减少，虽至病剧陷于昏睡时，亦有起死回生之望。今先生治糖尿病之处方内，有猪胰一味，属于古来脏器疗法，与现今西医之内分泌疗法暗合。但古人只知以脏补脏，不知其有内分泌物之作用。又内服之法不如注射，因经口入胃，其有效成分为酸性胃液所破坏，即难奏效；注射则成分直达于病所，其奏效必确也。如除去猪胰子之脂肪、结缔组织及蛋白酵素，制成水制流膏，使仅含有抗糖物质，再加碱性液以防制其胃液之酸性，则内服之缺点可以免去。病人不欲行注射者，当以此法为最良矣。中国古方治糖尿病有黄耆汤与八味丸，以新学理释之，必有使糖量减少之作用。至于何种药味有此作用，尚待研究，此时难以指定也。日医博士上条秀介，曾于中药何首乌抽出一种有效成分，名之曰巴利够宁，以治糖尿病，确有减少糖质作用，发表治验报告，东西医界甚为惊异。我国医家如能于黄耆汤、八味丸抽出某药成分，证明有减糖质作用，则上条秀介不能专美于前矣。然而未能抽出者，科学落后，其程度不如人也。以哲学的药性治哲学的病理，则终于哲学的范围而已。而先生此方由黄耆汤与八味丸脱胎变体而来，有西医制方之精神，又加猪胰子之脏器疗法，暗合于科学之原理，此则为现今医界所未有，而为鄙人所钦佩无已者也。

又先生所著之《医学衷中参西录》中，各种处方类于此方之理想者甚多，鄙人临证采用多收良效，拟撰张氏医方新解，以西医之理发明之，俾西医界中亦可放胆试用，此诚沟通中西之资藉也。以后得暇，当按方循序披露，登于拙撰医学报（即《医药卫生浅说报》），以便使中西医界之参考，庶于当今医学有小补云。

观卢君此段议论，诚当今医界之伟人也。卢君印（谦）先毕业于西医校，后又自精心研究中医，生平临证以西理断病，以中药治病，自命为新医学家。凡所用之中药，皆细心研究其成分，将其有用之成分提出，制成为流液，或制为结晶用之，较诸药片恒有捷效，且将其提出诸药之成分，恒披露于所撰医报中。卢君自命为新医学家，洵非虚语也。

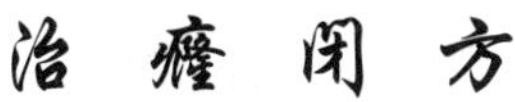

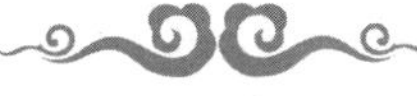

宣阳汤

治阳分虚损，气弱不能宣通，致小便不利。

野台参四钱　威灵仙钱半　寸麦冬带心六钱　地肤子一钱

济阴汤

治阴分虚损，血亏不能濡润，致小便不利。

怀熟地一两　生龟板捣碎五钱　生杭芍五钱　地肤子一钱

阴分阳分俱虚者，二方并用，轮流换服，如下案所载服法，小便自利。

一媪，年六十余，得水肿证，延医治不效。时有专以治水肿名者，其方秘而不传。服其药自大便泻水数桶，一身肿尽消。言忌咸百日，可保永愈。数日又见肿，旋复如故。服其药三次皆然，而病人益衰惫矣。盖未服其药时，即艰于小便，既服药后，小便滴沥全无，所以旋消而旋肿也。再延他医，皆言服此药，愈后复发者，断乎不能调治。后愚诊视，其脉数而无力。愚曰：脉数者阴分虚也，无力者阳分虚也。膀胱之腑，有下口无上口，水饮必随气血流行，而后能达于膀胱，出为小便。《内经》所谓“州都之官，津液存焉，气化则能出”者是也。此脉阴阳俱虚，致气化伤损，不能运化水饮以达膀胱，此小便所以滴沥全无也。《易·系辞》曰：“日往则月来，月往则日来，日月相推，而明生焉。寒往则暑来，暑往则寒来，寒暑相推，而岁成焉。往者屈也，来者信（伸音）也，屈信相感，而利生焉。”此天地之气化，即人身之气化也。爰立两方，一方以人参为君，辅以麦冬以济参之热，灵仙以行参之滞，少加地肤子为向导药，名之曰宣阳汤，以象日象暑；一方以熟地为君，辅以龟板以助熟地之润，芍药以行熟地之滞（芍药善利小便，故能行熟地之泥），亦少加地肤子为向导药，名之济阴汤，以象月象寒。二方轮流服之，以象日月寒暑相推、往来屈伸相感之义。俾先服济阴汤，取其贞下起元也。服至三剂小便稍利，再服宣阳汤，亦三剂小便大利，又再服济阴汤，小便直如泉涌，肿遂尽消。病家疑而问曰：前服济阴汤，小便微通，此时又服之，何其功效百倍于从前？答曰：善哉问也。前服济阴汤，似于冬令，培草木之根荄，以厚其生长之基也，于服宣阳汤数剂后，再服济阴汤，如纯阳月后，一阴二阴甫生，时当五六月大雨沛行，万卉之畅茂，有迥异寻常者矣。

或问：西人谓膀胱有进水之口，在出水之口下，其口斜透膀胱，且有油膜绕护，故不易辨认。西人实验最精，其说必不差谬。子论膀胱，何以仍遵古说？答曰：西人之说虽得之实验，然必以中法参之，始能尽脏腑之微奥。唐容川曰："三焦之根，出于肾系。两肾之间，有油膜一条连于脊骨，自下而上，第七节命门穴处，即肾系也。由肾系下生连网油膜（俗名网油，西人名连网），是为下焦，中生板油，是为中焦，上生隔膜，是为上焦。盖三焦即人身之油膜，上络心肺、中络脾胃、下络肠与肾连膀胱。食入于胃由肠而下，饮入于胃，则胃之四面皆有微丝血管将水吸出，散走油膜之上，即三焦也。水缘三焦下行，由肾漉过，以达膀胱。"今试取物脬验之，其出水口下，油膜绕护之处，即与三焦连网相连之处，初无外露之口。三焦气化流行，自能运转水饮，由连网而达于膀胱。《内经》所谓"三焦者，决渎之官，水道出焉"者是也。由斯观之，其进水之口，原在若有若无之间，谓之有可也，谓之无亦无不可也。彼西人驳三焦之说，而不知其所谓连网即三焦，且不知连网生于肾系，是实验虽精而犹未精也。

一妇人，年三十许，因阴虚小便不利，积成水肿甚剧，大便亦旬日不通。一老医投以八正散不效，友人高夷清为出方，用生白芍六两，煎汁两大碗，再用阿胶二两，熔化其中，俾病人尽量饮之。老医甚为骇疑，夷清力主服之，尽剂而二便皆通，肿亦顿消。后老医与愚觌面，为述其事，且问此等药何以能治此病。答曰：此必阴虚不能化阳，以致二便闭塞。白芍善利小便，阿胶能滑大便，二药并用，又大能滋补真阴，使阴分充足，以化其下焦偏胜之阳，则二便自能通利也。

长子荫潮治一水肿证。其人年六旬，二便皆不通利，心中满闷，时或烦躁。知其阴虚积有内热，又兼气分不舒也。投以生白芍三两，橘红、柴胡各三钱，一剂二便皆通。继服滋阴理气，少加利小便之药而愈。

一妇人，年四十许，得水肿证，百药不效，偶食绿豆稀饭，觉腹中松畅，遂连服数次，小便大利而愈。有人向愚述其事，且问所以能愈之故。答曰：绿豆与赤小豆同类，故能行水利小便，且其性又微凉，大能滋阴退热。凡阴虚有热，致小便不利者，服之皆有效也。

白茅根汤

治阴虚不能化阳，小便不利，或有湿热壅滞，以致小便不利，积成水肿。

白茅根掘取鲜者，去净皮与节间小根，细切一斤

将茅根用水四大碗煮一沸，移其锅置炉旁，候十数分钟，视其茅根若不沉水底，再煮一沸，移其锅置炉旁，须臾视其根皆沉水底，其汤即成。去渣温服多半杯，日服五六次，夜服两三次，使药力相继，周十二时，小便自利。

茅根形象中空，颇类苇根。鲜者煮稠汁饮之，则其性微凉，其

味甘而且淡。为其凉也，故能去实火；为其甘也，故能清虚热；为其淡也，故能利小便。且其根不但中空，周遭爿上有十二小孔（细视可见），象人十二经络。故又能宣通脏腑，畅达经络，兼治外感之热，而利周身之水也。然必须如此煮法，服之方效。若久煎，其清凉之性及其宣通之力皆减，服之即无效矣。所煮之汤，历一昼夜即变绿色，若无发酵之味，仍然可用。

一妇人，年四十余，得水肿证。其翁固诸生，而精于医者，自治不效，延他医诊治亦不效，偶与愚遇，问有何奇方，可救此危证。因细问病情，知系阴虚有热，小便不利。遂俾用鲜茅根煎浓汁，饮旬日全愈。

一媪，年六十余，得水肿证。医者用药，治愈三次皆反复，再服前药不效。其子商于梓匠，欲买棺木，梓匠固其亲属，转为求治于愚。因思此证反复数次，后服药不效者，必是病久阴虚生热，致小便不利。细问病情，果觉肌肤发热，心内作渴，小便甚少。俾单用鲜白茅根煎汤，频频饮之，五日而愈。

一妇人，年四十许，得水肿证。其脉象大致平和，而微有滑数之象。俾浓煎鲜茅根汤饮之，数日病愈强半。其子来送信，愚因嘱之曰：有要紧一言，前竟忘却。患此证者，终身须忌食牛肉。病愈数十年，食之可以复发。孰意其子未返，已食牛肉，且自觉病愈，出坐庭中，又兼受风，其证陡然反复，一身尽肿，两目因肿甚不能开视。愚用越婢汤发之，以滑石易石膏（用越婢汤原方，常有不汗者，若以滑石易石膏则易得汗），一剂汗出，小便顿利，肿亦见消。再饮白茅根汤，数日病遂全愈。

按：白茅根，拙拟二鲜饮与三鲜饮，用以治吐衄，此方又用以治水肿，而其功效又不止此也。愚治伤寒温病，于大便通后，阳明之盛热已消，恒俾浓煮鲜茅根汤，渴则饮之，其人病愈必速，且愈后即能饮食，更无反复之患。盖寒温愈后，其人不能饮食与屡次复病者，大抵因余热未尽，与胃中津液未复也。白茅根甘凉之性，既能清外感余热，又能滋胃中津液。至内有郁热，外转觉凉者，其性又善宣通郁热使达于外也。

又按：凡膨胀，无论或气、或血、或水肿，治愈后，皆终身忌食牛肉。盖牛肉属土，食之能壅滞气血，且其彭亨之形，有似腹胀，故忌之也。医者治此等证，宜切嘱病家，慎勿误食。

温通汤

治下焦受寒，小便不通。

椒目炒捣八钱　小茴香炒捣二钱　威灵仙三钱

人之水饮，由三焦而达膀胱。三焦者，身内脂膜也。曾即物类验之，其脂膜上皆有微丝血管，状若红绒毛，即行水之处。此管热则膨胀，凉则凝滞，皆能闭塞水道。若便浊兼受凉者，更凝结稠黏杜塞溺管，滴沥不通。故以椒目之滑而温、茴香之香而热者，散其凝寒，即以通其窍络。更佐以灵仙温窜之力，化三焦之凝滞，以达膀胱，即化膀胱之凝滞，以达溺管也。凉甚者，肉桂、附子、干姜皆可酌加。气分虚者，更宜加人参助气分以行药力。

加味苓桂术甘汤

治水肿小便不利，其脉沉迟无力，自觉寒凉者。

于术三钱　桂枝尖二钱　茯苓片二钱　甘草一钱　干姜三钱　人参三钱　乌附子二钱　威灵仙一钱五分

肿满之证，忌用甘草，以其性近壅滞也，惟与茯苓同用，转能泻湿满，故方中未将甘草减去。若肿胀甚剧，恐其壅滞者，去之亦可。

服药数剂后，小便微利，其脉沉迟如故者，用此汤送服生硫黄末四五厘。若不觉温暖，体验渐渐加多，以服后移时觉微温为度。

人之水饮，非阳气不能宣通。上焦阳虚者，水饮停于膈上。中焦阳虚者，水饮停于脾胃。下焦阳虚者，水饮停于膀胱。水饮停蓄既久，遂渐渍于周身，而头面肢体皆肿，甚或腹如抱瓮，而臌胀成矣。此方用苓桂术甘汤，以助上焦之阳；即用甘草协同人参、干姜以助中焦之阳；又人参同附子名参附汤（能固下焦元阳将脱），协同桂枝更能助下焦之阳（桂枝上达胸膈，下通膀胱，故肾气丸用桂枝不用肉桂）。三焦阳气宣通，水饮亦随之宣通，而不复停滞为患矣。至灵仙与人参并用，治气虚小便不利甚效（此由实验而知，故前所载宣阳汤并用之），而其通利之性，又能运化术、草之补力，俾胀满者服之，毫无滞碍，故加之以为佐使也。若药服数剂后，脉仍如故，病虽见愈，实无大效。此真火衰微太甚，恐非草木之品所能成功，故又用生硫黄少许，以补助相火。诸家本草，谓其能使大便润、小便长，补火之中大有行水之力，故用之，因凉成水肿者尤良也。第八卷载有服生硫黄法，其中有治水肿之验案宜参观。

脉沉水肿与脉浮水肿迥异。脉浮者，多系风水，腠理闭塞，小便不利。当以《金匮》越婢汤发之，通身得汗，小便自利，若浮而兼数者，当是阴虚火动，宜兼用凉润滋阴之药。脉沉水肿，亦未可遽以凉断，若沉而按之有力者，系下焦蕴热未化，仍当用凉润之药，滋阴以化其阳，小便自利，惟其脉沉而且迟，微弱欲无，询之更自觉寒凉者，方可放胆用此汤无碍，或但服生硫黄，试验渐渐加多，亦可奏效。特是肿之剧者，脉之部位皆肿，似难辨其沉浮与有力无力，必重按移时，使按处成凹始能细细辨认。

按：苓桂术甘汤，为治上焦停饮之神方。《金匮》曰：“短气有微饮，当从小便去之，苓桂术甘汤主之，肾气丸亦主之。”喻嘉言注云：“呼气短，宜用苓桂术甘汤以化太阳（膈上）之气；吸气短，宜用肾气丸以纳少阴（肾经）之气。”推喻氏之意，以为呼气短则上焦阳虚，吸气短则下焦阳虚，故二方分途施治。然以之为学者说法，以自明其别有会心则可；以之释《金匮》，谓其文中之意本如是则不可。何者？仲景当日著书立言，原期后世易于率由，使二方果如此分用，仲景何竟统同言之，致令后世费如许推测。盖膈上与膀胱相隔虽远，实皆太阳寒水之所统贯。太阳者天也，膈上也。寒水者水也，肾之腑膀胱也。水气上升而为云，复得天气下降而为水，天水相连，升降一气，此太阳寒水所以相并而为一经也。愚临证体验多年，见有膈上气旺而膺胸开朗者，必能运化水饮下达膀胱，此用苓桂术甘汤治饮之理也，见有肾气旺而膀胱流通者，又必能吸引水饮下归膀胱，此用肾气丸治饮之理也。故仲景于上焦有微饮而短气者，并出两方，任人取用其一，皆能立建功效。况桂枝为宣通水饮之妙药，茯苓为淡渗水饮之要品，又为二方之所同乎。且《金匮》之所谓短气，乃呼气短，非吸气短也。何以言之，吸气短者，吸不归根即吐出，《神农本经》所谓吐吸，即喘之替言也。《金匮》之文，有单言喘者，又有短气与喘并举者。若谓短气有微饮句，当兼呼气短与吸气短而言，而喘与短气并举者，又当作何解耶（惟论溢饮变其文曰气短，似言吸气短）。

用越婢汤治风水，愚曾经验，遇药病相投，功效甚捷。其方《金匮》以治风水恶风，一身悉肿，脉浮不渴，续自汗出，无大热者。而愚临证体验以来，即非续自汗出者用之亦可，若一剂而汗不出者，可将石膏易作滑石（分量须加重）。

寒通汤

治下焦蕴蓄实热，膀胱肿胀，溺管闭塞，小便滴沥不通。

滑石一两　生杭芍一两　知母八钱　黄柏八钱

一人，年六十余，溺血数日，小便忽然不通，两日之间滴沥全无。病人不能支持，自以手揉挤，流出血水少许，稍较轻松。揉挤数次，疼痛不堪揉挤。徬徨无措，求为诊治。其脉沉而有力，时当仲夏，身覆厚被，犹觉寒凉，知其实热郁于下焦，溺管因热而肿胀不通也。为拟此汤，一剂稍通，又加木通、海金沙各二钱，服两剂全愈。

升麻黄耆汤

治小便滴沥不通，偶因呕吐咳逆，或侧卧欠伸，可通少许，此转胞也。用升提药，提其胞而转正之，胞系不了戾，小便自利。

生黄耆五钱　当归四钱　升麻二钱　柴胡二钱

一妇人，产后小便不利，遣人询方。俾用生化汤加白芍，治之不效。复来询方，言有时恶心呕吐，小便可通少许。愚恍悟曰：此必因产时努力太过，或撑挤太甚，以致胞系了戾，是以小便不通。恶心呕吐，则气机上逆，胞系有提转之势，故小便可以稍通也。遂为拟此汤，一剂而愈。

三焦之气化不升则不降。小便不利者，往往因气化下陷，郁于下焦，滞其升降流行之机也。故用一切利小便之药不效，而投以升提之药恒多奇效。是以拙拟此汤，不但能治转胞，并能治小便癃闭也。

古方有但重用黄耆治小便不利，积成水肿者。陆定圃《冷庐医话》载："海宁许珊林观察，精医理。官平度州时，幕友杜某之戚王某，山阴人。夏秋间，忽患肿胀，自顶至踵，大倍常时，气喘声嘶，大小便不通，危在旦夕。因求观察诊之。令用生黄耆四两，秫米一酒盅，煎一大碗，用小匙逐渐呷服。至盏许，气喘稍平。即于一日间服尽，移时小便大通，溺器易三次，肿亦随消，惟脚面消不及半。自后仍服此方，黄耆自四两至一两，随服随减。佐以祛湿平胃之品，两月复元，独脚面有钱大一块不消。恐次年复发，劝其归，届期果患前证。延绍城医士诊治，痛诋前方，以为不死乃是大幸。遂用除湿猛剂，十数服而气绝。次日，将及盖棺，其妻见其两目微动，呼集众人环视，连动数次。复用耆米汤灌救，至满口不能下，少顷眼忽一睁，汤俱下咽，从此便出声矣。服黄耆至数斤，并脚面之肿全消而愈。观察之弟，辛未曹部，谓此方治验多人。先是嫂吴氏，患子死腹中，浑身肿胀，气喘身直，危在顷刻。余兄遍检名人医案，得此方遵服，便通肿消，旋即产下，一无所苦。后在平度有姬顾姓，患肿胀脱胎，此方数服而愈。继又治愈数人，王某更在后矣。"盖黄耆实表，表虚则水聚皮里膜外，而成肿胀，得黄耆以开通水道，水被祛逐，胀自消矣。

按：水肿之证，有虚有实，实者似不宜用黄耆。然其证实者甚少，而虚者居多。至其证属虚矣，又当详辨其为阴虚阳虚，或阴阳俱虚。阳虚者气分亏损，可单用重用黄耆，若医话中所云云者。阴虚者其血分枯耗，宜重用滋阴之药，兼取阳生阴长之义，而以黄耆辅之。至阴阳俱虚者，黄耆与滋阴之药，可参半用之。医者不究病因，痛诋为不可用，固属卤莽，至其连用除湿猛剂，其卤莽尤甚。盖病至积成水肿，即病因实者，其气血至此，亦有亏损。猛悍药，或一再用犹可。若不得已而用至数次，亦宜以补气血之药辅之。况其证原属重用黄耆治愈之虚证乎。至今之医者，对于此证，纵不用除湿猛剂，亦恒多用利水之品，不知阴虚者多用利水之药则伤阴，阳虚者多用利水之药亦伤阳。夫利水之药非不可用，然贵深究其病因，而为根本之调治，利水之药，不过用作向导而已。

附方：葛稚川《肘后方》治小便不通，用大蝼蛄二枚，取下体，以水一升渍饮，须臾即通。又《寿域方》用土狗后半，焙研调服半钱，小便即通，生研亦可。又《唐氏经验方》用土狗后截和麝香捣，纳脐中缚定，即通。

按：土狗即蝼蛄，《日华本草》谓其治水肿，头面肿。李时珍谓其通大小便，治石淋，诚为利小便要药。凡小便不通者，无论凉热虚实，皆可加于药中以为向导。即单服之亦甚有效验。然观古方，皆用其后半截。盖其前半开破之力多，后半利水力多。若治二便皆不通者，当全用之。

俗传治小便不通闻药方：用明雄黄一钱，蟾酥五分（焙发），麝香六厘，共研细，鼻闻之，小便即通。

西法曰：膀胱失却舒缩功用，而成瘫证，小便或全不出，或满积后略出涓滴。因膀胱无力，不能使小便畅出。或因中风所致，或因下身截瘫，或偏瘫所累。亦有老人无瘫证，忽然膀胱自失功用。又有脑证、热证溺秘不出者。凡病人自言溺不利，不能全出，有时涓滴而出，无力畅送，医者即应推究，膀胱中积溺多少，有无关系。小腹胀大，旁击之觉有水，是有积溺也。治法用引溺银管，自阳茎透入膀胱，将溺引出，立觉轻松。引溺银管，以银为之，外面须极光滑，有大小、长短、曲直，或大曲、略曲，须各种俱备（今各种皆有卖者）。临证常用微弯者，约长七八寸，略似鹅毛管，弯端左右有细眼五六，溺自眼入即可引出。若膀胱偶失功用，无别证者，引一二次即愈。若兼别证，须另治病源，仍用引出法以松适之可也。引溺后，服斑蝥酒数滴，腰贴斑蝥膏药，多着衣令身暖，食润物，如胡麻子水及粥之类。

又谓：有溺管变窄证，有初起略通，渐窄而塞；有忽然变窄，初起即塞住溺道。其故或因炎证，或因流白浊。致病之源，或饮酒房劳过度，或伤于饮食，致溺质改变，溺管不安而病生，此变窄所由也。治分二法，忽然变窄，溺管素无病者，鸦片膏四五厘，浆和贮水节中，射入溺管，如无水节，鸦片膏作丸，纳入肛门，更用深澡盆满盛热水，下身坐浸一二刻时，上身用棉被拥护发表，当有小便出也，内服胡麻子水或胡麻子粥，戒饮酒，戒食酸，宜服微利药，勿令大便秘。一法用朴硝一钱，樟脑一二分，滚水冲服。凡患此者，身宜温暖,勿触犯冷气,慎饮食为最要。初起略通,渐窄而塞者,因溺管多生炎证,更多流白浊,或外被打踢跌落所伤,内皮硬厚,管塞阻溺。或在肾囊肛门之间,或在龟头内寸许或在龟头口,或在膀胱蒂前,有一处者,有二三处者。治法用银引溺管,略逼深送入膀胱,溺出后稍停片刻抽出,日用一两次,用时管须以手搓热,擦以香油,令极滑易入。初用小者,溺管渐开,渐换大者。其大小须有多种备用。

按:引溺管法甚妙,邑有患小便难者,初不甚剧,渐至仅通滴沥,屡次服药无效,求愚诊治。愚曰:此证但服药不能疗,当用西人引溺法。彼依愚言,求西人用引溺管治之,旬日而愈。

一人年近五旬,小便陡然不通,用一切利小便药无效,求为诊治,投以升麻黄耆汤,亦不效。自言小便之口,有物杜塞,若小鱼尿胞,俾用针挑破,小便涌出。

又一妇人,小便陡然不通,滴沥全无,窘迫之际,其夫以细挺探其便处,小便即时通下。此其夫见愚,为述其事,且问何以得此,小便即时通下?答曰:此西人所谓溺道陡然变窄,宜治以引溺管之理也。按此证与前证,虽皆未治以引溺管,而皆为引溺管可治愈之证。故连类及之,以征引溺管之确乎可用也。

鸡 胵 汤

治气郁成臌胀,兼治脾胃虚而且郁,饮食不能运化。

生鸡内金去净瓦石糟粕捣碎四钱　于术三钱　生杭芍四钱　柴胡二钱　广陈皮二钱　生姜三钱

《内经》谓:"诸湿肿满,皆属于脾。"诚以脾也者,与胃相连以膜,能代胃行其津液。且地居中焦(为中焦油膜所包),更能为四旁宣其气化。脾若失其所司,则津液气化凝滞,肿满即随之矣。是臌胀者,当以理脾胃为主也。西人谓脾体中虚,内多回血管。

若其回血管之血因脾病不能流通，瘀而成丝成块，原非草木之根荄所能消化。鸡内金为鸡之脾胃，中有瓦石铜铁皆能消化，其善化有形瘀积可知。故能直入脾中，以消回血管之瘀滞。而又以白术之健补脾胃者以驾驭之，则消化之力愈大。柴胡《本经》谓“主肠胃中饮食积聚，能推陈致新”，其能佐鸡内金消瘀可知，且与陈皮并用，一升一降，而气自流通也。用芍药者，因其病虽系气臌，亦必挟有水气，芍药善利小便，即善行水，且与生姜同用，又能调和营卫，使周身之气化流通也。夫气臌本为难治之证，从拟此方之后，连治数证皆效。后治一叟年六旬，腹胀甚剧。治以此汤数剂，其效不速。用黑丑一钱炒研细，煎此汤送下，两剂大见功效。又去黑丑，再服数剂全愈。若小便时觉热，且色黄赤者，宜酌加滑石数钱。

按：鸡内金虽饶有消化之力，而诸家本草，实有能缩小便之说，恐于证之挟有水气者不宜。方中用白芍以利小便，所以济鸡内金之短也。

《内经》谓：“按之而不起者，风水也。”愚临证体验以来，知凡系水臌，按之皆不能即起。气臌则按之举手即起。或疑若水积腹中，不行于四肢，如方书所谓单腹胀者，似难辨其为气为水。不知果为水证，重按移时，举手则有微痕，而气证则无也。且气臌证，小便自若，水臌证，多小便不利，此又其明征也。

鸡胵茅根汤

治水臌气臌并病，兼治单腹胀，及单水臌胀，单气臌胀。

生鸡内金去净瓦石糟粕轧细五钱　生于术分量用时斟酌　鲜茅根切细二两

先将茅根煎汤数茶盅（不可过煎，一两沸后慢火温至茅根沉水底汤即成）。先用一盅半，加生姜五片，煎鸡内金末，至半盅时，再添茅根汤一盅，七八沸后，澄取清汤（不拘一盅或一盅多）服之。所余之渣，仍用茅根汤煎服。日进一剂，早晚各服药一次。初服小便即多，数日后大便亦多。若至日下二三次，宜减鸡内金一钱，加生于术一钱。又数日，胀见消，大便仍勤，可减鸡内金一钱，加于术一钱。又数日，胀消强半，大便仍勤，可再减鸡内金一钱，加于术一钱。如此精心随病机加减，俾其补破之力，适于病体相宜，自能全愈。若无鲜茅根，可用药房中干茅根一两代之。无鲜茅根即可不用生姜。所煎茅根汤，宜当日用尽，煎药后若有余剩，可当茶温饮之。

鸡内金之功效，前方下已详论之矣。至于茅根最能利水，人所共知。而用于此方，不但取其利水也。《易》系辞谓："震于植物为萑苇。"茅根中空，其四围爿上，且有十余小孔，与萑苇为同类。而春日发生最早，是禀一阳初生之气，而上升者也。故凡气之郁而不畅者，茅根皆能畅达之。善利水又善理气，故能佐鸡内金以奏殊功也。加生姜者，恐鲜茅根之性微寒也。且其味辛能理气，其皮又善利水也。继加于术，减鸡内金者，因胀已见消，即当扶正以胜邪，不敢纯用开破之品，致伤其正气也。或疑此方，初次即宜少加于术者，而愚曾经试验，早加于术，固不若如此晚加之有效也。

或问：茅根能清热利小便，人所共知，至谓兼理气分之郁，诸家本草皆未言及，子亦曾单用之，而有确实之征验乎？答曰：此等实验已不胜计。曾治一室女，心中常觉发热，屡次服药无效。后愚为诊视，六脉皆沉细。诊脉之际，闻其太息数次，知其气分不舒也。问其心中胁下，恒隐隐作疼。遂俾剖取鲜茅根，切细半斤，煎数沸当茶饮之。两日后复诊，其脉已还浮分，重诊有力，不复闻其太息。问其胁下，已不觉疼，惟心中仍觉发热耳。再饮数日，其心中发热亦愈。又尝治少年，得肺鼠疫病（鼠疫分肺鼠疫、腺鼠疫、败血鼠疫)。其咽喉唇舌异常干燥,精神昏昏似睡,周身肌肤不热,脉象沉微。问其心中,时常烦闷。此鼠疫之邪,闭塞其少阴,致肾气不能上达也。问其大便,四日未行。遂投以大剂白虎加人参汤。先用茅根数两煎汤,以之代水煎药,取汁三盅,分三次饮下。其脉顿起,变作洪滑之象,精神已复,周身皆热,诸病亦皆见愈。俾仍按原方将药煎出,每饮一次,调入生鸡子黄一枚,其病遂全愈。盖茅根生于水边,原兼禀寒水之气,且其出地之时,作尖锐之锥形,故能直入少阴,助肾气上达,与心相济,则心即跳动有力,是以其脉遂洪滑外现也。再加生鸡子黄,以滋少阴之液,俾其随气上升,以解上焦之因燥生热,因热生烦,是以诸病皆愈也。此二案皆足征茅根理气之效也。

第三卷

治黄疸方

审定《金匮》黄疸门硝石矾石散方（医论篇论黄疸治法宜参视）

仲景治黄疸方甚多，有治外感之黄疸者，《伤寒论》治发黄诸方是也；有治内伤之黄疸者，《金匮》黄疸门诸方是也。其中治女劳疸，硝石矾石散方，为治女劳疸之的方，实可为治内伤黄疸之总方。其方硝石（俗名火硝亦名焰硝）、矾石等分为散，大麦粥汁和服方寸匕（约重一钱），日三服，病随大小便去，小便正黄色、大便正黑色是也。特是方中矾石，释者皆以白矾当之，不无遗议？尝考《本经》，矾石一名羽涅，《尔雅》又名涅石，许氏《说文》释涅字，谓黑土在水中，当系染黑之色。矾石既为涅石，亦当为染黑色所需之物，岂非今之皂矾乎！是知皂矾、白矾，古人皆名为矾石，而愚临证体验以来，知以治黄疸，白矾之功效，诚不如皂矾。盖黄疸之证，中法谓由脾中蕴蓄湿热；西法谓由胆汁溢于血中。皂矾退热燥湿之力不让白矾，故能去脾中湿热，而其色绿而且青（亦名绿矾又名青矾），能兼入胆经，借其酸收之味，以敛胆汁之妄行。且此物化学家原可用硫酸水化铁而成，是知矿中所产之皂矾，亦必多含铁质。尤可借金铁之余气，以镇肝胆之木也。硝石性寒，能解脏腑之实热，味咸入血分，又善解血分之热。且其性善消，遇火即燃，又多含氧气。人身之血，得氧气则赤。又借硝石之消力，以消融血中之渣滓，则血之因胆汁而色变者，不难复于正矣。矧此证大便难者甚多，得硝石以软坚开结，湿热可从大便而解。而其咸寒之性，善清水腑之热，即兼能使湿热自小便解也。至用大麦粥送服者，取其补助脾胃之土以胜湿，而其甘平之性，兼能缓硝矾之猛峻，犹白虎汤中之用粳米也。

按：原方矾石下注有烧字，盖以矾石酸味太烈，制为枯矾则稍和缓。而愚实验以来，知径用生者，其效更速。临证者，相其身体强弱，斟酌适宜可也。

或曰：硝石、朴硝性原相近，仲景他方皆用朴硝，何此方独用硝石？答曰：朴硝味咸，硝石则咸而兼辛，辛者金之味也。就此一方观之，矾石既含有铁质，硝石又具有金味，既善理脾中之湿热，又善制胆汁之妄行，中西医学之理，皆包括于一方之中，所以为医中之圣也。且朴硝降下之力多，硝石消融之力多（理详后砂淋丸下）。胆汁之溢于血中者，布满周身难尽降下，实深赖硝石之善消融也。又朴硝为水之精华结聚，其咸寒之性，似与脾湿者不宜。硝石遇火则燃，兼得水中真阳之气。其味之咸不若朴硝，且兼有辛味，似能散湿气之郁结，而不致助脾湿也。

戊午仲秋，愚初至奉天，有小北门里童子朱文奎者，年十三岁，得黄疸证月余，服药无效，浸至不能饮食，其脉甚沉细，治以此散。为其年幼，一次止服六分。旬日病愈，而面目犹微黄。改用生山药、生薏米各八钱，茯苓三钱，连服数剂全愈。文奎虽在髫龄，已善书画，自书对联酬愚，字态韶秀，盖仿王梦楼也。

或谓西人谓胆汁能渗入小肠，消化食物。若过少则大便色白，食物不化。若过多则呕吐绿水、苦涎。若溢于血分，则成黄疸。今既论疸证，兼采其说。想其能助小肠消食之说，亦可信欤？

答曰：其说殊有理，小肠虽为心之腑，而与胃相连，同为消化食物之具，亦当从胃之气化，与胃均以土论。五行之理，木能疏土。胆之汁亦木也，故能疏通小肠之气化，助之消化食物。有如柴胡为肝胆之药，而《本经》谓其“主肠胃中饮食积聚，能推陈致新”也。即使小肠经络与心相表里当以火论，而以木助火，是亦五行相生之理也。西人又谓甜肉汁与胆汁同入小肠，以助小肠化食。甜肉系胰子，胰子善消油，能入小肠，助小肠以化脂肪。而食物以谷为主，五谷皆属土，淀粉乃谷之重要分子，故胆汁能助小肠以化淀粉也。

按：近今所谓西人方书，黄疸又名白血病，似不专主其胆汁溢于血中之说也。又有名为脾疳者，似亦改从中法，脾有湿热之说也。其治法用盐酸规尼涅，每日一瓦至二瓦（瓦量详第二卷清金解毒汤下），分三次服下。规尼涅即鸡纳霜（详第七卷加味小柴胡汤下），其药以硫酸制者名硫酸规尼涅，以盐酸制者名盐酸规尼涅，皆有透表之力，善治间歇热，盐酸者似稍优。或治以林擒铁丁，系林擒精液与铁浸酒所制，性能补血化滞，清热解烦。然二药以治外感黄疸犹可，以治内伤黄疸则迥不如硝石矾石散也。

治淋浊方

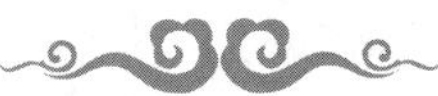

理血汤

治血淋及溺血，大便下血证之由于热者。

生山药一两　生龙骨捣细六钱　生牡蛎捣细六钱　海螵蛸捣细四钱　茜草二钱　生杭芍三钱　白头翁三钱　真阿胶不用炒三钱

溺血者，加龙胆草三钱。大便下血者，去阿胶，加龙眼肉五钱。

血淋之症，大抵出之精道也。其人或纵欲太过而失于调摄，则肾脏因虚生热；或欲盛强制而妄言采补，则相火动无所泄亦能生热，以致血室（男女皆有，男以化精，女以系胞）中血热妄动，与败精溷合化为腐浊之物，或红、或白，成丝、成块，溺时杜塞牵引作疼。故用山药、阿胶以补肾脏之虚，白头翁以清肾脏之热，茜草、螵蛸以化其凝滞而兼能固其滑脱，龙骨、牡蛎以固其滑脱而兼能化其凝滞（四药详解在第八卷清带汤下），芍药以利小便而兼能滋阴清热，所以投之无不效也。此证，间有因劳思过度而心热下降，忿怒过甚而肝火下移以成者，其血必不成块，惟溺时牵引作疼。此或出之溺道，不必出自精道也，投以此汤亦效。

一人，年三十许，患血淋。溲时血块杜塞，努力始能溲出，疼楚异常。且所溲者上多浮油，胶黏结于器底，是血淋而兼膏淋也。从前延医调治，经三十五人，服药年余，分毫无效，尪羸已甚。后愚诊视，其脉弦细，至数略数，周身肌肤甲错，足骨凸处，其肉皮皆成旋螺高寸余，触之甚疼。盖卧床不起者，已半载矣。细询病因，谓得之忿怒之余误坠水中，时当秋夜觉凉甚，遂成斯证。知其忿怒之火，为外寒所束，郁于下焦而不散，而从前居室之间，又有失保养处也。拟投以此汤，为脉弦，遂以柏子仁（炒捣）八钱代方中山药，以其善于养肝也。疏方甫定，其父出所服之方数十纸，欲以质其同异。愚曰：无须细观，诸方与吾方同者，惟阿胶、白芍耳，阅之果然。其父问何以知之？愚曰：吾所用之方，皆苦心自经营者，故与他方不同。服三剂血淋遂愈，而膏淋亦少减。改用拙拟膏淋汤（在后），连服二十余剂，膏淋亦愈，而小便仍然频数作疼。细询其疼之实状，谓少腹常觉疼而且坠，时有欲便之意，故有尿即不能强忍，知其又兼气淋也。又投以拙拟气淋汤（在后），十剂全愈。周身甲错，足上旋螺尽脱。

或问，柏子仁《本经》谓其能安五脏，未尝专言治肝，子独谓其善养肝者何也？答曰：凡植物皆喜阳光，故树杪皆向东南，而柏树则独向西北，西北金水之方也。其实又隆冬不雕，饱经霜露，得金水之气甚多。肝脏属木，中含相火，性甚暴烈，《内经》名为将军之官，如骄将悍卒，必恩威并用，而后能统驭之。柏子仁既禀金水之气，水能滋肝，金能镇肝，滋之、镇之，肝木自得其养也。曾治一少年，其肝脏素有伤损，左关脉独微弱，一日忽胁下作疼。俾单用柏子仁两许，煎汤服之立愈。观此，则柏子仁之善于养肝可知矣。

或问：白头翁与羌活、独活皆名独摇草，以其有风不动，无风独摇也。审是则白头翁当善祛风，与二活同性，何为其功专在于理血乎？答曰：白头翁仲春贴地开花，状如小莲，花谢然后生叶，数叶一梗，更梗甚硬，其叶之蒂又甚软。为其叶之蒂软，微风吹嘘，他草未动，此叶亦动，所谓无风自动也。为其梗甚硬，虽在大风中亦不动。而其叶因蒂软，随风偏于一边，无自反之力，亦似不动也。是知白头翁亦名独摇草，原系古人之误也。盖此药多生于冈埠之阴，其性寒凉，其味苦而兼涩，凉血之中大有固脱之力也。

或问：白头翁既兼有收涩固脱之力，《金匮》白头翁汤何以治热痢下重？答曰：白头翁头顶白毛，形如其名，必具有金气。热痢下重，系肝火下迫大肠，借金气以制肝木之盛，则肝火自消，下重自除矣。唐容川谓白头翁通身皆有白毛，似与白头翁命名之义不符，且与坊间鬻者亦异。然或别有此种，想其所具之金气愈全也。

阿胶系用黑驴皮熬以阿井之水而成，人之所共知也。然必冬至后取其水熬者方为合法。盖阿井为济水之伏流，其水原重于他水，而冬至后取之，则素日盛水百斤之器，又可加重二斤。故以之熬胶，沉重下达，滋补肝肾，伏藏血脉。特是井中之泉不旺，终日不过取水数石，且又俟冬至后取之，所熬之胶，何能济一世之用。

且非自视熬之,亦不知其真假也。大抵用阿井水熬者,无论何时皆可为真者。其胶以舌餂之,甘淡异常,不甚黏滞,且无别臭,能澄浊水为清。至于其本色,熬老则黄而暗,嫩则微黄而亮。若黑者,乃熬时搀以黑色也,然此亦难得。今坊间所鬻之阿胶,若果经夏不软,捭之可碎,乃济南济水熬成,虽非真者,用之亦有效验,以济水与阿井原系一脉也。不宜炒用者,恐炒则涸其原汁,且难辨其真伪也。

溺血之证,不觉疼痛,其证多出溺道,间有出之精道者。大抵心移热于小肠,则出之溺道。肝移热于血室,则出之精道。方中加生地黄者,泻心经之热也。若系肝移热于血室者,加龙胆草亦可。

按:溺血之证,热者居多,而间有因寒者,则此方不可用矣。曾治一人,年三十余,陡然溺血,其脉微弱而迟,自觉下焦凉甚。知其中气虚弱,不能摄血,又兼命门相火衰微,乏吸摄之力,以致肾脏不能封固,血随小便而脱出也。投以四君子汤,加熟地、乌附子,连服二十余剂始愈。又有非凉非热,但因脾虚不能统血而溺血者。方书所谓失于便溺者,太阴之不升也。仍宜用四君子汤,以龙骨、牡蛎佐之。

大便下血者,大抵由于肠中回血管或血脉管破裂。方中龙骨、牡蛎之收涩,原可补其破裂之处,而又去阿胶者,防其滑大肠也。加龙眼肉者,因此证间有因脾虚不能统血而然者,故加龙眼肉以补脾。若虚甚者,又当重用白术,或更以参、耆佐之。若虚而且陷者,当兼佐以柴胡、升麻。若虚而且凉者,当兼佐以干姜、附子,减去芍药、白头翁。一少妇,大便下血月余,屡次服药不效。愚为诊视,用理血汤,去阿胶,加龙眼肉五钱治之。而僻处药坊无白头翁。权服一剂,病稍见愈。翌立至他处药坊,按方取药服之,病遂全愈。则白头翁之功效,何其伟哉。

膏淋汤

治膏淋。

生山药一两　生芡实六钱　生龙骨捣细六钱　生牡蛎捣细六钱　大生地切片六钱　潞党参三钱　生杭芍三钱

膏淋之证，小便溷浊，更兼稠黏，便时淋涩作疼。此证由肾脏亏损，暗生内热。肾脏亏损则蛰藏不固，精气易于滑脱；内热暗生，则膀胱熏蒸，小便改其澄清。久之，三焦之气化滞其升降之机，遂至便时牵引作疼，而混浊稠黏矣。故用山药、芡实以补其虚，而兼有收摄之功。龙骨、牡蛎以固其脱，而兼有化滞之用（理详第八卷清带汤下）。地黄、芍药以清热利便。潞参以总提其气化，而斡旋之也。若其证混浊，而不稠黏者，是但出之溺道，用此方时，宜减龙骨、牡蛎之半。

气淋汤

治气淋。

生黄耆五钱　知母四钱　生杭芍三钱　柴胡二钱　生明乳香一钱　生明没药一钱

气淋之证，少腹常常下坠作疼，小便频数，淋涩疼痛。因其人下焦本虚，素蕴内热，而上焦之气化又复下陷，郁而生热，则虚热与湿热，互相结于太阳之府，滞其升降流通之机，而气淋之证成矣。故以升补气化之药为主，而以滋阴利便流通气化之药佐之。

劳淋汤

治劳淋。

生山药一两　生芡实三钱　知母三钱　真阿胶不用炒三钱　生杭芍三钱

劳淋之证，因劳而成。其人或劳力过度，或劳心过度，或房劳过度，皆能暗生内热，耗散真阴。阴亏热炽，熏蒸膀胱，久而成淋，小便不能少忍，便后仍复欲便，常常作疼。故用滋补真阴之药为主，而少以补气之药佐之，又少加利小便之药作向导。然此证得之劳力者易治，得之劳心者难治，得之房劳者尤难治。又有思欲无穷，相火暗动而无所泄，积久而成淋者。宜以黄柏、知母以凉肾，泽泻、滑石以泻肾，其淋自愈。

或问：以上治淋四方中，三方以山药为君，将山药之性与淋证最相宜乎？答曰：阴虚小便不利者，服山药可利小便。气虚小便不摄者，服山药可摄小便。盖山药为滋阴之良药，又为固肾之良药，以治淋证之淋涩频数，诚为有一无二之妙品。再因证而加以他药辅佐之，所以投之辄效也。

砂淋丸

治砂淋，亦名石淋。

黄色生鸡内金鸡鸭皆有肫皮，而鸡者色黄宜去净砂石一两　生黄耆八钱　知母八钱　生杭芍六钱　硼砂六钱　朴硝五钱　硝石五钱

共轧细，炼蜜为丸桐子大，食前开水送服三钱，日两次。石淋之证，因三焦气化瘀滞，或又劳心、劳力过度，或房劳过度，膀胱暗生内热，内热与瘀滞煎熬，久而结成砂石，杜塞溺道，疼楚异常。其结之小者，可用药化之，若大如桃、杏核以上者，不易化矣，须用西人剖取之法。此有关性命之证，剖取之法虽险，犹可于险中求稳也。

鸡内金为鸡之脾胃，原能消化砂石。硼砂可为金银铜焊药，其性原能柔五金、治骨鲠，故亦善消硬物。朴硝《本经》谓其能化七十二种石。硝石《本经》不载，而《别录》载之，亦谓其能化七十二种石。想此二物性味相近，古原不分，即包括于朴硝条中。至陶隐居始别之，而其化石之能则同也。然诸药皆消破之品，恐于

元气有伤，故加黄耆以补助气分，气分壮旺，益能运化药力。犹恐黄耆性热，与淋证不宜，故又加知母、芍药以解热滋阴，而芍药之性，又善引诸药之力至膀胱也。

西人用硫黄九分，朴硝一分可制为黄强水，又用黄强水与朴硝等分可制为硝强水。二水皆能化石质之物，由此理推之，若去方中黄耆，加生硫黄四钱，取其与朴硝化合，更加生石膏两半，以解硫黄之热，其有效当更捷。

醋之性善化硬物，如鸡、鸭蛋皮，醋浸久可至消化。若于食料中多调以醋，亦可为思患预防之法。或患此者，多食醋亦佳。按化学之理，钙一分、碳一分、氧三分，化合则为石。钙者石灰也，水中皆有石灰原质，开水中之白屑是也。由此理推之，水至膀胱，与人身氧气、碳气浑合，而适符化合之数，即可结为石淋。人不能须臾离氧气，而碳气则可蠲除也。预防此证，当以蠲除碳气为第一要着。

按：氧碳二气浑合，其性必热。方书谓此证因膀胱蓄热，煎熬小便而成，洵不诬也。

又：此证有救急之法。当石杜塞不能时，则仰卧溺之可通。若仍不能，或侧卧、或立，而以手按地，俾石离其杜塞之处即可通。

《夷坚志》曰：唐与正能以意治病，吴巡检病不得溲，卧则微通，立则不能涓滴，遍用通药不效。唐询其平素自制黑锡丹常服。因悟曰：此必结砂时硫黄飞去，铅质不化，铅砂入膀胱；卧则偏重犹可溲，立则正塞水道故不能。取金液丹（硫黄所制）三百粒，分十次服，瞿麦汤送下。铅得硫则化，水道遂通。按此为罕见之证，其杜塞溺道与石淋相似。附记于此，以备参观。

寒　淋　汤

治寒淋。

生山药一两　小茴香炒捣二钱　当归三钱　生杭芍二钱　椒

目炒捣二钱

上所论五淋，病因不同而证皆兼热外，此实有寒热凝滞，寒多热少之淋。其证喜饮热汤，喜坐暖处，时常欲便，便后益抽引作疼。治以此汤服自愈。

秘 真 丸

治诸淋证已愈，因淋久气化不固，遗精白浊者。

五倍子去净虫粪一两　粉甘草八钱

上二味共轧细，每服一钱，竹叶煎汤送下，日再服。

毒 淋 汤

治花柳毒淋，疼痛异常，或兼白浊，或兼溺血。

金银花六钱　海金沙三钱　石韦二钱　牛蒡子炒捣二钱　甘草梢二钱　生杭芍三钱　三七捣细二钱　鸭蛋子去皮三十粒

上药八味，先将三七末、鸭蛋子仁开水送服，再服余药所煎之汤（鸭蛋子一名鸦胆子，详解见痢疾门燮理汤后）。

此证若兼受风者，可加防风二三钱。若服药数剂后，其疼瘥减，而白浊不除，或更遗精者，可去三七、鸭蛋子，加生龙骨、生牡蛎各五钱。

今人治毒淋，喜用西药猛悍之品，以其善消淋证之毒菌也。不知中药原有善消此等毒菌，更胜于西药者，即方中之鸭蛋子是也。盖鸭蛋子味至苦，而又善化瘀解毒清热，其能消毒菌之力，全在于此。又以三七之解毒化腐生肌者佐之，以加于寻常治淋药中，是以治此种毒淋，更胜于西药也。

清毒二仙丹

治花柳毒淋，无论初起日久，凡有热者，服之皆效。

丈菊子捣碎一两　鸭蛋子去皮四十粒，仁破者勿用，服时宜囫囵吞下

上药二味，将丈菊子煎汤一盅，送服鸭蛋子仁。

丈菊俗名向日葵，其花善催生，子善治淋（详解在第八卷大顺汤后）。邻村一少年，患此证，便时膏淋与血液相杂，疼痛颇剧，语以此方，数次全愈。

鲜小蓟根汤

治花柳毒淋，兼血淋者。

鲜小蓟根洗净切细一两

上一味，用水煎三四沸，取清汤一大茶盅饮之，一日宜如此饮三次。若畏其性凉者，一次用六七钱亦可。

曾治一少年，患此证，所便者血溺相杂，其血成丝成块，间有脂膜，疼痛甚剧，且甚腥臭。屡次医治无效，授以此方，连服五日全愈。

小蓟之形状，于三鲜饮（在第二卷）下曾言之。然彼则用治吐血，此则用治毒淋中之血淋，皆极效验，而其功用实犹不止此也。一十五六岁童子，项下起疙瘩数个，大如巨栗，皮色不变，发热作疼。知系阳证，俾浓煎鲜小蓟根汤，连连饮之，数日全消。盖其善消血中之热毒，又能化瘀开结，故有如此功效也。

朱砂骨湃波丸

治花柳毒淋久不愈者。

骨湃波十瓦　朱砂研细三钱

将骨湃波与朱砂调和，再用熟麦粉与之调和适宜，可以为丸，即分作九十丸。丸成后，再用一大盘，盘中满铺麦粉，将药丸置盘中旋转之，俾外面以麦粉为衣，骨湃波之油质不外透，易于晒干。

每日服九丸，分三次服下。

骨湃波，南美热带地方所产，决明科树中树脂也。西人谓脂油之类曰拔尔撒谟，故亦名为骨湃波拔尔撒谟。其性最善治淋，而以治毒淋尤效。丁仲祜谓其自古迄今，占治淋药之首位。惟其性近于热，淋证初得挟热者，似有不宜。以朱砂之凉而解毒者济之，则无所用而不宜矣。此方愚用过多次皆效，而以治毒淋之久不愈者尤效也。

按：朱砂为水银、硫黄二原质合成。此二原质，皆善消除毒菌，化合为朱砂，尤善防腐除炎，解毒生肌。且又赤色入心，能解心经之热。《内经》谓："诸痛疮痒，皆属于心。"心中热轻减，而淋证之尿管疼或兼如疮疡之腐烂者，自能轻减矣。

西医治淋恒用之方，白檀香油二瓦，乌罗透品一瓦，撒鲁儿一瓦，和为丸，分作二十粒，每服二粒，日服三次，颇有效验。

按：白檀香油出于前印度及印度群岛白檀香木心蒸馏水之挥发油，色黄质稠厚，难溶解于水，易溶于强酒精，其香气特异而窜透，长久留存，稀释之则芳芬似蔷薇味，苛烈而稍苦，为治淋要品。然其性降下，且有碍消化，对于慢性淋疾似无效验。用时以其二十滴少加薄荷油，一日之间分三次服下。乌罗透品未详何基之药。撒鲁儿即杨曹，详痢疾门（见第三卷）所附载西药中。

丁仲祜谓德国所制山推而善治五淋白浊，并开胃益神，固精健体，历经试验甚效。一日三回，每回二粒。又谓英国伦敦大药厂所制之檀香五淋白浊丸，凡淋证初起，刺疼难忍，继有白浊，此丸能将白浊之微生物排出，数日即觉小便通畅，淋浊自止。用量：初服每点钟一粒，服三日后，一日仅服三回，每回一粒至三粒。

按：西人治淋之药，恒统言治五淋。究之惟宜于治毒淋，而毒淋原不在五淋之内也。即以治毒淋，亦恒有不效之时。如毒淋之兼血淋者，但用西药多不效，而与鸭蛋子、三七、鲜小蓟根并用则效。至于淋久滑脱之甚者，亦必须与中药同用。曾治一人，从前患毒淋，服各种西药两月余，淋已不疼，白浊亦大见轻，然两日不服药，白浊仍然反复。愚俾用膏淋汤，送服秘真丹，两次而愈。

澄化汤

治小便频数，遗精白浊，或兼疼涩，其脉弦数无力，或咳嗽，或自汗，或阴虚作热。

生山药一两　生龙骨捣细六钱　牡蛎捣细六钱　牛蒡子炒捣三钱　生杭芍四钱　粉甘草钱半　生车前子布包三钱

清肾汤

治小便频数疼涩，遗精白浊，脉洪滑有力，确系实热者。

知母四钱　黄柏四钱　生龙骨捣细四钱　生牡蛎捣细三钱　海螵蛸捣细三钱　茜草二钱　生杭芍四钱　生山药四钱　泽泻一钱半

或问：龙骨、牡蛎收涩之品也，子治血淋，所拟理血汤中用之，前方治小便频数或兼淋涩用之，此方治小便频数疼涩亦用之，独不虑其收涩之性有碍于疼涩乎？答曰：龙骨、牡蛎敛正气而不敛邪气，凡心气耗散、肺气息贲、肝气浮越、肾气滑脱，用之皆有捷效。即证兼瘀、兼疼或兼外感，放胆用之，毫无妨碍。拙拟补络补管汤（在第二卷）、理郁升陷汤（在第四卷）、从龙汤（在第五卷）、清带汤（在第七卷），诸方中论之甚详，皆可参观。

一叟，年七十余，遗精白浊，小便频数，微觉疼涩。诊其六脉平和，两尺重按有力，知其年虽高，而肾经确有实热也。投以此汤，五剂全愈。

一人，年三十许，遗精白浊，小便时疼如刀割，又甚涩数。诊其脉滑而有力，知其系实热之证。为其年少，疑兼花柳毒淋。遂投以此汤，加没药（不去油）三钱、鸭蛋子（去皮）四十粒（药汁送服），数剂而愈。

舒和汤

治小便遗精白浊，因受风寒者，其脉弦而长，左脉尤甚。

桂枝尖四钱　生黄耆三钱　续断三钱　桑寄生三钱　知母三钱

服此汤数剂后病未全愈者，去桂枝，加龙骨、牡蛎（皆不用煅）各六钱。

东海渔者，年三十余，得骗白证甚剧。旬日之间，大见衰惫，惧甚，远来求方。其脉左右皆弦，而左部弦而兼长。夫弦长者，肝木之盛也。木与风为同类，人之脏腑，无论何处受风，其风皆与肝木相应。《内经》阴阳应象论所谓“风气通于肝”者是也。脉之现象如此，肝因风助，倍形其盛，而失其和也。况病人自言因房事后小便当风，从此外肾微肿，遂有此证，尤为风之明征乎？盖房事后，肾脏经络虚而不闭，风气乘虚袭入，鼓动肾脏不能蛰藏（《内经》谓肾主蛰藏），而为肾行气之肝木，又与风相应，以助其鼓动，而大其疏泄（《内经》谓主疏泄），故其病若是之剧也。为拟此汤，使脉之弦长者变为舒和。服之一剂见轻，数剂后遂全愈。以后凡遇此等症，其脉象与此同者，投以此汤无不辄效。

治痢方

化滞汤

治下痢赤白，腹疼，里急后重初起者。若服药后病未全愈，继服后方。

生杭芍一两　当归五钱　山楂六钱　莱菔子炒捣五钱　甘草二

钱　生姜二钱

若身形壮实者，可加大黄、朴硝各三钱下之。

燮理汤

治下痢服前药未全愈者。若下痢已数日，亦可迳服此汤，又治噤口痢。

生山药八钱　金银花五钱　生杭芍六钱　牛蒡子炒捣二钱　甘草二钱　黄连钱半　肉桂去粗皮钱半，将药煎至数十沸再入

单赤痢加生地榆二钱，单白痢加生姜二钱，血痢加鸭蛋子二十粒（去皮），药汁送服。

痢证古称滞下，所谓滞下者，诚以寒火凝结下焦，瘀为脓血，留滞不下，而寒火交战之力又逼迫之，以使之下也。故方中黄连以治其火，肉桂以治其寒，二药等分并用，阴阳燮理于顷刻矣。用白芍者，《伤寒论》诸方腹疼必加芍药协同甘草，亦燮理阴阳之妙品。且痢证之噤口不食者，必是胆火逆冲胃口，后重里急者，必是肝火下迫大肠，白芍能泻肝胆之火，故能治之。矧肝主藏血，肝胆火戢，则脓血自敛也。用山药者，滞下久则阴分必亏，山药之多液，可滋脏腑之真阴。且滞下久，则气化不固，山药之收涩，更能固下焦之气化也。又白芍善利小便，自小便以泻寒火之凝结。牛蒡能通大便，自大便以泻寒火之凝结。金银花与甘草同用，善解热毒，可预防肠中之溃烂。单白痢则病在气分，故加生姜以行气。单赤痢则病在血分，故加生地榆以凉血。至痢中多带鲜血，其血分为尤热矣，故加鸭蛋子，以大清血分之热。拙拟此方以来，岁遇患痢者不知凡几，投以此汤，即至剧者，连服数剂亦必见效。

痢证，多因先有积热，后又感凉而得。或饮食贪凉，或寝处贪凉，热为凉迫，热转不散。迨历日既多，又浸至有热无凉，犹伤于寒者之转病热也。所以此方虽黄连、肉桂等分并用，而肉桂之热，

究不敌黄连之寒。况重用白芍，以为黄连之佐使，是此汤为燮理阴阳之剂，而实则清火之剂也。

或问：以此汤治痢，虽在数日之后，或服化滞汤之后，而此时痢邪犹盛，遽重用山药补之，独无留邪之患乎？答曰：山药虽饶有补力，而性略迟钝，与参、耆之迅速者不同。在此方中，虽与诸药同服，约必俟诸药之凉者、热者、通者、利者，将痢邪消融殆尽，而后大发其补性，以从容培养于诸药之后，俾邪去而正已复，此乃完全之策，又何至留邪乎？且山药与芍药并用，大能泻上焦之虚热，与痢之噤口者尤宜。是以愚用此汤，遇痢之挟虚与年迈者，山药恒用至一两，或至一两强也。

或问：地榆方书多炒炭用之，取其黑能胜红，以制血之妄行。此方治单赤痢加地榆，何以独生用乎？答曰：地榆之性，凉而且涩，能凉血兼能止血，若炒之则无斯效矣，此方治赤痢所以必加生地榆也。且赤痢之证，其剧者，或因肠中溃烂。林屋山人治汤火伤，皮肤溃烂，用生地榆末和香油敷之甚效。夫外敷能治皮肤因热溃烂，而内服亦当有此效可知也。鸭蛋子一名鸦胆子，苦参所结之子也。不但善治血痢，凡诸痢证皆可用之。即纯白之痢，用之亦有效验，而以治噤口痢、烟后痢尤多奇效，并治大小便因热下血。其方单用鸭蛋子（去皮），择成实者五六十粒，白沙糖化水送服，日两次，大有奇效。若下血因凉者，亦可与温补之药同用。其善清血热，而性非寒凉，善化瘀滞，而力非开破，有祛邪之能，兼有补正之功，诚良药也。坊间将鸭蛋子去皮，用益元散为衣，治二便下血如神，名曰菩提丹，赞有其神灵之功也。

一人，年五十余，素吸鸦片。当霍乱盛行之时，忽然心中觉疼，恶心呕吐，下痢脓血参半，病家惧甚，以为必是霍乱暴证。诊其脉毫无闭塞之象，惟弦数无力，左关稍实。愚曰：此非霍乱，乃下焦寒火交战，故腹中作疼，下痢脓血。上焦虚热壅迫，故恶心呕吐，实系痢证之剧者。遂投以白芍六钱，竹茹、清半夏各三钱，甘草、生姜各二钱，一剂呕吐即愈，腹疼亦轻，而痢独不愈，不思饮食。俾单用鸭蛋子五十粒，一日连服两次，病若失。审斯，鸭蛋子不但善理下焦，即上焦虚热用之亦妙，此所以治噤口痢而有捷效也。

一人，年四十八，资禀素弱，亦吸鸦片。于季秋溏泻不止，一日夜八九次，且带红色，心中怔忡，不能饮食。日服温补之药，分毫无效。延愚诊治，其脉左右皆微弱，而尺脉尤甚，知系下焦虚寒。为其便带红色，且从前服温补之药无效。俾先服鸭蛋子四十粒，泻愈其半，红色亦略减，思饮食。继用温补下焦之药煎汤，送服鸭蛋子三十粒，后渐减至十粒，十剂全愈。盖此证虽下焦虚寒，而便带红色，实兼有痢证也。故单服鸭蛋子，而溏泻已减半。然亦足征鸭蛋子虽善清热化瘀，而实无寒凉开破之弊，洵良药也。

沧洲友人滕玉可，壬寅之岁，设教邻村，于中秋下赤痢，且多鲜血，医治两旬不愈。适愚他出新归，过访之，求为诊治。其脉象洪实，知其纯系热痢。遂谓之曰：此易治。买苦参子百余粒，去皮，分两次服下即愈矣。翌日愚复他出，二十余日始归。又访之，言曾遍问近处药坊，皆无苦参子。后病益剧，遣人至敝州取来，如法服之，两次果愈，功效何其神哉。愚曰：前因粗心，言之未详，苦参子即鸭蛋子，各药坊皆有，特其见闻甚陋，不知系苦参所结之子耳。玉可因病愈喜甚，遂作诗以存纪念。其诗曰："一粒苦参一粒金，天生瑞草起疴沉，从今觅得活人药，九转神丹何用寻。"后玉可旋里，其族人有适自奉天病重归来者，大便下血年余，一身悉肿，百药不效。玉可授以此方，如法服之，三次全愈。

按：鸭蛋子味甚苦，服时若嚼破，即不能下咽。若去皮时破者，亦不宜服。恐服后若下行不速，或作恶心呕吐。故方书用此药，恒以龙眼肉包之，一颗龙眼肉包七数，以七七之数为剂，以象大衍之用数(《易·系辞》曰,大衍之数五十,其用四十有九)。然病重身强者,犹可多服,常以八八之粒为剂,然亦不必甚拘。

又按:鸭蛋子连皮捣细,醋调,敷疔毒甚效,立能止疼。其仁捣如泥,可以点痣。拙拟毒淋汤(在前),又尝重用之,以治花柳毒淋。其化瘀解毒之力如此,治痢所以有奇效也。

解毒生化丹

治痢久郁热生毒,肠中腐烂,时时切疼,后重,所下多似烂炙,且有腐败之臭。

金银花一两　生杭芍六钱　粉甘草三钱　三七捣细二钱　鸭蛋子去皮拣成实者六十粒

上药五味,先将三七、鸭蛋子,用白沙糖化水送服。次将余药煎汤服。病重者,一日须服两剂始能见效。

按:此证,乃痢之最重者。若初起之时,气血未亏,用拙拟化滞汤,或加大黄、朴硝下之即愈。若未全愈,继服燮理汤数剂,亦可全愈。若失治迁延日久,气血两亏,浸至肠中腐烂,生机日减,致所下之物色臭皆腐败,非前二方所能愈矣。此方则重在化腐生肌,以救肠中之腐烂,故服之能建奇效也。

一人,年五十二,因大怒之后,中有郁热,又寝于冷屋之中,内热为外寒所束,愈郁而不散,大便下血。延医调治,医者因其得于寒凉屋中,谓系脾寒下陷,投以参、耆温补之药,又加升麻提之。服药两剂,病益增重,腹中切疼,常常后重,所便之物,多如烂炙。更延他医,又以为下元虚寒,而投以八味地黄丸,作汤服之,病益加重。后愚诊视,其脉数而有力,两尺愈甚。确知其毒热郁于肠中,以致肠中腐烂也,为拟此方,两剂而愈。

一妇人,年五十许,素吸鸦片,又当恼怒之余,初患赤痢,滞下无度。因治疗失宜,渐至血液腐败,间如烂炙,恶心懒食,少腹切疼。其脉洪数,纯是热象。亦治以此汤,加知母、白头翁各四钱,当日煎渣,又另取鸭蛋子六十粒、三七二钱,送服。每日如此服药两次,三日全愈。

天水涤肠汤

治久痢不愈,肠中浸至腐烂,时时切疼,身体因病久羸弱者。

生山药一两　滑石一两　生杭芍六钱　潞党参三钱　白头翁三钱　粉甘草二钱

一媪,年六十一岁,于中秋痢下赤白,服药旋愈旋又反复,如此数次,迁延两月。因少腹切疼,自疑寒凉,烧砖熨之。初熨时稍觉轻,以为对证。遂日日熨之,而腹中之疼益甚。昼夜呻吟,噤口不食。所下者痢与血水相杂,且系腐败之色。其脉至数略数,虽非洪实有力,实无寒凉之象。舌上生苔,黄而且厚。病人自谓下焦凉甚,若用热药温之疼当愈。愚曰:前此少腹切疼者,肠中欲腐烂也,今为热砖所熨而腹疼益甚,败血淋漓,则肠中真腐烂矣。再投以热药,危可翘足而待。病人亦似会悟,为制此方。因河间天水散(即六一散)原为治热痢之妙药,此方中重用滑石、甘草,故名之天水涤肠汤。连服四剂,疼止,痢亦见愈。减去滑石四钱,加赤石脂四钱,再服数剂,病愈十之八九。因上焦气微不顺,俾用鲜藕四两,切细丝煎汤,频频饮之,数日而愈。

按:此证亦痢中至险之证,而方中用人参者,因痢久体虚,所下者又多腐败,故于滋阴清火解毒药中,特加人参以助其生机。而其产于潞者,性平不热,于痢证尤宜也。

又按:此证若服此汤不效,则前方之三七、鸭蛋子、金银花亦可酌加,或加生地榆亦可。试观生地榆为末,香油调,涂汤火伤神效,其能治肠中因热腐烂可知也。

通变白头翁汤

治热痢下重腹疼，及患痢之人，从前曾有阿片之嗜好者。

生山药一两　白头翁四钱　秦皮三钱　生地榆三钱　生杭芍四钱　甘草二钱　旱三七轧细三钱　鸭蛋子去皮拣成实者六十粒

上药共八味，先将三七、鸭蛋子用白蔗糖水送服一半；再将余药煎汤服。其相去之时间，宜至点半钟。所余一半，至煎汤药渣时，仍如此服法。

《伤寒论》治厥阴热痢下重者，有白头翁汤。其方以白头翁为主，而以秦皮、黄连、黄柏佐之。陈古愚解曰：厥阴标阴病则为寒下，厥阴中见（中见少阳）病则为下利下重者，经所谓"暴注"是也。白头翁临风偏静，特立不挠，用以为君者，欲平走窍之火，必先定动摇之风也。秦皮浸水青蓝色，得厥阴风木之化，而性凉能泻肝家之热，故用以为臣。以黄连、黄柏为使者，其性寒能除热，其味苦又能坚肠也。总使风木遂其上行之性，则热痢下重自除。风火不相煽而燎原，则热渴饮水自止也。

唐容川解曰："白头翁一茎直上，四面细叶，茎高尺许，通体白芒，其叶上下亦皆白芒，花微香，味微苦，乃草中秉金性者。能无风动摇，以其得木气之和也；有风不动，以其秉金性之刚也。故用以平木熄风。又其一茎直上，故治下重，使风上达，而不迫注也。"

愚用此方而又为之通变者因其方中尽却病之药，而无扶正之药，于证之兼虚者不宜。且连、柏并用，恐其苦寒之性妨碍脾胃，过侵下焦也。矧伤寒白头翁汤，原治时气中初得之痢。如此通变之，至痢久而肠中腐烂者，服之亦可旋愈也。

唐氏论白头翁详矣，而犹有剩义，拙拟理血汤（在第三卷）下，于白头翁另有发明，可与唐氏之论参观。再者白头翁入药，宜用其根，且宜用其全根，至根上端之白茸，则用不用皆可也。乃关外东三省药房中所鬻之白头翁，但根端白茸下带根之上端少许，亦有不带根者。问其根作何用，乃谓其根系漏芦，卖时作漏芦，不作白头翁也。愚闻之，不禁哑然失笑。夫漏芦与白头翁迥异，而竟以白头翁充之耶。于是在东三省诊病，欲用白头翁处方时，即开漏芦。然医药所关非轻，愚愿东三省之业医者咸知之，欲用白头翁时，勿为药房所误。

陆军团长王剑秋，奉天铁岭人，年四十许。己未孟秋，自郑州病归，先泻后痢，腹疼重坠，赤白稠黏，一日夜十余次。先入奉天东人所设医院中，东人甚畏此证，处以隔离所，医治旬日无效。遂出院归寓，求为诊治。其脉弦而有力，知其下久阴虚，肝胆又蕴有实热也。投以此汤，一剂痢愈。仍变为泻，日四五次，自言腹中凉甚。愚因其疾原先泻，此时痢愈又泻，且恒以温水袋自熨其腹，疑其下焦或有伏寒，遂少投以温补之药。才服一剂，又变为痢，下坠腹疼如故，惟次数少减。知其病原无寒，不受温补，仍改用通变白头翁汤。一剂痢又愈，一日犹泻数次。继用生山药一两，龙眼、莲子各六钱，生杭芍三钱，甘草、茯苓各二钱，又少加酒曲、麦芽、白蔻消食之品，调补旬日全愈。

奉天省议长李亚侨，年近四旬。因有事，连夜废寝。陡然腹疼，继而泄泻，兼下痢。其痢赤多于白，上焦有热，不能饮食。其脉弦而浮，按之不实。先投以三宝粥方（在后），腹疼与泻痢皆见轻，仍不能饮食。继用通变白头翁汤方，连服两剂，痢愈可进饮食，腹疼泄泻犹未全愈。后仍用三宝粥方，去鸭蛋子，日服两次，数日病全愈。

三　宝　粥

治痢久，脓血腥臭，肠中欲腐，兼下焦虚惫，气虚滑脱者。

生山药轧细一两　三七轧细二钱　鸭蛋子去皮五十粒

上药三味，先用水四盅，调和山药末煮作粥。煮时，不住以箸搅之，一两沸即熟，约得粥一大碗，即用其粥送服三七末、鸭蛋子。

己巳之岁，愚客居德州，有庐雅雨公曾孙女，年五十六。于季夏下痢赤白，迁延至仲冬不愈。延医十余人，服药百剂，皆无效验，亦以为无药可医矣。其弟月潭，素通医学，偶与愚觌面谈及。愚曰：此病非难，愿用药何如耳。因诊之，脉象微弱，至数略数，饮食减少，头目时或眩晕，心中微觉烦热，便时下坠作疼，然不甚剧。询其平素下焦畏凉，是以从前服药，略加温补，上即烦热，略为清理，下又腹疼泄泻也。为拟此方，一日连服两次，其病遂愈。后旬余，因登楼受凉，旧证陡然反复，日下十余次，腹疼觉剧。其脉象微弱如前，至数不数。俾仍用山药粥，送服生硫黄末（服生硫黄详解在第八卷）三分，亦一日服两次，病愈强半。翌日又服一次，心微觉热。继又改用前方，两剂全愈。

戊午秋日，愚初至奉天，有铁岭李济臣年二十八。下痢四十余日，脓血杂以脂膜，屡次服药，病益增剧，羸弱已甚。诊其脉，数而细弱，两尺尤甚，亦治以此方。服后两点钟腹疼一阵，下脓血若干。病家言从前腹疼不若是之剧，所下者亦不若是之多，似疑药不对证。愚曰：腹中瘀滞下尽即愈矣。俾再用白蔗糖化水，送服去皮鸭蛋子五十粒。此时已届晚九点钟，一夜安睡，至明晨，大便不见脓血矣。后间日大便，又少带紫血，俾仍用山药粥送服鸭蛋子二十粒，数次全愈。

又斯秋中元节后，愚自汉口赴奉，路过都门小住数日。有刘发起者，下痢两月不愈。持友人名片，造寓求为诊治。其脉近和平，按之无力。日便五六次，血液腐败，便时不甚觉疼，后重亦不剧，亦治以此方，一剂病愈强半。翌日将行，嘱以再按原方服两剂当愈。后至奉，接其来函，言服第二剂，效验不如从前；至三剂，病转似增重。因恍悟，此证下痢两月，其脉毫无数象，且按之无力，其下焦当系寒凉。俾仍用山药粥送服炒熟小茴香末一钱，连服数剂全愈。

或问：西人谓痢为肠中生炎。所谓炎者，红热肿疼，甚则腐烂也。观此案与治庐姓之案，皆用热药成功，亦可谓之肠炎乎？既非肠炎，何以其肠亦欲腐烂乎？答曰：痢证，原有寒有热。热证不愈，其肠可至腐烂，寒证久不愈，其肠亦可腐烂。譬如疮疡，红肿者阳而热，白硬者阴而寒，其究竟皆可变为脓血。尝观《弢园随笔录》，言其曾患牙疳，医者治以三黄、犀角纯寒之品，满口肉烂尽，而色白不知疼。后医者改用肉桂、附子等品，一服知疼，连服十余剂而愈。夫人口中之肌肉，犹肠中之肌肉也。口中之肌肉，可因寒而腐烂，肠中之肌肉，独不可因寒而腐烂乎？曾治一人，因久居潮湿之地致下痢三月不愈。所下者紫血杂以脂膜，腹疼后重。授以龙眼肉包鸭蛋子方服下，下痢下腹疼益剧。后愚诊视，其脉微弱而沉，左部几不见。俾用生硫黄研细，掺熟面少许作丸。又重用生山药、熟地、龙眼肉煎浓汤送服。连服十余剂，共计服生硫黄两许，其痢始愈。由是观之，即纯系赤痢亦诚有寒者，然不过百中之二三耳。且尝实验痢证，若因寒者，虽经久不愈犹可支持。且其后重、腹疼，较因热者亦轻也。且《伤寒论》有桃花汤，治少阴病下利，便脓血者，原赤石脂与干姜并用，此为以热药治寒痢之权舆。注家不知，谓少阴之火伤阴络所致，治以桃花汤，原系从治之法。又有矫诬药性，谓赤石脂性凉，重用至一斤，干姜虽热，止用一两，其方仍以凉论者。今试取其药十分之一，煎汤服之，果凉乎？热乎？此皆不知《伤寒论》此节之义，而强为注解者也。

通变白虎加人参汤

治下痢，或赤、或白、或赤白参半，下重腹疼，周身发热，服凉药而热不休，脉象确有实热者。

生石膏捣细二两　生杭芍八钱　生山药六钱　人参五钱用野党参按此分量，若辽东真野参宜减半，至高丽参则断不可用　甘草二钱

上五味，用水四盅，煎取清汤两盅，分二次温饮之。

此方即《伤寒论》白虎加人参汤，以芍药代知母、山药代粳米也。痢疾身热不休，服清火药而热亦不休者，方书多诿为不治。夫治果对证，其热焉有不休之理。此乃因痢证夹杂外感，其外感之热邪，随痢深陷，永无出路，以致痢为热邪所助，日甚一日而永无愈期。惟治以此汤，以人参助石膏，能使深陷之邪，徐徐上升外散，消解无余。加以芍药、甘草以理下重腹疼。山药以滋阴固下。连服数剂，无不热退而痢愈者。

按：外感之热已入阳明胃腑，当治以苦寒，若白虎汤、承气汤是也。若治以甘寒，其病亦可暂愈，而恒将余邪锢留胃中，变为骨蒸劳热，永久不愈（《世补斋医书》论之甚详），石膏虽非苦寒，其性寒而能散（若煅用之则敛矣，故石膏不可煅用）且无汁浆，迥与甘寒黏泥者不同。而白虎汤中，又必佐以苦寒之知母，即此汤中，亦必佐以芍药，芍药亦味苦（《本经》）微寒之品，且能通利小便。故以佐石膏，可以消解阳明之热而无余也。

一叟，年六十七，于中秋得痢证，医治二十余日不效。后愚诊视，其痢赤白胶滞，下行时觉肠中热而且干，小便亦觉发热，腹痛下坠，并迫其脊骨尽处亦下坠作痛。且时作眩晕，其脉洪长有力，舌有白苔甚厚。愚曰：此外感之热挟痢毒之热下迫，故现种种病状，非治痢兼治外感不可。遂投以此汤两剂，诸病皆愈。其脉犹有余热，拟再用石膏清之。病家疑年高，石膏不可屡服，愚亦应聘他往。后二十余日，痢复作。延他医治疗，于治痢药中，杂以甘寒濡润之品，致外感之余热，永留肠胃不去，其痢虽愈，而屡次反复。延至明年仲夏，反复甚剧。复延愚诊治，其脉象、病证皆如此。因

谓之曰：去岁若肯多服石膏数两，何至有以后屡次反复，今不可再留邪矣。仍投以此汤，连服三剂，病愈而脉亦安和。

一人，年四十二，患白痢，常觉下坠，过午尤甚，心中发热，间作寒热。医者于治痢药中，重用黄连一两清之，热如故，而痢亦不愈。留连两月，浸至不起。诊其脉，洪长有力，亦投以此汤。为其间作寒热，加柴胡二钱，一剂热退痢止，犹间有寒热之时。再诊其脉，仍似有力，而无和缓之致，知其痢久，而津液有伤也。遂去白芍、柴胡，加玄参、知母各六钱，一剂寒热亦愈。

一媪，年六旬，素多疾病。于夏季晨起，偶下白痢，至暮十余次。秉烛后，忽然浑身大热，不省人事，循衣摸床，呼之不应。其脉洪而无力，肌肤之热烙指。知系气分热痢，又兼受暑，多病之身，不能支持，故精神昏愦如是也。急用生石膏三两，野台参四钱，煎汤一大碗，徐徐温饮下，至夜半尽剂而醒，痢亦遂愈。诘朝煎渣再服，其病脱然。

一人，年五十余，于暑日痢而且泻，其泻与痢俱带红色，下坠腹疼，噤口不食。医治两旬，病热浸增，精神昏愦，气息奄奄。诊其脉，细数无力，周身肌肤发热。询其心中亦觉热，舌有黄苔，知其证夹杂暑温。暑气温热，弥漫胃口，又兼痢而且泻，虚热上逆，是以不能食也。遂用生山药两半，滑石一两，生杭芍六钱，粉甘草三钱，一剂诸病皆见愈，可以进食。又服一剂全愈。此证用滑石不用石膏者，以其证兼泻也。为不用石膏，即不敢用人参，故倍用山药以增其补力。此就通变之方，而又为通变也。

痢证，又有肝胆肠胃先有郁热，又当暑月劳苦于烈日之中，陡然下痢，多带鲜血，脉象洪数，此纯是一团火气。宜急用大苦大寒之剂，若芩、连、知、柏、胆草、苦参之类，皆可选用。亦可治以白虎汤，方中生石膏必用至二两，再加生白芍一两。若脉大而虚者，宜再加人参三钱。若其脉洪大甚实者，可用大承气汤下之，而佐以白芍、知母。

有痢久而清阳下陷者，其人或间作寒热，或觉胸中短气。当于治痢药中加生黄耆、柴胡以升清阳。脉虚甚者，亦可酌加人参。又当佐以生山药以固下焦，然用药不可失于热也。有痢初得，兼受外感者，宜于治痢药中，兼用解表之品。其外邪不随痢内陷，而痢自易治。不然则成通变白虎加人参汤所主之证矣。

痢证初得虽可下之，然须确审其无外感表证，方可投以下药。其身体稍弱，又宜少用参、耆佐之。

痢证忌用滞泥之品，然亦不可概论。外祖母，年九旬。仲夏下痢赤白甚剧，脉象数而且弦。愚用大熟地、生杭芍各一两煎汤，服下即愈。又服一剂，脉亦和平。后寿至九十四岁。

痢证间有凉者，然不过百中之一耳。且又多系纯白之痢。又必脉象沉迟，且食凉物、坐凉处则觉剧者。治以干姜、白芍、小茴香各三钱，山楂四钱，生山药六钱，一两剂即愈。用白芍者，诚以痢证必兼下坠腹疼。即系凉痢，其凉在肠胃，而其肝胆间必有伏热，亦防其服热药而生热也。

凡病人酷嗜之物，不可力为禁止。尝见患痢者，有恣饮凉水而愈者，有饱食西瓜而愈者。总之，人之资禀不齐，病之变态多端，尤在临证时，精心与之消息耳。曾治一少年，下痢，昼夜无数，里急后重。投以清火通利之药数剂，痢已减半而后重分毫不除。疑其肠中应有阻隔，投以大承气汤，下燥粪长数寸而愈。设此证，若不疑其中有阻隔，则燥粪不除，病将何由愈乎。

有奇恒痢者，张隐庵谓其证三阳并至，三阴莫当，九窍皆塞，阳气旁溢，咽干喉塞痛，并于阴则上下无常，薄为肠澼。其脉缓小迟涩，血温身热者死，热见七日者死。盖因阳气偏剧，阴气受伤，是以脉小沉涩。此证急宜用大承气汤，泻阳养阴，缓则不救。若不知奇恒之因，见脉气平缓而用平易之剂，必至误事。

陈修园曰："嘉庆戊午，夏泉郡王孝廉，患痢七日，忽于寅卯之交，声微哑，谵语，半刻即止，酉刻死。七月榕城叶广文观凤之弟，患同前证来延。言伊弟患此亦不重，饮食如常，惟早晨咽干微疼，如见鬼状，午刻即止。时届酉刻，余告以不必往诊，令其速回看视，果于酉戌之交死，此皆奇恒痢也。若投以大承气汤，犹可挽回。"

按：此证愚实未见。修园所遇二证，皆在戊午年。天干戊为火运，地支午又为少阴君火司天，火气太盛，故有此证。其危在七日者，火之成数也。由斯观之，《内经》岁运之说，原自可凭。唐容川曰："《内经》以痢属于肝热，故曰：诸呕吐酸，暴注下迫，皆属于热。下迫与吐酸同言，则知其属于肝热也。"仲景于下利后重，便脓血者，亦详于厥阴篇中，皆以痢属肝经也。盖痢多发于秋，乃肺金不清、肝木遏郁。肝主疏泄，其疏泄之力太过，则暴注里急，有不能待之势。然或大肠开通，则直泻下矣。乃大肠为肺金之腑，金性收涩，秋日当令，而不使泻出，则滞涩不得快利，遂为后重。治宜开利肺气，使金性不收，则大肠通快，而不后重矣。枳壳、桔梗、粉葛、枇杷叶，皆须为用。又宜清润肝血，使木火不郁，则肝木疏泄而不暴注矣。白芍、当归、生地、丹皮、地榆皆须为用。至于肠胃之热，皆从肝肺而生，西医名肠中发炎，言其色红肿也。故黄连、黄芩、胆草、黄柏能退肝火，石膏、知母、天冬、麦冬、花粉、连翘、银花、白菊能清肺火，皆可择用。此清肺气调肝血之法也。至噤口痢，世多不知治法，惟仲景存胃津液足以救之，此即胃炎欲腐烂之候也。非大寒凉中加人参、花粉不能助救。故凡噤口痢，但得舌上津回，则能进食而生矣。至于大黄，惟满实者可暂用之，其余蕴酿之热，皆宜苦坚为法，不可用猛悍药也。仲景治痢，主白头翁汤，夫白头翁一茎直上，中空有瓤，能通达木气，而遍体有毛，无风动摇，有风不动，其色纯白（此形象与坊间鬻者不同），兼禀金气，总为金木交合之物。予从白头翁悟出清肝木达风气之法。又从下利肺痛（《金匮》之文）一“肺”字，悟出肝之对面即是肺金，清金以和大肠，又为屡效之法矣。

西人治痢，先用蓖麻子油或甘汞（即水银粉）降之。不愈者，继用杨曹、硝苍、单那尔并、那布答林诸药，以清热解毒，防腐生肌。兼用血清灌肠诸方以佐之。

东人衍西人之法，谓赤痢初期，肠中毒热肿疼，决不可用收敛之剂。至第二期，肠中腐烂有若溃疡，可用硝苍鸦片之剂。盖在初期，当务去肠内之刺激，流通粪便，以防病势之上进，为赤痢疗治第一义。故病有上进之象，当相机而投以下剂。但下剂易增进患者之衰弱，不可不谨慎用之。至灌肠及注肠，不惟足以疏通肠内之停滞，且有缓解里急后重之效，是以用之最宜。但于炎证期，则当但行食盐水之灌肠。于溃疡期，则可用硝酸银、单宁酸等收敛，兼以消除毒菌。

按：东人之论如此，用以治痢者，有效有不效。大概体壮者可愈，体弱者仍然危险。至痢证之夹杂外感温病者，尤不能见效。东人志贺洁著有《赤痢新论》，载有未治愈之案两则，一为宫野某女，五十六岁。下腹部及左腹部忽发疼痛，继乃发热头疼，翌日腹疼下痢，一小时内约排三次之黏血便。诊之，则体格及营养皆佳良。体温三十七度八分。脉搏七十至。食思缺损，舌有苔，时呕吐头疼，为注射血清。翌日，舌苔干燥而龟裂，体温三十八度，脉搏七十二至，痢下二十次。又翌日，体温三十八度七分，诸证依然，便通二十五次，注射血清。又翌日，口渴及食思缺乏如故，心机亢进，体温三十八度七分，脉搏至百一十至，神识朦胧，言语不清，衰弱较前为甚。又翌日，时时呃逆呕吐，舌肿大干燥，舌苔剥离，下唇糜烂，心音微弱，脉搏极微若无，注射食盐水。又二日，衰弱益甚，午前二时，遂虚脱而死。其一为田中某女，二十一岁。腹疼下痢，又发剧热。便性为黏液，便间混有血液。其肠之曲折处及盲肠管，觉有压疼。发病第五日之夜，发躁狂状之举动，精神发扬。第六日之夜亦然。嗣后即不复发，而时发谵妄，人事不省，为昏睡状。至第三星期后，精神证状全愈，诸证轻快。乃未几，而体温再升，达于四十度二分，复发谵妄。经过二十八日，虚脱而死。

细观东人所载二案，皆痢而夹杂温病者也。东人对于前案，但知治痢不知治温，所以不愈。至后案，虽未明载治法，其治法大抵与前案等。至三星期而见愈者，因温病，即不治而常有自愈者。至其后体温再升，达于四十度二分，屡发谵妄，显系温病反复，热入阳明之府。东人不能治温，安能治温之重发，况此重发者，又为久痢体虚之人乎！然而，治此二案之证，固非难事，以前所载通变白虎加人参汤投之，一二剂皆可愈矣。次取通变白虎加人参汤下，所治验之案，与此二案对勘自明也。

杨曹一名撒里矢尔酸那笃留谟，一名撒里矢尔酸曹达，一名水杨酸曹达，一名水杨酸那笃留谟，省文曰杨曹，亦曰撒曹。为白色无臭鳞屑状结晶，或为结晶质粉末。味甘咸而稍带辛辣，其原质出于杨柳皮及美洲所产植物中，化以安息香酸，为撒里矢尔酸（亦名撒鲁儿）再用撒里矢尔酸精制为杨曹。大抵外用及涤肠剂，皆用撒里矢尔酸，内服则用杨曹。其性退热防腐，愈偏头疼，为治赤痢要药。

硝苍为次硝酸苍铅之省文，一名盐基性硝酸苍铅，一名硝强铋，一名铋氧氮氧五。为白色结晶性粉末，检视于显微镜下，现有光辉细小棱柱形结晶，为金属收敛药，含有多量苍铅、少量硝酸之制品也。其性能制异常发酵，保护肠胃不受异物之刺激。善治胃癌、胃溃疡、赤痢等证。一日服三四次，每次可服半瓦，多至一瓦。

重曹即重酸曹达之省文，又名重碳酸那笃留谟，为白色结晶性粉末，系用水浸出木炭之汁，炼为碳酸那笃留谟，再用碳酸那笃留谟精制为重曹。能治脏腑中慢性加答儿，胃中分泌过多，消化不良，肝脏硬化证之初起，腹部脏器静脉郁积所致之诸般障碍。止呕吐、退黄疸、利肺疾、解尿酸。于诸般之浮肿水肿，用为利便药，又为大便之缓下剂。每服半瓦，其极量可至二瓦。

单那尔并即单宁酸亚尔布明，乃蛋白化单宁酸（单宁酸之原质存于没石子中），为褐色无味臭之粉末，其药服至胃中，不甚溶解，下至肠中，始分为蛋白及单宁酸，呈单宁酸之收敛作用，故不害胃之消化机能，为大小肠之收敛药，专用于大小肠加答儿，兼治肠滤囊之溃疡机转、肺劳者之下利、慢性赤痢、夏期小儿下利（无味易服）等，代单宁酸为灌肠剂，用量每次可服半瓦，多至一瓦，日服数次，可少少增加。

那布答林为无色有光泽之版状结晶，有特异窜透臭气与烧味，乃生化于有机物（石灰）干馏之际，在最高热馏出之碳水素之一也。其性最能消除各种毒菌，饶防腐之力。内疡溃烂，能催肉芽速长。治膀胱加答儿、小儿蛔虫。外用和脂油，能除疥癣。于创伤溃疡，为干燥绷带药，能除恶臭，促肉芽之发生。用于室中，可以逐秽祛邪。置于书箧、衣筒，可以避蠹驱虫。每服三分之一瓦，或半瓦，其极量不过一瓦。

在所录东西人治痢之药，其解毒清血之力，远不如鸭蛋子；其防腐生肌之力，远不如三七。且于挟虚之痢，而不知辅以山药、人参；于挟热之痢，而不知重用石膏。宜其视赤痢为至险之证，而治之恒不愈也。

东人志贺洁谓，热带之地有阿米巴赤痢，其证间或传于温带地方。阿米巴者，为虫类生殖之毒菌，传染于人则为阿米巴赤痢。阿米巴之现状为球形或椭圆形之结核，与寻常赤痢菌之为杆状者不同。外有包为玻璃透明形，其内结之核为球，间有脓球。取新便下之混血黏液一滴，置玻璃片上，加生理的食盐水，更以小玻璃片轻覆其上，以显微镜视之，若有假足之伸缩，助其活动，即为阿米巴赤痢之毒菌。其剧者，痢中混有坏疽溃疡片，而带腐肉样之臭气，或为污泥色。至其证状之经过，与慢性赤痢大略相似。其身体大率无过热之温度，故迟之累月累年不愈，而犹有可支持者。此证治法宜日服甘汞十分瓦之一至十分瓦之三，当连服七八日。但须注意于中毒状，若稍发现中毒形状，宜速停止。又可服硫黄半瓦，一日三次。又宜用鸡纳霜为注肠剂，惟不可自始即用浓厚之液。最初当用五千倍之溶液，继乃可用千倍水者，数日后则可用五百倍水者。

愚未至热带，东人所论阿米巴赤痢未经治过，然彼又云间有传至温带者，至所载其证之剧者一段云云，愚上所治痢证案中，似有具此状况者，而未用其治法，亦皆应手奏效。至其谓内服可用硫黄，上所治痢证案中，已载两则，其为阿米巴痢与否，尚不敢断定，而当其时临证疏方，固未闻有阿米巴痢也。惟度其证宜投以硫黄，且再四踌躇，若不用硫黄，它药恐难于建功，故遂放胆用之耳（治痢之方，再参看医论篇第六卷，论痢证治法方备）。

治燥结方

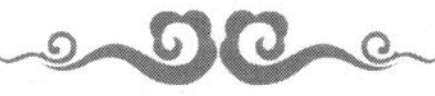

硝菔通结汤

治大便燥结久不通，身体兼羸弱者。

净朴硝四两　鲜莱菔五斤

将莱菔切片，同朴硝和水煮之。初次煮，用莱菔片一斤，水五斤，煮至莱菔烂熟捞出。就其余汤，再入莱菔一斤。如此煮五次，约得浓汁一大碗，顿服之。若不能顿服者，先饮一半，停一点钟，再温饮一半，大便即通。若脉虚甚，不任通下者，加人参数钱，另炖同服。

软坚通结，朴硝之所长也。然其味咸性寒，若遇燥结甚实者，少用之则无效，多用之则咸寒太过，损肺伤肾。其人或素有劳疾，或下元虚寒者，尤非所宜也。惟与莱菔同煎数次，则朴硝之咸味，尽被莱菔提出，莱菔之汁浆，尽与朴硝融化。夫莱菔味甘，性微温，煨熟食之，善治劳嗽短气（方附在第一卷水晶桃下），其性能补益可知。取其汁与朴硝同用，其甘温也，可化朴硝之咸寒，其补益也，可缓朴硝之攻破。若或脉虚不任通下，又藉人参之大力者，以为之扶持保护。然后师有节制，虽猛悍亦可用也。

一媪，年近七旬，伤寒。初得无汗，原是麻黄汤证，因误服桂枝汤，遂成白虎汤证，上焦烦热太甚，闻药气即呕吐，但饮所煎石膏清水亦吐。俾用鲜梨片蘸生石膏细末嚼咽之。药用石膏两半，阳明之大热遂消，而大便旬日未通，其下焦余热仍无出路，欲用硝黄降之，闻药气仍然呕吐。且其人素患劳嗽，身体羸弱，过用咸寒，尤其所忌。为制此方，煎汁一大碗，仍然有朴硝余味，复用莱菔一个，切成细丝，同葱添油醋，和药汁调作羹。病人食之香美，并不知是药，大便得通而愈。

一媪，年七旬，劳嗽甚剧。饮食化痰涎，不化津液，致大便燥结，十余日不行，饮食渐不能进，亦拟投以此汤，为羸弱已甚，用人参三钱另炖汁，和药服之。一剂便通，能进饮食。复俾煎生山药稠汁，调柿霜饼服之，劳嗽亦见愈。

按：用朴硝炼玄明粉法，原用莱菔。然此法今人不讲久矣，至药坊所鬻者，乃风化硝，非玄明粉也。今并载其法，以备参观。实心救人者，亦可照法炼之，以备施用。其法于冬至后，用洁净朴硝十斤，白莱菔五斤切片，同入锅中，用水一斗五升，煮至莱菔烂熟，将莱菔捞出。用竹筛一个，铺绵纸二层，架托于新缸之上，将硝水滤过。在庭露三日，其硝凝于缸边；将余水倾出，晒干。将硝取出，用沙锅熬于炉上，融化后，搅以铜铲，熬至将凝，用铲铲出。再装于瓷罐，未满者寸许，盖以瓦片。用钉三个，钉地作鼎足形，钉头高二寸，罐置其上。用砖在罐周遭砌作炉形，多留风眼，炉砖离罐三寸。将木炭火置于炉中，罐四围上下都被炭火壅培，以煅至硝红为度。次日取出，再用绵纸铺于静室地上，将硝碾细，用绢罗筛于纸上厚一分。将户牖皆遮蔽勿透风，三日后取出，其硝洁白如粉，轻虚成片。其性最能降火化痰，清利脏腑，怪证服之可蠲，狂躁用之即愈。搜除百病，安敛心神。大人服二三钱，小儿服五分至一钱，用白汤或葱汤融化，空心服之。服药之日，不宜食他物，惟饮稀粥。服二三次后，自然精神爽健，脏腑调和，津液顿生，百病如失矣。惟久病泄泻者，服之不宜。

赭遂攻结汤

治宿食结于肠间不能下行，大便多日不通。其证或因饮食过度，或因恣食生冷，或因寒火凝结，或因呕吐既久，胃气、冲气皆上逆不下降。

生赭石轧细二两　朴硝五钱　干姜二钱　甘遂钱半轧细药汁送服

热多者，去干姜。寒多者，酌加干姜数钱。呕多者，可先用赭石一两，干姜半钱煎服，以止其呕吐。呕吐止后，再按原方煎汤，送甘遂末服之。

朴硝虽能软坚，然遇大便燥结过甚，肠中毫无水分者，其软坚之力，将无所施。甘遂辛窜之性，最善行水，能引胃中之水直达燥结之处，而后朴硝因水气流通，乃得大施其软坚之力，燥结虽久，亦可变为溏粪，顺流而下也。特是甘遂力甚猛悍，以攻决为用，能下行亦能上达，若无以驾驭之，服后恒至吐泻交作。况此证多得之涌吐之余，或因气机不能下行，转而上逆，未得施其攻决之力，而即吐出者。故以赭石之镇逆，干姜之降逆，协力下行，以参赞甘遂成功也。且干姜性热，朴硝性寒，二药并用，善开寒火之凝滞。寒火之凝滞于肠间者开，宿物之停滞于肠间者亦易开也。愚用此方救人多矣，即食结中脘、下脘，亦未有不随手奏效者。

乙卯之岁，客居广平，忽有车载病人，造寓求诊者。其人年过五旬，呻吟不止，言自觉食物结于下脘，甚是痛楚，数次延医调治，一剂中大黄用至两半不下。且凡所服之药，觉行至所结之处，即上逆吐出，饮食亦然。此时上焦甚觉烦躁，大便不通者已旬日矣。诊其脉，虽微弱，至数不数，重按有根，知犹可任攻下，因谓之曰：此病易治。特所服药中，有猛悍之品，服药时必吾亲自监视方妥。然亦无须久淹，能住此四点钟，结处即通下矣。遂用此汤去干姜，方中赭石改用三两，朴硝改用八钱。服后须臾，腹中作响，迟两点半钟，大便通下而愈。后月余，又患结证如前，仍用前方而愈。

通结用葱白熨法

治同前证。

大葱白四斤切作细丝　干米醋多备待用

将葱白丝和醋炒至极热，分作两包，乘热熨脐上。凉则互换，不可间断。其凉者，仍可加醋少许再炒热。然炒葱时，醋之多少须加斟酌，以炒成布包后，不至有汤为度。熨至六点钟，其结自开。

一孺子，年六岁。因食肉过多，不能消化，郁结肠中，大便不行者六七日，腹中胀满，按之硬如石，用一切通利药皆不效。为用此法熨之，至三点钟，其腹渐软。又熨三点钟，大便通下如羊矢，其胀遂消。

一童子，年十五六。因薄受外感，腹中胀满，大便数日不通。

然非阳明之实热燥结也。医者投以承气汤,大便仍不通,而腹转增胀。自觉为腹胀所迫,几不能息,且时觉心中怔忡。诊其脉甚微细,按之即无。脉虚证实,几为束手。亦用葱白熨法,腹胀顿减。又熨三点钟觉结开,行至下焦。继用猪胆汁导法,大便得通而愈。

按:猪胆汁导法,乃《伤寒论》下燥结之法也。原用猪胆汁和醋少许,以灌谷道中。今变通其法,用醋灌猪胆中,手捻令醋与胆汁融和。再用以通气长竹管,一端装猪胆中,用细绳扎住,一端纳谷道中。用手将猪胆汁由竹管挤入谷道。若谷道离大便犹远,宜将竹管深探至燥粪之处。若结之甚者,又必连用二三个。若畏猪胆汁凉,或当冷时,可将猪胆置水中温之。若无鲜猪胆,可将干者用醋泡开,再将醋灌猪胆中,以手捻至胆汁之凝结者皆融化,亦可用。若有灌肠注射器,则用之更便。

一人,年四十许,素畏寒凉。愚俾日服生硫黄(服生硫黄法在第八卷)如黑豆粒大两块,大见功效,已年余矣。偶因暑日劳碌,心中有火,恣食瓜果,又饱餐肉食,不能消化,肠中结而不行,且又疼痛,时作呕吐。医者用大黄附子细辛汤降之不效,又用京都薛氏保赤万应散,三剂并作一剂服之,腹疼减去,而仍不通行。后愚诊视,其脉近和平,微弦无力。盖此时不食数日,不大便十日矣。遂治以葱白熨法,觉腹中松畅,且时作开通之声,而仍然恶心,欲作呕吐,继用赭石二两,干姜钱半,俾煎服以止其恶心。仍助以葱白熨法,通其大便。外熨内攻,药逾五点钟,大便得通而愈。

按:《金匮》大黄附子细辛汤,诚为开结良方。愚尝用以治肠结腹疼者甚效。即薛氏保赤万应散,三剂作一剂服之,以治大人,亦为开结良方。愚用过屡次皆效。而以治此证,二方皆不效者,以其证兼呕吐,二方皆不能止其呕吐故也。病人自言,从前所服之药，皆觉下行未至病所，即上逆吐出。独此次服药，则沉重下达，直抵病结之处，所以能攻下也。

一人，年四十三。房事后，恣食生冷，忽然少腹抽疼，肾囊紧缩。大便四日不通，上焦兼有烦躁之意。医者投以大黄附子细辛汤，两胁转觉疼胀。诊其脉，弦而沉，两尺之沉尤甚。先治以葱白熨法，腹中作响，大有开通之意，肾囊之紧缩见愈，而大便仍未通。又用赭石二两，附子五钱，当归、苏子各一两煎汤，甫饮下，即觉药力下坠。俾复煎渣饮之，有顷降下结粪若干，诸病皆愈。

按：此证用葱白熨之虽未即通，而肠中之结已开。至所服之药，重用赭石者，因此证原宜用热药以温下焦，而上焦之烦躁与大便之燥结，又皆与热药不宜，惟重用赭石以佐之，使其热力下达，自无潜上之患。而其重坠之性，又兼有通结之功，上焦之浮热因之归根，下焦之凝寒因之尽化矣。

古方治小便忽然不通者，有葱白灸法。用葱白一握，捆作一束，将两端切齐，中留二寸，以一端安脐上，一端用炭火灸之，待灸至脐中发热，小便自通。此盖借其温通之性，自脐透达，转入膀胱，以启小便之路也。然仅以火灸其一端，则热力之透达颇难，若以拙拟葱白熨法代之，则小便之因寒不通，或因气滞不通者，取效当更速也。

又此熨法，不但可通二便，凡疝气初得，用此法熨之，无不愈者。然须多熨几次，即熨至疝气消后，仍宜再熨二三次。或更加以小茴香、胡椒诸末，同炒亦佳（用胡椒末时不宜过五钱，小茴香可多用）。

西人降下之药，习用蓖麻子油、硫苦、旃那叶。按：蓖麻子油，即用蓖麻子制成。其药来自英国，晶洁稠黏，所制甚精。每服二钱，多至五钱，通结甚效。惟其臭稍劣，且蓖麻子性近巴豆（壮人不过服五粒），制为油仍含有毒性，故服后间有作呕吐者。硫苦，即硫酸麻倔涅留谟，亦名泻利盐。系用朴硝制成，为白色透明之细粒结晶。其咸苦之味减于朴硝，而其软坚降下之力亦稍弱于朴硝。每服二钱至四钱。至旃那叶，为印度热带地方所产之决明科。其叶之干燥者，状若小竹叶，毫无臭味，其色嫩而绿者良，老而微黄者稍弱。每服一钱，置碗中开水浸饮之，下便结甚效。其力虽近猛，而服后肠胃安然，不觉攻激，自然通下，较前二药为独良也。

治泄泻方

益脾饼

治脾胃湿寒，饮食减少，长作泄泻，完谷不化。

白术四两　干姜二两　鸡内金二两　熟枣肉半斤

上药四味，白术、鸡内金皆用生者，每味各自轧细焙熟（先轧细而后焙者，为其焙之易匀也）。再将干姜轧细，共和枣肉，同捣如泥，作小饼。木炭火上炙干，空心时当点心，细嚼咽之。曾为友人制此方，和药一料，服之而愈者数人。后屡试此方，无不效验。

药坊鸡内金，因拣择不净，恒有包瓦石者。若入丸散剂中，甚非所宜。临轧此药时，须先亲自检点。

一妇人，年三十许，泄泻数月。用一切治泻诸药皆不效。其脉不凉，亦非完谷不化。遂单用白术、枣肉，如法为饼，服之而愈，此证并不用鸡内金者，因鸡内金虽有助脾胃消食之力，而究与泻者不宜也。

扶中汤

治泄泻久不止，气血俱虚，身体羸弱，将成劳瘵之候。

于术炒一两　生山药一两　龙眼肉一两

小便不利者加椒目炒捣三钱。

一妇人，年四十许。初因心中发热，气分不舒，医者投以清火理气之剂，遂泄泻不止。更延他医，投以温补之剂，初服稍轻，久服则泻仍不止。一日夜四五次，迁延半载，以为无药可治。后愚为诊视，脉虽濡弱，而无弦数之象，知犹可治。但泻久身弱，虚汗淋漓，心中怔忡，饮食减少。踌躇久之，为拟此方，补脾兼补心肾。数剂泻止，而汗则加多。遂于方中加龙骨、牡蛎（皆不用煅）各六钱，两剂汗止，又变为漫肿。盖从前泻时，小便短少，泻止后，小便仍少。水气下无出路，故蒸为汗，汗止又为漫肿也。斯非分利小便，使水下有出路不可。特其平素常觉腰际凉甚，利小便之药，凉者断不可用。前用此方，加椒目三钱，连服十剂全愈。

龙眼肉，味甘能补脾，气香能醒脾，诚为脾家要药。且心为脾母，龙眼肉色赤入心，又能补益心脏，俾母旺自能荫子也。愚治心虚怔忡，恒俾单购龙眼肉斤许，饭甑蒸熟，徐徐服之，皆大有功效，是能补心之明征。又大便下血者，多因脾虚不能统血。亦可单服龙眼肉而愈，是又补脾之明征也。

薯　蓣　粥

治阴虚劳热，或喘，或嗽，或大便滑泻，小便不利，一切羸弱虚损之证。

生怀山药轧细过罗一斤

上药一味，每服用药七八钱，或至一两，和凉水调入锅内，置炉上，不住以箸搅之，二三沸，即成粥服之。若小儿服，或少调以白糖亦可。

此粥多服久服，间有发闷者。掺以西药白布圣一瓦同服，则无此弊，且更多进饮食。

按：白布圣，乃取吃乳之小猪、小牛胃中津液，而制为白粉者也。其性善助胃消化，每食后服二瓦，则化食甚速。然久服之，生脾胃依赖性，与健补脾胃之药同服，则无斯弊。此药东人更以糖制之，名含糖白布圣，以治小儿尤便。

门生，吴书林，年二十一。羸弱发热，脉象虚数，不能饮食，俾早晚服山药粥，加白布圣。晌午单服玄参三钱，煎汤服。如此数日，食量增加，发热亦愈，自此健壮。

一妇人，年三十余。泄泻数月不止，病势垂危。倩人送信于其父母，其父将往瞻视，询方于愚。言从前屡次延医治疗，百药不效。因授以山药煮粥方，日服三次，两日全愈。又服数日，身亦康健。

一娠妇，日发痫风。其脉无受娠滑象，微似弦而兼数。知阴分亏损，血液短少也。亦俾煮山药粥服之即愈。又服数次，永不再发。

奉天大东关，关氏少妇，素有劳疾。因产后暴虚，喘嗽大作。治以此粥，日服两次，服至四五日，喘嗽皆愈。又服数日，其劳疾自此除根。

奉天大东关，学校教员郑子绰之女，年五岁。秋日为风寒所束，心中发热。医者不知用辛凉表散，而纯投以苦寒之药，连服十余剂，致脾胃受伤。大便滑泻，月余不止，而上焦之热益炽。医者皆辞不治，始求愚为诊视。其形状羸弱已甚，脉象细微浮数，表里俱热，时时恶心，不能饮食，昼夜犹泻十余次。治以此粥，俾随便饮之，日四五次，一次不过数羹匙，旬日全愈。

农村小儿，于秋夏之交，多得滑泻证。盖农家此时多饮凉水，而小儿尤喜饮之。农家此时多食瓜果，而小儿尤喜食之。生冷之物，皆伤脾胃，脾胃伤则滑泻随之，此自然之理也。而滑泻之证，在小儿为最难治。盖小儿少阳之体，阴分未足；滑泻不止，尤易伤阴分。往往患此证者，数日即浑身发热，津短燥渴，小便不利，干呕懒食，唯嗜凉物。当此之际，欲滋其阴，而脾胃愈泥；欲健其脾，而真阴愈耗，凉润温补，皆不对证，而小儿又多苦服药，病家又多姑息，以婉随小儿之意，以致迁延岁月，竟成不治者多矣。惟山药脾肾双补，在上能清，在下能固，利小便而止大便，真良药也。且又为寻常服食之物，以之作粥，少加沙糖调和，小儿必喜食之。一日两次煮服，数日必愈。若系哺乳稚子，不能食粥，即食之亦不能多者，但浓煮生山药汁饮之亦可。愚以此方治小儿多矣。志在救人者，甚勿以为寻常服食之物而忽之也。

山药之功效，一味薯蓣饮（在第一卷）后曾详言之。至治泄泻，必变饮为粥者，诚以山药汁本稠黏，若更以之作粥，则稠黏之力愈增，大有留恋肠胃之功也。忆二十年前，岁试津门，偶患泄泻，饮食下咽，觉与胃腑不和，须臾肠中作响，遂即作泻。浓煎甘草汤，调赤石脂细末，服之不效。乃用白粳米慢火煮烂熟作粥，尽量食之，顿觉脾胃舒和，腹中亦不作响，泄泻遂愈。是知无论何物作粥，皆能留恋肠胃。而山药性本收涩，故煮粥食之，其效更捷也。且大便溏泻者，多因小便不利，山药能滋补肾经，使肾阴足，而小便自利，大便自无溏泻之患。

按：生芡实轧细作粥，收涩之力过于山药，而多服久服易作满闷，不若山药作粥，可日日服之也。

薯蓣鸡子黄粥

治泄泻久，而肠滑不固者。即前薯蓣粥，加熟鸡子黄三枚。

一人，年近五旬。泄泻半载不愈，羸弱已甚。遣人来询方，言屡次延医服药，皆分毫无效，授以薯蓣粥方。数日又来，言服之虽有效验，泻仍不止。遂俾用鸡子数枚煮熟，取其黄捏碎，调粥中服之，两次而愈。盖鸡子黄，有固涩大肠之功，且较鸡子白，易消化也。以后此方用过数次，皆随手奏效。

薯蓣芣苢粥

治阴虚肾燥，小便不利，大便滑泻，兼治虚劳有痰作嗽。

生山药轧细一两　生车前子四钱

上二味，同煮作稠粥服之，一日连服三次，小便自利，大便自固。盖山药能固大便，而阴虚小便不利者服之，又能利小便。车前子能利小便，而性兼滋阴，可为补肾药之佐使（五子衍宗丸中用之），又能助山药以止大便。况二药皆汁浆稠黏，同作粥服之，大能留恋肠胃，是以效也。治虚劳痰嗽者，车前宜减半。盖用车前者，以其能利水，即能利痰，且性兼滋阴，于阴虚有痰者尤宜。而仍不敢多用者，恐水道过利，亦能伤阴分也。

按：车前子能利小便，而骤用之亦无显然功效。惟将车前子炒熟（此药须买生者自家经手炒，以微熟为度，过熟则无力），嚼服少许，须臾又服，约六点钟服尽一两，小便必陡然利下，连连不止。此愚实验而得之方也。

又单用车前子两半，煮稠粥，顿服之，治大便滑泻亦甚效验。邻村黄姓媪，大便滑泻，百药不效。或语以此方，一服即愈。然必用生者煮之，始能成粥，若炒熟者，则不能成粥矣。

加味天水散

作汤服，治暑日泄泻不止，肌肤烧热，心中燥渴，小便不利，或兼喘促。小儿尤多此证，用此方更佳。

生山药一两　滑石六钱　粉甘草三钱

此久下亡阴，又兼暑热之证也。故方中用天水散以清溽暑之热。而甘草分量，三倍原方（原方滑石六，甘草一，故亦名六一散），其至浓之味，与滑石之至淡者相济，又能清阴虚之热。又重用山药之大滋真阴、大固元气者以参赞之。真阴足，则小便自利；元气固，则泄泻自止。且其汁浆稠黏，与甘草之甘缓者同用，又能逗留滑石，不至速于淡渗。俾其清凉之性由胃输脾，由脾达肺，水精四布，下通膀胱，则周身之热与上焦之燥渴喘促，有不倏然顿除者乎！

小儿少阳之体，最不耐热，故易伤暑。而饮食起居，喜贪寒凉，故又易泄泻。泻久则亡阴作热，必愈畏暑气之热，病热循环相因，所以治之甚难也。此方药止三味而用意周匝，内伤外感兼治无遗。一两剂后，暑热渐退，即滑石可以渐减，随时斟酌用之，未有不应手奏效者。小儿暑月泻久，虚热上逆，与暑热之气相并，填塞胃口，恒至恶心呕吐，不受饮食。此方不但清暑滋阴，和中止泻，其重坠之性，又能镇胃安冲，使上逆之热与暑气之热，徐徐下行，自小便出，而其恶心呕吐自止。初定此方时，授门人高如璧录之。翌日，如璧还里，遇一孺子，泄泻月余，身热燥渴，嗜饮凉水，强与饮食即恶心呕吐，多方调治不愈。如璧投以此汤，一剂，燥渴与泄泻即愈其半，又服一剂，能进饮食，诸病皆愈。

加味四神丸

治黎明腹疼泄泻。

补骨脂酒炒六两　吴茱萸盐炒三两　五味子炒四两　肉豆蔻面裹煨四两　花椒微焙一两　生硫黄六钱　大枣八十一枚　生姜切片六两

先煮姜十余沸，入枣同煮，至烂熟去姜，余药为细末，枣肉为丸，桐子大。

人禀天地之气而生，人身一小天地也。天地之一阳生于子，故人至夜半之时，肾系命门之处，有气息息萌动，即人身之阳气也。至黎明寅时，为三阳之候，人身之阳气，亦应候上升，自下焦而将达中焦。其人或元阳之根柢素虚，当脐之处，或兼有凝寒遮蔽，即互相薄激，致少腹作疼。久之阳气不胜凝寒，上升之机转为下降，大便亦即溏下。此黎明作泻之所由来也。夫下焦之阳气少火也，即相火也，其火生于命门，而寄于肝胆。故四神方中，用补骨脂以补命门，吴茱萸以补肝胆，此培火之基也。然泻者关乎下焦，实又关乎中焦，故又用肉豆蔻之辛温者，以暖补脾胃，且其味辛而涩，协同五味之酸收者，又能固涩大肠，摄下焦气化。且姜、枣同煎，而丸以枣肉，使辛甘化合，自能引下焦之阳，以达于中焦也。然此药病轻者可愈，病重者服之，间或不愈，以其补火之力犹微也，故又加花椒、硫黄之大补元阳者以助之，而后药力始能胜病也（硫黄生用，理详第八卷服生硫黄方下）。

坎中丹

治命门相火虚衰，下焦寒凉泄泻及五更泄泻。

硫黄纯黄者一两　赤石脂一两

共为细末，和匀，每服五分，食前服，一日两次。不知则渐渐加多，以服后移时微觉温暖为度。若以治女子血海虚寒不孕者，宜于方中加炒熟小茴香末二钱。

确能补助相火之药，莫如硫黄，且更莫如生硫黄。为其为石质之药，沉重下达耳。不经水煮火炼，而其热力全也（硫黄无毒，其毒即其热，故可生用）。然愚向用硫黄治寒泻证，效者固多，兼有服之泻更甚者，因本草原谓其大便润、小便长，岂以其能润大便即可作泻乎？后阅西人药性书，硫黄原列于轻泻药中。乃知其服后间作泻者，无足怪也。且其所谓轻泻者，与中医说所谓大便润者，原相通也。于斯再用硫黄时，于石质药中，择一性温且饶有收涩之力者佐之，即无斯弊。且但热下焦而性不僭上，胜于但知用桂、附者远矣。若于方中再少加辛香之品，引其温暖之力以入奇经，更可治女子血海虚寒不孕。

或问：五更泻证，虽一日止此一次，久则身体必然虚弱，其故何也？答曰：人身之气化与天地同，一日之阳气生于子时，是以人当夜半之时，身中之阳气即由肾徐徐上升；五更寅时，乃三阳出土之时，肾中上升之阳已达中焦，乃因阳微力弱，不能透过中焦，遂复转而下降，以成五更泄泻。夫人身之气化，原朝升暮降，以随天地气化自然，而后脏腑始调和无病。非然者，则脏腑中之气化，上下不能相济，其人将何以堪乎？是知五更泄泻，原为紧要之证，不可不急为治愈也。

治痰饮方

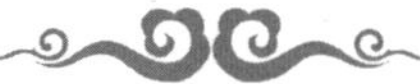

理饮汤

治因心肺阳虚，致脾湿不升，胃郁不降，饮食不能运化精微，亦为饮邪，停于胃口为满闷，溢于膈上为短气，渍满肺窍为喘促，滞腻咽喉为咳吐黏涎。甚或阴霾布满上焦，心肺之阳不能畅舒，转郁而作热。或阴气逼阳外出为身热，迫阳气上浮为耳聋。然必诊其脉，确乎弦迟细弱者，方能投以此汤。

于术四钱　干姜五钱　桂枝尖二钱　炙甘草二钱　茯苓片二钱　生杭芍二钱　橘红钱半　川厚朴钱半

服数剂后，饮虽开通，而气分若不足者，酌加生黄耆数钱。

一妇人，年四十许。胸中常觉满闷发热，或旬日，或浃辰之间，必大喘一二日。医者用清火理气之药，初服稍效，久服转增剧。后愚诊视，脉沉细几不可见。病家问系何病因？愚曰：此乃心肺阳虚，不能宣通脾胃，以致多生痰饮也。人之脾胃属土，若地舆然。心肺居临其上，正当太阳部位（膈上属太阳，观《伤寒论》太阳篇自知），其阳气宣通，若日丽中天暖光下照。而胃中所纳水谷，实借其阳气宣通之力，以运化精微而生气血，传送渣滓而为二便。清升浊降，痰饮何由而生。惟心肺阳虚，不能如离照当空，脾胃即不能借其宣通之力，以运化传送，于是饮食停滞胃口。若大雨之后，阴雾连旬，遍地污淖，不能干渗，则痰饮生矣。痰饮既生，日积月累，郁满上焦则作闷，渍满肺窍则作喘，阻遏心肺阳气，不能四布则作热。医者不识病源，犹用凉药清之，勿怪其久而增剧也。遂为制此汤，方中用桂枝、干姜以助心肺之阳而宣通之；白术、茯苓、甘草以理脾胃之湿而淡渗之（茯苓、甘草同用最泻湿满）；用厚朴者，叶天士谓“厚朴多用则破气，少用则通阳”，欲借温通之性，使胃中阳通气降，运水谷速于下行也；用橘红者，助白术、茯苓、甘草以利痰饮也。至白芍，若取其苦平之性，可防热药之上僭（平者主降），若取其酸敛之性，可制虚火之浮游（《本经》谓芍药苦平，后世谓芍药酸敛，其味实苦而微酸）。且药之热者，宜于脾胃，恐不宜于肝胆，又取其凉润之性，善滋肝胆之阴，即预防肝胆之热也。况其善利小便，小便利而痰饮自减乎。服之一剂，心中热去，数剂后转觉凉甚。遂去白芍，连服二十余剂，胸次豁然，喘不再发。

一妇人，年三十许。身形素丰，胸中痰涎郁结，若碍饮食，上焦时觉烦热，偶服礞石滚痰丸有效，遂日日服之。初则饮食加多，继则饮食渐减，后则一日不服，即不能进饮食。又久服之，竟分毫无效，日仅一餐，进食少许，犹不能消化。且时觉热气上腾，耳鸣欲聋，始疑药不对证。求愚诊治，其脉象浮大，按之甚软。愚曰：“此证心肺阳虚，脾胃气弱，为服苦寒攻泻之药太过，故病证脉象如斯也。”拟治以理饮汤。病家谓，从前医者，少用桂、附即不能容受，恐难再用热药。愚曰：“桂、附原非正治心肺脾胃之药，况又些些用之，病重药轻，宜其不受。若拙拟理饮汤，与此证针芥相投，服之必无他变。若畏此药，不敢轻服，单用干姜五钱试服亦可。”病家依愚言，煎服干姜后，耳鸣即止，须臾觉胸次开通。继投以理饮汤，服数剂，心中亦觉凉甚。将干姜改用一两，又服二十余剂，病遂除根。

一妇人，年四十许。上焦满闷烦躁，思食凉物，而偶食之，则满闷益甚，且又黎明泄泻。日久不愈，满闷益甚，将成臌胀。屡次延医服药，多投以半补半破之剂，或佐以清凉，或佐以收涩，皆分毫无效。后愚诊视，脉象弦细而迟。知系寒饮结胸，阻塞气化。欲投以理饮汤，病家闻而迟疑，似不敢服。亦俾先煎干姜数钱服之，胸中烦躁顿除。为其黎明泄泻，遂将理饮汤去厚朴、白芍，加生鸡内金钱半，补骨脂三钱，连服十余剂，诸病皆愈。

一妇人，年近五旬，常觉短气，饮食减少。屡次延医服药，或投以宣通，或投以升散，或投以健补脾胃，兼理气之品，皆分毫无效，浸至饮食日减，羸弱不起，奄奄一息，病家亦以为不治之证矣。后闻愚在其邻村，屡救危险之证，复延愚诊视。其脉弦细欲无，频吐稀涎。询其心中，言觉有物杜塞胃口，气不上达，知其为寒饮凝结也。遂投以理饮汤，方中干姜改用七钱，连服三剂，胃口开通。又觉呼吸无力，遂于方中加生黄耆三钱，连服十余剂，病全愈。方书谓，饮为水之所结，痰为火之所凝。是谓饮凉而痰热也。究之饮证亦自分凉热，其热者，多由于忧思过度，甚则或至癫狂，虽有饮而恒不外吐。其凉者，则由于心肺阳虚，如方名下所言种种诸情状。且其证，时吐稀涎，常觉短气，饮食廉少，是其明征也（后世谓痰之稀者为饮，稠者为痰，与《金匮》所载四饮名义不同）。

邑韩蕙圃医学传家，年四十有四，偶得奇疾。卧则常常发搐，旋发旋止，如发寒战之状，一呼吸之间即愈。即不发搐时，人偶以手抚之，又辄应手而发。自治不效，广求他医治疗皆不效。留连半载，病势浸增。后愚诊视，脉甚弦细，询其饮食甚少，知系心肺脾胃阳分虚惫，不能运化精微，以生气血。血虚不能荣筋，气虚不能充体，故发搐也。必发于卧时者，卧则气不顺也。人抚之而辄发者，气虚则畏人按也。授以理饮汤方，数剂，饮食加多，搐亦见愈。二十剂后，病不再发。

理痰汤

治痰涎郁塞胸膈，满闷短气。或渍于肺中为喘促咳逆；停于心下为惊悸不寐；滞于胃口为胀满哕呃；溢于经络为肢体麻木或偏枯，留于关节、着于筋骨为俯仰不利、牵引作疼；随逆气肝火上升为眩晕不能坐立。

生芡实一两　清半夏四钱　黑脂麻炒捣三钱　柏子仁炒捣二钱　生杭芍二钱　陈皮二钱　茯苓片二钱

世医治痰，习用宋《局方》二陈汤，谓为治痰之总剂。不知二陈汤能治痰之标，不能治痰之本，何者？痰之标在胃，痰之本原在于肾。肾主闭藏，以膀胱为腑者也。其闭藏之力，有时不固，必注其气于膀胱。膀胱膨胀，不能空虚若谷，即不能吸引胃中水饮，速于下行而为小便，此痰之所由来也。又肾之上为血海，奇经之冲脉也。其脉上隶阳明，下连少阴。为其下连少阴也，故肾中气化不摄，则冲气易于上干。为其上隶阳明也，冲气上干，胃气亦多上逆，不能息息下行以运化水饮，此又痰之所由来也。此方以半夏为君，以降冲胃之逆。即重用芡实，以收敛冲气，更以收敛肾气，而厚其闭藏之力。肾之气化治，膀胱与冲之气化自无不治，痰之本原清矣。用脂麻、柏实者，润半夏之燥，兼能助芡实补肾也。用芍药、茯苓者，一滋阴以利小便；一淡渗以利小便也。用陈皮者，非藉其化痰之力，实藉其行气之力，佐半夏以降逆气，并以行芡实、脂麻、柏实之滞腻也。

初制此方时，愚年未及壮，医术无所知名。有李龙章先生，邑之宿医也。见之大加尝异，谓异日必成名医。后果用此方屡次能建奇效。即痰证垂危，服之亦可挽救。

友人毛仙阁，曾治一妇人，年四十余。上盛下虚，痰涎壅滞，饮食减少，动则作喘。他医用二陈汤加减治之，三年，病转增剧。后延仙阁诊视，投以此汤，数剂病愈强半。又将芡实减去四钱，加生山药五钱，连服二十余剂，痰尽消，诸病皆愈。至今数年，未尝反复。

仙阁又尝治一少妇，患痫风。初两三月一发，浸至两三日一发。脉滑体丰，知系痰涎为恙。亦治以此汤，加赭石三钱，数剂竟能祓除病根。后与愚觌面述之，愚喜曰："向拟此汤时，原不知能治痫风，经兄加赭石一味，即建此奇功，大为此方生色矣。"

按：此方若治痫风，或加朱砂，或加生铁落，或用磨刀水煎药，皆可。

龙蚝理痰汤

治因思虑生痰，因痰生热，神志不宁。

清半夏四钱　生龙骨捣细六钱　生牡蛎捣细六钱　生赭石轧细三钱　朴硝二钱　黑脂麻炒捣三钱　柏子仁炒捣三钱　生杭芍三钱　陈皮二钱　茯苓二钱

此方，即理痰汤，以龙骨、牡蛎代芡实，又加赭石、朴硝也。其所以如此加减者，因此方所主之痰，乃虚而兼实之痰。实痰宜开，礞石滚痰丸之用硝、黄者是也；虚痰宜补，肾虚泛作痰，当用肾气丸以逐之者是也；至虚而兼实之痰，则必一药之中，能开痰亦能补虚，其药乃为对证，若此方之龙骨、牡蛎是也。盖人之心肾，原相助为理。肾虚则水精不能上输以镇心，而心易生热，是由肾而病及心也；心因思虑过度生热，必暗吸肾之真阴以自救，则肾易亏耗，是由心而病及肾也。于是心肾交病，思虑愈多，热炽液凝，痰涎壅滞矣。惟龙骨、牡蛎能宁心固肾，安神清热，而二药并用，陈修园又称为治痰之神品，诚为见道之言。故方中用之以代芡实。而犹恐痰涎过盛，消之不能尽消，故又加赭石、朴硝以引之下行也。

一人，年三十余。常觉胆怯，有时心口或少腹瞤动后，须臾觉有气起自下焦，上冲胸臆，郁而不伸，连作呃逆，脖项发热，即癫狂唱呼。其夹咽两旁内突起若瘰疬，而不若瘰疬之硬。且精气不固，不寐而遗，上焦觉热，下焦觉凉。其脉左部平和，微嫌无力，右部直上直下（李士材《脉诀》云，直上直下冲脉昭昭），仿佛有力，而按之非真有力。从前屡次医治皆无效。此肾虚，致冲气挟痰上冲，乱其心之神明也。投以此汤，减朴硝之半，加山萸肉（去净核）五钱，数剂诸病皆愈，惟觉短气。知系胸中大气下陷（理详第四卷升陷汤下），投以拙拟升陷汤，去升麻、柴胡，加桂枝尖二钱，两剂而愈。盖此证，从前原有逆气上干，升麻、柴胡能升大气，恐兼升逆气，桂枝则升大气，兼降逆气，故以之代升、柴也。

一媪，年六十二，资禀素羸弱。偶当外感之余，忽然妄言妄见，惊惧异常，手足扰动，饥渴不敢饮食，少腹塌陷，胸膈突起。脉大于平时一倍，重按无力。知系肝肾大虚，冲气上逆，痰火上并，心神扰乱也。投以此汤，去朴硝，倍赭石，加生山药、山萸肉（去净核）、生地黄各六钱，又磨取铁锈水煎药（理详第七卷一味铁养汤下），一剂即愈。又服一剂，以善其后。

健脾化痰丸

治脾胃虚弱，不能运化饮食，以至生痰。

生白术二两　生鸡内金去净瓦石糟粕二两

上药二味，各自轧细过罗，各自用慢火焙熟（不可焙过），炼蜜为丸，梧桐子大。每服三钱，开水送下。白术纯禀土德，为健补脾胃之主药，然土性壅滞，故白术多服久服，亦有壅滞之弊；有鸡内金之善消瘀积者以佐之，则补益与宣通并用。俾中焦气化，壮旺流通，精液四布，清升浊降，痰之根柢蠲除矣。又此方不但治痰甚效，凡廉于饮食者，服之莫不饮食增多。且久服之，并可消融腹中一切积聚。

初拟此方时，原和水为丸，而久服者，间有咽干及大便燥结之时。后改用蜜丸，遂无斯弊。

期　颐　饼

治老人气虚不能行痰，致痰气郁结，胸次满闷，胁下作疼。凡气虚痰盛之人，服之皆效，兼治疝气。

生芡实六两　生鸡内金三两　白面半斤　白沙糖不拘多少

先将芡实用水淘去浮皮，晒干，轧细，过罗。再将鸡内金（中有瓦石糟粕，去净，分量还足）轧细，过罗，置盆内浸以滚水，半日许。再入芡实、白糖、白面，用所浸原水和作极薄小饼，烙成焦黄色，随意食之。然芡实、鸡内金须自监视，如法制好，不可委之于坊间也。

鸡内金鸡之脾胃也，其中偶有瓦石铜铁，皆有消化痕迹，脾胃之坚壮可知。故用以补助脾胃，大能运化饮食，消磨瘀积。食化积消，痰涎自除。再者，老人痰涎壅盛，多是下焦虚惫，气化不摄，痰涎随冲气上泛。芡实大能敛冲固气，统摄下焦气化。且与麦面同用，一补心，一补肾，使心肾相济，水火调和，而痰气自平矣。

或问：老人之痰，既由于气虚不行，何不加以补助气分之品？答曰：凡补气之药，久服转有他弊。此方所用药品，二谷食，一肉食，复以沙糖调之，可作寻常服食之物，与他药饵不同。且食之能令人饮食增多，则气虚者自实也。

此方去芡实，治小儿疳积痞胀，大人癥瘕积聚。

西人治老年之痰，喜用阿摩尼亚。其法，阿摩尼亚散七厘，或至十厘，白沙糖化水送服，日两三次，大能愈老人咳嗽多吐痰涎。又方阿摩尼亚散一钱，黄连膏半钱，作二十粒，每服一二粒，日再服，大能补人精神。咳嗽有虚热者，服之甚宜。

按：阿摩尼亚，西人取之有三法。一在骆驼粪中，一在兽骨中，一在火山之麓所产石中，与盐强水相连。西人设法令离开，取出入药。或作散，或作水。散色白而气浓，功力补火补精神，头昏嗅之即时苏，头疼因身虚软弱者亦宜嗅。但病人未觉时，不可令久嗅，防坏鼻肉也。其外用法，猪油调和，擦皮令红热，能引炎外出，与贴斑蝥膏药同意。或用阿摩尼亚酒三四钱，樟脑一钱，热油一二两，融和擦皮，大有功力。肢体因风湿，交节作疼，及喉病（宜擦项间），并宜擦之。收贮宜用玻璃瓶，塞住瓶口，勿透气。

西人又谓鹿茸为峻补之药，因其中有阿摩尼亚。峻补功力不在鹿茸而在阿摩尼亚也。阿摩尼亚得火则飞去，故服食鹿茸法，应切片浸服。若不知此理，以火炙或汤煮，阿摩尼亚因火而飞，服之即无效矣。且鹿茸价昂，真者难得。以自他物中取出之阿摩尼亚代之，则功力相同，而价又甚廉，贫者亦可服矣。

按：鹿角所生之处，实为督脉经过之处。鹿之督脉最强，故其角最大，而长又甚速。鹿茸为角之胚胎，是以善补督脉，而督脉贯脑，故又善补脑也。人之脑髓属阴，脑神属阳。鹿茸中之阿摩尼亚，能补人脑中之阳。鹿茸中之赤血（鹿茸初生皆含赤色，督脉之血所灌注也）与胶（角有胶茸即有胶），能补人脑中之阴。鹿茸经炙与煮，阿摩尼亚或有飞去，而其中滋养之料，仍可补脑中阴分，迨其阴分充足，阳亦萌生，所谓一阴一阳互为之根也。西人用药，多取目前捷效，而不为根本久远之谋，故其论鹿茸，如此云云。然既有此说，炙与煮或亦鹿茸所忌，生轧细服之亦可。至其谓自他物中取出之阿摩尼亚可代鹿茸，然止能代鹿茸之补阳也。夫鹿茸初生，原系血胞，后渐成茸，成茸之后，犹含血液，其兼能滋阴分可知。陈修园曰："朱紫坊黄姓之女，年二十二岁。始因经闭，服行经之药不效。后泄泻不止，食少骨瘦如柴，服四神、八味之类，泻益甚，而五更至天明数次，便后带血。余主用《金匮》黄土汤，以干姜易附子，每服加生鹿茸五钱。意以先止其泄泻便红，然后再调其经水。连服八剂，泄泻如故，而经水通矣。又服五剂，泻血俱止。后服六君子汤，加干姜收功。可知鹿茸入冲、任、督三脉，大能补血，非无情之草木所可比也。"观修园此案，则鹿茸之功用，诚非西人所能尽知矣。

西药又有阿摩尼亚茴香精，系阿摩尼亚与茴香之精液化合之黄液。用之自一滴至十滴，和于二百倍之馏水中，服之亦善利痰，又能治肺痿、胃疼及小儿疹瘾、吐泻诸证。

治痰点天突穴法（附：捏结喉法、明矾汤、麝香香油灌法）

点天突穴以治痰厥，善针灸者，大抵知之。而愚临证体验，尤曲尽点法之妙。穴在结喉（项间高骨）下宛宛中。点时屈手大指（指甲长须剪之），以指甲贴喉，指端着穴，直向下用力（勿斜向里），其气即通。指端当一起一点，令痰活动，兼频频挠动其指端，令喉痒作嗽，其痰即出。

一妇人，年二十许。数日之前，觉胸中不舒，一日忽然昏昏似睡，半日不醒。适愚自他处归，过其村。病家见愚喜甚，急求诊治。其脉沉迟，兼有闭塞之象，唇瞤动。凡唇动者，为有痰之征；脉象当系寒痰壅滞上焦过甚。遂令人扶之坐，以大指点其天突穴，俾其喉痒作嗽。约点半点钟，咳嗽十余次，吐出凉痰一碗，始能言语。又用干姜六钱，煎汤饮下而愈。

岁在甲寅，客居大名之金滩镇。适有巡防兵，自南乐移戍武邑，道出金滩。时当孟春，天寒，雨且雪，兵士衣装尽湿。一兵未至镇五里许，因冻甚，不能行步，其伙舁之至镇，昏不知人，呼之不应，用火烘之，且置于温暖之处，经宿未醒。闻愚在镇，曾用点天突穴法，治愈一人，求为诊治。见其僵卧不动，呼吸全无。按其脉，仿佛若动。以手掩其口鼻，每至呼吸之顷，微觉有热，知犹可救。遂令人扶起俾坐，治以点天突穴之法，兼捏其结喉。约两点钟，咳嗽二十余次，共吐出凉痰碗半，始能呻吟。亦饮以干姜而愈。

捏结喉法，得之沧州友人张献廷，其令人喉痒作嗽之力尤速。欲习其法者，可先自捏其结喉，如何捏法即可作嗽，则得其法矣。然当气塞不通时，以手点其天突穴，其气即通。捏结喉，必痒嗽吐痰后，其气乃通。故二法宜相辅并用也。

按：西人谓，冻死者若近火，则寒气内迫，难救。宜置寒冷室中，或树阴无风处，将衣服脱除，用雪团或冷水，周身摩擦；或将身置冷水中，周身摩擦。及四肢渐次柔软，行人工呼吸法，此时摩擦，更不宜间断。迨患者自能呼吸，先被以薄衾，继用稍厚之被，渐移入暖室。

按：此法必周身血肉冻至冰凝，呼吸全无者方宜用之。若冻犹不至若是之剧，用其法者又宜斟酌变通。究之其法虽善，若果有寒痰杜塞，必兼用点天突穴，捏结喉法，方能挽救。人工呼吸法，即患者呼吸全无，以法复其呼吸之谓也。其法先将患者仰卧，俾其头及胸稍高。启其口，将舌周遭缠以细布条，紧结之，防舌退缩及口之收闭。救护者跪于头之旁，以两手握患者之两肘，上提过头，俾空气流入肺中，以助其吸，后须臾将两肘放下，紧压于胸胁之际，以助其呼（助其呼时更有人以两手心按其胸及心窝更佳）。如此往复，行至患者自能呼吸而止。此为救急之良方，凡呼吸暴停者，皆可用此方救之。

生白矾，长于治顽痰、热痰，急证用之，诚有捷效。惟凉痰凝滞者，断不可用。一妇人，年二十余。因悲泣过度，痰涎杜塞胃口，其胃气蓄极上逆，连连干呕。形状又似呃逆，气至咽喉不能上达。剧时浑身抖战，自掇其发，有危在顷刻之状。医者用生姜自然汁灌之，益似不能容受。愚诊视之，其脉左手沉濡，右三部皆无。然就其不受生姜观之，仍当是热痰杜塞，其脉象如此者，痰多能瘀脉也。且其面有红光，亦系热证。遂用生白矾二钱，化水俾饮之即愈。此方愚用之屡次，审知其非寒痰杜塞，皆可随手奏效，即痰厥至垂危者亦能救愈。

严用和云："中风不醒者，麝香清油灌之。"曾治一人，年二十余。因夫妻反目，身躯忽然后挺，牙关紧闭，口出涎沫。及愚诊视，已阅三点钟矣。其脉闭塞不全，先用痧药吹鼻，得嚏气通，忽言甚渴。及询之，仍昏昏如故，惟牙关微开，可以进药。因忆严用和麝香清油灌法，虽治中风不醒，若治痰厥不醒，亦当有效。况此证形状，未必非内风掀动。遂用香油二两炖热，调麝香一分，灌之即醒。又硼砂四钱化水，治痰厥可代白矾，较白矾尤稳妥。若治寒痰杜塞，用胡椒三钱捣碎，煎汤灌之，可代生姜自然汁与干姜汤。

治癫狂方

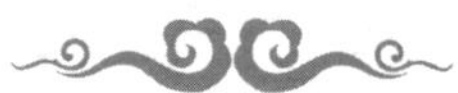

荡痰汤

治癫狂失心，脉滑实者。

生赭石轧细二两　大黄一两　朴硝六钱　清半夏三钱　郁金三钱

荡痰加甘遂汤

治前证，顽痰凝结之甚者，非其证大实不可轻投。其方，即前方加甘遂末二钱，将他药煎好，调药汤中服。

凡用甘遂，宜为末，水送服，或用其末，调药汤中服。若入汤剂煎服，必然吐出。又凡药中有甘遂，不可连日服之，必隔两三日方可再服，不然亦多吐出。又其性与甘草相反，用者须切记。

按：甘遂性猛烈走窜，后世本草，称其以攻决为用，为下水之圣药。痰亦水也，故其行痰之力，亦百倍于他药。曾治一少年癫狂，医者投以大黄六两，连服两剂，大便不泻。后愚诊视，为开此方，惟甘遂改用三钱。病家谓，从前服如许大黄，未见行动，今方中止用大黄两许，岂能效乎？愚曰，但服无虑也。服后，大便连泻七八次，降下痰涎若干，癫狂顿愈。见者以为奇异，彼盖不知甘遂三钱之力，远胜于大黄六两之力也。

痰脉多滑，然非顽痰也。愚治此证甚多。凡癫狂之剧者，脉多瘀塞，甚或六脉皆不见，用开痰药通之，其脉方出，以是知顽痰之能闭脉也。

神明之功用，原心与脑相辅而成。愚于资生汤（在第一卷）、定心汤（在第二卷）后曾发明之。癫狂之证，乃痰火上泛，瘀塞其心与脑相连窍络，以致心脑不通，神明皆乱。故方中重用赭石，藉其重坠之力，摄引痰火下行，俾窍络之塞者皆通，则心与脑能相助为理，神明自复其旧也。是以愚治此证之剧者，赭石恒有用至四两者。且又能镇甘遂使之专于下行，不至作呕吐也。

癫者，性情颠倒，失其是非之明；狂者，无所畏惧，妄为妄言，甚或见闻皆妄。大抵此证初起，先微露癫意，继则发狂，狂久不愈，又渐成癫，甚或知觉全无。盖此证，由于忧思过度，心气结而不散，痰涎亦即随之凝结。又加以思虑过则心血耗，而暗生内热。

痰经热炼，而胶黏益甚，热为痰锢，而消解无从。于是痰火充溢，将心与脑相通之窍络，尽皆瘀塞，是以其神明淆乱也。其初微露癫意者，痰火犹不甚剧也。迨痰火积而益盛，则发狂矣。是以狂之甚者，用药下其痰，恒作红色，痰而至于红，其热可知。迨病久，则所瘀之痰皆变为顽痰。其神明淆乱之极，又渐至无所知觉，而变为癫证。且其知觉欲无，从前之忧思必减，其内热亦即渐消，而无火以助其狂，此又所以变为癫也。然其初由癫而狂易治，其后由狂而癫难治。故此证，若延至三四年者，治愈者甚少。

西人于癫狂之证，专责之脑气筋，谓人之脑中神明病久，而累及脑气筋，以致脑气筋失其常司，其性情动作，皆颠倒狂乱。是以西人外治之法，将病者先薙其发，以猪脬装冰置其头巅，脑中之炎热藉此可消，脑气筋之病者，因此可愈矣。

按：脑气筋亦名脑髓神经，其在脊者名脊髓神经，共四十三对，每一对一主知觉，一主运动，散布于全体之内外，以司全体之知觉运动，为其本源在脑故可统称脑气筋，亦可统曰脑髓神经。

人之神明，原在心与脑两处。金正希曰："人见一物必留一影于脑中，小儿善忘者，脑髓未满也，老人健忘者，脑髓渐空也。"汪讱庵释之曰："凡人追忆往事，恒闭目上瞪，凝神于脑，是影留于脑之明征。"由斯观之，是脑原主追忆往事也。其人或有思慕不遂，而劳神想象，或因从前作事差误，而痛自懊侬，则可伤脑中之神。若因研究理解工夫太过，或有将来难处之事，而思患预防，踌躇太过，苦心思索，则多伤心中之神。究之，心与脑原彻上彻下，共为神明之府。一处神明伤，则两处神俱伤。脑中之神明伤，可累及脑气筋。心中之神明伤，亦可累及脑气筋。且脑气筋伤，可使神明颠倒狂乱。心有所伤，亦可使神明颠倒狂乱也。曾治一少妇癫狂，强灌以药，不能下咽。遂俾以朴硝代盐，每饭食之，病人不知，月余而愈。诚以朴硝咸寒属水，为心脏对宫之药，以水胜火，以寒胜热，能使心中之火热消解无余，心中之神明，自得其养，非仅取朴硝之能开痰也。

调气养神汤

治其人思虑过度，伤其神明。或更因思虑过度，暗生内热，其心脏之血消耗日甚，以致心火肝气上冲头部，扰乱神经，致神经失其所司，知觉错乱，以是为非，以非为是，而不至于疯狂过甚者。

龙眼肉八钱　柏子仁五钱　生龙骨捣碎五钱　生牡蛎捣碎五钱　远志不炙二钱　生地黄六钱　天门冬四钱　甘松二钱　生麦芽三钱　菖蒲二钱　甘草钱半　镜面朱砂研细三分用头次煎药汤两次送服　磨取铁锈浓水煎药

此乃养神明、滋心血、理肝气、清虚热之方也。龙眼肉色赤入心，且多津液，最能滋补血分，兼能保和心气之耗散，故以之为主药；柏树杪向西北，禀金水之精气，其实采于仲冬，饮受霜露，且多含油质，故善养肝，兼能镇肝（水能养木，金能镇木）。又与龙骨、牡蛎之善于敛戢肝火、肝气者同用，则肝火、肝气自不挟心火上升，以扰乱神经也；用生地黄者，取其能泻上焦之虚热，更能助龙眼肉生血也；用天门冬者，取其凉润之性，能清心宁神，即以开燥痰也；用远志、菖蒲者，取其能开心窍、利痰涎，且能通神明也；用朱砂、铁锈水者，以其皆能镇安神经，又能定心平肝也；用生麦芽者，诚以肝为将军之官，中寄相火，若但知敛之、镇之，或激动其反应之力，故又加生麦芽，以将顺其性。盖麦芽炒用能消食，生用则善舒肝气也。至于甘松，即西药中之缬草，其性在中医用之以清热、开瘀、逐痹；在西医则推为安养神经之妙药，而兼能治霍乱转筋。盖神经不失其所司，则筋可不转，此亦足见安养神经之效也。此取西说，以补中说所未备也。惟甘松在中药中医者罕用。若恐其陈蠹乏力，可向西药房中买缬草用之。

第四卷

治大气下陷方

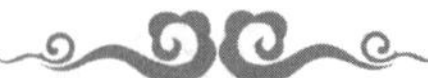

升　陷　汤

治胸中大气下陷，气短不足以息，或努力呼吸，有似乎喘；或气息将停，危在顷刻。其兼证，或寒热往来，或咽干作渴，或满闷怔忡，或神昏健忘，种种病状，诚难悉数。其脉象沉迟微弱，关前尤甚。其剧其，或六脉不全，或参伍不调。

生箭耆六钱　知母三钱　柴胡一钱五分　桔梗一钱五分　升麻一钱

气分虚极下陷者，酌加人参数钱，或再加山萸肉（去净核）数钱，以收敛气分之耗散，使升者不至复陷更佳。若大气下陷过甚，至少腹下坠，或更作疼者，宜将升麻改用钱半，或倍作二钱。

大气者，充满胸中，以司肺呼吸之气也。人之一身，自飞门以至魄门，一气主之。然此气有发生之处，有培养之处，有积贮之处。天一生水，肾脏先成，而肾系命门之中（包肾之膜油，连于脊椎自下上数七节处），有气息息萌动，此乃乾元资始之气，《内经》所谓"少火生气"也。此气既由少火发生，以徐徐上达，培养于后天水谷之气，而磅礴之势成；绩贮于膺胸空旷之府，而盘据之根固。是大气者，原以元气为根本，以水谷之气为养料，以胸中之地为宅窟者也。夫均是气也，至胸中之气，独名为大气者，诚以其能撑持全身，为诸气之纲领，包举肺外，司呼吸之枢机，故郑而重之曰大气。夫大气者，内气也。呼吸之气，外气也。人觉有呼吸之外气与内气不相接续者，即大气虚而欲陷，不能紧紧包举肺外也。医者不知病因，犹误认为气郁不舒，而开通之。其剧者，呼吸将停，努力始能呼吸，犹误认为气逆作喘，而降下之，则陷者益陷，凶危立见矣。其时作寒热者，盖胸中大气，即上焦阳气，其下陷之时非尽下陷也，亦非一陷而不升也。当其初陷之时阳气郁而不畅则作寒，既陷之后阳气蓄而欲宣则作热，迨阳气蓄极而通，仍复些些上达，则又微汗而热解；其咽干者，津液不能随气上潮也；其满闷者，因呼吸不利而自觉满闷也；其怔忡者，因心在膈上，原悬于大气之中，大气既陷，而心无所附丽也；其神昏健忘者，大气因下陷，不能上达于脑，而脑髓神经无所凭借也。其证多得之力小任重，或枵腹力作，或病后气力未复勤于动作，或因泄泻日久，或服破气药太过，或气分虚极自下陷，种种病因不同，而其脉象之微细迟弱，与胸中之短气，实与寒饮结胸相似。然诊其脉似寒凉，而询之果畏寒凉，且觉短气者，寒饮结胸也；诊其脉似寒凉，而询之不畏寒凉，惟觉短气者，大气下陷也。且即以短气论，而大气下陷之短气，与寒饮结胸之短气，亦自有辨。寒饮结胸短气，似觉有物压之；大气下陷短气，常觉上气与下气不相接续。临证者当细审之（寒饮结胸详第三卷理饮汤下）。

升陷汤，以黄耆为主者，因黄耆既善补气，又善升气。且其质轻松，中含氧气，与胸中大气有同气相求之妙用。惟其性稍热，故以知母之凉润者济之。柴胡为少阳之药，能引大气之陷者自左上升。升麻为阳明之药，能引大气之陷者自右上升。桔梗为药中之舟楫，能载诸药之力上达胸中，故用之为向导也。至其气分虚极者，酌加人参，所以培气之本也。或更加萸肉，所以防气之涣也。

至若少腹下坠或更作疼，其人之大气直陷至九渊，必需升麻之大力者以升提之，故又加升麻五分或倍作二钱也。方中之用意如此，至随时活泼加减，尤在临证者之善变通耳。

肺司呼吸，人之所共知也，而谓肺之所以能呼吸者，实赖胸中大气，不惟不业医者不知，即医家知者亦鲜，并方书亦罕言及，所以愚初习医时，亦未知有此气。迨临证细心体验，始确知于肺气呼吸之外，别有气贮于胸中，以司肺脏之呼吸。而此气且能撑持全身，振作精神，以及心思脑力、官骸动作，莫不赖乎此气。此气一虚，呼吸即觉不利，而且肢体酸懒，精神昏愦，脑力心思为之顿减。若其气虚而且陷，或下陷过甚者，其人即呼吸顿停，昏然罔觉。愚既实验得胸中有此积气与全身有至切之关系，而尚不知此气当名为何气。涉猎方书，亦无从考证。惟《金匮》水气门，桂枝加黄耆汤下，有“大气一转，其气乃散”之语。后又见喻嘉言《医门法律》谓“五脏六腑，大经小络，昼夜循环不息，必赖胸中大气，斡旋其间”，始知胸中所积之气，当名为大气。因忆向读《内经》热论篇有“大气皆去病日已矣”之语，王氏注大气，为大邪之气也。若胸中之气，亦名为大气，仲景与喻氏果何所本。且二书中亦未尝言及下陷。于是复取《内经》挨行逐句细细研究，乃知《内经》所谓大气，有指外感之气言者，有指胸中之气言者。且知《内经》之所谓宗气，亦即胸中之大气。并其下陷之说，《内经》亦尝言之。煌煌圣言，昭如日星，何数千年著述诸家，不为之大发明耶。

今试取《内经》之文释之。《灵枢》五味篇曰：“谷始入于胃，其精微者，先出于胃之两焦，以溉五脏。别出两行荣卫之道。其大气之抟而不行者，积于胸中，命曰气海。出于肺，循喉咽，故呼则出，吸则入。天地之精气，其大数常出三入一。故谷不入半日则气衰，一日则气少矣。”愚思肺悬胸中，下无透窍。胸中大气，包举肺外，上原不通于喉，亦并不通于咽，而曰出于肺，循喉咽，呼则出，吸则入者，盖谓大气能鼓动肺脏使之呼吸，而肺中之气，遂因之出入也。所谓天地之精气常出三入一者，盖谓吸入之气，虽与胸中不相通，实能膈肺膜透过四分之一以养胸中大气，其余三分吐出，即换出脏腑中浑浊之气，此气化之妙用也。然此篇专为五味养人而发，故第言饮食能养胸中大气，而实未发明大气之本源。愚尝思之，人未生时，皆由脐呼吸。其胸中原无大气，亦无需乎大气。迨胎气日盛，脐下元气渐充，遂息息上达胸中而为大气。大气渐满，能鼓动肺膜使之呼吸，即脱离母腹，由肺呼吸而通天地之气矣（西人谓肺之呼吸延髓主之，胸中大气实又为延髓之原动力）。

至大气即宗气者，亦尝深考《内经》而得之。《素问》平人气象论曰："胃之大络名虚里，出于左乳下，其动应衣，脉宗气也。"按虚里之络，即胃输水谷之气于胸中，以养大气之道路。而其贯膈络肺之余，又出于左乳下为动脉。是此动脉，当为大气之余波。而曰宗气者，是宗气即大气，为其为生命之宗主，故又尊之曰宗气。其络所以名虚里者，因其贯膈络肺游行于胸中空虚之处也。

又《灵枢》邪客篇曰："五谷入于胃，其糟粕、津液、宗气，分为三隧。故宗气积于胸中，出于喉咙，以贯心脉，而行呼吸焉。"观此书经文，则宗气即为大气，不待诠解。且与五味篇同为伯高之言，非言出两人，而或有异同。且细审"以贯心脉，而行呼吸"之语，是大气不但为诸气之纲领，并可为周身血脉之纲领矣。至大气下陷之说，《内经》虽无明文，而其理实亦寓于《内经》中。《灵枢》五色篇雷公问曰："人无病卒死，何以知之？"黄帝曰："大气入于脏腑者，不病而卒死。"夫人之膈上，心肺皆脏，无所谓腑也。经既统言脏腑，指膈下脏腑可知。以膈上之大气，入于膈下之脏腑，非下陷乎？大气既陷，无气包举肺外以鼓动其阖辟之机，则呼吸顿停，所以不病而猝死也。观乎此，则大气之关于人身者，何其重哉。

试再以愚所经验者明之。友人赵厚庵丁外艰时，哀毁过甚，忽觉呼吸之气，自胸中近喉之处如绳中断。其断之上半，觉出自口鼻，仍悬囟门之上；其下半，则觉渐缩而下，缩至心口，胸中转觉廓然，过心以下，即昏然罔觉矣。时已仆于地，气息全无。旁人代为扶持，俾盘膝坐。片时，觉缩至下焦之气，又徐徐上升，升至心口，恍然觉悟。再升至胸，觉囟门所悬之气，仍由口鼻入喉，与上升之气相续。其断与续，皆自觉有声，仿佛小爆竹，自此遂呼吸复常。后向愚述其事，且问其故。遂历举《内经》所论大气数则告之。厚庵恍然悟曰："十年疑团，经兄道破矣。予向者诚大气下陷也。"特是其大气既陷而复能升者，因其下元充实，平时不失保养，且正在壮年，生机甚旺也。此事与《内经》参观，胸中大气之功用，不昭然共见哉。今并将愚生平治验大气下陷之案。择其紧要者，列十余则于下，以备参观。

有兄弟二人，其兄年近六旬，弟五十余。冬日畏寒，共处一小室中，炽其煤火，复严其户牖。至春初，二人皆觉胸中满闷，呼吸短气。盖因户牖不通外气，屋中氧气全被煤火着尽，胸中大气既乏氧气之助，又兼受碳气之伤，日久必然虚陷，所以呼吸短气也。因自觉满闷，医者不知病因，竟投以开破之药。迨开破益觉满闷，转以为药力未到，而益开破之。数剂之后，其兄因误治，竟至不起。其弟服药亦增剧，而犹可支持，遂延愚诊视。其脉微弱而迟，右部尤甚，自言心中发凉，小腹下坠作疼，呼吸甚觉努力。知其胸中大气下陷已剧，遂投以升陷汤，升麻改用二钱，去知母，加干姜三钱。两剂，少腹即不下坠，呼吸亦顺。将方中升麻、柴胡、桔梗，皆改用一钱，连服数剂而愈。其处塾中教员黄鑫生，沧州博雅士也。闻愚论大气下陷之理，以为闻所未闻。遂将所用之方，录十余纸，详加诠解，遍寄其处之业医者。或曰：室中有炉火，亦冬日卫生之道，据此案观之，炉火不可令旺乎？答曰：非也。按化学之理，炉火旺，则所出之气为氧二分碳一分，于人无损。若不旺，则所出之气为碳氧参半，转有损于人。是屋中炉火之热，固不可过度，然不可不旺也。特是火非氧气不着，人之呼吸，亦须臾不能离氧气。惟户牖能通外气，俾屋中之氧气，足供炉火与人呼吸之用而有余，人处其间，始能无病。不但此也，西人讲卫生者，恒移置病人于空气最佳之处。且细审其地点之空气，俾与所受之病，各有所宜，则病人居之，自易调治。吾中华卫生之道不讲，一有疾病，恐体弱不能禁风，必先致慎户牖。稍冷更炽其炉火，厚其帷幕。遇有急证验证，眷属戚友，更多卫待看护。致令一室之中，皆碳气熏蒸，无病者且将有病，有病者何以能愈。是以愚生平临证，见病人之室安置失宜，必恳切告之。至无论有病无病，睡时喜以被蒙头，尤非所宜。试观中碳气者，其人恒昏不知人，气息欲无，急移置当风之处，得呼吸新鲜之空气，即渐苏醒，不可悟卫生之理乎。

一人，年二十余。因力田劳苦过度，致胸中大气下陷。四肢懒动，饮食减少，自言胸中满闷。其实非满闷，乃短气也。粗人不善述病情，往往如此。医者不能自审病因，投以开胸理气之剂，服后增重。又改用半补半破之剂，两剂后，病又见重。又延他医，投以桔梗、当归、木香各数钱，病大见愈，盖全赖桔梗，升提气分之力也。医者不知病愈之由，再服时，竟将桔梗易为苏梗，升降异性，病骤反复。自此不敢服药，迟延二十余日，病势垂危，喘不能卧，昼夜倚壁而坐，假寐片时，气息即停，心下突然胀起，急呼醒之，连连喘息数口，始觉气息稍续，倦极偶卧片时，觉腹中重千斤，不能转侧，且不敢仰卧。延愚诊视，其脉乍有乍无，寸关尺三部，或一部独见，或两部同见，又皆一再动而止，此病之危，已至极点。因确知其为大气

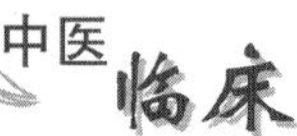

下陷，遂放胆投以生箭耆一两，柴胡、升麻、萸肉（去净核）各二钱。煎服片时，腹中大响一阵，有似昏愦苏息，须臾恍然醒悟，自此呼吸复常，可以安卧，转侧轻松。其六脉皆见，仍有雀啄之象。自言百病皆除，惟觉胸中烦热。遂将方中升麻、柴胡，皆改用钱半，又加知母、玄参各六钱，服后脉遂复常，惟左关参伍不调，知其气分之根柢犹未实也。遂改用野台参一两，玄参、天冬、麦冬（带心）各三钱，两剂全愈。

或问：喘者皆系气上逆，而不能下达。此证系胸中大气下陷，何以亦作喘乎？答曰：人之胸中大气，实司肺脏之呼吸，此证因大气下陷过甚，呼吸之机关将停，遂勉强鼓舞肺脏，努力呼吸以自救，其迫促之形有似乎喘，而实与气逆之喘有天渊之分。观此证假寐之时，肺脏不能努力呼吸，气息即无，其病情可想也。设以治气逆作喘者治此证，以治此证之喘者治气逆作喘，皆凶危立见，临证者当细审之。

按：大气下陷之甚者，其努力呼吸，迫促异常之状，与喘之剧者，几无以辨。然喘证无论内伤外感，其剧者必然肩息（《内经》谓喘而肩动者为肩息）；大气下陷者，虽至呼吸有声，必不肩息。盖肩息者，因喘者之吸气难；不肩息者，因大气下陷者之呼气难也。欲辨此证，可作呼气难与吸气难之状，以默自体验，临证自无差谬。又喘者之脉多数，或有浮滑之象，或尺弱寸强；大气下陷之脉，皆与此成反比例，尤其明征也。

一人，年四十八。素有喘病，薄受外感即发，每岁反复二三次。医者投以小青龙加石膏汤辄效。一日反复甚剧，大喘昼夜不止。医者投以从前方两剂，分毫无效。延愚诊视，其脉数至六至，兼有沉濡之象。疑其阴虚不能纳气，故气上逆而作喘也。因其脉兼沉濡，不敢用降气之品。遂用熟地黄、生山药、枸杞、玄参大滋真阴之品，大剂煎汤，送服人参小块（人参用块之理详第一卷十全育真汤下)二钱。连服三剂,喘虽见轻,仍不能止。复诊视时,见令人为其捶背,言背常发紧,捶之则稍轻,呼吸亦稍舒畅。此时,其脉已不数,仍然沉濡。因细询此次反复之由,言曾努力搬运重物,当时即觉气分不舒,迟二三日遂发喘。乃恍悟,此证因阴虚不能纳气,故难于吸。因用力太过,大气下陷,故难于呼。其呼吸皆须努力,故呼吸倍形迫促。但用纳气法治之,止治其病因之半,是以其喘亦止愈其半也。遂改用升陷汤,方中升麻、柴胡、桔梗,皆不敢用,以桂枝尖三钱代之。又将知母加倍,再加玄参四钱,连服数剂全愈。

按:此证虽大气下陷,而初则实兼不纳气也。升麻、柴胡、桔梗虽能升气,实与不纳气之证有碍,用之恐其证仍反复。惟桂枝性本条达,能引脏腑之真气上行,而又善降逆气。仲景苓桂术甘汤,用之以治短气,取其能升真气也。桂枝加桂汤,用之以治奔豚,取其能降逆气也。且治咳逆上气吐吸(喘也),《本经》原有明文。既善升陷,又善降逆,用于此证之中,固有一无二之良药也。

或问:桂枝一物耳,何以既能升陷又能降逆?答曰:其能升陷者,以其为树之枝,原在上,桂之枝又直上而不下垂,且色赤属火,而性又温也;其能降逆者,以其味辛,且华于秋,得金气而善平肝木,凡逆气之缘肝而上者(逆气上升者多由于肝),桂枝皆能镇之。大抵最良之药,其妙用恒令人不测。拙拟参赭镇气汤(在第二卷)后,有单用桂枝治一奇病之案。且详论药性之妙用,可以参观。

一人,年二十余。动则作喘,时或咳嗽。医治数年,病转增剧,皆以为劳疾不可治。其脉非微细,而指下若不觉其动。知其大气下陷,不能鼓脉外出,以成起伏之势也。投以升陷汤,加人参、天冬各三钱,连服数剂而愈。其父喜曰:"族人向有患此证者,四年而亡。今此子病已三年,得遇先生而愈,是果何处得此神方，而能挽回人命也?”因其病久，俾于原方中减去升麻，为末炼蜜作丸药，徐服月余，以善其后。

一人，年二十四。胸中满闷，昼夜咳嗽，其咳嗽时，胁下疼甚。诊其脉象和平，重按微弦无力。因其胁疼，又兼胸满，疑其气分不舒，少投以理气之药；为其脉稍弱，又以黄耆佐之，而咳嗽与满闷益甚，又兼言语声颤动。乃细问病因，知其素勤稼穑，因感冒懒食，犹枵腹力作，以致如此。据此病因，且又服理气之药不受，其为大气下陷无疑。遂投以升陷汤四剂，其病脱然。

按：此证之形状，似甚难辨，因初次未细诘问，致用药少有差错，犹幸迷途未远即能醒悟，而病亦旋愈。由斯观之，临证者甚勿自矜明察，而不屑琐琐细问也。

一人，年四十许。失音半载，渐觉咽喉发紧，且常溃烂，畏风恶寒，冬日所着衣服，至孟夏犹未换。饮食减少，浸成虚劳。多方治疗，病转增剧。诊其脉，两寸微弱，毫无轩起之象，知其胸中大气下陷也。投以升陷汤，加玄参四钱，两剂咽喉即不发紧。遂减去升麻，又连服十余剂，诸病皆愈。

一人，年四十许。每岁吐血二三次，如此四年，似有一年甚于一年之势，其平素常常咳嗽，痰涎壅滞，动则作喘，且觉短气。其脉沉迟微弱，右部尤甚。知其病源系大气下陷，投以升陷汤，加龙骨、牡蛎（皆不用煅）、生地黄各六钱，又将方中知母改用五钱，连服三剂，诸病皆愈。遂减去升麻，又服数剂以善其后。

或问：吐血之证，多由于逆气上干而血随气升。此证既大气下陷，当有便血、溺血之证，何以竟吐血乎？答曰：此证因大气陷后，肺失其养，劳嗽不已，以致血因嗽甚而吐出也。究之胸中大气，与上逆之气原迥异。夫大气为诸气之纲领，大气陷后，诸气无所统摄，或更易于上干。且更有逆气上干过甚，排挤胸中大气下陷者（案详第二卷参赭镇气汤下）。至便血、溺血之证，由于大气下陷者诚有之,在妇女更有因之血崩者(案详第八卷固冲汤下)。又转有因大气下陷,而经血倒行,吐血、衄血者(案详第八卷加味麦门冬汤下)。是知大气既陷,诸经之气无所统摄,而或上或下错乱妄行,有不能一律论者。

或问:龙骨、牡蛎为收涩之品,大气陷者宜升提,不宜收涩。今方中重用二药皆至六钱,独不虑其收涩之性,有碍大气之升乎?答曰:龙骨、牡蛎最能摄血之本源。此证若但知升其大气,恐血随升气之药复妄动,于升陷汤中加此二药,所以兼顾其血也。且大气下陷后,虑其耗散,有龙骨、牡蛎以收敛之,转能辅升陷汤之所不逮。况龙骨善化瘀血(《本经》主癥瘕),牡蛎善消坚结(观其治瘰疬可知),二药并用,能使血之未离经者永安其宅,血之已离经者尽化其滞。加于升陷汤中,以治气陷兼吐血之证,非至稳善之妙药乎!

按:吐血证最忌升麻。此证兼吐血,服升陷汤时,未将升麻减去者,因所加之龙骨、牡蛎原可监制之,而服药之时,吐血之证犹未反复也。若恐升麻有碍血证时,亦可减去之,多加柴胡一钱。

一人,年四十余。小便不利,周身漫肿,自腰以下,其肿尤甚。上焦痰涎杜塞,剧时几不能息。咳嗽痰中带血,小便亦有血色。迁延半载,屡次延医服药,病转增剧。其脉滑而有力,疑是湿热壅滞,询之果心中发热。遂重用滑石、白芍以渗湿清热,佐以柴胡、乳香、没药以宣通气化。为其病久,不任疏通,每剂药加生山药两许,以固气滋阴。又用药汁送服三七末二钱,以清其血分。数剂热退血减,痰涎亦少,而小便仍不利。偶于诊脉时,见其由卧起坐,因稍费力,连连喘息十余口,呼吸始顺。且其脉从前虽然滑实,究在沉分。此时因火退,滑实既减,且有濡象,恍悟此证确系大气下陷。遂投以升陷汤,知母改用六钱,又加玄参五钱,木通二钱,一剂小便即利。又服数剂,诸病全愈。

一人，年四十七。咳嗽短气，大汗如洗，昼夜不止，心中怔忡，病势危急。遣人询方，俾先用山萸肉（去净核）二两煎服，以止其汗。翌日迎愚诊视，其脉微弱欲无，呼吸略似迫促。自言大汗虽止，而仍有出汗之时，怔忡见轻，仍觉短气。知其确系大气下陷，遂投以升陷汤，为其有汗，加龙骨、牡蛎（皆不用煅）各五钱，三剂而愈。

一人，年二十。卧病两月不愈，精神昏愦，肢体酸懒，亦不觉有所苦。屡次延医诊视，莫审病情，用药亦无效。一日忽然不能喘息，张口呼气外出，而气不上达，其气蓄极之时，肛门突出，约二十呼吸之顷，气息方通。一昼夜之间，如此者八九次。诊其脉，关前微弱不起，知其大气下陷，不能司肺脏呼吸之枢机也。遂投以人参一两，柴胡三钱，知母二钱，一剂而呼吸顺。又将柴胡改用二钱，知母改用四钱，再服数剂，宿病亦愈。

按：此证卧病数月，气分亏损太甚，故以人参代黄耆。且此时系初次治大气下陷证，升陷汤方犹未拟出也。又按：此证初得时，当系大气下陷，特其下陷未剧，故呼吸之间不觉耳。人参、黄耆皆补气兼能升气者也，然人参补气之力胜于黄耆；黄耆升气之力胜于人参。故大气陷而气分之根柢犹未伤者，当用黄耆；大气陷而气分之根柢兼伤损者，当用人参。是以气分虚极下陷者，升陷汤方后，曾注明酌加人参数钱也。

一妇人，年二十余。动而自汗，胸胁满闷，心中怔忡。其脉沉迟微弱，右部尤甚。为其脉迟，疑是心肺阳虚，而询之不觉寒凉，知其为大气下陷也。其家适有预购黄耆一包，且证兼自汗，升、柴亦不宜用，遂单用生黄耆一两煎汤，服后诸病皆愈。有习医者董生捷亭在座，疑而问曰："《本经》黄耆原主大风，有透表之力，生用则透表之力益大，与自汗证不宜。其性升而能补，有膨胀之力，与满闷证不宜。今单用生黄耆两许，而两证皆愈，并怔忡亦愈，其义何居？”答曰：“黄耆诚有透表之力，故气虚不能逐邪外出者，用于发表药中即能得汗。若其阳强阴虚者，误用之则大汗如雨，不可遏抑。惟胸中大气下陷，致外卫之气无所统摄而自汗者，投以黄耆则其效如神。至于证兼满闷而亦用之者，确知其为大气下陷，呼吸不利而作闷，非气郁而作闷也。至于心与肺同悬胸中，皆大气之所包举，大气升则心有所依，故怔忡自止也。”董生闻之，欣喜异常曰：“先生真我师也。”继加桔梗二钱，知母三钱，又服两剂，以善其后。

一妇人，因临盆努力过甚，产后数日，胁下作疼，又十余日，更发寒热。其翁知医，投以生化汤两剂，病大见愈。迟数日，寒热又作。遂延他医调治，以为产后瘀血为恙，又兼受寒，于活血化瘀药中，重加干姜。数剂后，寒热益甚，连连饮水不能解渴。时当仲夏，身热如炙，又复严裹厚被，略以展动即觉冷气侵肤。后愚诊视，左脉沉细欲无，右脉沉紧，皆有数象。知其大气下陷，又为热药所伤也。其从前服生化汤觉轻者，全得芎䓖升提之力也。治以升陷汤，将方中知母改用八钱，又加玄参六钱，一剂而寒热已，亦不作渴。从前两日不食，至此遂能饮食。惟胁下微疼，继服拙拟理郁升陷汤（在后），二剂全愈。

按：产后虽有实热，若非寒温外感之热，忌用知母而不忌用玄参，以玄参原为治产乳之药，《本经》有明文也。此证虽得之产后，时已逾月，故敢放胆重用知母。

或问：紧为受寒之脉，故《伤寒》麻黄汤证其脉必紧。此证既为热药所伤，何以其右脉沉紧？答曰：脉沉紧者，其脉沉而有力也。夫有力当作洪象，此证因大气下陷，虽内有实热，不能鼓脉作起伏之势，故不为洪而为紧，且为沉紧也。其独见于右部者，以所服干姜之热胃先受之也。

按：脉无起伏为弦，弦而有力，即紧脉也。若但弦则为寒矣。

仲景平脉篇谓“双弦者寒，偏弦者饮”。究之饮为稀涎，亦多系因寒而成也。

一妇人，年三十余。得下痿证，两腿痿废，不能屈伸，上半身常常自汗，胸中短气，少腹下坠，小便不利，寝不能寐。延医治疗数月，病热转增。诊其脉细如丝，右手尤甚。知其系胸中大气下陷，欲为疏方，病家疑而问曰：“大气下陷之说，从前医者皆未言及。然病之本源既为大气下陷，何以有种种诸证乎？”答曰：人之大气虽在胸中，实能统摄全身，今因大气下陷，全身无所统摄，肢体遂有废而不举之处，此两腿之所以痿废也。其自汗者，大气既陷外卫之气亦虚也。其不寐者，大气既陷神魂无所依附也。小便不利者，三焦之气化不升则不降，上焦不能如雾，下焦即不能如渎也。至于胸中短气，少腹下坠，又为大气下陷之明征也。遂治以升陷汤，因其自汗，加龙骨、牡蛎（皆不用煅）各五钱，两剂汗止，腿稍能屈伸，诸病亦见愈。继服拙拟理郁升陷汤数剂，两腿渐能着力。然痿废既久，病在筋脉，非旦夕所能脱然。俾用舒筋通脉之品，制作丸药，久久服之，庶能全愈。

一妇人，产后四五日，大汗淋漓，数日不止，形势危急，气息奄奄，其脉微弱欲无。问其短气乎？心中怔忡且发热乎？病人不能言而颔之。知其大气下陷，不能吸摄卫气，而产后阴分暴虚，又不能维系阳分，故其汗若斯之脱出也。遂用生黄耆六钱，玄参一两，山萸肉（去净核）、生杭芍各五钱，桔梗二钱，一剂汗减，又服两剂，诸病皆愈。从前六七日未大便，至此大便亦通。

一妇人，年三十许。胸中满闷，不能饮食。医者纯用开破之药数剂，忽发寒热，脉变为迟。医者见脉迟，又兼寒热，方中加黄芪、桂枝、干姜各数钱，而仍多用破气之药。购药未服，愚应其邻家延请，适至其村，病家求为诊视，其脉迟而且弱。问其呼吸觉短气乎？答曰：今于服药数剂后，新添此证。知其胸中大气因服破气之药下陷。时医者在座，不便另为疏方。遂谓医曰：子方中所加之药，极为对证，然此对其胸中大气下陷，破气药分毫不可再用。遂单将所加之黄耆、桂枝、干姜煎服。寒热顿已，呼吸亦觉畅舒。后医者即方略为加减，又服数剂全愈。

一妇人，年二十余。资禀素羸弱，因院中失火，惊恐过甚，遂觉呼吸短气，心中怔忡，食后更觉气不上达，常作太息。其脉近和平，而右部较沉。知其胸中大气因惊恐下陷，《内经》所谓恐则气陷也。遂投以升陷汤，为心中怔忡，加龙眼肉五钱，连服四剂而愈。

一妇人，年二十余。因境多拂郁，常作恼怒，遂觉呼吸短气，咽干作渴，剧时觉气息将停，努力始能呼吸。其脉左部如常，右部来缓去急，分毫不能鼓指。《内经》谓宗气贯心脉，宗气即大气也。此证盖因常常恼怒，致大气下陷，故不能鼓脉外出以成波澜也。遂投以升陷汤，为其作渴，将方中知母改用六钱，连服三剂，病愈强半，右脉亦较前有力。遂去升麻，又服数剂全愈。

或问：《内经》谓恐则气陷，前案中已发明之。然《内经》又谓怒则气逆也，何以与此案中之理相矛盾乎？答曰：《内经》所谓怒则气逆者，指肝胆之气而言，非谓胸中大气也。然肝胆之气上逆有冲大气亦上逆者，故人当怒急之时，恒有头目眩晕，其气呼出不能吸入，移时始能呼吸，此因大气上逆也。有肝胆之气上逆，排挤大气转下陷者，拙拟参赭镇气汤（在第二卷）下，有治验之案可考也。况大气原赖谷气养之，其人既常恼怒，纳谷必少，大气即暗受其伤而易下陷乎。

门人，高如璧曾治一人，年三十余。因枵腹劳力过度，致大气下陷。寒热往来，常常短气，大汗淋漓，头疼咽干，畏凉嗜睡，迁延日久，不能起床。医者误认为肝气郁结，投以鳖甲、枳实、麦芽诸药，病益剧。诊其脉，左寸关尺皆不见，右部脉虽见，而微弱欲无。

知其为大气下陷，投以升陷汤，加人参三钱，一剂左脉即见，又将知母改用五钱，连服数剂全愈。

如璧又治一妇人，年三十许。胸中短气，常常出汗，剧时觉气不上达，即昏不知人，移时始苏，睡时恒自惊寤。诊其脉，微弱异常，知其胸中大气下陷甚剧。遂投以升陷汤，知母改用五钱，又加人参、萸肉（去净核）各三钱，连服数剂全愈。

大气下陷之证，不必皆内伤也，外感证亦有之。一人年四十许，于季春得温证，延医调治不愈，留连两旬，病益沉重。后愚诊视，其两目清白无火，竟昏愦不省人事，舌干如磋，却无舌苔。问之亦不能言语，周身皆凉，其五六呼吸之顷，必长出气一口。其脉左右皆微弱，至数稍迟，此亦胸中大气下陷也。盖大气不达于脑中则神昏，大气不潮于舌本则舌干，神昏舌干，故问之不能言也。其周身皆凉者，大气陷后，不能宣布于营卫也。其五六呼吸之顷，必长出气者，大气陷后，胸中必觉短气，故太息以舒其气也。遂用野台参一两、柴胡二钱，煎汤灌之，一剂见轻，两剂全愈。

按：此证从前原有大热，屡经医者调治，大热已退，精神愈惫。医者诿为不治，病家亦以为气息奄奄待时而已。乃迟十余日，而病状如故，始转念或可挽回，而迎愚诊视。幸投药不差，随手奏效，是知药果对证，诚有活人之功也。

又按：此证若不知为大气下陷，见其舌干如斯，但知用熟地、阿胶、枸杞之类滋其津液，其滞泥之性填塞膺胸，既陷之大气将何由上达乎？愚愿业医者，凡遇气分不舒之证，宜先存一大气下陷理想，以细心体察，倘遇此等证，庶可挽回人命于顷刻也。

一人，年三十余。于初夏得温病，医者用凉药清解之，兼用枳实、青皮破气诸品，连服七八剂，谵语不省人事，循衣摸床，周身颤动。再延他医，以为内风已动，辞不治。后愚诊视，其脉五至，浮分微弱，而重按似有力，舌苔微黄，周身肌肤不热，知其温热之邪，随破气之药下陷已深，不能外出也。遂用生石膏二两，知母、野台参各一两，煎汤两茶杯，分二次温服。自午至暮连进二剂，共服药四次，翌日精神清爽，能进饮食，半日进食五次，犹饥而索食。看护者不敢复与，则周身颤动，复发谵语，疑其病又反复，求再诊视。其脉象大致和平，而浮分仍然微弱。恍悟其胸中大气因服破气之药下陷，虽用参数次，至此犹未尽复，故亟亟求助于水谷之气，且胃中之气，因大气下陷无所统摄，或至速于下行，而饮食亦因之速下也。遂用野台参两许，佐以麦门冬（带心）三钱，柴胡二钱，煎汤饮下，自此遂愈。

或问：子所治大气下陷证，有两日不食者，有饮食减少者，此证亦大气下陷，何以转能多食？答曰：事有常变，病亦有常变。王清任医林改错载有所治胸中瘀血二案，一则胸不能着物；一则非以物重压其胸不安，皆治以血府逐瘀汤而愈。夫同一胸中瘀血，其病状竟若斯悬殊，故同一大气之下陷也，其脾胃若因大气下陷，而运化之力减者，必然少食；若大气下陷，脾胃之气亦欲陷者，或转至多食。曾治一少妇，忽然饮食甚多，一时觉饥不食，即心中怔忡。医者以为中消证，屡治不效，向愚询方。疑其胸中大气下陷，为开升陷汤方，加龙骨、牡蛎（皆不用煅）各五钱，数剂而愈。盖病因虽同，而病之情状，恒因人之资禀不同而有变易。斯在临证者，细心体察耳。

按：此证与前证，虽皆大气下陷，而实在寒温之余，故方中不用黄耆而用人参。因寒温之热，最能铄耗津液，人参能补气，兼能生津液，是以《伤寒论》方中，凡气虚者皆用人参，而不用黄耆也。

上所列者，皆大气下陷治验之案也。然此证为医者误治及失于不治者甚多，略登数则于下，以为炯戒。

庚戌秋，在沧州治病，有开药坊者赵姓，忽过访，言有疑事欲质诸先生。问何疑？曰：予妹半月前来归宁，数日间，无病而亡，未知何故？愚曰：此必有病，子盖未知耳。渠曰：其前一日，觉咽喉发闷，诊其脉沉细，疑其胸有郁气，俾用开气之药一剂，翌日不觉轻重，惟自言不再服药，斯夕即安坐床上而逝。其咽喉中发闷，并不甚剧，故曰无病也。愚曰：此胸中大气下陷耳。时行箧中有治大气下陷诸案，因出示之，且为剖析其理。渠泫然流涕曰：斯诚为药误矣。

一人，年三十余。呼吸短气，胸中满闷。医者投以理气之品，似觉稍轻，医者以为药病相投，第二剂，遂放胆开破其气分。晚间服药，至夜如厕，便后遂不能起。看护者，扶持至床上，昏昏似睡，呼之不应，须臾张口呼气外出，若呵欠之状，如斯者日余而亡。后其兄向愚述之，且问此果何病？因历举大气下陷之理告之。其兄连连太息，既自悔择医不慎，又痛恨医者误人，以后不敢轻于延医服药。

一农家媪，年五十余。因麦秋农家忙甚，井臼之事皆自任之，渐觉呼吸不利，气息迫促。医者误认为气逆作喘，屡投以纳气降气之药，气息遂大形迫促，其努力呼吸之声，直闻户外，延愚诊视。及至，诊其脉左右皆无，勉为疏方，取药未至而亡，此亦大气下陷也。其气息之迫促，乃肺之呼吸将停，努力呼吸以自救也。医者又复用药，降下其气，斯何异韩昌黎所谓“人落陷阱，不一引手救，反挤之”者乎！愚触目伤心，不觉言之过激，然志在活人者，自当深思愚言也。

一诸生，年五十六，为学校教员，每讲说后，即觉短气，向愚询方。愚曰，此胸中大气虚而欲陷，为至紧要之证，当多服升补气分之药。彼欲用烧酒炖药，谓朝夕服之甚便。愚曰，如此亦可，然必须将药炖浓，多饮且常饮耳。遂为疏方，用生黄耆四两，野台参二两，柴胡、桔梗各八钱，先用黄酒斤许，煎药十余沸，再用烧酒二斤，同贮瓶中，置甑中炖开，每饭前饮之，旬日而愈。后因病愈，置不复饮。隔年，一日步行二里许，自校至家，似有气息迫促之状，不能言语，倏忽而亡。盖其身体素胖，艰于行步，胸中大气，素有欲陷之机，因行动劳苦，而遂下陷，此诚《内经》所谓“大气入于脏腑，不病而猝死”者也。方书有气厥、中气诸名目，大抵皆大气下陷之证，特未窥《内经》之旨，而妄为议论耳。按：《内经》原有气厥二字，乃谓气厥逆上行，非后世所谓气厥也。

或问：案中所载大气下陷证，病因及其病状，皆了如指掌矣。然其脉之现象，或见于左部，或见于右部，或左右两部皆有现象可征，且其脉多迟，而又间有数者，同一大气之下陷也，何以其脉若是不同乎？答曰：胸中大气包举肺外，原与肺有密切之关系，肺之脉诊在右部，故大气下陷，右部之脉多微弱者其常也。然人之元气自肾达肝，自肝达于胸中，为大气之根本。其人或肝肾素虚，或服破肝气之药太过，其左脉或即更形微弱，若案中左部寸关尺皆不见，左脉沉细欲无，左关参伍不调者是也。至其脉多迟，而又间有数者，或因阴分虚损，或兼外感之热，或为热药所伤，乃兼证之现脉，非大气下陷之本脉也。

或问：人之胸中上不通咽喉，下有膈膜承之，与膈下脏腑亦不相通，此中所积之大气，何以能主持人之全身？答曰：此理易解，如浮针于缸中，隔缸执磁石引之，针即随磁石而动，无他，其气化透达也。胸中大气，虽不与全身相通，实息息与全身相通，其气化之透达，亦犹隔缸之磁石与针也。况人身之经络，原无处不相贯彻乎。且其所以能主持全身者，正赖其与他所不相通耳。设有显然隧道通于他处，其气即不能抟结胸中，又何以主持全身乎！

或问：大气下陷者，常觉胸中发闷，子谓非真发闷，实呼吸不利，而有似发闷耳。然吾见患此证者，其胸中恒满闷异常，不识果何理由？答曰：大气之在胸中，犹空气之在瓶中，若用机械将瓶中空气提尽，其瓶之薄脆者，必被外气排挤而破，因内无空气相抵故也。至胸中大气下陷，其胸中空虚，外气必来排挤，不胜其排挤之力，即觉胸中逼窄而满闷。由是观之，仍非真满闷也。若真满闷，则胸多郁气，而可受开破药矣，何以误服破药，即凶危立见乎？况呼吸不利，原自易觉发闷耳。

或问：人之胸中，原多积血。故王清任《医林改错》谓胸中为血府，因制血府逐瘀汤，以治上焦瘀血诸证，今子于胸中，专推重大气，岂胸中之血于身无关紧要乎？答曰：膻中为气海，《内经》原有明文，膻中即胸中也（膻即膈也，《内经》言膻中有指胸中言者，有指心包言者，以其皆在膈上也），此诚万古不易之圣训也。王氏《医林改错》一书，皆从目力视验而得，但见胸中有形之积血，不见胸中无形之积气，遂敢轻易《内经》气海之名为血府。夫血为气之配，胸中无血，大气将无所留恋，血之所关非不重，究不如大气之斡旋全身，关于人者尤重也。因王氏不知大气，故其书中未尝言及，此诚王氏之遗漏也。愚著斯篇，原以发前人所未发，期吾中华医学渐有进步，恒于前人遗漏之处，喜为补缀之，故于胸中大气三致意焉。不复论及胸中之血者，诚以王氏之书，遍行天下，业医者大抵皆熟悉其说，无庸再为之赘语也。

或问：李东垣补中益气汤所治之证，若身热恶寒，心烦懒言，或喘，或渴，或阳虚自汗，子所治大气下陷案中，类皆有之。至其内伤外感之辨，谓内伤则短气不足以息，尤为大气下陷之明征。至其方中所用之药，又与子之升陷汤相似。何以其方名为补中益气，但治中气之虚陷，而不言升补大气乎？答曰：大气之名，虽见于《内经》，然《素问》中所言之大气，乃指外感之邪气而言，非胸中之大气也。至《灵枢》所言，虽系胸中大气，而从来读《内经》者，恒目《灵枢》为针经而不甚注意。即王氏注《内经》，亦但注《素问》而不注《灵枢》。后人为其不易索解，则更废而不读。至仲景《伤寒》、《金匮》两书，惟《金匮》水气门有“大气一转，其气乃散”之语。他如《难经》、《千金》、《外台》诸书，并未言及大气。是以东垣于大气下陷证，亦多误认为中气下陷，故方中用白术以健补脾胃，而后来之调补脾胃者，皆以东垣为法。夫中气诚有下陷之时，然不若大气下陷之尤属危险也。间有因中气下陷，泄泻日久，或转致大气下陷者，可仿补中益气汤之意，于拙拟升陷汤中，去知母加白术数钱。若但大气下陷，而中气不下陷者，白术亦可不用，恐其气分或有郁结，而耆术并用，易生胀满也。

按：补中益气汤所治之喘证，即大气下陷者之努力呼吸也。若果系真喘，桔梗尚不宜用，况升麻乎？愚少时观东垣书，至此心尝疑之，后明大气下陷之理，始觉豁然，而究嫌其立言欠妥。设医者真以为补中益气汤果能治喘，而于气机上逆之真喘亦用之，岂不足偾事乎！此有关性命之处，临证者尚审辨之。

或问：大气与元气孰重？答曰：元气者，禀受先天，为胚胎之根基，故道书尊之曰“祖气”。大气肇始于先天，而培养于后天，为身体之桢干，故《内经》尊之曰“宗气”。有如树上之果，元气乃其树之根也，大气乃其树之身也。根之关于果者至重，身之关于果者亦非轻也。

或问：观子所治大气下陷诸验案，人之大气有伤损者，不难为之补助矣。若其元气有所伤损，不知亦有补法否耶？答曰：大气伤损可补助者，以其为后天气也，药物饮食及呼吸之空气，皆其补助培养之料也。至元气，乃空中真气之所凝结（友人苏明阳曰，道家言真空，余则曰空真，因空中有真也，此见道之言，可为人身元气之真诠），纯属先天，为太极之朕兆，非后天一切有形迹之物（空气亦是有形迹者）所能补助也。惟深于内典者，常存此无念之正觉（觉不在心，若在心，见则有念矣），若天道之光明下济（《易》曰天道下济而光明），勿忘勿助，久之能于空中得真，是为补助元气之正法。愚不敢自命为道中人，何敢妄言哉。

回阳升陷汤

治心肺阳虚，大气又下陷者。其人心冷，背紧恶寒，常觉短气。

生黄耆八钱　干姜六钱　当归身四钱　桂枝尖三钱　甘草一钱

周身之热力，借心肺之阳，为之宣通，心肺之阳，尤赖胸中大气，为之保护。大气一陷，则心肺阳分素虚者，至此而益虚，欲助心肺之阳，不知升下陷之大气，虽日服热药无功也。

一童子，年十三四，心身俱觉寒凉，饮食不化，常常短气，无论服何热药，皆分毫不觉热。其脉微弱而迟，右部兼沉。知其心肺阳分虚损，大气又下陷也。为制此汤，服五剂，短气已愈，身心亦不若从前之寒凉。遂减桂枝之半，又服数剂全愈。俾停药，日服生硫黄分许，以善其后（服生硫黄法在第八卷）。

一人，年五十余。大怒之后，下痢月余始愈。自此胸中常觉满闷，饮食不能消化。数次延医服药，不外通利气分之品，即间有温补脾胃者，亦必杂以破气之药，愈服病愈增重。后愚诊视，其脉沉细微弱，至数甚迟。询其心中，常有觉凉之时，知其胸中大气下陷，兼上焦阳分虚损也。遂投以此汤，十剂全愈。后因怒病又反复，医者即愚方加厚朴二钱，服后少腹下坠作疼，彻夜不能寐，复求为诊治，仍投以原方而愈。

一妇人，年四十余。忽然昏倒不语，呼吸之气，大有滞碍，几不能息，其脉微弱而迟。询其生平，身体羸弱，甚畏寒凉。知其心肺阳虚，寒痰结胸，而大气又下陷也。然此时形势将成痰厥，取药无及，遂急用胡椒二钱捣碎，煎二三沸，澄取清汤灌下，须臾胸中作响，呼吸顿形顺利。又用干姜八钱，煎汤一盅，此时已自能饮下，须臾气息益顺，精神亦略清爽，而仍不能言，且时作呵欠，十余呼吸之顷，必发太息。知其痰饮虽开，大气之陷者犹未复也。遂投以回阳升陷汤数剂，呵欠与太息皆愈，渐能言语。

或问：心脏属火，西人亦谓周身热力皆发于心，其能宣通周身之热宜矣。今论周身热力不足，何以谓心肺之阳皆虚？答曰：肺与心同居膈上，左心房之血脉管，右心房之回血管，皆与肺循环相通，二脏之宣通热力，原有相助为理之妙。然必有大气以斡旋之，其功用始彰耳。

按：喻嘉言《医门法律》最推重心肺之阳，谓心肺阳旺，则阴分之火自然潜伏。至陈修园推广其说，谓心肺之阳下济，大能温暖脾胃消化痰饮，皆确论也。

理郁升陷汤

治胸中大气下陷，又兼气分郁结，经络湮淤者。

生黄耆六钱　知母三钱　当归身三钱　桂枝尖钱半　柴胡钱半　乳香不去油三钱　没药不去油三钱

胁下撑胀，或兼疼者，加龙骨、牡蛎（皆不用煅）各五钱，少腹下坠者，加升麻一钱。

一妇人，年三十许。胸中满闷，时或作疼，鼻息发热，常常作渴。自言得之产后数日，劳力过度。其脉迟而无力，筹思再三，莫得病之端绪。姑以生山药一两，滋其津液，鸡内金二钱，陈皮一钱，理其疼闷，服后忽发寒热。再诊其脉，无力更甚，知其气分郁结，又下陷也。遂为制此汤，一剂诸病皆觉轻，又服四剂全愈。

一少女，年十五。脐下左边起一癥瘕，沉沉下坠作疼，上连腰际，亦下坠作疼楚，时发呻吟。剧进常觉小便不通，而非不通也。诊其脉，细小而沉。询其得病之由，言因小便不利，便时努力过甚，其初腰际坠疼，后遂结此癥瘕。其方结时，揉之犹软，今已五阅月，其患处愈坚结。每日晚四点钟，疼即增重，至早四点钟，又渐觉轻。愚闻此病因，再以脉象参之，知其小便时努力过甚，上焦之气陷至下焦而郁结也。遂治以理郁升陷汤，方中乳香、没药皆改用四钱，又加丹参三钱、升麻钱半，二剂而坠与疼皆愈。遂去升麻，用药汁送服朱血竭末钱许，连服数剂，癥瘕亦消。

或问：龙骨、牡蛎为收涩之品，兼胁下胀疼者，何以加此二药？答曰：胁为肝之部位，胁下胀疼者，肝气之横恣也，原当用泻肝之药，又恐与大气下陷者不宜。用龙骨、牡蛎，以敛戢肝火，肝气自不至横恣，此敛之即以泻之，古人治肝之妙术也。且黄耆有膨胀之力，胀疼者原不宜用，有龙骨、牡蛎之收敛，以缩其膨胀之力，可放胆用之无碍，此又从体验而知者也。尝治一少妇，经水两月不见，寒热往来，胁下作疼，脉甚微弱而数至六至。询之常常短气，投以理郁升陷汤，加龙骨、牡蛎各五钱，为脉数又加玄参、生地、白芍各数钱，连服四剂。觉胁下开通，瘀血下行，色紫黑，自此经水调顺，诸病皆愈。盖龙骨、牡蛎性虽收涩，而实有开通之力，《本经》谓龙骨消癥瘕，而又有牡蛎之咸能软坚者以辅之，所以有此捷效也。

醒脾升陷汤

治脾气虚极下陷，小便不禁。

生箭耆四钱　白术四钱　桑寄生三钱　川续断三钱　萸肉去净核四钱　龙骨煅捣四钱　牡蛎煅捣四钱　川萆薢二钱　甘草蜜炙二钱

《内经》曰："饮入于胃，游溢精气，上输入脾，脾气散精，上归于肺，通调水道，下输膀胱。"是脾也者，原位居中焦，为水饮上达下输之枢机，枢机不旺，则不待上达而即下输，此小便之所以不禁也。然水饮降下之路不一，《内经》又谓"肝热病者，小便先黄"，又谓"肝壅两胠（胁也）满，卧则惊悸，不得小便"，且芍药为理肝之主药，而善利小便。由斯观之，是水饮又由胃入肝，而下达膀胱也。至胃中所余水饮，传至小肠渗出，此又人所共知。故方中用黄耆、白术、甘草以升补脾气，即用黄耆同寄生、续断以升补肝气，更用龙骨、牡蛎、萸肉、萆薢以固涩小肠也。又人之胸中大气旺，自能吸摄全身气化不使下陷，黄耆与寄生并用，又为填补大气之要药也。

或问：西人谓水入于胃，被胃中微细血管吸去，引入回血管，过肝入心，以布于周身。自肺达出为气，自肤渗出为汗，余入膀胱为溺。何以西人之论小便，与子所论者皆不同。答曰：水饮下行之道路原多端，愚所论者，其大概也。然西人谓水饮由胃中微丝血管以达回血管，即随回血管以过肝入心。夫既随回血管入心，必随回血管入肺，其气化之余，必由肺降下，与自脾达肺而降下者，同循三焦脂膜下行可知。且西人又谓，内肾之中有回血管，其管尾与溺管相接，为回血管之水饮，透肾以达膀胱之路。夫回血管中水饮，若皆随回血管过肝入心，而回血管之循行未有自心下达肾者，其中水饮何以复由回血管入肾。是知水饮由回血管入肾者，必其过肝之时未尽随回血管入心，而即随肝经下行之回血管达肾可知。由是观之，愚与西人所论者，何尝不同归一致耶。

或问：西人谓小肠内皮，有无数吸管，能吸引小肠榨化食物之精液，转输于心而为血，而未尝言其能将水饮渗出为小便。将勿水饮自小肠渗出之说，不足凭欤？答曰：西人吸管之说，固有迹象可凭，而水饮自小肠渗出，亦有征验可指。试观剖解物类者，其小肠中水饮与食物参半，至大肠则水饮全无，若非自小肠渗出，何以不入大肠乎。盖小肠将食物化为精液，必借水气酝酿而成，迨津液成后，被吸管吸去，并入精液总管，以转输于心。而小肠中所余之水，亦即被小肠中微丝血管吸去，达于与小肠相连之脂膜，以及膀胱，此自然之理也。是知脏腑之妙用，但以理推测不能尽得，但据迹象考验亦不能尽得。欲为中华医学进化者，贵合中西之法而细细研究也。

或问：黄耆为补肺脾之药，今谓其能补肝气何也？答曰“同声相应，同气相求”，孔子之言也。肝属木而应春令，其气温而性喜条达，黄耆性温而升以之补肝，原有同气相求之妙用。愚自临证以来，凡遇肝气虚弱，不能条达，一切补肝之药不效者，重用黄耆为主，而少佐以理气之品服之，覆杯之顷，即见效验。曾治一少妇，心中寒凉，饮食减少，坐时觉左半身下坠，寝时不敢向左侧，服温补兼理气之药，年余不效。后愚诊视，左脉微弱不起，知其肝气虚也。治以生黄耆八钱，柴胡、川芎各一钱，干姜三钱，煎汤饮下，须臾左侧即可安卧，又服数剂，诸病皆愈。是知谓肝虚无补法者，非见道之言也。

或问：《本经》谓桑寄生能治腰疼，坚齿发，长须眉，是当为补肝肾之药，而谓其能补胸中大气何也？答曰：寄生根不着土，寄生树上，最善吸空中之气以自滋生，故其所含之气化，实与胸中大气为同类。尝见有以补肝肾，而多服久服，胸中恒觉满闷，无他，因其胸中大气不虚，故不受寄生之补也。且《本经》不又谓其治痈肿乎？然痈肿初起，服之必无效，惟痈肿溃后，生肌不速，则用之甚效。如此而言，又与黄耆之主痈疽败证者相同，则其性近黄耆更可知矣。

或问：萆薢世医多用以治淋，夫淋以通利为主，盖取萆薢能利小便也。此方中用之以固小便，其性果固小便乎，抑利小便乎？答曰：萆薢为固涩下焦之要药，其能治失溺，《别录》原有明文。《别录》者乃陶弘景集南北朝以前，名医所用之药，附载于《本经》之后，用墨书之，以别于《本经》之朱书，故曰《名医别录》。虽非《本经》，其书诚可确信。时医因古方有萆薢分清饮，遂误认萆薢为利小便之要药，而于小便不利，淋涩诸证多用之。尝见有以利小便，而小便转癃闭者；以治淋证，竟致小便滴沥不通者，其误人可胜道哉。盖萆薢分清饮之君萆薢，原治小便频数，溺出旋白如油，乃下焦虚寒，气化不固之证，观其佐以缩小便之益智，温下焦之乌药，其用意可知。特当日命名时少欠斟酌，遂致庸俗医辈，错有会心，贻害无穷，可不慎哉。

治气血郁滞肢体疼痛方

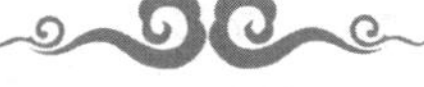

升　降　汤

治肝郁脾弱，胸胁胀满，不能饮食，宜与医论篇论肝病治法参看。

野台参二钱　生黄耆二钱　白术二钱　广陈皮二钱　川厚朴二钱　生鸡内金捣细二钱　知母三钱　生杭芍三钱　桂枝尖一钱　川芎一钱　生姜一钱

世俗医者，动曰平肝，故遇肝郁之证，多用开破肝气之药。至遇木盛侮土，以致不能饮食者，更谓伐肝即可扶脾。不知人之元气，根基于肾，而萌芽于肝。凡物之萌芽，皆嫩脆易于伤损，肝既为元气萌芽之脏，而开破之，若是独不虑损伤元气之萌芽乎？《内经》曰“厥阴（肝经）不治，求之阳明（胃经）”，《金匮》曰“见肝之病，当先实脾”，先圣后圣，其揆如一。故此方惟少用桂枝、川芎以舒肝气，其余诸药无非升脾降胃，培养中土，俾中宫气化敦厚，以听肝气之自理。实窃师《内经》求之阳明，与《金匮》当先实脾之奥旨耳。

按：“见肝之病，当先实脾”二句，从来解者，谓肝病当传脾，实之所以防其相传，如此解法固是，而实不知实脾，即所以理肝也。兼此二义，始能尽此二句之妙。

一媪，年近六旬。资禀素弱，又兼家务劳心，遂致心中怔忡，肝气郁结，胸腹胀满，不能饮食，舌有黑苔，大便燥结，十数日一行。广延医者为治，半载无效，而羸弱支离，病势转增。后愚诊视，脉细如丝，微有弦意，幸至数如常，知犹可治。遂投以升降汤，为舌黑便结，加鲜地骨皮一两，数剂后，舌黑与便结渐愈，而地骨皮亦渐减。至十剂病愈强半，共服百剂，病愈而体转康健。

按：人之脏腑，脾胃属土，原可包括金、木、水、火诸脏。是故肝气宜升，非脾土之气上行，则肝气不升。胆火宜降，非胃土之气下行，则胆火不降（黄坤载曾有此论甚确）。所以《内经》论厥阴治法，有“调其中气，使之和平”之语。所谓“中气”者，指“脾胃”而言也。所谓“使之和平”者，指“厥阴肝经”而言也。厥阴之治法如斯，少阳之治法亦不外斯。至仲景祖述《内经》，继往开来，作《伤寒论》一书，于治少阳寒热往来有小柴胡汤，方中用人参、甘草、大枣、半夏以调理脾胃，所谓调其中气使之和平也。治厥阴干呕、吐涎沫，有吴茱萸汤，方中亦用人参、大枣以调理脾胃，亦所谓调其中气使之和平也。且小柴胡汤中，以柴胡为君，虽系少阳之药，而《本经》谓其主肠胃中结气，饮食积聚，寒热邪气，推陈致新。细绎《本经》之文，则柴胡实亦为阳明之药，而兼治少阳也。观《本经》、《内经》与《伤寒》、《金匮》诸书，自无疑于拙拟之升降汤矣。

培脾舒肝汤

治因肝气不舒，木郁克土，致脾胃之气不能升降，胸中满闷，常常短气。

于术三钱　生黄耆三钱　陈皮二钱　川厚朴二钱　桂枝尖钱半　柴胡钱半　生麦芽二钱　生杭芍四钱　生姜二钱

脾主升清，所以运津液上达。胃主降浊，所以运糟粕下行。

白术、黄耆为补脾胃之正药，同桂枝、柴胡能助脾气之升，同陈皮、厚朴，能助胃气之降。清升浊降满闷自去，无事专理肝气，而肝气自理。况桂枝、柴胡与麦芽，又皆为舒肝之妙品乎。用芍药者，恐肝气上升，胆火亦随之上升，且以解黄耆、桂枝之热也。用生姜者，取其辛散温通，能浑融肝脾之气化于无间也。

从来方书中，麦芽皆是炒熟用之，惟陈修园谓麦芽生用，能升发肝气，可谓特识。盖人之元气，根基于肾，萌芽于肝，培养于脾，积贮于胸中为大气以斡旋全身。麦芽为谷之萌芽，与肝同气相求，故能入肝经，以条达肝气，此自然之理，无庸试验而可信其必然者也。然必生煮汁饮之，则气善升发，而后能遂其条达之用也。

又按：麦芽具升发之性，实兼消化之力。化学家生麦芽于理石（即石膏）上，凡麦芽根盘布之处，其石皆成微凹，则其尤善消化可知。故用麦芽生发肝气者，必与参耆诸药并用，而后有益无损。

又按：土爰稼穑，稼穑作甘，百谷味甘属土，故能补益；而百谷之芽，又皆属木，故能疏通，然有入气分、血分之别。甲生者阳，其芽拆甲而出，稻、粱（俗名谷子）、麦、黍、稷（亦名芦稷俗名高粱）诸芽是也，为其属阳，故能疏通气分；乙生者阴，其芽形曲似乙而出，诸豆之芽是也，为其属阴，故能疏通血分。《金匮》薯蓣丸用之，以治血痹虚劳也（薯蓣丸中有大豆黄卷）。

金铃泻肝汤

治胁下焮疼。

川楝子捣五钱　生明乳香四钱　生明没药四钱　三棱三钱　莪术三钱　甘草一钱

刘河间有金铃子散，即楝子之核与玄胡索等分，为末服之，以治心腹胁下作疼。其病因由于热者甚效。诚以金铃子能引心包之火及肝胆所寄之相火下行，又佐以玄胡索以开通气血，故其疼自止也。而愚用其方，效者固多，而间有不效者。后拟得此方，莫不随手奏效。盖金铃子佐以玄胡索，虽能开气分之郁，而实不能化气。所谓化气者，无事开破，能使气之郁者融化于无形，方中之乳香、没药是也。去玄胡索，加三棱、莪术者，因玄胡索性过猛烈，且其开破之力多趋下焦，不如三棱、莪术性较和平，且善于理肝也。用甘草者，所以防金铃子有小毒也。此方不但治胁疼甚效，凡心腹作疼，而非寒凉者，用之皆甚效验。

活络效灵丹

治气血凝滞，痃癖癥瘕，心腹疼痛，腿疼臂疼，内外疮疡，一切脏腑积聚，经络湮淤。

当归五钱　丹参五钱　生明乳香五钱　生明没药五钱

上药四味作汤服。若为散，一剂分作四次服，温酒送下。腿疼加牛膝；臂疼加连翘；妇女瘀血腹疼加生桃仁（带皮尖，作散服炒用）、生五灵脂；疮红肿属阳者加金银花、知母、连翘；白硬属阴者加肉桂、鹿角胶（若恐其伪可代以鹿角霜）；疮破后生肌不速者加生黄耆、知母（但加黄耆恐失于热）、甘草；脏腑内痈加三七（研细冲服）、牛蒡子。

一人，年三十许。当脐忽结癥瘕，自下渐长而上，其初长时稍软，数日后即硬如石，旬日长至心口。向愚询方，自言凌晨冒寒，得于途间，时心中有惊恐忧虑，遂觉其气结而不散。按此病因甚奇，然不外气血凝滞。为制此方，于流通气血之中，大具融化气血之力，连服十剂全消。以后用此方治内外疮疡、心腹四肢疼痛，凡病之由于气血凝滞者，恒多奇效。

邻村高鲁轩，年近五旬。资禀素羸弱，一日访友邻村，饮酒谈宴，彻夜不眠，时当季冬，复清晨冒寒，步行旋里，行至中途，觉两腿酸麻且出汗，不能行步，因坐凉地歇息，至家遂觉腿痛，用热砖熨之疼益甚。其人素知医，遂自服发汗之药数剂，病又增剧，因服药过热，吐血数口，大便燥结，延愚诊视。见其仰卧屈膝，令两人各以手托其两腿，忽歌忽哭，疼楚之态万状，脉弦细，至数微数。因思此证，热砖熨而益疼者，逼寒内陷也；服发汗药而益疼者，因所服之药，散肌肉之寒，不能散筋骨之寒，且过汗必伤气血，血气伤愈不能胜病也。遂用活络效灵丹，加京鹿角胶四钱（另炖兑服），明天麻二钱，煎汤饮下。托其左腿者，觉自手指缝中冒出凉气，左腿遂愈。而右腿疼如故，因恍悟曰，人之一身，左阳右阴，鹿名斑龙，乃纯阳之物，故其胶入左不入右。遂复用原方，以虎骨胶易鹿角胶，右腿亦出凉气如左而愈。《礼》有之，"左青龙，右白虎"，用药本此，即建奇功，古人岂欺我哉。苟悟医理之妙，六经皆我注脚也。

友人李景南，左腿疼痛，亦自服鹿角胶而愈。隔数年，右腿又疼，再服鹿角胶，分毫无效。适有自京都来者，赠以同仁堂药坊虎骨酒，饮之而愈，愈后不知系何故，后见愚所治高鲁轩医案，不觉抚掌称快。

一少妇，左胁起一疮，其形长约五寸，上半在乳，下半在胁，皮色不变，按之甚硬，而微热于他处。延医询方，调治两月不效，且渐大于从前。后愚诊视，阅其所服诸方，有遵林屋山人治白疽方治者，有按乳痈治者。愚晓病家曰：此证硬而色白者阴也，按之微热者阴中有阳也。统观所服诸方，有治纯阴阳之方，无治半阴半阳之方，勿怪其历试皆不效也。用活络效灵丹，俾作汤服之，数剂见轻，三十剂后，消无芥蒂。

一妇人，年五十许。脑后发一对口疮。询方于愚，时初拟出活络效灵丹方，即书而予之，连服十剂全愈。

一妇人，年五十余。项后筋缩作疼，头向后仰，不能平视，腰背强直，下连膝后及足跟大筋皆疼，并牵周身皆有疼意。广延医者诊治，所用之药，不外散风、和血、润筋、通络之品。两载无效，病转增剧，卧不能起，起不能坐，饮食懒进。后愚诊视，其脉数而有力，微有弦意，知其为宗筋受病。治以活络效灵丹，加生薏米八钱，知母、玄参、白芍各三钱，连服三十剂而愈。盖筋属于肝，独宗筋属胃，此证因胃腑素有燥热，致津液短少，不能荣养宗筋。夫宗筋为筋之主，故宗筋拘挛，而周身牵引作疼也。薏米性味冲和，善能清补脾胃，即能荣养宗筋。又加知母、玄参以生津滋液。活络效灵丹，以活血舒筋。因其脉微弦，恐其木盛侮土，故又加芍药以和肝，即以扶脾胃也。

薏米主筋急拘挛，《本经》原有明文。活络效灵丹中加薏米，即能随手奏效。益叹《本经》之精当，为不可及。

活络效灵丹，治心腹疼痛，无论因凉、因热、气郁、血郁皆效。同里有一少年，脐下疼甚剧。医者投以温药益甚，昼夜号呼不止。又延他医，以药下之稍轻，然仍昼夜呻吟，继又服药数剂，亦不见效。适愚自津门旋里，诊其脉，两尺洪实。询其得病之由，言夜晚将寝觉饥，因食冷饼一块，眠起遂疼。晓之曰，此虽由于食凉物，然其疼非凉疼，乃下焦先有蕴热，又为凉物所迫，其热愈结而不散也。投以活络效灵丹，加龙胆草、川楝子各四钱，一剂而愈。

或问：此证医者曾用药下之，何以其下焦之郁热不随之俱下？答曰：热在大肠者，其热可随降药俱下，然又必所用之下药为咸寒之品，若承气汤是也。今其热原郁于奇经冲任之中，与大肠无关，冲任主血，而活络效灵丹诸药品，皆善入血分，通经络，故能引龙胆、楝子直入冲任，而消解其郁热。况其从前所服之下药，原非咸寒之品，是以从前不效，而投以此药，则随手奏效也。

又邻村一妇人，年三十许。心腹疼痛异常，服药不效，势近垂危。其家人夜走五六里，叩门求方。适愚他出，长子荫潮为开活络效灵丹方授之，亦一剂而愈。自拟得此方以来，数年之间，治愈心腹疼痛者，不可胜计矣。

活络祛寒汤

治经络受寒，四肢发搐，妇女多有此证。

生黄耆五钱　当归四钱　丹参四钱　桂枝尖二钱　生杭芍三钱　生明乳香四钱　生明没药四钱　生姜三钱

寒甚者，加干姜三钱。

证寒在经络不在脏腑，经络多行于肌肉之间，故用黄耆之温补肌肉者为君，俾其形体壮旺自能胜邪。又佐以温经络、通经络诸药品，不但能祛寒且能散风，此所谓血活风自去也。风寒既去，血脉活泼，其搐焉有不止者乎。

逐风通痹汤

治风袭肌肉经络，初则麻木不仁，浸至肢体关节不利。

生箭耆六钱　麻黄三钱　全当归五钱　丹参三钱　乳香三钱　没药三钱　全蝎二钱

脉象迟弱无力恶寒者，将黄芪重用一两，再照加乌头二三钱；脉象有力恶热者，以薄荷易麻黄，再加天花粉一两。初服以遍体皆得微汗为佳；至汗后再服，宜将麻黄减半，或止用一钱；筋骨软弱者，加明天麻三钱；口眼歪斜者，加蜈蚣二条，其病剧者，可加三条。此风中身之外廓，未入于脏腑也。是以心中无病，而病在于肌肉、肢体、经络、关节之处。《内经》风论篇谓："风气与太阳俱入行诸脉俞，散于分肉之间，与卫气相干，其道不利，故使肌肉愤䐜而有疡，卫气有所凝而不行，故其肉有不仁也。"又《内经》痹论曰："风寒湿三气杂至，合而为痹也。其风气胜者为行痹，寒气胜者为痛痹，湿气胜者为着痹。"据《内经》二节之文观之，则风袭人之肌肉经络，可使麻木不仁，浸至肢体关节不利可知也。是以方中以黄芪为主药，取其能升补胸中大气以通于卫气，自能逐风外出。故《本经》谓：黄芪能主大风，而又以最善发表之麻黄辅之。一则扶正以祛邪，一则发汗以透邪，二药相济为用，其逐风之力虽猛，而实不至伤正气也。至当归、丹参、乳没、全蝎诸药，或活血以祛风，或通络以祛风，皆所以赞助黄芪、麻黄以成功也。至于病偏凉者加乌头，更将黄芪增重；病偏热者加花粉，更以薄荷易麻黄，此随病机之所宜，以细为调剂，不使服药后有觉凉觉热之龃龉也。筋骨软弱者加明天麻，取其能壮筋骨兼能祛风也；口眼歪斜者加蜈蚣，取其善理脑髓神经，而有牵正口眼之力也。曾治一人，夏月开轩当窗而寝，为风所袭，其左半身即觉麻木，肌肉渐形消瘦，左手足渐觉不遂，为拟此方。其病偏于左，又加鹿角胶二钱作引（若偏于右宜用虎骨胶作引，理详活络效灵丹后），一剂周身得汗，病愈强半，即方略为加减，又服二剂全愈。后屡试其方莫不随手奏效。

健　运　汤

治腿疼、臂疼因气虚者，亦治腰疼。

生黄耆六钱　野台参三钱　当归三钱　寸麦冬带心三钱　知母三钱　生明乳香三钱　生明没药三钱　莪术一钱　三棱一钱

此方减麦冬、知母三分之一，合数剂为一剂，轧细炼蜜为丸，名健运丸，治同前证。

从来治腿疼、臂疼者，多责之风寒湿痹，或血瘀、气滞、痰涎凝滞，不知人身之气化壮旺流行，而周身痹者、瘀者、滞者，不治自愈，即偶有不愈，治之亦易为功也。愚临证体验以来，知元气素盛之人，得此病者极少。故凡遇腿疼、臂疼，历久调治不愈者，补其元气以流通之，数载沉疴，亦可随手奏效也。

振 中 汤

治腿疼、腰疼，饮食减少者。

于白术炒六钱　当归身二钱　陈皮二钱　厚朴钱半　生明乳香钱半　生明没药钱半

土居中央，分主四季，人之脾胃属土，故亦旁主四肢。一室女腿疼，几不能步，治以拙拟健运汤（在前）而愈。次年旧病复发，又兼腰疼，再服前方不效。诊其脉，右关甚濡弱，询其饮食减少，为制此汤，数剂，饮食加多，二十剂后，腰疼腿疼皆愈。盖此方重用白术以健补脾胃，脾胃健则气化自能旁达。且白术主风寒湿痹，《本经》原有明文。又辅以通活气血之药，不惟风寒湿痹开，而气血之痹作疼者亦自开也。

一媪，年近七旬。陡然腿疼，不能行动，夜间疼不能寐。其家人迎愚调治，谓脉象有力，当是火郁作疼。及诊其脉，大而且弦，问其心中亦无热意。愚曰：此脉非有火之象，其大也，乃脾胃过虚，真气外泄也。其弦也，乃肝胆失和，木盛侮土也。治以振中汤，加人参、白芍、山萸肉（去净核）各数钱，补脾胃之虚，即以抑肝胆之盛，数剂而愈。

曲 直 汤

治肝虚腿疼，左部脉微弱者。

萸肉去净核一两　知母六钱　生明乳香三钱　生明没药三钱　当归三钱　丹参三钱

服药数剂后，左脉仍不起者，可加续断三钱，或更加生黄耆三钱，以助气分亦可。觉凉者，可减知母。

脾虚可令人腿疼，前方已详其理，深于医学者大抵皆能知之。至肝虚可令人腿疼，方书罕言，即深于医学者，亦恒不知。曾治一人，年三十许，当大怒之后，渐觉腿疼，日甚一日，两月后，卧床不能转侧。医者因其得之恼怒之余，皆用舒肝理气之药，病转加剧。后愚诊视，其左脉甚微弱，自言凡疼甚之处皆热。因恍悟《内经》谓“过怒则伤肝”，所谓伤肝者，乃伤肝经之气血，非必郁肝经之气血也。气血伤，则虚弱随之，故其脉象如斯也。其所以腿疼且觉热者，因肝主疏泄，中藏相火（相火生于命门寄于肝胆），肝虚不能疏泄，相火即不能逍遥流行于周身，以致郁于经络之间，与气血凝滞，而作热作疼，所以热剧之处疼亦剧也。为制此汤，以萸肉补肝，以知母泻热，更以当归、乳香诸流通血气之药佐之，连服十剂，热愈疼止，步履如常。

安东友人刘仲友，年五十许。其左臂常觉发热，且有酸软之意。医者屡次投以凉剂，发热如故，转觉脾胃消化力减少。后愚诊之，右脉和平如常，左脉微弱，较差于右脉一倍。询其心中不觉凉热，知其肝木之气虚弱，不能条畅敷荣，其中所寄之相火，郁于左臂之经络而作热也。遂治以曲直汤，加生黄耆八钱，佐萸肉以壮旺肝气（黄耆补肝气之理详前醒脾升陷汤下），赤芍药三钱，佐当归、丹参诸药以流通经络，服两剂，左脉即见起，又服十剂全愈。

或问：西人谓脾居左、肝居右，今剖验家精详考察，确乎不误。子犹拘守旧说，谓肝仍主左者何也？答曰：脾左肝右之说，非始于西人，淮南子早言之，古籍犹在可考也。然脾虽居左，而其气化实先行于右，故脾脉诊于右关。肝虽居右，而其气化实先行于左，故肝脉诊于左关。此阴阳互根，刚柔错综之妙也。盖《内经》论脏腑，以发明其气化，兼研究其性情为宗旨，至对于形迹之粗，恒有简略不详者。至于西人，则但讲形迹，不讲气化；且但言脏腑之功用，而不言脏腑之性情。其意见直谓脏腑毫无性情，凡性之情发动，皆关于脑部，其理果可尽信乎？《内经》曰：“肝者将军之官，谋虑出焉，胆者中正之官，决断出焉。”盖肝为厥阴（厥者逆也，尽也），阴尽阳生，胆即为肝中蕴蓄之阳（胆汁中函少阳之气），能畅达肝气，而决断其谋虑。故人之肝胆壮实者，必勇敢果断；肝胆虚弱者，必惧怯游移。比邻窦杏村之太夫人，年六旬，时忽得奇疾，惊惧异常，多人卫护，仍惊惧至于抖战，口中连连吐出绿沫甚苦，数日而终。多医研究，皆谓胆破，是非胆失其中正之官，而惊惧如是乎？由斯观之，吾之旧说，不可轻疑，西人之说，不可概信也。

或问曰：聆子之论，《内经》论脏腑之处诚可信矣。至肝之气化，先行于左之说，果有确征可实指乎？答曰：人禀天地之灵秀以生，人身亦小天地也，欲明人身之气化，可先观天地之气化。夫天地一岁之气化始于春，一日之气化始于朝。春之气化从东来（观律管飞灰是其明机），朝之气化随日自东上升。春者一岁之木令，朝者一日之木令也。肝脏属木，具有生发之气，于一岁则应春，于一日则应朝。其气化先行于左之理，固可于春之东来，日之东升，比例而得也，天地之东，即人身之左也。且即以此案论，左脉之微弱如是，投以补肝之剂，而脉即旋起，岂非肝与人身之左，相关甚切乎。

或又曰：肝之气化既先行于左矣，而其所以居右者何也？答曰：人之膈上属天，膈下属地。地道上右，其气化自西而东也。天道上左，其气化自东而西也。观于日在地中，自西而东。日在地外，自东而西，是明征也。肝居膈下，犹木根埋藏地中，以下袭水气，宜从地道上右之义，故居于右也。其气化透膈贯络，有如木之条达滋长，以上升氧气（化学家谓木能吸碳气吐氧气），宜从天道上左之义，故其气化先行于左。试观植物中，藤蔓之类，附物而生，必自右向左盘旋而上（惟金银藤之盘旋自左向右，乃植物之独异者），亦犹肝居右，而其气化先行于左之理也（宜与医论篇报驳左肝右脾者书参观）。

奉天本溪湖煤铁公司科员王云生，年四十余，两胁下连腿作疼，其疼剧之时，有如锥刺，且尿道艰涩滴沥，不能成溜，每小便一次，须多半点钟，其脉亦右部如常，左部微弱。亦投以曲直汤，加生黄耆八钱，续断三钱，一剂其疼减半，小便亦觉顺利。再诊之，左脉较前有力。又按原方略为加减，连服二十余剂，胁与腿之疼皆愈，小便亦通利如常。盖两胁为肝之部位，肝气壮旺上达，自不下郁而作疼。至其小便亦通利者，因肾为二便之关，肝气既旺，自能为肾行气也（古方书有肝行肾之气之语）。

按：山茱萸得木气最厚，酸性之中大具开通之力，以木性喜条达故也。《神农本经》谓主寒湿痹，诸家本草多谓其能通利九窍，其性不但补肝，而兼能利通气血可知，若但视为收涩之品，则浅之乎视山茱萸矣。特是其核与肉之性相反，用者须加审慎，千万将核去净。有门人张甲升亦有重用山萸肉治愈腿疼之案，附载于加味补血汤（在第七卷）后，可参观。再合之拙拟既济汤、来复汤（皆在第一卷）后，所载重用萸肉治验之案，则山萸肉之功用，不几令人不可思议哉！

乳香、没药不但流通经络之气血，诸凡脏腑中有气血凝滞，二药皆能流通之。医者但知其善入经络，用之以消疮疡，或外敷疮疡，而不知用之以调脏腑之气血，斯岂知乳香、没药者哉。

热性关节肿疼用阿斯必林法

西人治关节急性（热也）偻麻质斯（肿疼）习用阿斯必林，而愚对于此证亦喜用之，更以中药驾驭之，则其效愈显。奉天陆军参谋长赵海珊之侄，年六岁，脑后生疮，漫肿作疼，继而头面皆肿，若赤游丹毒，继而作抽掣，日甚一日，浸至周身僵直，其目不能合，亦不能瞬，气息若断若续，呻吟全无。其家人亦以为无药可治，待时而已。阅两昼夜，形状如旧，时灌以勺水，似犹知下咽，因转念或犹可治。而彼处医者，又皆从前延请，而屡次服药无效者也。

其祖父素信愚，因其向患下部及两腿皆肿，曾为治愈。其父受瘟病甚险，亦舁至院中治愈，遂亦舁之来院，求为诊治。其脉洪数而实，肌肤发热。知其夹杂瘟病，阳明府证已实，势虽垂危，犹可挽回也。遂用生石膏细末四两，以蒸汽水煮汤四茶杯，徐徐温灌之，周十二时剂尽，脉见和缓，微能作声。又用阿斯必林瓦半，仍以汽水所煎石膏汤，分五次送下，限一日夜服完。服至末二次，皆周身微见汗，其精神稍明了，肢体能微动。从前七八日不食，且不大便，至此可少进食，大便亦通下矣。自此用生山药细末二三钱，煮作茶汤，调以白蔗糖，送服阿斯必林三分瓦之一，日两次，若见有热，又间饮汽水所煮石膏汤。又用蜂蜜调黄连末，少加薄荷冰，敷其头面肿处，生肌散敷其疮破处。如此调养数日，病势皆减退，可以能言。其左边手足仍不能动，试略为屈伸则疼不能忍。细验之，关节处皆微肿，按之亦觉疼，知其关节之间，因热生炎也。遂又用鲜茅根煎浓汤（无鲜茅根药房中干者亦可用），调以白蔗糖，送服阿斯必林半瓦，日两次。俾服药后，周身微似有汗，亦间有不出汗之时，俾关节中之炎热，徐徐随发表之药透出。又佐以健补脾胃之药，俾其多进饮食。如此旬余，左手足皆能运动，关节处皆能屈伸。以后饮食复常，停药勿服，静养半月，行动如常矣。

此证，共用生石膏三斤、阿斯必林三十瓦，始能完全治愈。愚用阿斯必林治急性关节肿疼者已多次，为此证最险，故详记之。

茅根，性凉中空，禀初春生发之气，能使内热外达，透表而出，又善利小便，引内热自水道出，又味甘多液，善滋养阴分，二鲜饮及白茅根汤（皆在第二卷）曾详论之。丁仲祜《西药实验谈》谓，东人治关节急性偻麻质斯，亦多用阿斯必林，兼引矢岛国大郎之医案以征明之，今并录之于下以备参观。

光绪壬寅，日本医学报云：矢岛国大郎阿斯必林之效用，既得诸家之报告，知为各医家所注目，无庸再为陈说。但其应用之处，与向来偻麻质斯剂及各种解热剂，其优劣如何，尚待竭力研究之，始能得其实际。予自接阿斯必林有特效为偻麻质斯之报告，至今施用于患此证者，计共二十三名，中有急性患者十九名，服之均呈效果。余之慢性者，则无效。而急性患者之十九名中，有下之四例兹特报告之：

第一例：根桥某次女，年二十九岁。在二年前右膝关节罹偻麻质斯，历二月而治愈。距今二十日前，复罹感冒，右膝关节肿起而疼痛，恶寒发热，而髀臼关节及足蹠关节亦波及，而不便运动。医治不效，疼浸加剧，赴某医会诊之。右脚各关节均红肿，而膝关节尤甚，不能为些微之运动，如微触之则疼痛难忍。体温在三十九度六分，脉搏百二十至（一分钟间之脉动数）而细弱，听其心脏有如吹气之杂音，舌白苔厚，食量锐减，故诊定为急性关节偻麻质斯。旧时医法内服撒里矢尔酸曹达，每次一瓦，一日三次。或内服沃度剂及安知必林，患处缚以涂沃度丁儿之布。按法施治未见轻减。予于是用阿斯必林二瓦和乳糖分为三包，一日分服。膝关节部，则嘱该会医施以石炭酸水之冷湿布绷带。明日复往诊视，患者服药后曾发汗，疼亦消减半，夜可睡眠。于是复取阿斯必林二瓦，每日作三次分服。二日后，红肿顿形净退，能为轻微之运动，自后连服二周间，所患竟霍然愈。

第二例：野泽某女，年四十一岁。其所患者为右肩胛关节部肿起疼痛，手指麻痹不能自由运动，加以按摩法肿疼反增剧，且更难运动，乞予诊治。往诊时患者适自浴出，云有人言此证取杂草煎汤沐浴之当见轻，而浴后运动稍觉自由。诊之则肩胛关节部及上膊各处肿起压疼，周身皆运动极难，其外形若脱臼状。体温在三十九度二分，脉搏百零八至，身神倦怠。予恐其浴后体温或一时升腾，有顷再诊之，仍为三十九度二分。遂诊定为急性关节偻麻质斯。戒以发热时不可久浴，宜用温卧法治之，以撒里矢尔酸曹达每服一瓦，日三次服。二日疼稍减而无著明之变化，反起充血性之头疼、耳鸣等证。予于是取阿斯必林一瓦半和入乳糖，分二包，令每日二回分服。翌日患处肿疼皆大减，头疼亦愈，所患之肢能自徐徐上举至头部。乃更用阿斯必林二瓦，分三包与服。翌日患者大喜，来呼云：今朝能自结带矣，后复服此剂二日，而所患悉除。

第三例：矢岛某男，年四十九岁，业水车。病前数日并无他患。一日修缮水车试用于水中，遂整日在水中作业，迨至翌朝而左手腕关节部渐次肿疼，乃以右手持左手来求诊。诊之则肿起疼痛殊甚，殆不能接触。予因其劳动诊定为外伤性关节炎，用局部消炎法。命之静养，至次日恶寒发热，疼痛加甚，不能外出，热至三十九度，脉搏百二十至，夜间难于安眠，意其为偻麻质斯。治以撒里矢尔酸曹达三瓦、苦丁二瓦，和水一百瓦，为一日量，三次服下。患处用冷罨法，继续不断。次日仍无变化，体温依然三十八度八分，出汗后恶寒加甚。于是易以阿斯必林二瓦，分为三包给之。次日大见平静，疼痛亦大为减退，惟运动尚觉疼，肿起则减退净尽。仍令连服阿斯必林，五日后遂全愈。予故改诊断为腕关节偻麻质斯。

第四例：上田某女，年二十五岁。五年前产第一子，其足遂患疼痛，后复罹心脏病。惟十日前，并无他种原因可记，迨患日觉左肩胛部疼痛，勉强在室操作，觉疼痛浸增且肿起，遂难于运动。诊之其肿起自肩胛关节部蔓延至肩胛背部及上膊部，惟疼痛止在关节部，安静时尚无剧疼。热三十八度，脉搏百至，心脏有杂音，颈部及肘部有如淋巴腺之肿起，遂诊定为肩胛关节偻麻质斯。用阿斯必林一瓦，分作三包，为一日之量，外用沃度丁儿。至一周日，毫无变化，肿疼依然。予于是疑药物之作用，且疑其既往病历中或有梅毒，故有肿起之线。乃改方为沃剥剂，兼以撒里矢尔酸曹达一瓦，令顿服，日二次。至一周日，仍不愈，且消化亦多障碍，遂再改诊定为偻麻质斯。以阿斯必林二瓦，分三包，作一日服，每日如此，且以障碍消化，故兼用健胃的疗法，疼痛乃稍退减。复渐次增其药量为二瓦，服至三周间，连前药四周间而治愈。由是知前用之量不合，而患者亦为慢性证，且患者正乳其第二子，昼间虽有人代为抱持，夜间仍自行提挈，忍疼以尽襁褓之任，故治疗遂益形缓慢。

丁仲祜曰：阿斯必林之应用不过为解热、治关节疼二端而已。阅者每易滑过，而不知所谓解热者，乃流行性感冒气管支加答儿（炎热肿疼之轻者）及一切热性病皆可用之。所谓治关节疼者，凡淋毒性关节偻麻质斯及一切神经疼、颈寒、乳癌疼、子宫癌疼、脊髓劳皆可用之。阿斯必林之原质性味形状愚于参麦汤（在第一卷）下曾详言之。其善治流行感冒者，以其能入三焦（即包连脏腑之油膜，第五卷小柴胡汤解下详言之），外达腠理以发汗也。其善治肺结核者，以其能引肺中之毒热外透皮毛（肺主皮毛）以消散也。其善治关节肿疼者，以其凉散之性能使关节之郁热悉融化也。愚尝历试此药，用之得当奏效甚速。然其力甚猛，虚人服少半瓦即可出汗，故其案中于体质虚者，必以健胃之药辅之始效也。

第五卷

治伤寒方

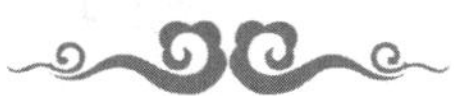

麻黄加知母汤

治伤寒无汗。

麻黄四钱　桂枝尖二钱　甘草一钱　杏仁去皮炒二钱　知母三钱

先煮麻黄五六沸，去上沫，纳诸药，煮取一茶盅，温服，覆被取微似汗，不须啜粥，余如桂枝法将息。

麻黄汤原方，桂枝下有去皮二字，非去枝上之皮也。古人用桂枝，惟取稍尖嫩枝，折视之，内外如一，皮骨不分。若见有皮骨可分辨者，去之不用，故曰去皮。陈修园之侄鸣岐曾详论之。

《伤寒论》太阳篇中麻黄汤，原在桂枝汤后，而麻黄证多，桂枝证不过十中之一二；且病名伤寒，麻黄汤为治伤寒初得之主方，故先录之。

伤寒者，伤于寒水之气也。在天有寒水之气，冬令之严寒是也。在人有寒水之经，足太阳膀胱之经是也。外感之来以类相从，故伤寒之证，先自背受之，背者足太阳所辖之部位也。是以其证初得，周身虽皆恶寒，而背之恶寒尤甚，周身虽皆觉疼，而背下连腿之疼痛尤甚。其脉阴阳俱紧者，诚以太阳为周身外卫之阳，陡为风寒所袭，逼其阳气内陷，与脉相并，其脉当有力，而作起伏迭涌之势；而寒气之缩力（凡物之体热则胀，寒则缩），又将外卫之气缩紧，逼压脉道，使不得起伏成波澜，而惟现弦直有力之象，甚或因不能起伏，而至左右弹动。故方中用麻黄之性热中空者，直走太阳之经，外达皮毛，藉汗解以祛外感之寒。桂枝之辛温微甘者，偕同甘草以温肌肉，实腠理，助麻黄托寒外出。杏仁之苦降者，入胸中以降逆定喘。原方止此四味，而愚为加知母者，诚以服此汤后，间有汗出不解者，非因汗出未透，实因余热未清也。佐以知母于发表之中，兼寓清热之意，自无汗后不解之虞。此乃屡经试验，而确知其然，非敢于经方轻为加减也。

或问：喘为肺脏之病，太阳经于肺无涉，而其证多兼微喘者何也？答曰：胸中亦太阳部位，其中所积之大气，原与周身卫气息息相通。卫气既为寒气所束，则大气内郁，必膨胀而上逆冲肺，此喘之所由来也。又风寒袭于皮毛，必兼入手太阴肺经，挟痰涎凝郁肺窍，此又喘之所由来也。麻黄能兼入手太阴经，散其在经之风寒，更能直入肺中，以泻其郁满。所以能发太阳之汗者不仅麻黄，而仲景独取麻黄，为治足经之药，而手经亦兼顾无遗，此仲景制方之妙也。

凡利小便之药，其中空者，多兼能发汗，萹蓄、木通之类是也。发汗之药，其中空者，多兼能利小便，麻黄、柴胡之类是也。太阳经病，往往兼及于膀胱，以其为太阳之府也。麻黄汤治太阳在经之邪，而在府者亦兼能治之。盖在经之邪由汗而解，而在府之邪亦可由小便而解。彼后世自作聪明，恒用他药以代麻黄汤者，于此义盖未之审也。

大青龙汤，治伤寒无汗烦躁。是胸中先有内热，无所发泄，遂郁而作烦躁，故于解表药中，加石膏以清内热。然麻黄与石膏并用，间有不汗之时。若用此方，将知母加重数钱，其寒润之性能入胸中化合而为汗，随麻、桂以达于外，而烦躁自除矣。

伤寒与温病，始异而终同。为其始异也，故伤寒发表可用温热，温病发表必须辛凉。为其终同也。故病传阳明之后，无论寒温，皆宜治以寒凉，而大忌温热。兹编于解表类中，略取《伤寒论》太阳篇数方，少加疏解，俾初学知伤寒初得治法，原异于温病，因益知温病初得治法，不同于伤寒。至于伤寒三阴治法，虽亦与温病多不同，然其证甚少。若扩充言之，则凡因寒而得之霍乱痧证，又似皆包括其中，精微浩繁，万言莫罄，欲精其业者，取原书细观可也。

钱天来曰：汉之一两为今之二钱七分。一升为今之二合半。程扶生曰：以古今量度及秬黍考之，以一千二百黍之重，实于黄钟之龠，得古之半两，今之三钱也。合两龠为合，得古之一两，今之六钱也。十铢为千黍之重，今之二钱半也。一铢为百黍之重，今之二分半也。陆九芝曰：伤寒方一两，准今之七分六厘。一升，准今之六勺七抄。若麻黄汤麻黄三两，准今之二钱三分，其三之一，应得七分强。承气汤大黄四两，准今之三钱，折半应得一钱五分。按程氏之说，古方分量过重，陆氏之说，古方分量又过轻，惟钱氏之说，其轻重似适宜。陈修园则谓，用古不必泥于古，凡《伤寒》、《金匮》古方中之一两，可折为今之三钱。

陆氏又谓，麻黄数分即可发汗，大黄一二钱即可降下燥结，此以治南方人犹可，若治北方人则不然。愚临证体验多年，麻黄必至二钱始能出汗，大黄必至三钱始能通结，然犹是富贵中，且不受劳碌之人。至其人劳碌不避寒暑，饮食不择精粗，身体强壮，或又当严寒之时，恒有用麻黄至七八钱始能汗者，若其大便燥结之甚，恒有用大黄至两余大便始能通者，究之用药以胜病为主，此中因时、因地、因证、因人，斟酌咸宜，自能愈病，安可有拘执之见，存于心中也哉。

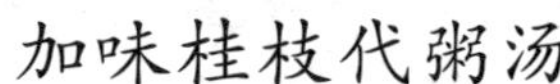

加味桂枝代粥汤

治伤寒有汗。

桂枝尖三钱　生杭芍三钱　甘草钱半　生姜三钱　大枣三枚掰开　生黄耆三钱　知母三钱　防风二钱

煎汤一茶盅，温服，覆被令一时许，遍身漐漐微似有汗者益佳。不可如水流漓，病必不除。禁生冷、黏滑、肉面、五辛、酒酪及臭恶等物。

桂枝汤为治伤风有汗之方。释者谓风伤营则有汗，又或谓营分虚损即与外邪相感召。斯说也，愚尝疑之。人之营卫，皆为周身之外廓。卫譬则廓也，营譬则城也。有卫以为营之外围，外感之邪，何能越卫而伤营乎？盖人之胸中大气，息息与卫气相关，大气充满于胸中，则饶有吸力，将卫气吸紧，以密护于周身，捍御外感，使不得着体，即或着体，亦止中于卫，而不中于营，此理固显然也。有时胸中大气虚损，不能吸摄卫气，卫气散漫，不能捍御外邪，则外邪之来，直可透卫而入营矣。且愚临证实验以来，凡胸中大气虚损，或更下陷者，其人恒大汗淋漓，拙拟升陷汤（在第四卷）下，载有数案，可参观也。是知凡桂枝汤证，皆因大气虚损，其汗先有外越之机，而外邪之来，又乘卫气之虚，直透营分，扰其营中津液，外泄而为汗也。究之，风寒原不相离，即系伤风，其中原挟有寒气，若但中于卫则亦能闭汗矣。故所用桂枝汤中，不但以祛风为务，而兼有散寒之功也。

陈古愚曰："桂枝辛温阳也，芍药苦平阴也。桂枝又得生姜之辛，同气相求，可恃之调周身之阳气。芍药而得大枣、甘草之甘苦化合，可恃之以滋周身之阴液。既取大补阴阳之品，养其汗源，为胜邪之本，又啜粥以助之，取水谷之津以为汗，汗后毫不受伤，所谓立身于不败之地，以图万全也。"按：此解甚超妙，而于啜粥之精义，犹欠发挥。如谓取水谷之津以为汗，而人无伤损，他发汗药何以皆不啜粥？盖桂枝汤所主之证，乃外感兼虚之证，所虚者何，胸中大气是也。《内经》曰："谷始入于胃，其精微者，先出于胃之两焦，以溉五脏，而其大气之抟而不行者，积于胸中，命曰气海。"由斯观之，大气虽本于先天，实赖后天水谷之气培养而成。桂枝汤证，既因大气虚损，致卫气漫散，邪得越卫而侵营，故于服药之后，即啜热粥，能补助胸中大气以胜邪，兼能宣通姜、桂以逐邪，此诚战则必胜之良方也。乃后世医者忽不加察，虽用其方多不啜粥，致令服后无效，病转深陷，故王清任《医林改错》深诋桂枝汤无用，非无用也，不啜粥故也。是以愚用此方时，加黄耆升补大气，以代粥补益之力，防风宣通营卫，以代粥发表之力，服后啜粥固佳，即不啜粥，亦可奏效。而又恐黄耆温补之性，服后易至生热，故又加知母以预为之防也。

按：凡服桂枝汤原方，欲其出汗者，非啜粥不效。赵初晴曰：族侄柏堂，二十一岁时，酒后寐中受风，遍身肌肤麻痹，搔之不知疼痒，饮食如常。时淮阴吴鞠通适寓伊家，投以桂枝汤，桂枝五钱、白芍四钱、甘草三钱、生姜三片、大枣两枚，水三杯，煎二杯，先服一杯，得汗止后服，不汗再服。并嘱弗夜膳，临睡腹觉饥，服药一杯，须臾啜热稀粥一碗，覆被取汗。柏堂如其法，只一服，便由头面至足，遍身漐漐得微汗，汗到处以手搔之，辄知疼痒，次日病若失。观此医案，知欲用桂枝汤原方发汗者，必须啜粥，若不啜粥，即能发汗，恐亦无此功效。

或问：桂枝汤证，其原因既为大气虚损，宜其阳脉现微弱之象，何以其脉转阳浮而阴弱乎？答曰：人之一身，皆气之所撑悬也。此气在下焦为元气，在中焦为中气，在上焦为大气，区域虽分，而实一气贯注。故一身之中，无论何处气虚，脉之三部，皆现弱象。今其关前之脉因风而浮，转若不见其弱；而其关后之脉仍然微弱，故曰阳浮而阴弱也。如谓阴弱为下焦阴虚，则其脉宜兼数象。而愚生平所遇此等证，其脉多迟缓不及四至，其为气分虚损，而非阴分虚损可知。即所谓啬啬恶寒，淅淅恶风，翕翕发热，亦皆气分怯弱之形状也。后世谓"伤寒入足经，不入手经"。治伤寒之方，亦但治足经，不治手经，其说诚非也。夫麻黄汤，兼治手太阴经，于前方后曾详论之。至桂枝汤，兼治手太阳经，唐容川论之甚详。其言曰：膀胱主气属卫分，小肠主火主血属营分。营生于心、藏于肝，而导之出者小肠也。心火生营血，循包络下入肝膈，散走连网而及小肠，通体全生于连网之上。小肠者心之府，而连网者，肝膈相连者也。小肠宣心之阳，从连网肝膈之中，而外达腠理，又外达肌肉，是为营气与卫气合，以成其为太阳之功用。故邪在营分，用甘、枣补脾，从脾之膏油外达，以托肌肉之邪。用芍药行肝血，从肝膈连网而外达肌肉，以行营血之滞。用生姜宣三焦少阳之气，从连网达腠理，以散外邪。而尤重在桂枝一味，能宣心阳，从小肠连网，以达于外，使营血充于肌肉间，而邪不得留也。然则此方，正是和肌肉、治营血之方，正是小肠血分之方。盖膀胱属水，小肠属火，以火化水，而后成太阳之功用。若不知水火合化之理，则此方之根源不明也。按：连网即包连脏腑之网油脂膜，亦即三焦也。从前论三焦者，皆未能确指为何物，独容川所著《医经精义》论之甚详，能发前人所未发，其功伟矣。

王叔和《脉诀》三焦与心包络，皆诊于右尺，后世多有诋其差谬者。愚向亦尝疑之，后见容川所论三焦与肾系，心始豁然。所谓肾系者，即络肾之脂膜。其根连于脊椎，自下数第七节处，此为命门穴，乃相火由生之处。此油膜原与网油相连为一体，上为膈膜，更上为心与肺相连之包络，由斯知心包络与三焦亦皆发原于命门。且心包络与三焦脏腑相配，又皆属火，故可与相火同诊于右尺也。叔和当日，去古未远，此必有秘传口授，而后笔之于书也。详观容川之论，可明叔和之《脉诀》；既明叔和之《脉决》，更知容川之论信而有征矣。

小青龙汤解（宜与医论篇第五卷历序用小青龙汤治外感痰喘之经过及通变化裁之法参看）

《伤寒论》曰：伤寒表不解，心下有水气，干呕，发热而咳，或渴，或利，或噎，或小便不利、少腹满，或喘者，小青龙汤主之。

陈修园注云：太阳主寒水之气，运行于皮肤，出入于心胸。今不运行出入，以致寒水之气，泛溢而无底止。水停于胃则干呕，水气与寒邪留恋而不解故发热，肺主皮毛，水气合之则发热而咳，是发热而咳，为心下有水气之明证。然水性之变动不居，不得不于未然之时，先作或然之想。或水蓄而正津不行则为渴，或水渍入肠间则为利，或逆之于上则为噎，或留而不行则为小便不利、少腹满，或如麻黄证之喘，而兼证处显出水气，则为水气之喘者。以上诸证，不必悉具，但见一二证即是也，以小青龙汤主之。

又《伤寒论》曰："伤寒，心下有水气，咳而微喘，发热不渴，服汤已渴者，此寒去欲解也，小青龙汤主之。"陈修园注云：寒水之气，太阳所专司，运行于肤表，出入于心胸，有气而无形。苟人伤于寒，则不能运行出入，停于心下，无形之寒水化而为有形之水气。水寒伤肺而气上逆，则为咳而微喘。病在太阳之表，则现出标阳而发热。然水寒已甚，标阳不能胜之，虽发热而仍不渴。审证既确，而以小青龙汤与服，服汤已而渴者，此寒去欲解，而水犹未解也。仍以小青龙汤主之，再散其水气而愈。

修园此二节之注，原系即经文而为衬注，逐字逐句，补缀挑剔，曲畅尽致，可谓善解经文者矣。

附录：小青龙汤原方

麻黄去节三两　芍药三两　细辛三两　干姜三两　甘草三两　桂枝去皮三两　五味子半升　半夏半升汤洗

上八味，以水一斗，先煮麻黄减二升，去上沫，纳诸药，煮取三升，去滓，温服一升。若微利者，去麻黄，加荛花，如鸡子大，熬令赤色（古以熬字作炒字用）。若渴者，去半夏，加栝蒌根三两。若噎者（即呃逆），去麻黄，加附子一枚炮。若小便不利、少腹满，去麻黄，加茯苓四两。若喘者，去麻黄，加杏仁半升，去皮尖。

按：荛花今人罕用，修园谓可以茯苓代之。

附录：更定小青龙汤分量

麻黄二钱　生杭芍三钱　干姜一钱　甘草钱半　桂枝尖二钱　清半夏二钱　五味子钱半　细辛一钱

此后世方书所载小青龙汤分量，而愚略为加减也。喘者，原去麻黄加杏仁，愚于喘证之甚实者，又恒加杏仁三钱，而仍用麻黄一钱，则其效更捷。若兼虚者，麻黄断不宜用。《伤寒论》小青龙汤，无加石膏之例，而《金匮》有小青龙加石膏汤，治肺胀咳而上气，烦躁而喘，脉浮者，心下有水。是以愚治外感痰喘之挟热者，遵《金匮》之例，必酌加生石膏数钱，其热甚者，又或用至两余。

喻嘉言曰：桂枝、麻黄法无大小，而青龙汤有大小者，以桂枝、麻黄之变化多，而大青龙汤之变法，不过于桂、麻二汤内施其化裁，或增或去，或饶或减，其中神化莫可端倪。又立小青龙一法，散邪之功兼乎涤饮，取义山泽小龙养成头角，乘雷雨而翻江搅海直奔龙门之义，用以代大青龙，而擅江河行水之力，立法诚大备也。因经叔和编次漫无统纪，昌于分编之际，特以大青龙为纲，于中麻、桂诸法悉统于青龙项下，拟为龙背、龙腰、龙腹，然后以小青龙汤尾之，或飞或潜可弥可伏，用大用小曲畅无遗。居然仲景通天手眼，驭龙心法矣。昔有善画龙者，举笔凝思，而青天忽生风雨。吾不知仲景制方之时，其为龙乎，其为仲景乎，必有倏然雷雨满盈（大青龙汤），倏然密云不雨（桂枝二越婢一汤），倏然波浪奔腾（小青龙汤），以应其生心之化裁者，神哉青龙等方，即拟为九天龙经可也。

又曰：娄东胡卣臣先生，昌所谓贤士大夫也。夙昔痰饮为恙，夏日地气上升，痰即内动，设小有外感，膈间痰即不行，二三日瘥后当膺尚结小痤。无医不询，无方不考，乃至梦寐恳求大士治疗，因而闻疾思苦，深入三靡地位，荐分治病手眼，今且仁智兼成矣。昌昔谓膀胱之气流行，地气不升，则天气常朗，其偶受外感，则仲景之小青龙一方，与大士水月光中大圆镜智无以异也。盖无形之感挟有形之痰互为胶漆，其当胸窟宅，适在太阳经位，惟于麻、桂方中，倍加五味、半夏以涤饮而收阴，加干姜、细辛以散结而分解，合而用之，令药力适在痰饮绾结之处，攻击片时，则无形之感从肌肤出，有形之痰从水道出，顷刻分解无余，而膺胸空旷不复丛生小痤矣。若泥麻、桂甘温减去不用，则不成其为龙矣，将恃何物为翻波鼓浪之具乎。

寒温中，皆有痰喘之证，其剧者甚为危险。医者自出私智治之，皆不能效，惟治以小青龙汤，或治以小青龙加石膏汤，则可随手奏效。然寒温之证，兼喘者甚多，而有有痰无痰与虚实轻重之分，又不必定用小青龙汤也。今将其证，分列数条于下，审证施治，庶几不误。

一气逆迫促，喘且呻，或兼肩息者，宜小青龙汤，去麻黄加杏仁。热者，加生石膏。

一喘状如前，而脉象无力，或兼数者，宜小青龙汤，去麻黄加杏仁，再加生石膏、人参。

一喘不至呻，亦不肩息，惟吸难呼易，苦上气，其脉虚而无力，或兼数者，宜拙拟清燥汤（在后）。

一喘不甚剧，呼吸无声，其脉实，而至数不数者，宜小青龙汤，去麻黄加杏仁、生石膏。若脉更滑数者，宜再加知母。

一喘不甚剧，脉洪滑而浮，舌苔白厚，胸中烦热者，宜用拙拟寒解汤（在后）汗之。

一喘而发热，脉象确有实热，至数兼数，重按无力者，宜拙拟白虎加人参以山药代粳米汤（在第六卷），更以生地代知母，加茅根作引。

一喘而结胸者，宜用《伤寒论》中诸陷胸汤丸，或拙拟荡胸汤（在第七卷），以开其结，其喘自愈。上所列喘证共七种，合之后馏水石膏饮所主之喘证，外感喘证之治法，亦略备矣。至于麻黄汤证，多有兼微喘者，此为业医者所共知，不必列于数条中也。

小青龙汤，为治外感痰喘之神方。其人或素有他证，于小青龙汤不宜，而至必须用小青龙汤之时，亦不可有所顾忌。徐灵胎曰：松江王孝贤夫人，素有血证，时发时止，发则微嗽。又因感冒变成痰喘，不能着枕，日夜俯几而坐，竟不能支持矣。是时有常州名医法丹书调治不效，延余至。余曰：此小青龙汤证也。法曰：我固知之，但体弱而素有血证，麻、桂诸方可用乎？余曰：急则治标，若更喘数日殆矣。且治其新病，愈后再治其本病可也。法曰：诚然，病家焉能知之，如用麻、桂而本病复发，则不咎病本无治，而恨用麻、桂误之矣。我乃行道之人，不能任其咎，君不以医名，我不与闻，君独任之可也。余曰：然服之有害，我自当之，但求先生不阻之耳。遂与服，饮毕而气平，终夕得安。然后以消痰、润肺、养阴、开胃之方，以次调之，体乃复旧。

按：有血证者，最忌桂枝，不甚忌麻黄。用此方时，宜稍为变通，去桂枝留麻黄，再加生石膏，服之亦可愈病，且妥善无他虞。

又愚用小青龙汤，凡遇脉虚者，必预购补药，以备不时之需。曾治一叟，年六十三，于仲冬得伤寒证，痰喘甚剧，其脉浮而弱，不任循按。问其平素，言有劳病，冬日恒发喘嗽。愚再三踌躇，勉强治以小青龙汤，去麻黄加杏仁、生石膏。为其脉弱，俾预购补药数种备用，服药喘稍愈。再诊其脉微弱益甚，愚遂用龙骨、牡蛎（皆不用煅）、野台参、生杭芍、山萸肉（去净核）为方，皆所素购也。煎汤甫成，此时病人呼吸俱微，自觉气息不续，急将药饮下，气息遂可接续。愚将旋里，嘱再服药数剂，以善其后。隔三日复来迎愚，言病又反复。愚至，见其喘促异常，其脉尺部无根，寸部有热。急用酸石榴一个，连皮捣烂煮汤，调白沙糖多半两，服之喘愈大半。又用所服原方去萸肉，仍加酸石榴一个，与药同煎好，再兑生梨自然汁半茶盅，服之喘遂大愈。盖石榴与萸肉，同系酸敛之品，而一则性温，一则性凉，此时脉象有火，故以酸石榴易萸肉，而又加生梨汁之甘寒，所以服之能效也。

又门人高如璧，曾治一外感痰喘，其脉甚虚，如璧投以小青龙汤，去麻黄，加杏仁，又加野台参五钱、生石膏八钱，一剂而喘定。继用拙拟从龙汤（在后），亦加参与石膏，病若失。按：如此调方，以治外感之痰喘兼虚者，诚为稳善，较愚之用补药于小青龙汤后者，可谓青出于蓝矣。

又长子荫潮，曾治一外感痰喘，喘逆甚剧，脉甚虚数。诸医因喘剧脉虚数，皆辞不治。荫潮投以小青龙汤，去麻黄，加杏仁，又加人参、生石膏各一两，一剂病愈大半。继投以从龙汤，去半夏，加人参、生石膏，两剂全愈。

小青龙汤，治外感挟水气，凡证由于外感痰饮者，用之皆有捷效，以痰饮即水之所结也。一媪，年六十余。得温病三四日，胸膈烦满，甚觉短气，其脉滑而有力。投以小青龙汤，加生石膏一两，胸次豁然，仍觉表里发热。继投以大剂白虎加人参汤，方中生石膏用三两，煎汤一大碗，分三次温饮下，尽剂而愈。

外感之证，皆忌用五味，而兼痰嗽者尤忌之，以其酸敛之力甚大，能将外感之邪锢闭肺中而终身成劳嗽也。惟与干姜并用，济之以至辛之味，则分毫无碍。按五行之理，辛可胜酸，《内经》有明文也。徐氏《本草百种录》中亦论之甚详。

肺具阖辟之力，其阖辟之力适均，且机关灵动活泼，则呼吸自顺。陈修园曰：干姜以司肺之辟，五味以司肺之阖，细辛以发动其阖辟活动之机，小青龙汤中，当以此三味为主，故他药皆可加减，此三味则缺一不可。按五味能阖，干姜能辟，其理易明，至细辛能发动其阖辟之机，其理甚邃。盖细辛味辛，而细嚼之，有酸收之意，《本经》谓主咳逆上气，是此一药不但味辛能辟，而又能阖也，其所以能发动阖辟之机者，诚在于斯。

细辛有服不过钱之说，是言单服此一味也。若入汤剂，有他药渣相混，即用一钱，不过有半钱之力，若再少用，即不能成功矣。故用小青龙汤者，细辛必以一钱为度。

麻黄能泻肺气以定喘，桂枝能降肺气以定喘。外感痰喘，多有兼气虚者，故不敢用麻黄泻肺，而易以杏仁，助桂枝以降肺。由是观之，若其气分不虚，而证又甚实，不去麻黄亦可，或加杏仁，减麻黄之半亦可。况《金匮》小青龙加石膏汤，治肺胀作喘，原不去麻黄，亦不加杏仁。盖加石膏，即可以不去麻黄，为有麻黄，所以不用杏仁。若遇其气分甚虚者，虽加石膏，亦宜以杏仁代麻黄，而又加参也。

愚用小青龙治外感痰喘，屡次皆效。然必加生石膏，或七八钱，或至两余，若畏石膏不敢多用，即无效验。堂姊丈褚樾浓，体丰气虚，素多痰饮，薄受外感即大喘不止，医治无效，旬日喘始渐愈。偶与愚言及，若甚恐惧。愚曰：此甚易治，顾用方何如耳。《金匮》小青龙加石膏汤，为治外感痰喘之神方，辅以拙拟从龙汤，则其功愈显。若后再喘时，先服小青龙加石膏汤，若一剂喘定，继服从龙汤一剂，其喘必不反复。若一剂喘未定，小青龙加石膏汤可服至两三剂，若犹未全愈，继服从龙汤一两剂，必能全愈。若服小青龙加石膏汤喘止，旋反复，再服不效者，继服从龙汤一二剂必效。遂录两方赠之，樾浓甚欣喜，如获异珍，后用小青龙汤时，畏石膏不敢多加，虽效实无捷效。偶因外感较重喘剧，连服小青龙汤两剂，每剂加生石膏三钱，喘不止而转增烦躁，遂放胆加生石膏一两，一剂喘止，而烦躁亦愈。由斯观之，即脉与证皆无热象者，亦宜加生石膏数钱，以解麻、桂、姜、辛之热也。

尝视《伤寒》之方，不但小青龙汤宜加石膏，而他方亦多有宜加凉药者。仲景为医中之圣，所著《伤寒论》一书，弘博渊深，开后人无限法门，原不可轻加拟议。特是天地之气运，数十年而一变。仲景先成《伤寒论》，小青龙汤一方，加法甚多，而独不加石膏，盖其时无可加石膏之证也。后著《金匮》，则小青龙汤加石膏矣，其时有其证可知。相隔应不甚远，气运即有变迁，况自汉季至今，一千六百余年，必执定古人之方，以治今人之病，不知少有变通，是亦不善用古方也。况《伤寒论》前原散佚，经王叔和编次而成，其中能保无舛讹乎？是以愚于《伤寒论》一书，其可信者，尊之如《本经》、《内经》，间有不敢信者，不得不存为疑案，以待质高明也。

即如太阳一篇，第二十五节云："服桂枝汤大汗出，脉洪大者，与桂枝汤如前法。"按：此证有过汗亡阴之象（徐氏《洄溪医案》言过汗亡阴亡阳之分，论之甚详），其脉之洪大，乃阳偏盛也，桂枝之辛温犹可用乎？

第四十五节云："太阳病，脉浮紧，无汗，发热，身疼痛，八九日不解，表证仍在，此当发其汗，服药已微除，其人发烦目瞑，剧者必衄，衄乃解，所以然者，阳气重故也，麻黄汤主之。"按：此证麻黄汤主之，谓用麻黄汤于未衄之前，当发其汗时也。然服麻黄汤后，至于发烦目瞑，剧者且衄，则其先早有伏热可知。设用麻黄汤时，去桂枝勿使动其血分，再加知母以清其伏热，其人不发烦目瞑，血即可以不衄，纵衄时不亦轻乎？且今日寒温诸证，恒有因衄血过剧而愤事者，又不可执定衄后即解也。曾治一室女得温病，七八日间衄血甚多，衄后身益热，且怔忡，脉甚虚数。投以大剂白虎加人参汤，生石膏重用三两，煎汤一大碗，分三次温饮下，热遂退。隔半日复衄血，病家惧甚，诊其脉甚平和，曰无须用药即愈矣，果须臾而愈。此证若于初次衄后，不急用白虎加人参汤，清热兼补其虚，其身热脉数，心复怔忡之状况，犹堪再衄乎！

第五十四节云："伤寒不大便六七日，头痛有热者，与承气汤。小便清者，知不在里，仍在表也，当须发汗，若头痛者必衄，宜以桂枝汤。"按：此谓用桂枝汤，于未衄之前，即可以不衄也。徐灵胎曰："外感风热，药中误用桂枝，即可吐血衄血。"此诚确当之论。曾治一媪，年近六旬，感冒风寒，投以发表之剂，中有桂枝，一服而愈。后数月又得感冒证，兼有心中积热，自服原方，竟至吐血。由斯观之，此证既血热，有将衄之势，桂枝汤亦似难用，纵有表证宜解，拟用麻黄汤，去桂枝，加知母、芍药，方为稳妥。

诸如此类，窃疑非仲景原文，即系仲景原文，而当时人犹近古，禀质浑穆，虽经外感铄耗，其阴分不易亏损，即偶有所损，而其根柢仍固。故治之者，率可但治其外感，不必多有所顾忌。今人禀赋不及古人，而人事又多遭损，或吸烟、或鸩酒、或纵欲及一切劳心劳力过度之事，皆足伤人阴分，故甫经邪热铄耗，其阴分即有莫支之势。治之者，宜时时顾其阴分，无论或发表、或和解、或降下，见有热象可征者，即宜加凉润之药佐之，若知母、生石膏、芍药之类。惟甘寒黏泥，虽能滋阴，而能锢闭外邪者，不宜用也。

从龙汤

治外感痰喘，服小青龙汤，病未全愈，或愈而复发者，继服此汤。

龙骨不用煅一两捣　牡蛎不用煅一两捣　生杭芍五钱　清半夏四钱　苏子炒捣四钱　牛蒡子炒捣三钱

热者，酌加生石膏数钱或至一两。

从来愚治外感痰喘，遵《伤寒论》小青龙汤加减法，去麻黄加杏仁，热者更加生石膏，莫不随手而愈。然间有愈而复发，再服原方不效者，自拟得此汤后，凡遇此等证，服小青龙汤一两剂即愈者，继服从龙汤一剂，必不再发。未全愈者，服从龙汤一剂或两剂，必然全愈。名曰从龙汤者，为其最宜用于小青龙汤后也。

或疑方中重用龙骨、牡蛎，收涩太过，以治外感之证，虽当发表之余，仍恐余邪未尽，被此收涩之药固闭于中，纵一时强制不喘，恐病根益深，异日更有意外之变。答曰：若是以品龙骨、牡蛎，浅之乎视龙骨、牡蛎者也，斯可征之以前哲之说。

陈修园曰：痰水也，随火而上升。龙属阳而潜于海，能引逆上之火、泛滥之水，下归其宅。若与牡蛎同用，为治痰之神品。今人止知其性涩以收脱，何其浅也。

徐灵胎曰：龙得天地纯阳之气以生。藏时多，见时少，其性虽动而能静。故其骨最黏涩，能收敛正气，凡心神耗散，肠胃滑脱之疾，皆能已之。又曰：阳之纯者，乃天地之正气。故在人亦但敛正气，而不敛邪气。所以仲景于伤寒邪气未尽者，亦恒与牡蛎同用，后之医者，于此义盖未之审也。又曰：人身之神属阳，然非若气血之有形质，可补泻也，故治神为最难。龙者秉天地之元阳出入而变化不测，乃天地之神也，以神治神，则气类相感，更佐以寒热温凉补泻之法，虽无形之病，不难治矣。又曰：天地之阳气有二，一为元阳之阳，一为阴阳之阳。阴阳之阳，分于太极既判之时，以日月为升降，而水火则其用也；与阴为对待，而不并于阴，此天地并立之义也。元阳之阳，存于太极未判之时，以寒暑为起伏，而雷雨则其用也；与阴为附丽，而不杂于阴，此天包地之义也。龙者正天地元阳之气所生，藏于水而不离乎水者也。故春分阳气上并泉冷，龙用事而能飞。秋分阳气下并泉温，龙退蛰而能潜。人身五脏属阴，而肾尤为阴中之至阴，故人之元阳藏焉，是肾为藏水之脏，而亦为藏火之脏也。所以阴分之火，动而不藏者亦用龙骨，盖借其气以藏之，必能自还其宅也。

按：此论与前论皆妙甚，果能细参其理，则无疑于拙拟之从龙汤矣。

邑郑仁村，年五十许。感冒风寒，痰喘甚剧，服表散、清火、理痰之药皆不效，留连二十余日，渐近垂危。其甥刘振绪，愚外祖家近族表弟也。年十四，从愚读书，甚慧。与言医学，颇能记忆。闻其舅病革，往省之，既至，则衣冠竟属纩矣。振绪用葶苈（四钱生者布包）大枣（五枚劈开）汤，加五味子二钱，煎汤灌之，豁然顿醒，继服从龙汤一剂全愈。盖此证乃顽痰郁塞肺之窍络，非葶苈大枣汤不能泻之。且喘久则元气必虚，加五味子二钱，以收敛元气，并可借葶苈下行之力，以纳气归肾也。以十四岁童子，而能如此调方，岂非有神助欤？为其事特异，故附记于此。且以知拙拟从龙汤，固宜于小青龙汤后，而服过发表之药者，临时制宜，皆可酌而用之，不必尽在小青龙汤后也。

馏水石膏饮

治胸中先有蕴热，又受外感，胸中烦闷异常，喘息迫促，其脉浮洪有力，按之未实，舌苔白而未黄者。

生石膏轧细二两　甘草三钱　麻黄二钱

上药三味，用蒸汽水煎二三沸，取清汤一大碗，分六次温服下。前三次，一点钟服一次，后三次，一点半钟服一次。病愈则停服，不必尽剂。下焦觉凉者，亦宜停服。僻处若无汽水，可用甘澜水代之。

作甘澜水法：用大盆盛水，以杓扬之，扬久水面起有若干水泡，旁有人执杓逐取水，即甘澜水。

若以治温病中似此证者，不宜用麻黄，宜用西药阿斯必林一瓦，融化于汤中以代之。若僻处药房无阿斯必林，又可代以薄荷叶二钱。

奉天车站，经理矿务钱慕韩，愚之同乡也。其妇人于仲冬得伤寒证，四五日间，喘不能卧，胸中烦闷异常，频频呼唤，欲自开其胸。诊其脉浮洪而长，重按未实，舌苔白厚。知其证虽入阳明，而太阳犹未罢也（胸中属太阳）。此时欲以小青龙汤治喘，则失于热。欲以白虎汤治其烦热，又遗却太阳之病，而喘不能愈。踌躇再三，为拟此方，取汽水轻浮之力，能引石膏上升，以解胸中之烦热。甘草甘缓之性，能逗留石膏不使下趋，以专其上行之力。又少佐以麻黄解散太阳之余邪，兼借以泻肺定喘，而胸中满闷可除也。汤成后，俾徐徐分六次服之。因病在上焦，若顿服，恐药力下趋，则药过病所，而病转不愈也。服至三次，胸间微汗，病顿见愈，服至尽剂，病愈十之八九。再诊其脉，关前犹似浮洪，喘息已平，而从前兼有咳嗽未愈。继用玄参一两，杏仁（去皮）二钱，蒌仁、牛蒡子各三钱，两剂全愈。

葛根黄芩黄连汤解

《伤寒论》曰：太阳病桂枝证，反下之，利遂不止，脉促者，表未解也，喘而汗出者，葛根黄芩黄连汤主之。

唐容川曰：此节提出桂枝证，以别于上书麻黄证之太阳病也。上二节是伤寒，以见此一节是伤风。风在肌肉，阳明所司之界，本能翕翕发热，若误下之，则热邪内陷，为协热下利，与上节之必自利者不同。何以知其与上节寒利不同哉？盖寒脉不数，今以其脉数而歇至，名之为促，所以促者，因热内陷而表未解，故邪欲出而不得出，是以促急也。热气逆于肺则喘，热气蒸于肌腠则汗出，此太阳阳明协热下利之证，故用葛根黄芩黄连汤治之。陆九芝曰：温热之与伤寒所异者，伤寒恶寒，温热不恶寒耳，恶寒为太阳主证，不恶寒为阳明主证，仲景于此，分之最严。恶寒而无汗用麻黄，恶寒而有汗用桂枝，不恶寒而有汗且恶热者用葛根。阳明之葛根，即太阳之桂枝也，所以达表也。葛根黄芩黄连汤中之芩、连，即桂枝汤中之芍药也，所以安里也。桂枝协麻黄，治恶寒之伤寒。葛根协芩、连，治不恶寒之温热。其方为伤寒温热之分途，任后人审其病之为寒为热而分用之。尤重在芩、连之苦，不独可降、可泻，且合苦以坚之之义，坚毛窍可以止汗，坚肠胃可之止利。所以葛根黄芩黄连汤，又有下利不止之治。一方而表里兼清，此则药借病用，本不专为下利设也。乃后人视此方，若舍下利一证外，更无他用者何也。

按：用此方为阳明温热发表之药，可为特识。然葛根发表之力甚微，若遇证之无汗者，拟加薄荷、蝉退，或更加连翘，方能得清凉解热之汗。试观葛根汤，治项背强几几，无汗恶风者，必佐以麻、桂可知也。

或问：薄荷、蝉退之类，既善解阳明经无汗之温热，何以《伤寒论》方中皆不用？答曰：仲景用药多遵《本经》，薄荷《本经》不载，《别录》亦不载，当仲景时犹未列于药品可知。蚱蝉虽载于《本经》，然古人止知用蝉，不知用蜕，较之蝉退，以皮达皮之力必远不如，故仲景亦不用。至连翘古惟知用根，即麻黄连轺赤小豆汤中之连轺，其发表之力，亦必不如连翘。故身发黄证，仲景用之以宣通内热，而非用之以发表也。

附录：葛根黄芩黄连汤原方

葛根半斤　甘草炙二两　黄芩三两　黄连三两

上四味，以水八升，先煮葛根，减二升，纳诸药，煮取二升，去滓，分温再服。

附录：后世用葛根黄芩黄连汤分量

葛根四钱　甘草炙一钱　黄芩一钱五分　黄连一钱五分

不下利者，去黄连加知母三钱。无汗者，加薄荷叶、蝉退各钱半。

小柴胡汤解

小柴胡汤本为少阳之方，而太阳、阳明、厥阴篇皆用之。诚以少阳介于太阳、阳明之间，又与厥阴脏腑相连，故三经中，亦皆有小柴胡证也。

太阳篇曰："太阳病，十日已去，脉浮细而嗜卧也，外已解也，设胸满胁痛者，与小柴胡汤。"陈修园注曰：十日已去，为十一日，正直少阴重主气之期。此言太少阴阳之气表里相通，而太阳又得少阴之枢以为出入也。

又曰："伤寒五六日，中风，往来寒热，胸胁苦满，默默不欲饮食，心烦喜呕，或胸中烦而不呕，或渴，或腹中痛，或胁下痞鞕，或心下悸、小便不利，或不渴身有微热，或咳者，与小柴胡汤主之。"陈修园注曰：太阳之气不能从胸出入，逆于胸胁之间，内干动于脏气，当藉少阳之枢转而外出。伤寒五六日，经尽一周，气值厥阴，可籍其中间之少阳而枢转也。

唐容川注曰：《内经》云少阳为枢，盖实有枢之境地可指。足少阳胆经，胆附于肝，人皆知之。至手少阳三焦经，宋元以来皆不知为何物，致西人讥中国三焦之说为妄谈。且谓人身有连网，所饮之水，由胃散出，缘连网而下通膀胱，此为人身行水之道，中书并未言及。而不知《内经》早言之，特不名为连网，而名为三焦耳。《内经》灵兰秘典曰："三焦者，决渎之官，水道出焉。"此水道，即西人所谓行水之道，是三焦即连网也。然西人知有连网，而不知连网生于何处，且止知其能行水，至其微妙处西人仍不知。按：焦字，古本作𦞦，从采，有层折可辨也，从韦，以其膜象韦皮也，从焦，有皱纹如火灼皮也，西人以连网形容之，古圣只一𦞦字，已如绘其形。其根起于肾中，肾系贯脊通髓，名为命门，由命门生出膜油，上生胁下两大板油，为足少阳经之都会。又生出脐下膜油，中有细窍，通于膀胱。膀胱之后，大肠之前，膜中一大夹室，女子名血室，男子名精室，道家名丹田，乃气血交会，化生精气孕育之所。又有冲任二脉，导血而下以入此，导气而上出于胸膜。凡热入血室，冲气上逆，皆责于此，是为下焦最重之所。从脐上至胸前鸠尾，环肋骨至腰脊，是为中焦，其膜根于肾系，而发出如网，与小肠胃脘相连，有细窍通肠胃，所谓秘别糟粕，蒸津液也。此膜上有脾居之，脾气发生膏油，凡有膜网处，其上皆生膜油，凡化水谷，皆是膏油发力以熏吸之，所谓脾主化食利水者如此。再上生心下膈膜，由膈膜透过，上生心肺相连之系，其系之近心处，为心包络，与三焦为脏腑之配。由内膜透出筋骨之外，是生肥肉。肥肉内、瘦肉外，一层网膜有纹理，为营卫外出之路，名曰腠理，乃三焦之表也。邪在腠理，出与阳争则寒，入与阴争则热，故往来寒热。胸胁是膈膜连接之处，邪在膈膜，故胸胁苦满。足少阳胆火，游行三焦，内通包络，火郁不达，故默默。凡人饮水，俱从胃散于膈膜，下走连网，以入膀胱。凡人食物，化为汁液，从肠中出走网油，以达各脏。邪在膜油之中，水不下行，则不欲饮。食不消化，则不欲食。心烦者，三焦之相火，内合心包也。喜呕者，三焦为行水之府，水不下行，故反呕也。或但合心火，为胸中烦，而水不上逆则不呕。或三焦之火，能消水则渴。或肝膈中之气迫凑于腹内网油之中，则腹中痛。或邪结于胁下两大板油之中，则胁下痞满。或三焦中火弱水盛，水气逆于心下膈膜之间，而心下悸。或三焦之府不热，则不消渴。而邪在三焦之府，居腠理之间，则身有微热。或从膈膜中上肺，致肺中痰火上冲咽喉则咳。总之，是少阳三焦膜中之水火郁而为病也。统以小柴胡汤散火降水主之，各随其证之所见而加减之，无不确切。

又曰："血弱气衰腠理开，邪气因入，与正气相搏，结于胁下，正邪分争，往来寒热，休作有时，默默不欲饮食，脏腑相连，其痛必下，邪高痛下，故使呕也，小柴胡汤主之。"陈修园曰：此言太阳之气结于胁下，而伤太阴、阳明之气，亦当借少阳之枢而转出也。

又曰："伤寒四五日，身热恶风，胁下满，手足温而渴者，小柴胡汤主之。"唐容川注曰：此证全与上节（指九十七节）相同。只是未经误下，脉亦不浮弱。是脾之膏油未伤，而邪在膜网，仍当清疏理其膜网，故用小柴胡汤。

又曰："伤寒阳脉涩，阴脉弦，法当腹中急痛者，先与小建中汤，不差者，与小柴胡汤主之。"唐容川注曰：阳脉属气分，卫气从膜网而出，以达皮肤。膜网不通利，则卫气难于外出，故脉应之而涩。阴脉属血分，血藏膏油中，血滞油寒，气不得与血流通，则血行气阻而作痛，所谓痛则不通也。故先与小建中汤，以温其膏油，建中者，指中焦而言。中焦之膏油既温，则血不凝滞，而膜中之气，自通而不痛矣。若油既温和，痛仍不瘥者，是膏油血分通利，而膜网之微细管窍不通利，故阳气不得出也，复与小柴胡汤，疏通其膜网，则阳气通畅而愈。又曰："妇人中风七八日，续得寒热，发作有时，经水适断者，此为热入血室，其血必结，故使如疟状，发作有时，小柴胡汤主之。"唐容川注曰：邪在表里之间，只能往来寒热，而不发作有时。惟疟证邪客风府，或疟母结于胁下膜油之中，卫气一日一周，行至邪结之处，欲出不得，相争为寒热，所以发作有时也。夫卫气者，发于膀胱水中，达出血分，血为营、气为卫，此证热入血室，在下焦膜网之中，其血必结。阻其卫气至血结之处，相争则发寒热。卫气已过则寒热止，是以发作有时，与疟无异。原文故使二字，明言卫气从膜中出，血结在膜中，故使卫气不得达也。用柴胡透达膜膈而愈。知热入血室在膜中，即知疟亦在膜中矣。又曰："伤寒五六日，头汗出，微恶寒，手足冷，心下满，口不欲食，大便鞕，脉细者，此为阳微结，必有表复有里也。脉沉亦在里也。汗出为阳微，假令纯阴结，不复有外证，悉人在里，此为半在里半在外也。脉虽沉紧，不得为少阴病。所以然者，阴不得有汗，今头汗出，故知非少阴也。可与小柴胡汤，设不了了者，得屎而解。"陈修园注曰：此言阳微结似阴，虽见里证，而究与少阴之纯阴结有辨。

又曰："伤寒五六日，呕而发热者，柴胡证具，而以他药下之，柴胡证仍在者，复与柴胡汤。此虽已下之不为逆，必蒸蒸而振，却发热汗出而解。若心下满而鞕痛者，此为结胸也，大陷胸汤主之。但满而不痛者，此为痞，柴胡不中与之，宜半夏泻心汤。"唐容川注曰：柴胡证，是表之腠理间病。腠理是赤肉外之膜油。若从外膜而入内膜，聚于膈则为陷胸。盖胸膈乃内膜之大者，为上下之界。故邪入于内，多与正气结于此间。正气不升，饮食亦停于膈，是为有形之水饮。邪气内陷，并心包之火阻于胸膈，则为有形之瘀血。血生于心火，火行则血行，火阻则血阻，血与水交结，则化为痰，是为结胸实证，当夺其实，用大陷胸汤。但满而不痛，则无血与水，无凝聚成痰之实证，只水火无形之气塞于胸膈，和其水火之气而痞自解，不必攻下有形之物也。柴胡汤是透膈膜而外达腠理，陷胸汤是攻膈膜而下走大肠，泻心等汤则和膜膈以运行之，皆主膈膜间病，而有内外虚实之分，故仲景连及言之。阳明篇曰："阳明病发潮热，大便溏，小便自可，胸膈满不去者，小柴胡汤主之。"唐容川注曰：此潮热，是如疟之发作有时，以胸胁结满，冲阳之气上至结处，即相交而发热，其但热不寒者，以其为少阳阳明也。

又曰："阳明病胁下鞕满，不大便而呕，舌上白苔者，可与小柴胡汤。上焦得通，津液得下，胃气因和，身濈然而汗出解也。"唐容川注曰：凡病在三焦膜膈中，则舌色必白，现出三焦之本色。故丹田有热，亦云舌白苔，丹田是下焦之膜中也。此上病是胸前，正当胃中之气散走之路，阳明之热合于此间，则水不得入于膜中，而反呕出，是为上焦不通，必用柴胡以透达胸膜，则上焦得水道下行，是以津液得下。胃中水不留逆，则因而和平。内膜之水道既通，则外膜之气道自畅，故身濈然而汗出解也。

又曰："阳明中风，脉弦浮大而短气，腹部满，胁下及心痛。久按之气不通，鼻干不得汗，嗜卧，一身及面目悉黄，小便难，有潮热，时时哕，耳前后肿，刺之少差，外不解，过十日脉续浮者，与小柴胡汤。"唐容川注曰：此节是发明首章太阳阳明、少阳阳明之义。故提出脉弦，为少阳经之眼目；提出脉浮，为太阳经之眼目。此下先言少阳阳明，谓少阳三焦膜中水不得利，则气不化而气短。三焦之膜油布于腹中，故腹部满。胁下是板油所居，心下是膈膜所在，故结而作痛。久按之气不通，则膜中之气结甚矣。此皆少阳三焦膜中病也。而阳明经脉之热，又夹鼻作干。膜与油连，膏油是阳明所司，膏油被蒸，周身困顿，故嗜卧，遂发出膏油被蒸之黄色。膜中水不利，则小便难。有潮热者，发作如疟，应正气至邪结处而热，与上条潮热同例。膜中实，胃中虚，膜中气逆入胃则哕。随少阳经上耳，则前后肿。刺之经脉已愈，而其外各证不解，又见脉浮有欲出于表之情，故与小柴胡汤，使达于外也。

少阳篇曰："本太阳病不解，转入少阳者，胁下鞕满，干呕，不食，往来寒热，尚未吐下，脉沉紧者，与小柴胡汤。"唐容川注曰：此节言三焦有膜，膜上有膏。邪从太阳肌肉入于膏油，而内着胁下，居板油之内，则胁下痛满。膏油主消食，故不能食。邪从皮毛而入于膜，是为腠理，居阴阳之界，故往来寒热。膜缝内气逆于上，则为干呕。脉沉者，邪已内陷之象，脉紧者，正与邪争，尚欲外出之象。故以柴胡汤清利疏达，而膜中油中之邪，仍达出而解，此即少阳为枢之义也。

厥阴篇曰："呕而发热者，小柴胡汤主之。"陈修园注曰：此厥阴病，从少阳之枢转而治之也，发热应是寒热往来。

手少阳是三焦经，足少阳是胆经，从前因不知三焦为何物，并胆经亦不能确为指出，致小柴胡汤所主之病，皆不发明其理，即知为借少阳之枢转，而所以能枢转之理终渺茫。自容川悟出三焦一经，则手少阳之经明，足少阳之经亦因之能明。而《内经》太阳主开，阳明主阖，少阳为枢之理始显。本此以释小柴胡汤所主之病，触处贯通，无事烦言而解。故编中特详录之，其有剩义未尽发者，复参以管见，列数则于下，学者果尽明其理，于治伤寒一道，思过半矣。

小柴胡汤，虽兼主手、足少阳，而实注重足少阳。何以知之？因少阳提纲中明言不可发汗也。盖手少阳为水道所出，而小便与汗，皆与水道相通，是汗解为手少阳之出路。足少阳之大都会为胁下板油，此油外膜上紧连膈膜。凡小柴胡证，必胁满喜呕，是邪藏板油之中，欲借少阳上升之气缘膜透膈而出也。小柴胡汤，是因其病机而越之。

少阳提纲既戒发汗矣，而一百零二节与一百四十九节、二百三十节，皆言汗解者，因误下后，胁下所聚之邪，兼散漫于三焦包络。仍投以小柴胡汤，以和解宣通之。而邪之散漫者，遂由手少阳外达之经络作汗而解。而其留于胁下者，亦与之同气相求，借径于手少阳而汗解。故于汗出上特加一"却"字，言非发其汗，而却由汗解。此是宣通其少阳，听其自汗，而非强发其汗也。

其汗时，必发热蒸蒸而振者，有战而后汗之意也。盖少阳之病由汗解，原非正路，而其留于胁下之邪作汗解尤难。乃至服小柴胡汤后，本欲上透膈膜，因下后气虚，不能由上透出，而其散漫于手少阳者，且又以同类相招，遂于蓄极之时，而开旁通之路。此际几有正气不能胜邪之势，故汗之先必先热而振动，此小柴胡方中，所以有人参之助也。是以愚用此方时，于气分壮实者，恒不用人参。而于误服降药后，及气虚者，则必用人参也。

少阳经所居之部位，介太阳、阳明之间，此指手少阳而言，三焦所属之腠理也。而其传经之次第，乃在阳明之后，此指足少阳而言，胆经所属之板油也。板油与包脾之膜油相近，故从此可传太阴。小柴胡证多兼咳，其咳者咳吐黏涎也。乃太阳湿气，经少阳之热炼铄而成。是以愚验此证，常以吐黏涎为的。而方中之参、草、大枣，亦所以补助脾经，断其传太阴之路也。

小柴胡证喜呕者，不必作呕吐者，但常常有欲呕之意，即为喜呕。是以愚治伤寒，遇有觉恶心而微寒热往来者，即投以小柴胡汤，一剂而愈。此《伤寒论》所谓："伤寒中风，有柴胡证，但见一证便是，不必悉见也。"

容川谓：三焦外通于腠理，其说甚确。《内经》胀论曰："三焦胀者，气满皮肤中，轻轻然而不坚。"是明言三焦与腠理相通也。又容川欲征明三焦，即西人所谓连网，而引征于《内经》"三焦者，决渎之官"数语。然《内经》可征三焦即是连网者，不独此数语也。《灵枢》勇论谓："勇士者三焦理横，怯士者三焦理纵。"夫理既明明可辨其横纵，则其理之大且显可知。而一身之内，理之大且显者，莫连网若也，此又三焦即连网之明征也。

附录：小柴胡汤原方

柴胡八两　黄芩三两　人参三两　甘草三两　半夏半升洗　生姜三两切　大枣十二枚擘

上七味，以水一斗二升，煮取六升，去滓再煎，取三升，温服一升，日三服。若胸中烦而不呕，去半夏、人参，加栝蒌实一枚。若渴者，去半夏，加人参，合前成四两半，栝蒌根四两。若腹中痛，去黄芩，加芍药三两。若胁下痞鞕，去大枣，加牡蛎四两。若心下悸，小便不利者，去黄芩，加茯苓四两。若不渴，外有微热者，去人参，加桂枝三两，温覆取微汗愈。若咳者，去人参、大枣、生姜，加五味子半升，干姜二两。

附录：后世用小柴胡汤分量

柴胡八钱　黄芩三钱　人参三钱　甘草三钱　清半夏四钱　生姜三钱切　大枣四枚擘

陈修园曰：少阳介于两阳之间，须兼顾三经，故药不宜轻。去滓再煎者，因其方为和解之剂，再煎则药性和合，能使经气相融，不复往来出入也。古圣不但用药之妙，其煎法俱有精义。

按：去滓再煎，此中犹有他义。盖柴胡有升提之力，兼有发表之力，去滓重煎，所以去其发表之力也。然恐煎久并升提之力亦减，故重用至八两，而其三分之一，折为今之八钱也。唐容川曰：柴胡之力，能透胸前之膈。而仲景用柴胡以治少阳，其义尤精。少阳者，水中之阳，发于三焦，以行腠理，寄居胆中，以化水谷。必三焦之膜网通畅，肝胆之木火清和，而水中之阳乃能由内达外。柴胡茎中虚松有白瓤通气，象人身三焦之膜网。膜网有纹理与肌肤筋骨相凑，故名腠理。少阳木火郁于腠理而不达者，则作寒热。惟柴胡能达之，以其松虚象腠理能达阳气，且味清苦，能清三焦之火与胆中之火。其兼治太阳阳明者，则是通三焦之路，以达其气，乃借治非正治也。又曰：柴胡须用一茎直上，色青叶四面生，如竹叶而细，开小黄花者，乃为真柴胡，是仲景所用者。至于软柴胡、红柴胡、银柴胡，皆不堪用。

通变大柴胡汤

治伤寒温病，表证未罢，大便已实者。

柴胡三钱　薄荷三钱　知母四钱　大黄四钱

此方若治伤寒,以防风易薄荷。

《伤寒论》大柴胡汤,治少阳经与阳明府同病之方也。故方中用柴胡以解在经之邪,大黄以下阳明在府之热,方中以此二药为主,其余诸药,可加可减,不过参赞以成功也。然其方宜于伤寒,而以治温病与表证不在少阳者,又必稍为通变,而后所投皆宜也。

或问:其表果系少阳证,固宜用柴胡矣。若非少阳证,既加薄荷、防风以散表邪,何须再用柴胡乎?答曰:凡表证未罢,遽用降药下之,恒出两种病证,一为表邪乘虚入里,《伤寒论》所载下后胸满心下痞鞕,下后结胸者是也;一为表邪乘虚入里且下陷,《伤寒论》所谓下之利不止者是也。此方中用防风、薄荷以散之,所以防邪之内陷,用柴胡以升之,所以防邪之下陷也。

一人,年二十余。伤寒六七日,头疼恶寒,心中发热,咳吐黏涎。至暮尤寒热交作,兼眩晕,心中之热亦甚。其脉浮弦,重按有力,大便五日未行。投以此汤,加生石膏六钱,芒硝四钱,下大便二次。上半身微见汗,诸病皆见轻,惟心中犹觉发热,脉象不若从前之浮弦,而重按仍有力。拟投以白虎加人参汤,恐当下后,易作滑泻,遂以生山药代粳米,连服两剂全愈。

加味越婢加半夏汤

治素患劳嗽,因外感袭肺,而劳嗽益甚,或兼喘逆,痰涎壅滞者。

麻黄二钱　石膏煅捣三钱　生山药五钱　寸麦冬带心四钱　清半夏三钱　牛蒡子炒捣三钱　玄参三钱　甘草一钱五分　大枣三枚擘开　生姜三片

《伤寒论》有桂枝二越婢一汤,治太阳病发热恶寒,热多寒少。《金匮》有越婢汤,治受风水肿。有越婢加半夏汤,治外感袭肺,致肺中痰火壅滞,胀而作喘。今因其人素患劳嗽,外感之邪与肺中蕴蓄之痰,互相胶漆,壅滞肺窍,而劳嗽益甚。故用越婢加半夏汤,以祛外袭之邪。而复加山药、玄参、麦冬、牛蒡子,以治其劳嗽。此内伤外感兼治之方也。

一叟,年近七旬。素有劳嗽,初冬宿病发动,又兼受外感,痰涎壅滞胸间,几不能息。剧时昏不知人,身躯后挺。诊其脉,浮数无力。为制此汤,一剂气息通顺,将麻黄、石膏减半,又服数剂而愈。

或问:子尝谓石膏宜生用,不宜煅用。以石膏寒凉之中,原兼辛散,煅之则辛散之力变为收敛,服之转可增病。乃他方中,石膏皆用生者,而此独用煅者何也?答曰:此方所主之病,外感甚轻,原无大热。方中用麻黄以祛肺邪,嫌其性热,故少加石膏佐之。且更取煅者,收敛之力,能将肺中痰涎凝结成块,易于吐出。此理从用煅石膏点豆腐者悟出,试之果甚效验。后遇此等证,无论痰涎如何壅盛,如何杜塞,投以此汤,须臾,药方行后,莫不将痰涎结成小块,连连吐出,此皆煅石膏与麻黄并用之效也。若以治寒温大热,则断不可煅。若更多用则更不可煅也(煅石膏用于此方,且止三钱,自无妨碍,然愚后来志愿,欲全国药房,皆不备煅石膏,后有用此方者,若改用生石膏四钱更佳)。

治温病方

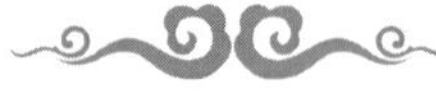

清解汤

治温病初得,头疼,周身骨节酸疼,肌肤壮热,背微恶寒无汗,脉浮滑者。

薄荷叶四钱　蝉退去足土三钱　生石膏捣细六钱　甘草一钱五分

《伤寒论》曰："太阳病，发热而渴，不恶寒者，为温病。若发汗已，身灼热者，名曰风温。风温为病，脉阴阳俱浮，自汗出，身重，多眠睡，息必鼾，言语难出。"此仲景论温病之提纲也。乃提纲详矣，而后未明言治温病之方。及反复详细观之，乃知《伤寒论》中原有治温病方，且亦明言治温病方，特涉猎观之不知耳。六十一节云："发汗后，不可更行桂枝汤。汗出而喘，无大热者，可与麻黄杏仁甘草石膏汤主之。"夫此证既汗后不解，必是用辛热之药，发不恶寒证之汗，即温病提纲中，所谓若发汗已也（提纲中所谓若发汗，是用辛热之药强发温病之汗）。其汗出而喘，无大热者，即温病提纲中，所谓若发汗已，身灼热及后所谓自汗出，多眠睡，息必鼾也。睡而息鼾，醒则喘矣。此证既用辛热之药，误发于前，仲景恐医者见其自汗，再误认为桂枝汤证，故特戒之曰：不可更行桂枝汤，而宜治以麻杏甘石汤。此节与温病提纲遥遥相应，合读之则了如指掌。然麻杏甘石汤，诚为治温病初得之的方矣。而愚于发表药中不用麻黄，而用薄荷、蝉退者，曾于葛根黄芩黄连汤解后详论之，兹不再赘。

今者论温病之书甚伙，而郑卫红紫，适足乱真。愚本《内经》、仲景，间附以管见，知温病大纲，当分为三端。今逐端详论，胪列于下，庶分途施治，不至错误。

一为春温。其证因冬月薄受外感，不至即病。所受之邪，伏于膜原之间，阻塞脉络，不能宣通，暗生内热。迨至春日阳生，内蕴之热，原有萌动之机，而复薄受外感，与之相触，则陡然而发，表里俱热，《内经》所谓"冬伤于寒，春必病温"者是也，宜治以拙拟凉解汤（在后）。热甚者，拙拟寒解汤（在后）。有汗者，宜仲景葛根黄芩黄连汤，或拙拟和解汤（在后）加生石膏。若至发于暑月，又名为暑温，其热尤甚。初得即有脉洪长，渴嗜凉水者，宜投以大剂白虎汤，或拙拟仙露汤（在第六卷）。

一为风温。犹是外感之风寒也，其时令已温，外感之气已转而为温，故不名曰伤寒、伤风，而名风温，即《伤寒论》中所谓风温之为病者是也。然其证有得之春初者，有得之春暮者，有得之夏秋者，当随时序之寒热，参以脉象，而分别治之。若当春初秋末，时令在寒温之间。初得时虽不恶寒，脉但浮而无热象者，宜用拙拟清解汤，加麻黄一二钱，或用仲景大青龙汤。若当暑热之日，其脉象浮而且洪者，用拙拟凉解汤，或寒解汤。若有汗者，用拙拟和解汤，或酌加生石膏。

一为湿温。其证多得之溽暑。阴雨连旬，湿气随呼吸之气传入上焦，窒塞胸中大气。因致营卫之气不相贯通，其肌表有似外感拘束，而非外感也。其舌苔白而滑腻，微带灰色。当用解肌利便之药，俾湿气由汗与小便而出，如拙拟宣解汤（在后）是也。仲景之猪苓汤去阿胶，加连翘亦可用。至湿热蓄久，阳明府实，有治以白虎汤加苍术者，其方亦佳。而愚则用白虎汤，以滑石易知母，又或不用粳米，而以生薏米代之。至于“冬不藏精，春必病温”，《内经》虽有明文，其证即寓于风温、春温之中。盖内虚之人，易受外感，而阴虚蕴热之人，尤易受温病。故无论风温、春温，兼阴虚者，当其发表、清解、降下之时，皆宜佐以滋阴之品，若生山药、生地黄、玄参、阿胶、生鸡子黄之类均可酌用。或宜兼用补气之品，若白虎汤之加人参，竹叶石膏汤之用人参，诚以人参与凉润之药并用，不但补气，实大能滋阴也。

上所论温病，乃别其大纲及其初得治法。至其证之详悉，与治法之随证变通，皆备于后之方案中。至于疫病，乃天地之疠气，流行传染，与温病迥异，详于第七卷中。

方中薄荷叶宜用其嫩绿者，至其梗宜用于理气药中，若以之发汗，则力减半矣。若其色不绿而苍，则其力尤减。若果嫩绿之叶，方中用三钱即可。

薄荷气味近于冰片，最善透窍。其力内至脏腑筋骨，外至腠理皮毛，皆能透达。故能治温病中之筋骨作疼者。若谓其气质清轻，但能发皮肤之汗，则浅之乎视薄荷矣。

蝉退去足者，去其前之两大足也。此足甚刚硬，有开破之力，若用之退目翳消疮疡，带此足更佳。若用之发汗，则宜去之，盖不欲其于发表中，寓开破之力也。

蝉退性微凉味淡，原非辛散之品，而能发汗者，因其以皮达皮也。此乃发汗中之妙药，有身弱不任发表者，用之最佳。且温病恒有兼瘾疹者，蝉退尤善托瘾疹外出也。

石膏性微寒，《本经》原有明文，虽系石药，实为平和之品。且其质甚重，六钱不过一大撮耳。其凉力，不过与知母三钱等。而其清火之力则倍之，因其凉而能散也。尝观后世治温之方，至阳明府实之时，始敢用石膏五六钱，岂能知石膏者哉。然必须生用方妥，煅者用至一两，即足偾事，此编例言中，曾详论之。又此方所主之证，或兼背微恶寒，乃热郁于中，不能外达之征，非真恶寒也。白虎汤证中，亦恒有如此者，用石膏透达其热，则不恶寒矣。

或问：外感中于太阳则恶寒，中于阳明则不恶寒而发热。时至春夏，气候温热，故外感之来，不与寒水相感召，而与燥金相感召，直从身前阳明经络袭入，而为温病。后世论温病者，多是此说。而《伤寒论》温病提纲，冠之以太阳病者何也？答曰：温病初得，亦多在太阳，特其转阳明甚速耳。曾治一人，年二十余。当仲夏夜寝，因夜凉，盖单衾冻醒，发懒，仍如此睡去。须臾又冻醒，晨起微觉恶寒。至巳时已觉表里大热，兼喘促，脉洪长而浮。投以清解汤，方中生石膏，改用两半，又加牛蒡子（炒捣）三钱，服后得汗而愈。由斯观之，其初非中于太阳乎，然不专在太阳也。人之所以觉凉者，由于衣衾之薄。其气候究非寒凉，故其中于人不专在太阳，而兼在阳明。且当其时，人多蕴内热，是以转阳明甚速也。然此所论者风温耳。若至冬受春发，或夏发之温，恒有与太阳无涉者。故《伤寒论》温病提纲中，特别之曰"风温之为病"，明其异于冬伤于寒，春必病温之温病也。又杏仁与牛蒡子，皆能降肺定喘，而杏仁性温、牛蒡子性凉。伤寒喘证，皆用杏仁，而温病不宜用温药，故以牛蒡子代之。

凉解汤

治温病，表里俱觉发热，脉洪而兼浮者。

薄荷叶三钱　蝉退去足土二钱　生石膏捣细一两　甘草一钱五分

春温之证，多有一发而表里俱热者。至暑温尤甚，已详论之于前矣。而风温证，两三日间，亦多见有此证脉者，此汤皆能治之，得汗即愈。

西人治外感，习用阿斯必林（第一卷参麦汤，第四卷曲直汤下皆论及此药）法。用阿斯必林一瓦，和乳糖（可代以白蔗糖）服之，得汗即愈。愚屡次试之，其发汗之力甚猛，外感可汗解者，用之发汗可愈。若此凉解汤，与前清解汤，皆可以此药代之，以其凉而能散也。若后之寒解汤，即不可以此药代之，盖其发汗之力有余，而清热之力仍有不足也。

寒解汤

治周身壮热，心中热而且渴，舌上苔白欲黄，其脉洪滑。或头犹觉疼，周身犹有拘束之意者。

生石膏捣细一两　知母八钱　连翘一钱五分　蝉退去足土一钱五分

或问：此汤为发表之剂，而重用石膏、知母，微用连翘、蝉退，何以能得汗？答曰：用此方者，特恐其诊脉不真，审证不确耳。果如方下所注脉证，服之覆杯可汗，勿庸虑此方之不效也。盖脉洪滑而渴，阳明府热已实，原是白虎汤证。特因头或微疼，外表犹似拘束，是犹有一分太阳流连未去。故方中重用石膏、知母以清胃腑之热；而复少用连翘、蝉退之善达表者，引胃中化而欲散之热，仍还太阳作汗而解。斯乃调剂阴阳，听其自汗，非强发其汗也。况石膏性凉（《本经》谓其微寒即凉也）味微辛，有实热者，单服之即能汗乎。曾治一少年，孟夏长途劳役，得温病，医治半月不效。后愚诊视，其两目清白，竟无所见。两手循衣摸床，乱动不休，谵语不省人事。其大便从前滑泻，此时虽不滑泻，每日仍溏便一两次。脉浮数，右寸之浮尤甚，两尺按之即无。因此证目清白无见者，肾阴将竭也。手循衣摸床者，肝风已动也。病势之危，已至极点。幸喜脉浮，为病还太阳。右寸浮尤甚，为将汗之势。其所以将汗而不汗者，人身之有汗，如天地之有雨。天地阴阳和而后雨，人身亦阴阳和而后汗。此证尺脉甚弱，阳升而阴不能应，汗何由作。当用大润之剂，峻补真阴，济阴以应其阳，必能自汗。遂用熟地、玄参、阿胶、枸杞之类，约重六七两，煎汤一大碗，徐徐温饮下，一日连进二剂，即日大汗而愈。审是则发汗原无定法，当视其阴阳所虚之处，而调补之，或因其病机而利导之，皆能出汗，非必发汗之药始能汗也。按：寒温之证，原忌用黏泥滋阴、甘寒清火，以其能留邪也。而用以为发汗之助，则转能逐邪外出，是药在人用耳。

一人，年四十余。为风寒所束不得汗，胸中烦热，又兼喘促。医者治以苏子降气汤，兼散风清火之品，数剂病益进。诊其脉，洪滑而浮，投以寒解汤，须臾上半身即出汗。又须臾，觉药力下行，至下焦及腿亦皆出汗，病若失。

一人，年三十许。得温证，延医治不效，迁延十余日。愚诊视之，脉虽洪而有力，仍兼浮象。问其头疼乎？曰然。渴欲饮凉水乎？曰有时亦饮凉水，然不至燥渴耳。知其为日虽多，而阳明之热犹未甚实，太阳之表犹未尽罢也。投以寒解汤，须臾汗出而愈。

一人，年三十余。于冬令感冒风寒，周身恶寒无汗，胸间烦躁。原是大青龙汤证，医者投以麻黄汤，服后汗无分毫，而烦躁益甚，几至疯狂。诊其脉，洪滑异常，两寸皆浮，而右寸尤甚。投以寒解汤，覆杯之顷，汗出如洗而愈。审是则寒解汤不但宜于温病，伤寒现此脉者，投之亦必效也。

一叟，年七旬。素有劳疾，薄受外感，即发喘逆。投以小青龙汤去麻黄，加杏仁、生石膏辄愈。上元节后，因外感甚重，旧病复发，五六日间，热入阳明之府。脉象弦长浮数，按之有力，而无洪滑之象（此外感兼内伤之脉）。投以寒解汤，加潞参三钱，一剂汗出而喘愈。再诊其脉，余热犹炽，继投以白虎加人参以山药代粳米汤（在第六卷）一大剂，分三次温饮下，尽剂而愈（此条亦系伤寒）。

一妊妇，伤寒两三日。脉洪滑异常，精神昏愦，间作谵语，舌苔白而甚厚。为开寒解汤方，有一医者在座，问方中之意何居？愚曰：欲汗解耳。曰此方能汗解乎？愚曰：此方遇此证，服之自能出汗。若泛作汗解之药服之，不能汗也。饮下须臾，汗出而愈，医者讶为奇异。

门人高如璧曾治一媪，年近七旬。于春初得伤寒证，三四日间，烦热异常，又兼白痢，昼夜滞下无度，其脉洪滑兼浮。如璧投以寒解汤，加生杭芍三钱，一剂微汗而热解，痢亦遂愈。按：用凉药发汗，自古有之。唐志曰：袁州天庆观，主首道士王自正伤寒旬余,四肢乍冷乍热,头重气塞,唇寒面青,累日不能食,势已甚殆。医者诊之曰:脉极细虚,是为阴证,必须桂枝汤乃可。及医者去后,方将煎桂枝汤,若有语之者曰:何不服竹叶石膏汤。四顾无人,惟小童在侧。自正惑焉,急邀医者还,告之曰:或教我服竹叶石膏汤何如?医者曰:竹叶石膏汤与桂枝汤,寒燠如冰炭。君之疾状已危,不可再为药误。方酬答间,复闻人语如前。自正心悚然。医者去后,即买竹叶石膏汤煎之,又闻所告如初。于是断然曰:神明三次告我,是赐我再生之路也,汤成即服其半。先时身体重千斤,倏而轻清,唇亦渐暖,咽膈通畅。遂悉服之,少顷汗出如洗,径就睡,平旦脱然。自正为人素谨饬,常茹素,与人齐醮尽诚,故为神明所佑如此。按:此虽阳证,状与阴证无异。然当时若问其小便,必黄热短涩,且必畏见沸汤,是其明证也。医者不知辨此,竟欲以桂枝汤强发其汗,危哉。幸邀神佑,得服竹叶石膏汤,大汗而愈。此即拙拟寒解汤,所谓调其阴阳,听其自汗也。又按:桂枝汤亦非治阴证之药,乃治伤风有汗之药。然桂枝下咽,阳盛则毙,叔和之言,诚千古不易之论。故伤寒无汗者,误服桂枝汤,犹大热烦渴,变为白虎汤证,况内蕴实热者乎!

又洪吉人曰:昔一名医,成化年,新野疫疠,有邻妇卧床数日,忽闻其家如羊嘶声,急往视之。见数人用被覆其妇,床下置火一盆,令其出汗,其妇面赤声哑,气息几断。因叱之曰:急放手,不然命殆矣。众不从,乃强拽被。其妇跃起,倚壁而喘,口不能言。曰:饮凉水否?颔之。与水一碗,一饮而尽,始能言。又索水,复与之。饮毕,汗出如雨,其病遂愈。或问其故,曰彼发热数日,且不饮食,肠中枯涸,以火蒸之,是速其死也,何得有汗。试观以火燃空鼎,虽赤而气不升,沃之以水,则气四达矣。遇此等证,不可不知。

按:此案与案后之论皆妙,是知用之得当,凉水亦大药也。其饮凉水而得汗之理，亦即寒解汤能发汗之理也。

又吴又可曰："里证下后，脉浮而微数，身微热，神思或不爽。此邪热浮于肌表，里无壅滞也。虽无汗，宜白虎汤，邪可从汗而解。若下后，脉空虚而数，按之豁然如无者，宜白虎加人参汤，覆杯则汗解。"按：白虎汤与白虎加人参汤，皆非解表之药。而用之得当，虽在下后，犹可须臾得汗，况在未下之前乎！不但此也，即承气汤，亦可为汗解之药，亦视乎用之何如耳。又洪吉人曰："余尝治热病八九日，用柴葛解之、芩连清之、硝黄下之，俱不得汗。昏愦扰乱，撮空摸床，危在顷刻。以大剂地黄汤（必系减去桂、附者），重加人参、麦冬进之。不一时，通身大汗淋漓，恶证悉退，神思顿清。"按：此条与愚用补阴之药发汗相似，所异者，又加人参以助其气分也。上所论者皆发汗之理，果能汇通参观，发汗之理，无余蕴矣。

铭勋孙年九岁，于正月下旬感冒风寒，两三日间，表里俱觉发热。诊其脉象洪实，舌苔白厚。问其大便两日未行，小便色黄，知其外感之实热已入阳明之府。为疏方：生石膏二两，知母六钱，连翘三钱，薄荷叶钱半，甘草二钱。晚六点钟时煎汤两茶盅，分两次服下。翌晨热退强半。因有事他出，临行嘱煎渣与服。阅四日来信言，铭勋仍不愈。接前方又服一剂，亦不见轻。斯时头面皆肿，愚遂进城往视。见其头面肿甚剧，脉象之热较前又盛，舌苔中心已黄，大便三日未行。为疏方：生石膏四两，玄参一两，连翘三钱，银花三钱，甘草三钱。煎汤两茶盅，又将西药阿斯匹林三分融化汤中，分三次温服下。头面周身微汗，热退肿消。继服清火养阴之剂两剂，以善其后。又邻村李边务，李姓少年，亦同时得大头瘟证，医治旬日病益剧，亦求愚治。其头面连项皆肿，心中烦躁不能饮食，其脉象虽有热，而重按无力。盖其旧有鸦片嗜好，下元素虚，且大便不实，不敢投以大凉之剂。为疏方：玄参一两，花粉五钱，银花五钱，薄荷钱半，甘草钱半。煎汤一大盅，送服阿斯匹林二分，头面周身皆出汗，病遂脱然全愈。

石膏阿斯必林汤

治同前证。

生石膏轧细二钱　阿斯必林一瓦

上药二味，先用白蔗糖冲水，送服阿斯必林。再将石膏煎汤一大碗，待周身正出汗时，乘热将石膏汤饮下三分之二，以助阿斯必林发表之力。迨至汗出之后，过两三点钟，犹觉有余热者，可仍将所余石膏汤温饮下。若药服完，热犹未尽者，可但用生石膏煎汤，或少加粳米煎汤，徐徐温饮之，以热全退净为度，不用再服阿斯必林也。

阿斯必林，前曾再三论之矣。然此药有优劣，其结晶坚实，粒粒若针尖形者，服一瓦必能出汗。若无甚结晶，多半似白粉末者，其发表之力稍弱，必服至一瓦强，或至一瓦半，方能出汗。用者宜视其药之优劣，而斟酌适宜方好。

又：此汤不但可以代寒解汤，并可以代凉解汤。若以代凉解汤时，石膏宜减半。

奉天南关马姓幼女，于端午节前得温病，医治旬日病益增剧，周身灼热，精神恍惚，烦躁不安，形势危殆，其脉确有实热，而至数嫌其过数。盖因久经外感灼热而阴分亏损也。遂用生石膏两半、生山药一两（单用此二味，取其易服），煮浓汁两茶盅，徐徐与之。连进两剂，灼热已退，从前两日未大便，至此大便亦通，而仍有烦躁不安之意。遂用阿斯必林二分，同白糖钱许，开水冲化服之，周身微汗，透出白痧满身而愈。

或问：外感之证，在表者当解其表，由表而传里者当清其里。今此证先清其里，后复解其表者何也？答曰：子所论者治伤寒则然也。而温病恒表里毗连，因此表里之界线不清。其证有当日得之者，有表未罢而即传于里者，有传里多日而表证仍未罢者。究其所以然之故，多因此证内有伏气，又薄受外感，伏气因感而发。一则自内而外，一则自外而内，以致表里混淆。后世治温者，恒不以六经立论，而以三焦立论，彼亦非尽无见也。是以愚对于此证有重在解表，而兼用清里之药者，有重在清里而兼用解表之药者，有其证似犹可解表，因脉数烦躁，遂变通其方，先清其里而后解其表者。如此则服药不至瞑眩，而其病亦易愈也。上所治之案，盖准此义。试观解表于清里之后，而白痧又可表出，是知临证者，原可变通因心，不必拘于一端也。

和　解　汤

治温病表里俱热，时有汗出，舌苔白，脉浮滑者。

连翘五钱　蝉退去足土二钱　生石膏捣细六钱　生杭芍五钱　甘草一钱

若脉浮滑，而兼有洪象者，生石膏当用一两。

宣　解　汤

治感冒久在太阳，致热蓄膀胱，小便赤涩，或因小便秘，而大便滑泻。兼治湿温初得，憎寒壮热，舌苔灰色滑腻者。

滑石一两　甘草二钱　连翘三钱　蝉退去足土三钱　生杭芍四钱

若滑泻者，甘草须加倍。

一叟，年六十五，得风温证。六七日间，周身悉肿，肾囊肿大似西瓜，屡次服药无效。旬日之外，求为诊视。脉洪滑微浮，心中热渴，小便涩热，痰涎上泛，微兼喘息，舌苔白厚。投以此汤，加生石膏一两，周身微汗，小便通利，肿消其半，犹觉热渴。遂将方中生石膏加倍，服后又得微汗，肿遂尽消，诸病皆愈。按：此乃风温之热，由太阳经入于膀胱之府，阻塞水道，而阳明胃腑亦将实也。由是观之，彼谓温病入手经、不入足经者，何其谬哉。

滋阴宣解汤

治温病，太阳未解，渐入阳明。其人胃阴素亏，阳明府证未实，已燥渴多饮。饮水过多，不能运化，遂成滑泻，而燥渴益甚。或喘，或自汗，或小便秘。温疹中多有类此证者，尤属危险之候，用此汤亦宜。其方即宣解汤加生山药一两，甘草改用三钱。

此乃胃腑与膀胱同热，又兼虚热之证也。滑石性近石膏，能清胃腑之热，淡渗利窍，能清膀胱之热，同甘草生天一之水，又能清阴虚之热，一药而三善备，故以之为君。而重用山药之大滋真阴，大固元气者，以为之佐使。且山药生用，则汁浆稠黏，同甘草之甘缓者，能逗留滑石于胃中，使之由胃输脾，由脾达肺，水精四布，循三焦而下通膀胱，则烦热除，小便利，而滑泻止矣。又兼用连翘、蝉退之善达表者，以解未罢之太阳，使膀胱蓄热，不为外感所束，则热更易于消散。且蝉之性，饮而不食，有小便无大便，故其蜕，又能利小便，而止大便也。愚自临证以来，遇此等证，不知凡几，医者率多束手，而投以此汤，无不愈者。若用于温疹，兼此证者，尤为妥善，以连翘、蝉退实又表散温疹之妙药也。

一媪，年近七旬，素患漫肿。为调治月余，肿虽就愈，而身体未复。忽于季春得温病，上焦烦热。病家自剖鲜地骨皮，煮汁饮之稍愈，又饮数次，遂滑泻不止，而烦热益甚。其脉浮滑而数，重诊无力。病家因病者年高，又素有疾病，加以上焦烦热，下焦滑泻，惴惴惟恐不愈，而愚毅然以为可治。投以滋阴宣解汤，一剂泻止，烦热亦觉轻。继用拙拟白虎加人参以山药代粳米汤（在第六卷），煎汁一大碗，一次只温饮一大口，防其再滑泻也，尽剂而愈。

一室女，感冒风热，遍身瘾疹，烦渴滑泻，又兼喘促。其脉浮数无力。愚踌躇再四，亦投以滋阴宣解汤，两剂诸病皆愈。按：服滋阴宣解汤，皆不能出大汗，且不宜出大汗，为其阴分虚也。间有不出汗者，病亦可愈。

滋阴清燥汤

治同前证。外表已解，其人或不滑泻，或兼喘息，或兼咳嗽，频吐痰涎，确有外感实热，而脉象甚虚数者。若前证服滋阴宣解汤后，犹有余热者，亦可继服此汤。其方即滋阴宣解汤，去连翘、蝉退。

一妇人，受妊五月，偶得伤寒。三四日间，胎忽滑下。上焦燥渴，喘而且呻，痰涎壅盛，频频咳吐。延医服药，病未去而转添滑泻，昼夜十余次。医者辞不治，且谓危在旦夕。其家人惶恐，迎愚诊视。其脉似洪滑，重诊指下豁然，两尺尤甚。本拟治以滋阴清燥汤，为小产才四五日，不敢遽用寒凉，遂先用生山药二两，酸石榴一个，连皮捣烂，同煎汁一大碗，分三次温饮下。滑泻见愈，他病如故。再诊其脉，洪滑之力较实。因思此证虽虚，确有外感实热，若不先解其实热，他病何以得愈。时届晚三点钟，病人自言，每日此时潮热，又言精神困倦已极，昼夜苦不得睡。遂于斯日，复投以滋阴清燥汤。方中生山药重用两半，煎汁一大碗，徐徐温饮下，一次只饮药一口。诚以产后，脉象又虚，不欲寒凉侵下焦也。斯夜遂得安睡，渴与滑泻皆愈，喘与咳亦愈其半。又将山药、滑石各减五钱，加龙骨、牡蛎（皆不用煅）各八钱，一剂而愈。

一室女，伤寒过两旬矣，而瘦弱支离，精神昏愦，过午发热，咳而且喘，医者辞不治。诊其脉，数至七至，微弱欲无。因思此证若系久病至此，不可为矣。然究系暴虚之证，生机之根柢当无损。勉强投以滋阴清燥汤，将滑石减半，又加玄参、熟地黄各一两，野台参五钱，煎汤一大碗，徐徐温饮下。饮完煎滓重饮，俾药力昼夜相继。两日之间，连服三剂。滑石渐减至二钱，其病竟愈。按：此证始终不去滑石者，恐当伤寒之余仍有余邪未净。又恐补药留邪，故用滑石引之下行，使有出路也。又按：凡煎药若大剂，必需多煎汤数杯，徐徐服之。救险证宜如此，而救险证之阴分亏损者，尤宜如此也。

陆军第二十八师，师长汲海峰之太夫人，年近七旬。身体羸弱，谷食不能消化，惟饮牛乳，或间饮米汤少许，已二年卧床，不能起坐矣。于戊午季秋，受温病。时愚初至奉天，自锦州邀愚诊视。脉甚细数，按之微觉有力。发热咳嗽，吐痰稠黏，精神昏愦，气息奄奄。投以滋阴清燥汤，减滑石之半，加玄参五钱，一剂病愈强半。又煎渣取清汤一茶盅，调入生鸡子黄一枚，服之全愈。愈后身体转觉胜于从前。

奉天大东关，旗人号崧宅者，有孺子年四岁，得温病，邪犹在表。医者不知为之清解，遽投以苦寒之剂，服后滑泻，四五日不止。上焦燥热，闭目而喘，精神昏愦。延为诊治，病虽危险，其脉尚有根柢，知可挽回。俾用滋阴清燥汤原方，煎汁一大茶杯。为其幼小，俾徐徐温饮下，尽剂而愈。然下久亡阴，余有虚热。继用生山药、玄参各一两以清之，两剂热尽除。大抵医者遇此等证，清其燥热则滑泻愈甚，补其滑泻其燥热亦必愈甚。惟此方用山药以止滑泻，而山药实能滋阴退热；滑石以清燥热，而滑石实能利水止泻，二药之功用，相得益彰。又佐以芍药之滋阴血、利小便，甘草之燮阴阳和中宫，亦为清热止泻之要品。汇集成方，所以效验异常。愚用此方，救人多矣，即势至垂危，投之亦能奏效。

天津市钱姓小儿，四岁，灼热滑泻，重用滋阴清燥汤治愈。

滋阴固下汤

治前证服药后，外感之火已消，而渴与泻仍未全愈，或因服开破之药伤其气分，致滑泻不止，其人或兼喘逆，或兼咳嗽，或自汗，或心中怔忡者，皆宜急服此汤。

生山药两半　怀熟地两半　野台参八钱　滑石五钱　生杭芍五钱　甘草二钱　酸石榴一个连皮捣烂

上药七味，用水五盅，先煎酸石榴十余沸，去滓再入诸药，煎汤两盅，分二次温饮下。若无酸石榴，可用牡蛎（煅研）一两代之。汗多者，加山萸肉（去净核）六钱。

按：寒温诸证，最忌误用破气之药。若心下或胸胁疼痛，加乳香、没药、楝子、丹参诸药，腹疼者加芍药，皆可止疼。若因表不解，束其郁热作疼者，解表清热，其疼自止。若误服槟榔、青皮、郁金、枳壳诸破气之品，损其胸中大气，则风寒乘虚内陷，变成结胸者多矣。即使传经已深，而肠胃未至大实，可降下者，则开破与寒凉并用，亦易使大便滑泻，致变证百出。愚屡见此等医者误人，心甚恻怛。故与服破气药而结胸者，制荡胸汤（在第七卷）以救其误。服破气药而滑泻者，制此汤以救其误。究之，误之轻者可救，误之重者实难挽回于垂危之际也。志在活人者，可不知其所戒哉。

犹龙汤

治胸中素蕴实热，又受外感。内热为外感所束，不能发泄。时觉烦躁，或喘，或胸胁疼。其脉洪滑而长者。

连翘一两　生石膏捣细六钱　蝉退去足土二钱　牛蒡子炒捣二钱

喘者倍牛蒡子，胸中疼者加丹参、没药各三钱，胁下疼者加柴胡、川楝子各三钱。

按：用连翘发汗，必色青者方有力。盖此物嫩则青，老则黄。凡物之嫩者，多具生发之气，故凡发汗所用之连翘，必须青连翘。

此方所主之证，即《伤寒论》大青龙汤所主之证也。然大青龙汤宜于伤寒，此则宜于温病。至伤寒之病，其胸中烦躁过甚者，亦可用之以代大青龙，故曰犹龙也。

一妇，年三十余。胸疼连胁，心中发热。服开胸、理气、清火之药不效。后愚诊视，其脉浮洪而长。知其上焦先有郁热，又为风寒所束，则风寒与郁热相搏而作疼也。治以此汤，加没药、川楝子各四钱，一剂得汗而愈。

一叟，年过七旬。素有劳病。因冬令伤寒，劳病复发，喘而且咳，两三日间，痰涎涌盛，上焦烦热。诊其脉，洪长浮数。投以此汤，加玄参、潞参各四钱，一剂汗出而愈。

门人刘子龝，曾治一人，年四十。外感痰喘甚剧。四五日间，脉象洪滑，舌苔白而微黄。子龝投以此汤，方中石膏用一两，连翘用三钱。一剂周身得汗，外感之热已退，而喘未全愈。再诊其脉，平和如常，微嫌无力。遂用拙拟从龙汤，去苏子，加潞参三钱，一剂全愈。愚闻之喜曰：外感痰喘，小青龙汤所主之证也，拙拟犹龙汤，原以代大青龙汤，今并可代小青龙汤，此愚之不及料也。将方中药味轻重略为加减，即能另建奇功。以斯知方之运用在人，慧心者自能变通也。

按：连翘原非发汗之药，即诸家本草亦未有谓其能发汗者。惟其人蕴有内热，用至一两必然出汗。且其发汗之力缓而长。为其力之缓也，不至为汪洋之大汗；为其力之长也，晚睡时服之，可使通夜微觉解肌。且能舒肝气之郁，泻肺气之实，若但目为疮家要药，犹未识连翘者也。

第六卷

治伤寒温病同用方

仙 露 汤

治寒温阳明证，表里俱热，心中热嗜凉水而不至燥渴。脉象洪滑，而不至甚实。舌苔白厚，或白而微黄，或有时背微恶寒者。

生石膏捣细三两　玄参一两　连翘三钱　粳米五钱

上四味，用水五盅，煎至米熟，其汤即成。约可得清汁三盅，先温服一盅。若服完一剂，病犹在者，可仍煎一剂，服之如前。使药力昼夜相继，以病愈为度。然每次临服药，必详细问询病人。若腹中微觉凉，或欲大便者，即停药勿服。候两三点钟，若仍发热未大便者，可少少与服之。若已大便，即非溏泻而热犹在者，亦可少少与服。

《伤寒论》白虎汤，为阳明府病之药，而兼治阳明经病；此汤为阳明经病之药，而兼治阳明府病。为其所主者，责重于经，故于白虎汤方中，以玄参之甘寒(《本经》言苦寒，细嚼之实甘而微苦，古今药或有不同)易知母之苦寒，又去甘草，少加连翘。欲其轻清之性，善走经络，以解阳明在经之热也。

方中粳米，不可误用糯米(俗名浆米)。粳米清和甘缓，能逗留金石之药于胃中，使之由胃输脾，由脾达肺，药力四布，经络贯通。

糯米质黏性热，大能固闭药力，留中不散，若错用之，即能误事。一叟年七十有一，因感冒风寒，头疼异常，彻夜不寝。其脉洪大有力，表里俱发热，喜食凉物，大便三日未行，舌有白苔甚厚。知系伤寒之热，已入阳明之府。因头疼甚剧，且舌苔犹白，疑犹可汗解。治以拙拟寒解汤（在第五卷），加薄荷叶一钱。头疼如故，亦未出汗，脉益洪实。恍悟曰：此非外感表证之头疼，乃阳明经府之热相并上逆，而冲头部也。为制此汤，分三次温饮下，头疼愈强半，夜间能安睡，大便亦通。复诊之，脉象余火犹炽。遂用仲景竹叶石膏汤，生石膏仍用三两，煎汁一大碗，分三次温饮下，尽剂而愈。

按：竹叶石膏汤，原寒温大热退后，涤余热复真阴之方。故其方不列于六经，而附载于六经之后。其所以能退余热者，不恃能用石膏，而恃石膏与参并用。盖寒温余热，在大热铄涸之余，其中必兼有虚热。石膏得人参，能使寒温后之真阴顿复，而余热自消，此仲景制方之妙也。又麦冬甘寒黏滞，虽能为滋阴之佐使，实能留邪不散，致成劳嗽。而惟与石膏、半夏并用则无忌，诚以石膏能散邪，半夏能化滞也。或疑炙甘草汤（亦名复脉汤）中亦有麦冬，却无石膏、半夏，然有桂枝、生姜之辛温宣通者，以驾驭之，故亦不至留邪。彼惟知以甘寒退寒温之余热者，安能援以为口实哉。

又按：上焦烦热太甚者，原非轻剂所能疗，而投以重剂，又恐药过病所，而病转不愈。惟用重剂，徐徐饮下，乃为合法。曾治一人，年四十余。素吸鸦片，于仲冬得伤寒，二三日间，烦躁无汗。原是大青龙汤证，因误服桂枝汤，烦躁益甚。迎愚诊视，其脉关前洪滑两尺无力。为开仙露汤，因其尺弱，嘱其徐徐饮下，一次只饮药一口，防其寒凉侵下焦也。病家忽愚所嘱，竟顿饮之，遂致滑泻数次，多带冷沫。上焦益觉烦躁，鼻如烟熏，面如火炙。其关前脉，大于前一倍，又数至七至。知其已成戴阳之证，急用人参一两，煎好兑童便半茶盅，将药碗置凉水盆中，候冷顿饮之。又急用玄参、生地、知母各一两，煎汤一大碗候用。自服参后，屡诊其脉，过半点钟，脉象渐渐收敛，至数似又加数。遂急将候用之药炖热，徐徐饮下，一次饮药一口，阅两点钟尽剂，周身微汗而愈。此因病家不听所嘱，致有如此之失，幸而救愈，然亦险矣。审是则凡药宜作数次服者，慎勿顿服也。盖愚自临证以来，无论内伤外感，凡遇险证，皆煎一大剂，分多次服下。此以小心行其放胆，乃万全之策，非孤注之一掷也。

温病中，有当日得之，即宜服仙露汤者。一童子，年十六。暑日力田于烈日之中，午饭后，陡觉发热，无汗，烦渴引饮。诊其脉，洪而长，知其暑而兼温也。投以此汤，未尽剂而愈。按：此证初得，而胃腑之热已实。彼谓温病入手经，不入足经者，何梦梦也。

世医以《伤寒论》有白虎汤方，以石膏为君，遂相传石膏性猛如虎，而不敢轻用，甚或终身不敢一用。即用者，亦多将石膏煅如石灰，且只用二三钱。吁！如此以用石膏，则石膏果何益乎？尝考《伤寒》、《金匮》两书，用石膏之方甚多。《伤寒论》白虎汤、竹叶石膏汤，皆用石膏一斤。即古今分量不同，亦约有今之五两许。虽分作三次服，而病未愈者，必陆续服尽，犹一剂也。《金匮》治热瘫痫，治疟，治暑，治妇人乳中虚、烦乱呕逆皆用石膏。《千金》用《伤寒论》理中汤治霍乱，名为治中汤，转筋者加石膏。是石膏为寻常药饵，诸凡有实热之证，皆可用者也。又考《神农本经》石膏气味，辛微寒、无毒。夫既曰微寒，则性非大寒可知，既曰无毒，则性原纯良可知。且又谓能治产乳，是较他凉药尤为和平，故虽产后，亦可用也。愚生平重用石膏治验之案不胜记，今略载数则于下，以释流俗之惑。

长子荫潮，七岁时感冒风寒，四五日身大热，舌苔黄而带黑。孺子苦服药，强与之即呕吐不止。遂但用生石膏两许，煎取清汁，分三次温饮下，病稍愈；又煎生石膏二两，分二次饮下，又稍愈；又煎生石膏三两，徐徐温饮下，如前病遂全愈。夫以七岁孺子，约一昼夜间，共用生石膏六两，病愈后饮食有加，毫无寒中之弊，则石膏果大寒乎？抑微寒乎？

一媪，年六旬，得温病，脉数而有力，舌苔黄而干，闻药气即呕吐，俾用生石膏六两，煎水一大碗，恐其呕吐，一次止饮药一口，甫饮下，烦躁异常，病家疑药不对证。愚曰：非也，病重药轻故耳。饮至三次，遂不烦躁，阅四点钟，尽剂而愈。

一媪，年近七旬，于正月中旬，伤寒无汗，原是麻黄汤证，因误服桂枝汤，遂成白虎汤证，而上焦烦热太甚，闻药气即呕吐，单饮所煎石膏清水亦吐出，俾用鲜梨片蘸生石膏细末嚼咽之，服尽二两病遂愈。

一人，年三十余，素有痰饮，得伤寒证，服药调治而愈。后因饮食过度而复，三四日间，延愚诊视。其脉洪长有力，而舌苔淡白，亦不燥渴。食梨一口，即觉凉甚，食石榴子一粒，心亦觉凉。愚舍证从脉，投以大剂白虎汤，为其素有痰饮，加半夏数钱。有一医者在座，问曰：此证心中不渴不热，而畏食寒凉，以余视之，虽清解药亦不宜用，子何所据而用白虎汤也？愚曰：此脉之洪实，原是阳明实热之证，治以白虎汤，乃为的方。其不觉渴与热者，因其素有痰饮湿胜故也。其畏食寒凉者，因胃中痰饮与外感之热互相胶漆，致胃腑转从其化与凉为敌也。病家素晓医理，信用愚方。两日夜间，服药十余次，共用生石膏斤许，脉始和平，愚遂旋里。隔两日复来迎愚，言病人反复甚剧，形状异常，有危在顷刻之虞。因思此证治愈甚的，何骤如此反复。及至，见其痰涎壅盛，连连咳吐不竭，精神恍惚，言语错乱，身体颤动。诊其脉甚平和，微嫌胃气不畅舒。愚恍悟曰：前因饮食过度而复，今必又戒饮食过度而复也。其家人果谓有鉴前失，所与饮食甚少。愚曰：此次无须用药，饱食即可愈矣。其时已届晚八点钟，至明饮食三次，病若失。

石膏性本微寒，而以治寒温之热百倍于他药者，以其味微辛，阴中含阳而善发汗也。然宜生用，而不宜煅用。煅之则辛散之力顿消，转能收敛外邪，凝聚痰火使之不散（观点豆腐者必用煅），用至一两即足伤人，用石膏者当切戒之。至买此石膏时，又当细心考察，勿为药坊所欺，致以煅者冒充生者。例言中石膏条下言之甚详，可参观。

寒温为病中第一险证，而石膏为治寒温第一要药。愚生平习用生石膏，未尝少有失误，而俗医见愚重用生石膏之方，病虽治愈，亦骇为卤莽，或目为行险侥幸。忆五年前，族家姊，年七旬有三，忽得瘫痪证。迎愚诊视，既至见有医者在座，用药一剂，其方系散风补气理痰之品，甚为稳善。愚亦未另立方。翌日，脉变洪长，知其已成伤寒证。先时愚外祖家近族有病者，订于斯日迎愚，其车适至。愚将行，谓医者曰：此证乃瘫痪基础预伏于内，今因伤寒而发，乃两病偕来之证。然瘫痪病缓，伤寒病急。此证阳明实热已现于脉，非投以白虎加人参汤不可，君须放胆用之，断无差谬。后医者终畏石膏寒凉，又疑瘫痪证不可轻用凉药。迟延二日，病势垂危，复急迎愚。及至则已夜半矣。诊其脉，洪而且数，力能搏指，喘息甚促，舌强直，几不能言。幸喜药坊即在本村，急取白虎加人参汤一剂，方中生石膏用三两，煎汤两盅，分二次温饮下，病稍愈。又单取生石膏四两，煮汁一大碗，亦徐徐饮下，至亭午尽剂而愈。后瘫痪证调治不愈，他医竟归咎于愚。谓从前用过若干石膏，所以不能调治。吁！年过七旬而瘫痪者，愈者几人！独不思愚用石膏之时，乃挽回已尽之人命也。且《金匮》治热瘫痫有风引汤，原石膏与寒水石并用，彼谤愚者，生平盖未见《金匮》也。

又尝治一少年，素羸弱多病。于初夏得温证，表里俱热，延医调治不愈。适愚自他处治病归，经过其处，因与其父素稔，入视之。其脉数近六至，虽非洪滑鼓指，而确有实热。舌苔微黄，虽不甚干，毫无津液。有煎就药一剂未服，仍系发表之剂。乃当日延医所疏方，其医则已去矣。愚因谓其父曰：此病外感实热，已入阳明之府。其脉象不洪滑者，元气素虚故也。阳明府热之证，断无发表之理。况其脉数液短，兼有真阴虚损之象，尤忌发汗乎！其父似有会悟，求愚另为疏方。本拟用白虎加人参汤，又思用人参即须多用石膏。其父素小心过度，又恐其生疑不敢服。遂但为开白虎汤，方中生石膏用二两。嘱其煎汁两茶盅，分二次温饮下，服后若余火不净，仍宜再服清火之药。言毕愚即旋里。后闻其服药后，病亦遂愈。迟十余日，大便又燥结，两腿微肿，将再迎愚诊治。而其父友人有自谓知医者，言其腿肿，系多服生石膏之过，而孰知系服石膏犹少之过哉！病家竟误听其言，改延他医，投以大剂承气汤，服后其人即不语矣，迁延数日而亡。夫自谓知医者，不过欲炫己之长，而妄指他人之短。岂知其言之一出，即足误人性命哉！于阴骘独无所损哉！

夫愚之被谤何足惜，独惜夫石膏之功用，原能举天下病热之人，尽登之清凉之域。而愚学浅才疏，独不能为石膏昭雪，俾石膏之功用大显于世。每一念及，曷胜扼腕。因思《伤寒论》序中大意谓其宗族素蕃盛，自建安纪年以来，族人多患伤寒，大抵委付凡医，恣其所措，以致户口凋零，遂感愤而作《伤寒论》，故一百十三方中，救误治之方几居其半。夫仲景为医中之圣，犹任其族人之患伤寒者，为庸医所误而不能以苦口争，何况于愚也。又何怪乎愚用生石膏而遭谤也。愚今师仲景感愤著书之意，僭成《医学衷中参西录》一书。于石膏治愈之案，不觉语长词复，言之慨切，非过为石膏延誉也，实欲为患寒温者，广开生路也。天下后世之仁人君子览斯编者，必当有所兴起也。

《神农本经》药性有寒、有微寒，微寒即后世所谓凉也。石膏之性,《本经》明言微寒,不过为凉药中之一药耳。且为石之膏,而并非石质,诚为凉药中极纯良之品。世俗医者,何至畏之若是。能重用石膏一味,即能挽回寒温中垂危之大证。此愚屡经试验,上所列案中,已略举一二。即使石膏果系大寒,而当阳明府热方炽之时,用生石膏五六两,煎汤一大碗,一次只饮药一口,以火退为度。若觉微凉,即便停止,何至遽将人凉坏。况愚用此方以救寒温之热,其热退至八九分,石膏即可停止,初不待其觉凉也。又尝思之,寒温中之实火,直等燔柴之烈,惟石膏则可比救燔柴之水。设使人在燔柴中不能出,救之者若不焦头烂额,急用水泼灭其火,而复从容周旋,徐为调停,则其人必为忍人。乃何以本属可救之实热,而竟以不敢重用石膏者误之耶?且愚于可重用石膏之证,又得一确实征验,其人能恣饮新汲井泉水而不泻者,即放胆用生石膏治之必愈。此百用不至一失之法也。

按:重用石膏治病,名医之案甚伙。今略载数条于下,并今人之用石膏治验之案数则,连类记之。以明愚之重用石膏,原非一己之私见也。

濮依云曰:家君于壬午夏病热,喜立日中,且恶凉饮,脉则皆伏。群医咸谓三阴证,慈未之敢信,质于师陆九芝先生。先生惊曰:此温热之大证,阳极似阴也,误用辛热必殆。乃迭进芩、连、膏、黄,热象大显。石膏用至斤许,热乃渐退。窃思此疾当畏寒脉伏时,谁知其为大热者。若非家君早令习医,受吾师至教,笃信吾师之说,必为群医所误矣。

纪文达曰:乾隆癸丑春夏间,京中多疫。以张景岳法治之,十死八九。以吴又可法治之,亦不甚效验。有桐城一医,以重剂石膏治冯鸿胪星实之姬,人见者骇异。然呼吸将死,应手辄痊。踵其法者,活人无算。有一剂用至八两,一人服至四斤者。虽刘守真之《原病式》,张子和之《儒门事亲》,专用寒凉亦未敢至是。实自古所未闻矣。

按：桐城医者，文达未详其姓名。友人刘仲华告愚曰：此医姓余名霖字师愚。于乾隆间著书，名《疫疹一得》。其间重用石膏方名清瘟败毒散。后道光间，归安江笔花著《医镜》，内有治一时疫发斑，用石膏至十四斤，而斑始透。盖深得余师愚之法者。

又曰：吴门顾松圃名靖远，因父患热病，为庸医参、附所误。发愤习医，寒暑无间者，阅三十年。尝著有《医镜》十六卷，惜无刊本。近见陆定圃进士《冷庐医话》，载其治王缵功阳明热证，主白虎汤，每剂石膏三两，两剂热顿减。而遍身冷汗，肢冷发呃，别医谓非参、附不克回阳，诸医和之。群哗曰：白虎再投必毙。顾引仲景热深厥亦深之文，及喻嘉言阳证变阴厥，万中无一之说，谆谆力辩。诸医固执不从，投参、附回阳敛汗之剂，汗益多，而体益冷，反诋白虎之害。微阳脱在旦暮，举家惊惶，复求顾诊。仍主白虎汤，连服两大剂，汗止身温。再以前汤加减，数服而痊。因著《辨治论》，以为温热病中，宜用白虎汤并不伤人，以解世俗之惑。

按：此案服白虎汤两剂后，而转热深厥深者，以方中所用三两犹轻，不能胜此病也。若如前案中，每剂用石膏半斤，则无斯弊矣。幸其持论不移，卒能以大剂白虎汤挽回此证。又幸患此证者，必为壮实之人，其素日阴分无亏。不然服参附一剂之后，其病即不可问矣，岂犹容后日复用白虎汤哉。

徐灵胎曰：西濠陆炳若之夫人，产后感风热，瘀血未尽。医者执产后属虚寒之说，用干姜、熟地治之，汗出而身热如炭，唇燥舌紫，仍用前药。余是日偶步田间看菜花，近炳若之居，趋迎求诊。余曰：生产血枯火炽，又兼风热，复加刚燥滋腻之品，益火塞窍，凶危立见，非石膏则阳明之盛火不解。遵仲景法，用竹皮、石膏等药。余归，而他医至，笑且非之，谓自古无产后用石膏之理。盖生平未见仲景方也。其母素信余，立主服之，一剂而苏。明日炳若求诊，余曰，更服一剂，即全愈矣，勿庸易方，如言而愈。观此案，则产后病寒温者，石膏亦所不忌也。按：《金匮》有竹皮大丸，治妇人乳中虚，烦乱呕逆，即此案所谓产后风热也。竹皮大丸中原有石膏，故徐氏谓遵仲景之法。而愚治产后寒温之实热，则用白虎加人参汤，以玄参代知母。盖退寒温之实热，知母不如石膏，而其性实寒于石膏，当为产后所忌。故竹皮大丸中不用知母。至玄参则宜于产乳余疾，《本经》有明文也。用白虎汤之例，汗吐下后，皆加人参，以其虚也。产后较汗吐下后更虚，故必加之方妥。

又曰：嘉兴朱宗臣以阳胜阴亏之体，又兼痰凝气逆。医者以温补治之，胸膈否塞，而阳道痿。群医谓脾肾两亏，将恐无治。就余于山中。余视其体丰而气旺，阳升而阴不降，诸窍皆闭。笑谓之曰：此为肝肾双实证，先用清润之品，加石膏以降其逆气，后以消痰开胃之药，涤其中宫，更以滋肾强阴之药，镇其元气。阳事既通，五月后，妻即怀孕，得一女。又一年，复得一男。观此案，则无外感而有实热者，石膏亦可用也。俗医妄谈，谓石膏能寒人之下焦，令人无子，何其言之谬耶！

袁子才曰：丙子九月，余患疟，饮吕医药，至日昳，忽呕逆头眩不止。家慈抱余起坐，觉血气自胸偾起，性命在呼吸间。忽有征友赵藜村来访，家人以疾辞。曰我解医。乃延入诊脉看方。笑曰容易。命速买石膏，加他药投之。余甫饮一勺，如以千钧之石，将肠胃压下，血气全消。未半盂，沉沉睡去，头上微汗，朦胧中，闻家慈啃曰，岂非仙丹乎。睡须臾醒，君犹在座，问思西瓜否。曰想甚。即买西瓜。曰凭君尽量，我去矣。食片许，如醍醐灌顶，头目为轻，晚食粥。次日来曰，君所患者，阳明经疟。吕医误为太阳经，以升麻、羌活二味升提之，将君妄血逆流而上，惟白虎汤可治，然亦危矣。详观此案，石膏之功用直胜金丹，诚能挽回人命于顷刻也。以此普济群生之药，医者果何所畏惧而不肯轻用也。

太医院吏目杨荣春，号华轩，南皮人。曾治一室女，周身拘挛，四肢不能少伸，年余未起床矣。诊其脉，阳明热甚。华轩每剂药中，必重用生石膏，以清阳明之热。共用生石膏四斤，其病竟愈。盖此证必因素有外感之热，传入阳明经，医者用甘寒滞泥之品，锢闭其热于阳明经中，久而不散。夫阳明主宗筋，宗筋为热所伤而拘挛，久之周身之筋皆病矣。此锢闭之热，惟生石膏可清之内消，兼逐之外出，而他药不能也。

友人毛仙阁曾治一少妇，产后十余日，周身大热无汗，心中热而且渴。延医调治，病势转增，甚属危急。仙阁诊其脉甚洪实，舌苔黄而欲黑，撮空摸床，内风已动。治以生石膏三两，玄参一两，野台参五钱，甘草二钱。为服药多呕，取竹皮大丸之义，加竹茹二钱，煎汤一大碗，徐徐温饮下，尽剂而愈。观此案，则外感之热，直如燎原，虽在产后，岂能从容治疗乎。孙思邈曰：智欲圆而行欲方，胆欲大而心欲小。世俗医者，遇此等证，但知心小，而不知胆大。岂病人危急之状，漠不关于心乎？

友人张少白曾治一阎姓叟，年近七旬，素有劳疾，发则喘而且嗽。于丙午冬，感冒风寒，上焦烦热，劳疾大作，痰涎胶滞，喘促异常。其脉上部洪滑，按之有力。少白治以生石膏二两，以清时气之热，因兼劳疾，加沉香五钱，以引气归肾。且以痰涎太甚，石膏能润痰之燥，不行痰之滞，故又藉沉香辛温之力，以为石膏之反佐也。一日连服两剂，于第二剂加清竹沥二钱，其病若失。劳疾自此亦愈，至今数年未尝反复。观此案，则石膏之功用，不几令人不可思议哉。然非其人感冒伤寒，又孰能重用石膏，为祓除其劳疾哉。

附录：湖北潜江红十字分会张港义务医院院长崔兰亭来函。寿甫老先生台鉴：久仰仁术，普救苍生，真乃医中一大伟人也。汉唐以来，各家著述虽多，恒系理想，究少实验，是以其方有效有不效，惟先生之著述，则屡试屡验。今略举用《衷中参西录》中诸方，随手奏效数则，敬呈台端。丁卯仲夏，国民革命军第二十军四师七旅旅长何君，身染温病。军医以香薷饮、藿香正气散治之，不效。迎仆诊视。遵用《衷中参西录》清解汤，一剂而愈。时因大军过境，温病盛行。以书中清解汤、凉解汤、寒解汤、仙露汤、从龙汤、馏水石膏饮，有呕者，兼用代赭石。本此数方，变通而用，救愈官长目兵三千余人，共用生石膏一千余斤，并未偾事。先生之《衷中参西录》，真乃世界救命之书，而堪为医界开一新纪元也。后学又自搜求两方，亦甚奇异。一为服食松脂法。抱朴子内篇有，上党赵姓身患癞病，历年不愈。后遇异人指示，服松脂百日，癞病全愈。不但治病，而且延年。初不知松脂为何物，后参阅群书，知松脂即是松香。解毒、除湿、消肿、止痛、生肌、化痰，久服轻身延年，辟谷不饥。万国药方久咳丸，系松脂、甘草并用。向曾患咳嗽，百药不效，后每服松脂干末一钱，用凉茶送服，月余咳嗽全愈，至今十年，未尝反复，精神比前更强壮。观此，松脂实有补髓健骨之力。又丁卯夏，川鄂战争。敝会出发至战地，救一兵士，子弹由背透胸出，由伤处检出碎骨若干，每日令食牛乳、山药，数日饮食稍进，口吐臭脓，不能坐立；后每日令服松脂两次，每次一钱，三日后臭脓已尽，伤口内另长新骨，月余伤口全平，行步如常。敝会送路费及路票，回川来书道谢。又一兵士李兆元，过食生冷，身体浮肿，腹大如箕，百药罔效。令每日服松脂三钱，分三次服下，五日全愈。乡村一男子，患肝痈溃破，医治五年不愈，溃穿二孔，日出臭水碗许，口吐脓血，臭气异常。戊辰孟夏，迎为诊治，视其形状，危险万分，辞而不治。再三恳求，遂每早晚令服松脂一钱，五日臭脓减少，疮口合平，照前服之，半月全愈。又有患肺痈者，服林屋山人犀黄丸不效，而服松脂辄效者，难以枚举矣。又一方，家母年五十时患咳嗽，百药不效，严冬时卧不安枕。遇一老医，传授一方，系米壳四两，北五味三钱，杏仁去皮炒熟五钱，枯矾二钱，共为细末，炼蜜为丸，梧桐子大，每服二十丸，白糖开水送下。吞服数日，病若失，永不复发。家母生于甲辰，现年八十有六，貌若童颜。此丸不但止嗽，而且延年。以后用此丸疗治咳嗽全愈者，笔难悉述。此二方，皆为寻常药品，而能愈此难愈之大证。且又屡试屡效，诚佳方也。深望先生，将此二方载于贵著。或兼登各处医报，以公诸医界，则幸甚矣。按：此来函谓，共用生石膏千余斤，治愈三千余人，未尝少有错误，是诚善用石膏者矣。录之，足证愚喜重用生石膏，以治寒温实热，原非一偏之见。且足证石膏必须生用，始能有益无害，活人千万。至所附载二方，皆甚奇异，试之有效，因并录之。

按：《伤寒论》阳明篇中，白虎汤后继以承气汤，以攻下肠中燥结，而又详载不可攻下诸证。诚以承气力猛，倘或审证不确，即足误事。愚治寒温三十余年，得一避难就易之法。凡遇阳明应下证，亦先投以大剂白虎汤一两剂。大便往往得通，病亦即愈。即间有服白虎汤数剂，大便犹不通者，而实火既消，津液自生，肠中不致干燥，大便自易降下。用玄明粉三钱，加蜂蜜或柿霜两许，开水冲调服下，大便即通。若仍有余火未尽，而大便不通者，单用生大黄末一钱（若凉水调服生大黄末一钱可抵煮服者一两），蜜水调服，通其大便亦可。且通大便于服白虎汤后，更无下后不解之虞。盖下证略具，而脉近虚数者，遽以承气下之，原多有下后不解者，以其真阴亏元气虚也。惟先服白虎汤或先服白虎加人参汤，去其实火，即以复其真阴，培其元气，而后微用降药通之，下后又何至不解乎。此亦愚百用不至一失之法也。

又按：重用石膏以退火之后，大便间有不通者，即可少用通利之药通之。此固愚常用之法，而随证制宜，又不可拘执成见。曾治一少年，伤寒已过旬日，阳明火实，大便燥结，投一大剂白虎汤，一日连进二剂，共用生石膏六两，至晚九点钟，火似见退，而精神恍惚，大便亦未通行，再诊其脉，变为弦象，夫弦主火衰，亦主气虚。知此证清解已过，而其大便仍不通者，因其元气亏损，不能运行白虎汤凉润之力也。遂单用人参五钱，煎汤俾服之，须臾大便即通，病亦遂愈。盖治此证的方，原是白虎加人参汤。因临证时审脉不确，但投以白虎汤，遂致病有变更。幸迷途未远，犹得急用人参，继所服白虎汤后以成功。诚以日间所服白虎汤尽在腹中，得人参以助之，始能运化。是人参与白虎汤，前后分用之，亦无异于一时同用之也。益叹南阳制方之神妙，诚有令人不可思议者也。吴又可谓，如人方肉食而病适来，以致停积在胃，用承气下之，惟是臭水稀粪而已；于承气汤中，单加人参一味，虽三四十日停积之物于是方下。盖承气借人参之力鼓舞胃气，宿物始动也。又可此论，亦即愚用人参于白虎汤后，以通大便之理也。

间有用白虎汤润下大便，病仍不解，用大黄降之而后解者，以其肠中有匿藏之结粪也。曾治一媪，年七十余，季冬得伤寒证，七八日间，延愚诊视。其脉洪长有力，表里俱热，烦渴异常，大便自病后未行。投以白虎加人参汤二剂，大便遂通，一日降下三次，病稍见愈，而脉仍洪长。细审病情，当有结粪未下，遂单用大黄三钱，煮数沸服之，下结粪四五枚，病遂见愈，仍非脉净身凉，又用拙拟白虎加人参以山药代粳米汤（在后），服未尽剂而愈。然此乃百中之一二也。临证者，不可因此生平仅遇之证，遂执为成法，轻视白虎，而重视承气也。

又按：石膏用于外感之阳证，虽不当其时，亦无大患。惟用于阴盛格阳，真寒假热证，则危不旋踵。然此等证，即误用他凉药，其害亦同。此非石膏之过，而医者审证不确之过也。今录古人治此等证验案数则于下，以备参观。庶不至误用寒凉之药，以治阴证也。

李东垣尝治一阴盛格阳伤寒,面赤烦渴,脉七八至,但按之则散。用姜附汤加人参投之,得汗而愈。按:阴盛格阳烦渴,与阳证烦渴确有分辨。阳证烦渴,喜用大碗饮凉水,饮后必轻快须臾。阴盛格阳烦渴,亦若嗜饮凉水,而饮至口中,又似不欲下咽,不过一两口而止。李士材曰:休宁吴文哉伤寒,烦躁面赤,昏乱闷绝,时索冷水。其弟日休,求余诊视。手扬足掷,五六人制之,方得就诊。其脉洪大无伦,按之如丝。余曰,浮大沉小,阴证似阳也,与附子理中汤,当有生理。日休骇曰:医者十辈至,不曰柴胡、承气,则曰竹叶石膏。今反用热药,恶乎敢?余曰,温剂犹生,凉剂立危矣。遂用理中汤,加人参四钱、附子三钱,煎成,将药碗置冷水中,候冷与饮。服后一时,狂躁定矣。再剂而神爽,服参五斤而安。文哉遣以书曰:弟为俗医所误,既登鬼录矣,而兄翁拯全之,大奇亦大幸也。方弟躁热之时,医以三黄汤入牛黄,服之转加闷绝,举室哀号,惟候目瞑而已。不意兄翁毅然以为可活,参附以投,阴霜见晛。荆妻稚子,含泪欢呼。父母生之,而兄翁再生之,大恩罔极,莫可言喻。敢志巅末,乞附案帙,俾天下万世,知药不可轻投,命不可轻弃,何莫非大仁人回春之泽哉。按:此案中有曰,时索冷水,而不曰时饮凉水,盖索者未必能饮也。

喻嘉言曰:徐国桢伤寒六七日,身热目赤,索水到前,复置不饮。异常烦躁,将门牖洞启,身卧地上,展转不快,更求入井。一医急以承气与服。余诊其脉,洪大无伦,按之无力。谓医者曰:此用人参、附子、干姜之证,奈何认为下证?医曰:身热目赤,有余之邪,躁急如此,再以人参、附子、干姜服之,逾垣上屋矣。余曰:阳欲暴脱,外显假热,内有真寒,以姜、附投之,尚恐不能胜回阳之任,况敢用纯阴之药,重劫其阳乎!观其得水不欲咽,情已大露,岂水尚不欲咽,而可用大黄、芒硝乎?天地燠蒸,必有大雨,此证顷刻一身大汗,不可救矣。惟用姜、附,可谓补中有发,并可以散邪退热，一举两得，至稳至当之法，何可致疑？吾在此久坐，如有差误，吾任其咎。于是以附子、干姜各五钱，人参三钱，甘草二钱，煎汤冷服，服后寒战，嘎齿有声。以重绵和头覆之，缩手不肯与诊，阳微之状始著。再与前药一剂，微汗热退而安。

上所录医案，皆阴极似阳也。然其证百中不一见。愚临证数十年，亦未尝见，其证之少可知。至阳极似阴，外面虽见大寒之状，仍须投以大剂寒凉者，愚曾治过数次。前哲医案中，亦多有之。今复登数则于下，可与上列之案对观，庶可分辨阴阳于毫厘之间也。

一人，年五十，周身发冷，两腿疼痛。医者投以温补之药，其冷益甚，欲作寒战。诊其脉，甚沉伏，重按有力。其舌苔黄厚，小便赤涩。时当仲春，知其春温之热，郁于阳明而未发，故现此假象也。欲用白虎汤加连翘治之。病人闻之骇然。愚曰：但预购生石膏四两，迨热难忍时，煎汤饮之可乎？病者曰：恐无其时耳。愚曰：若取鲜白茅根，煎汤饮之，则冷变为热，且变为大热矣。病者仍不确信，然欲试其验否。遂剖取鲜白茅根，去净皮，细切一大碗，煮数沸，取其汤，当茶饮之。有顷热发，若难忍。须臾再诊其脉，则洪大无伦矣。愚将所预购之四两生石膏煎汤，分三次温饮下，其热遂消。盖茅根中空，性凉能散，故饮之能将郁热达于外也。

一妇人，年二十余，得温病。咽喉作疼，舌强直，几不能言，心中热而且渴，频频饮水，脉竟沉细异常，肌肤亦不发热。遂舍脉从证，投以拙拟寒解汤（在第五卷），得微汗，病稍见愈。明晨又复如故，舌之强直更甚。知药原对证，而力微不能胜病也。遂仍投以寒解汤，将石膏加倍，煎汤两盅，分二次温饮下，又得微汗，病遂愈。按：伤寒脉若沉细，多系阴证。温病脉若沉细，则多系阳证。盖温病多受于冬，至春而发，其病机自内向外。有时病机郁而不能外达，其脉或即现沉细之象，误认为凉必至误事。又此证寒解汤既对证见愈矣，而明晨舌之强直更甚，乃将方中生石膏倍作二两，分两次前后服下，其病即愈。由是观之，凡治寒温之热者，皆宜煎一大剂，分数次服下，效古人一剂三服之法也。

喻嘉言曰：黄长人犯房劳，病伤寒，守不服药之戒，身热已退，十余日外，忽然昏沉，浑身战栗，手足如冰。急请余至，一医已合就姜、桂之药矣。余适见而骇之，姑俟诊毕，再三辟其差谬。病家自疑阴证，言之不入。只得与医得约曰：此病之安危只争此药一剂，所用当否性命有关，吾与丈各立担承，倘至用药差误，责有所归。医者曰：吾治伤寒三十余年，不知甚么担承。余笑曰：吾有明眼在此，不忍见人立就倾危，若不担承，待吾用药，病家方才心安，亟请用药。予以调胃承气汤，约重五钱，煎成，热服半盏，厥渐退，人渐苏。仍与前药，服至尽剂，人事大清。忽然浑身壮热，再与大柴胡汤一剂，热退身安。门人问曰：病者云是阴证见厥，先生确认为阳证，而用下药果应，其理安在？答曰：凡伤寒病初得发热，煎熬津液，鼻干、口渴、便秘，渐至发厥者，不问而知为热也。若阳证忽变阴厥者，万中无一，从古至今无一也。盖阴厥得之阴证，一起便直中真阴经。唇青、面白、遍体冷汗、便利不渴、身倦多睡、醒则人事了了，与伤寒传经之热邪，转入转深人事昏惑者，万万不同也。按：喻氏案后之论甚明晰，学者宜细观之。

张令韶曰：余治一妇人，伤寒九日，发狂，面白，谵语不识人，循衣摸床，口目瞤动，肌肉抽搐，遍身手足尽冷，六脉皆无。诸医皆辞不治。余因审视良久，闻其声，重而且长，句句有力。乃曰：此阳明内实，热郁于内，故令脉道不通，非脱也。若脉真将无，则气息奄奄，危在顷刻，安得有如许气力，大呼疾声，久而不绝乎！遂用大承气汤，启齿灌下。夜间，解黑粪满床，脉出，身热神清，舌燥而黑。更服小陷胸汤，二剂而愈。因思此证大类四逆，若误投之立死。及死之后,必以为原系死证,服之不效也,不知病人怀恨九泉矣。按:此证易辨,其决非四逆汤证,征以前案喻氏之论,自能了然。

李士材曰:社友韩茂远伤寒,九日以来,口不能言,目不能视,体不能动,四肢俱冷。众皆曰阴证。比余诊之,六脉皆无。以手按腹,两手护之,眉绉作楚。按其趺阳,大而有力。知其腹有燥粪,欲与大承气汤。病家惶惧,不敢进。余曰:吾郡能辨是证者,唯施笠泽耳。延至诊之,与余言若合符节。遂投以大承气汤,下燥粪六七枚。口能言,体能动。若"按手不及足"者,何以辨此证哉。

按:《伤寒论》仲景原叙,原有"握手不及足"之戒。足上脉三部,趺阳为胃脉,太溪为肾脉,太冲为肝脉。三脉之中,又以趺阳为要。故其叙中趺阳与人迎并举。凡临证,其手上脉不见者,皆当取其趺阳脉为准,不但寒温之证为然也。

上所列医案,皆阳极似阴也。其理惟刘河间论之最透。其言曰:畜热内甚,脉须疾数,以其热畜极甚而脉道不利,反致脉沉细而欲绝。俗未明造化之理,反谓传为寒极阴毒者,或始得之阳热暴甚,而便有此证候者,或两感热甚者,通宜解毒。如大承气汤下之后,热稍退而未愈者,黄连解毒汤调之。或微热未除者,凉解散调之。

按:此论发挥阳极似阴之理甚妙。诚以河间生平治病主火,故能体会至此。至其所论用药,则不必拘。

阴极似阳,阳极似阴之外,又有所谓戴阳证者。其人面赤烦躁,气息甚粗,脉象虽大,按之无力,又多寸盛尺虚。乃下焦虚寒,孤阳上越之危候,颇类阴极似阳,而与阴极似阳微有不同。盖阴极似阳,乃内外异致;戴阳证,乃上下异致也。愚曾治有戴阳证验案,仙露汤方后,论药宜分数次服者,不可顿服。曾引其案,以为炯戒，兹不再赘。而前人善治此证者，喻嘉言独推陶节庵立法甚妙。用人参、附子等药，收拾阳气归于下元，而加葱白透表，以散外邪。如法用之，无不愈者。然其法实本仲景，特仲景未明言治戴阳证，而节庵则明言治戴阳证耳。嘉言何不祖述仲景，而但知推重节庵也！按：《伤寒论》原有治戴阳证之方，通脉四逆汤是也。其方载少阴篇，“主少阴病，下利清谷，里寒外热，手足厥热，脉微欲绝，身反不恶寒，其人面赤色，或腹痛，或干呕，或咽痛，或利止脉不出者”。方用炙甘草二两，生附子（经药坊制过而未炮熟者，即是生附子，非野间剖取之生附子）大者一枚，去皮破八片，干姜三两，强人可四两。上三味，以水三升煮取一升二合，分两次服。面赤者，加葱九茎。腹中痛者，去葱加芍药二两。呕者，加生姜三两。咽痛者，去芍药加桔梗一两。利止脉不出者，去桔梗加人参三两。按：面赤即戴阳证，于通脉四逆汤中加葱九茎，即治戴阳证之专方也。盖上窜之元阳，原以下焦为宅窟。故用干姜、附子之大辛大温，直达下焦，据其故垒，张赤帜而招之。然恐元阳当涣散之际，不堪姜、附之健悍，故又重用甘草之温和甘缓者，以安养元气，燮理阴阳。且俾姜、附得甘草之甘而热力愈长；得甘草之缓而猛力悉化。洵乎节制之师，扫荡余寇，即以招集流亡，则元阳自乐还其宅也。特是元阳欲还道途不无间隔，故又用葱白之温通，且取老阳之数，多至九茎，以导引介绍之。则上至九天，下至九渊，一气贯通，毫无隔碍，而元阳之归还自速也。至利止而脉不出者，其下焦之元气必虚，故又加人参二两以助元气。后日陶氏之方，不过于此汤中并加葱白、人参，何尝出仲景之范围哉。

按：治戴阳证，用通脉四逆汤必须加葱，亦宜并加人参。而葱九茎，可变为葱白九寸。又按：腹痛者加芍药，若以治温病中之戴阳证，虽不腹痛，亦宜加芍药。曾治一少年，素伤于烟色。夏月感冒时气，心中发热，因多食西瓜，遂下利清谷，上焦烦躁异常。急迎愚诊视，及至已昏不知人。其脉上盛下虚，摇摇无根，数至六至。为疏方用附子钱半，干姜二钱，炙甘草三钱，人参四钱，葱白五寸，生芍药五钱，又加龙骨、牡蛎（皆不用煅）、玄参各四钱。煎汤一大盅，顿饮之。须臾苏醒，下利与烦躁皆愈。时有医者二人在座，皆先愚至而未敢出方，见愚治愈，问先生何处得此良方。答曰：此仲景方，愚不过加药三味耳，诸君岂未之见耶。遂为发明通脉四逆汤之精义，并谓其善治戴阳证。二医者皆欣然，以为闻所未闻云。

又喻嘉言曰：石开晓病伤风，咳嗽，未尝发热，自觉气迫欲死，呼吸不能相续。求余诊之，见其头面赤红，躁扰不歇，脉亦豁大而空。谓曰：此证颇奇，全是伤寒戴阳证，何以伤风小恙亦有之？急宜用人参、附子等药温补下元，收回阳气。不然子丑时，一身大汗，脱然而死矣。渠不以为然。及日落阳不用事，忙乱不能少支。忙服前药，服后稍宁片刻。又为床侧添同寝一人，逼出其汗。再用一剂，汗止身安，咳嗽俱不作。询其所由，云连服麻黄药四剂，遂如此躁急。然后知伤风亦有戴阳证，与伤寒无别。总因其人平素下虚，是以真阳易于上越耳。按：此证由于连服麻黄四剂之后，而服药后犹设法逼出其汗，岂服麻黄时未出汗乎。独不虑其元阳因服药甫收敛，又因出汗而浮越乎。愚曾治有类此之证，其病因亦类此。愚重用山萸肉（去净核）二两，加人参、龙骨（不煅）各数钱而愈。其案详拙拟来复汤（在第一卷）后，可参视。

石膏粳米汤

治温病初得，其脉浮而有力，身体壮热。并治一切感冒初得，身不恶寒而心中发热者。若其热已入阳明之府，亦可用代白虎汤。

生石膏轧细二两　生粳米二两半

上二味，用水三大碗，煎至米烂熟，约可得清汁两大碗。乘热尽量饮之，使周身皆汗出，病无不愈者。若阳明府热已实，不必乘热顿饮之，徐徐温饮下，以消其热可也。

或问：外感初得，即中有蕴热，阳明胃腑，不至燥实，何至遽用生石膏二两？答曰：此方妙在将石膏同粳米煎汤，乘热饮之。俾石膏寒凉之性，随热汤发散之力，化为汗液尽达于外也。西人谓，胃本无化水之能，亦无出水之路。而壮实之人，饮水满胃，须臾水气旁达，胃中即空。盖胃中原多微丝血管，能引水气以入回血管（二管详解在第二卷补络补管汤下）。由回血管过肝入心，以运行于周身。由肺升出为气，由皮肤渗出为汗，余透肾至膀胱为溺。石膏煎汤，毫无气味，毫无汁浆，直与清水无异。且又乘热饮之，则敷布愈速，不待其寒性发作，即被胃中微丝血管吸去，化为汗、为气，而其余为溺，则表里之热，亦随之俱化。此寒因热用，不使伤胃之法也。且与粳米同煮，其冲和之气，能助胃气之发达，则发汗自易。其稠润之汁，又能逗留石膏，不使其由胃下趋，致寒凉有碍下焦。不但此也，清水煎开后，变凉甚速，以其中无汁浆，不能留热也。此方粳米多至二两半，汤成之后必然汁浆甚稠，饮至胃中又善留蓄热力，以为作汗之助也。是以人之欲发汗者，饮热茶不如啜热粥也。

初拟此方时，惟用以治温病。实验既久，知伤寒两三日后，身不恶寒而发热者，用之亦效。丙辰正月上旬，愚随巡防营，自广平移居德州。自邯郸上火车，自南而北，复自北而南，一昼夜绕行千里余。车窗多破，风寒彻骨。至德州，同行病者五六人，皆身热无汗。遂用生石膏、粳米各十余两，饭甑煮烂熟，俾病者尽量饮其热汤，皆周身得汗而愈，一时称快。

沈阳县知事朱霭亭夫人，年五旬。于戊午季秋，得温病甚剧。

时愚初至奉天，霱亭系愚同乡，求为诊治。见其以冰囊作枕，复悬冰囊，贴面之上侧。盖从前求东人调治，如此治法，东人之所为也。合目昏昏似睡，大声呼之，毫无知觉。其脉洪大无伦，按之甚实。愚谓霱亭曰：此病阳明府热，已至极点。外治以冰，热愈内陷。然此病尚可为，非重用生石膏不可。霱亭韪愚言，遂用生石膏细末四两、粳米八钱，煎取清汁四茶杯，徐徐温灌下。约历十点钟，将药服尽，豁然顿醒。后又用知母、花粉、玄参、白芍诸药，少加连翘以清其余热，服两剂全愈。霱亭喜甚，命其公子良佐，从愚学医云。

镇逆白虎汤

治伤寒温病，邪传胃腑，燥渴身热，白虎证俱，其人胃气上逆，心下满闷者。

生石膏捣细三两　知母两半　清半夏八钱　竹茹粉六钱

用水五盅，煎汁三盅，先温服一盅，病已愈者，停后服，若未全愈者，过两点钟再温服一盅。《伤寒论》白虎汤，治阳明府热之圣药也。盖外邪炽盛，势若燎原，胃中津液，立就枯涸。故用石膏之辛寒以袪外感之邪，知母之凉润以滋内耗之阴。特是石膏质重（虽煎作汤性亦下坠），知母味苦，苦降与重坠相并，下行之力速，胃腑之热或难尽消，且恐其直趋下焦而为泄泻也，故又藉粳米之浓汁，甘草之甘味，缓其下趋之势，以待胃中微丝血管徐徐吸去，由肺升出为气，由皮肤渗出为汗，余入膀胱为溺，而内蕴之热邪随之俱清，此仲景制方之妙也。然病有兼证，即用药难拘成方。犹是白虎汤证也，因其人胃气上逆，心下胀满，粳米、甘草不可复用，而以半夏、竹茹代之，取二药之降逆，以参赞石膏、知母成功也。

一妇人，年三十余，得温证。始则呕吐，五六日间，心下满闷，热而且渴。脉洪滑有力，舌苔黄厚。闻其未病之先，曾有郁怒未伸，因得斯证。俗名夹恼伤寒。然时当春杪，一得即不恶寒，乃温病，非伤寒也，为疏此方。有一医者在座，系病家姻亲，非但延之治病，且以视他医之用方也。疑而问曰：此证因胃气上逆作胀满，始将白虎汤方另为更定，何以方中不用开通气分之药，若承气汤之用厚朴、枳实，而惟用半夏、竹茹乎？答曰：白虎汤用意，与承气迥异。盖承气汤，乃导邪下行之药，白虎汤乃托邪外出之药。故服白虎汤后，多有得汗而解者。间有服后未即得汗，而大热既消，其饮食之时恒得微汗，余热亦由此尽解。若因气逆胀满，恣用破气之药伤其气分，不能托邪外出，将邪陷愈深，胀满转不能消，或更增剧。试观《伤寒论》多有因误下伤其气分成结胸、成心下痞鞕证，不可不知也。再试观诸泻心，不轻用破气之品，却有半夏泻心汤；又仲景治"伤寒解后，气逆欲呕"有竹叶石膏汤，半夏与石膏并用；治"妇人乳中虚，烦乱呕逆"有竹皮大丸，竹茹与石膏并用；是半夏、竹茹善降逆气可知也。今师二方之意，用之以易白虎汤中之甘草、粳米，降逆气而不伤正气，服后仍可托邪外出，由汗而解，而胀满之证，亦即消解无余。此方愚用之屡矣，未有不随手奏效者。医者闻言省悟，听愚用药。服后病人自觉胀满之处，如以手推排下行，病亦遂愈。

白虎加人参以山药代粳米汤

治寒温实热已入阳明之府，燥渴嗜饮凉水，脉象细数者。

生石膏捣细三两　知母一两　人参六钱　生山药六钱　粉甘草三钱

上五味，用水五盅，煎取清汁三盅，先温服一盅，病愈者，停后服。若未全愈者，过两点钟，再服一盅。至其服法详细处，与仙露汤同。

按：伤寒法，白虎汤用于汗吐下后，当加人参。究之脉虚者，即宜加之，不必在汗吐下后也。愚自临证以来，遇阳明热炽，而其人素有内伤，或元气素弱，其脉或虚数，或数微者，皆投以白虎加人参汤。实验既久，知以生山药代粳米，则其方愈稳妥，见效亦愈速。盖粳米不过调和胃气，而山药兼能固摄下焦元气。使元气素虚者，不至因服石膏、知母而作滑泻。且山药多含有蛋白之汁，最善滋阴，白虎汤得此，既祛实火又清虚热，内伤外感，须臾同愈。愚用此方救人多矣。略列数案于下，以资参考。

一叟，年近六旬。素羸弱劳嗽，得伤寒证三日，昏愦不知人。诊其脉甚虚数，而肌肤烙手，确有实热。知其脉虚证实，邪火横恣，元气又不能支持。故传经犹未深入，而即昏愦若斯也。踌躇再四，乃放胆投以此汤。将药煎成，乘热徐徐灌之。一次只灌下两茶匙。阅三点钟，灌药两盅，豁然顿醒。再尽其余，而病愈矣。

一叟，年六旬。素亦羸弱多病，得伤寒证，绵延十余日。舌苔黄厚而干，心中热渴，时觉烦躁。其不烦躁之时，即昏昏似睡，呼之眼微开，精神之衰惫可知。脉象细数，按之无力。投以凉润之剂，因其脉虚，又加野台参佐之。大便忽滑泻，日下数次。因思此证，略用清火之药即滑泻者，必其下焦之气化不固。先用药固其下焦，再清其上焦、中焦未晚也。遂用熟地黄二两，酸石榴一个，连皮捣烂，同煎汤一大碗。分三次温饮下，大便遂固。间日投以此方，将山药改用一两，以生地黄代知母。煎汤成，徐徐温饮下，一次只饮药一大口。阅八点钟，始尽剂，病愈强半。翌日又按原方，如法煎服，病又愈强半。第三日又按其方服之，尽剂而愈。按：熟地黄原非治寒温之药，而病至极危时，不妨用之，以救一时之急。故仲景治脉结代，有炙甘草汤，亦用干地黄（即今生地），结代亦险脉也。如无酸石榴时，可用龙骨（煅捣）、牡蛎（煅捣）各五钱代之。

一叟，年六旬余。素吸鸦片，羸弱多病，于孟冬感冒风寒，其脉微弱而浮。愚用生黄耆数钱，同表散之药治之，得汗而愈。间日，因有紧务事，冒寒出门，汗后重感，比前较剧。病卧旅邸，不能旋里，因延彼处医者诊治。时身热饮水，病在阳明之府，医者因其脉微弱，转进温补，病益进。更延他医，以为上有浮热，下有实寒，用附子、吴茱萸，加黄连治之。服后，齿龈尽肿，且甚疼痛，时觉烦躁，频频饮水，不能解渴，不得已复来迎愚。至诊其脉细而数，按之略实。遂投以此汤，加玄参六钱，以散其浮游之热。一剂牙疼即愈，烦躁与渴亦见轻。翌日用原方去玄参，将药煎成，调入生鸡子黄三枚，作三次温饮下，大便得通而愈。

一人，年二十。资禀素弱，偶觉气分不舒，医者用三棱、延胡等药破之。自觉短气，遂停药不敢服。隔两日，忽发喘逆，筋惕肉动，精神恍惚。脉数至六至，浮分摇摇，按之若无。肌肤甚热，上半身时出热汗，自言心为热迫，甚觉怔忡。其舌上微有白苔，中心似黄。统观此病情状，虽陡发于一日，其受外感已非一日。盖其气分不舒时，即受外感之时，特其初不自觉耳。为其怔忡太甚，不暇取药，急用生鸡子黄四枚，温开水调和，再将其碗置开水盆中，候温服之，喘遂止，怔忡亦见愈。继投以此汤，煎汁一大碗，仍调入生鸡子黄三枚，徐徐温饮下。自晚十点钟至早七点钟，尽剂而病若失。因其从前服药伤气，俾用玄参一两，潞参五钱，连服数剂以善其后。

一童子，年十七。于孟夏得温证，八九日间，呼吸迫促，频频咳吐，痰血相杂。其咳吐之时，疼连胸胁，上焦微嫌发闷。诊其脉，确有实热，而数至七至，摇摇无根。盖其资禀素弱，又兼读书劳心，其受外感又甚剧，故脉象若是之危险也。为其胸胁疼闷兼吐血，遂减方中人参之半，加竹茹、三七（捣细冲服）各二钱。用三七者，不但治吐血，实又兼治胸胁之疼也。一剂血即不吐，诸病亦见愈，又服一剂全愈。

一农家孺子，年十一。因麦秋农家忙甚，虽幼童亦作劳田间，力薄不堪重劳，遂得温病。手足扰动，不能安卧，谵语不休，所言者皆劳力之事，昼夜目不能瞑。脉象虽实，却非洪滑。拟投以此汤，又虑小儿少阳之体，外邪方炽，不宜遽用人参，遂用生石膏两半，蝉退一钱，煎服后，诸病如故。复来询方，且言其苦于服药，昨所服者，呕吐将半。愚曰：单用生石膏二两，煎取清汁，徐徐温饮之，即可不吐，乃如言服之，病仍不愈。再为诊视，脉微热退，谵语益甚，精神昏昏，不省人事。急用野台参两半，生石膏二两，煎汁一大碗，分数次温饮下。身热脉起，目遂得瞑，手足稍安，仍作谵语。又于原渣加生石膏、麦冬各一两，煎汁二盅，分两次温饮下，降大便一次，其色甚黑，病遂愈。按：此证若早用人参，何至病势几至莫救。幸即能省悟，犹能竭力挽回，然亦危而后安矣。愚愿世之用白虎汤者，宜常存一加人参之想也。又按：此案与前案观之，凡用白虎汤而宜加人参者，不必其脉现虚弱之象也。凡谂知其人劳心过度，或劳力过度，或在老年，或有宿疾，或热已入阳明之府，脉象虽实，而无洪滑之象，或脉有实热，而至数甚数者，用白虎汤时，皆宜酌加人参。

又寒温证表里皆虚，汗出淋漓，阳明胃腑仍有实热者，用此汤时，宜加龙骨、牡蛎。一童子，年十六，于季冬得伤寒证。因医者用发表药太过，周身时时出汗，仍表里大热，心中怔忡，精神恍惚。脉象洪数，按之无力。遂用此汤，加龙骨、牡蛎（皆不煅）各一两。煎汁一大碗，分数次温饮下，尽剂而愈。

又仲景治伤寒脉结代者，用炙甘草汤，诚佳方也。愚治寒温，若其外感之热不盛，遇此等脉，即遵仲景之法。若其脉虽结代，而外感之火甚实者，亦用白虎加人参以山药代粳米汤。曾治一叟，年六旬余。于孟冬得伤寒证，五六日间，延愚诊视。其脉洪滑，按之亦似有力。表里俱觉发热，间作呻吟，又兼喘逆，然不甚剧。投以白虎汤，一剂大热稍减。再诊其脉，或七八动一止，或十余动一止，两手皆然，而重按无力。遂于原方中加人参八钱，兼师炙甘草汤中用干地黄之意，以生地代知母。煎汁两盅，分二次温饮下，脉即调匀，且较前有力，而热仍如故。从前方中生石膏二两遂加倍为四两，煎汁一大碗，俾徐徐温饮下，尽剂而愈。按：治此证时，愚习用白虎汤，而犹未习用白虎汤加参也。自此以后，凡年过六旬之人，即脉甚洪实，用白虎汤时，亦必少加人参二三钱。

结代之脉虽并论，究之结脉轻于代脉，故结脉间有宜开通者。曾治一叟，年六十余，大便下血。医治三十余日，病益进。日下血十余次，且多血块，精神昏聩。延为诊视，脉洪实异常，至数不数，惟右部有止时，其止无定数，乃结脉也。其舌苔纯黑，知系温病大实之证。从前医者，但知治其便血，不知治其温病可异也。投以白虎加人参以山药代粳米汤，将石膏改用四两，煎汤三盅，分三次温饮下。每次送服旱三七细末一钱。如此日服一剂，两日血止，大便仍滑泻，脉象之洪实减半，而其结益甚，且腹中觉胀。询其病因，知得诸恼怒之后。遂改用莱菔子六钱，而佐以白芍、滑石、花粉、茅根、甘草诸药，一剂胀消，脉之至数调匀，仍稍有洪实之象，滑泻亦减。再投以加味天水散作汤服之，病遂全愈。

寒温之证，最忌舌干，至舌苔薄而干，或干而且缩者，尤为险证。而究其原因，却非一致。有因真阴亏损者，有因气虚不上潮者，有因气虚更下陷者，皆可治以白虎加人参以山药代粳米汤。盖人参之性，大能补气，元气旺而上升，自无下陷之虞，而与石膏同用，又大能治外感中之真阴亏损。况又有山药、知母以濡润之乎！若脉象虚数者，又宜多用人参，减石膏一两，再加玄参、生地滋阴之品。煎汁三四茶盅，徐徐温饮下，一次只饮一大口，防其寒凉下侵，致大便滑泻，又欲其药力息息上达，助元气以生津液。饮完一剂，再煎一剂，使药力昼夜相继，数日舌润火退，其病自愈。

一人，年二十余，素劳力太过，即觉气分下陷。一岁之间，为治愈三次。至秋杪感冒时气，胸中烦热满闷，燥渴引饮，滑泻不止，微兼喘促。舌上无苔，其色鲜红，兼有砂粒。延医调治，投以半补半破之剂。意欲止其滑泻兼治其满闷也。服药二剂，滑泻不止。后愚为诊视，其脉似有实热，重按无力。遂先用拙拟加味天水散（在第三卷）止其滑泻。方中生山药用两半、滑石用一两，一剂泻止。继服滋阴清火之剂，数剂喘促亦愈，火亦见退。唯舌干连喉几不能言，频频饮水，不少濡润，胸中仍觉满闷。愚恍悟曰：此乃外感时气，挟旧病复发，故其脉象虽热，按之不实。其舌干如斯者，津液因气分下陷而不上潮也。其胸中满闷者，气分下陷，胸中必觉短气，粗人不善言病情，故漫言满闷也。此时大便不行已五日。遂投以白虎加人参以山药代粳米汤，一剂病愈十之七八，而舌之干亦减半。又服一剂，大便得通，病觉全愈。舌上仍无津液，又用潞参一两，玄参两半，日服一剂，三日后舌上津液滋润矣。

一童子，年十三。于孟冬得伤寒证。七八日间，喘息鼻煽动，精神昏愦，时作谵语，所言者皆劳力之事。其脉微细而数，按之无力。欲视其舌，干缩不能外伸，启齿探视，舌皮有斑点作黑色，似苔非苔，频饮凉水，毫无濡润之意。愚曰：此病必得之劳力之余，胸中大气下陷，故津液不能上潮，气陷不能托火外出，故脉道瘀塞，不然何以脉象若是，恣饮凉水而不滑泻乎？病家曰：先生之言诚然，从前延医服药，分毫无效，不知尚可救否？曰：此病按寻常治法，一日只服药一剂，即对证亦不能见效。听吾用药勿阻，定可挽回。遂治以白虎加人参以山药代粳米汤，煎汁一大碗，徐徐温饮下，一昼夜间连进二剂，其病遂愈。

又按：脉虚数而舌干者，大便虽多日不行，断无可下之理，即舌苔黄而且黑亦不可下。惟按上所载治法，使其大便徐徐自通，方为稳善。若大便通后，而火犹炽，舌仍干者，可用潞参一两，玄参二两煮汁，徐徐饮之，以舌润火退为度。若或因服药失宜，大便通后，遂滑泻，其虚火上逆，舌仍干者，可用拙拟滋阴固下汤（在第五卷）去滑石，加沙参数钱。若其为日既久，外感之火全消，而舌干神昏，或呼吸之间，常若气不舒，而时作太息者，此大气因服药下陷，病虽愈而不能自复也。宜单用人参两许煎汤服之，或少加柴胡亦可（此证有案在第四卷升陷汤下宜参观）。若微有余热，可加玄参佐之。

寒温下后不解，医者至此，恒多束手。不知《伤寒论》原有治此证的方，即白虎加人参汤也。其一百六十八节云："伤寒病，若吐若下后，七八日不解，热结在里，表里俱热，时时恶风，大渴，舌上干燥而烦，欲饮水数升者，白虎加人参汤主之。"愚生平治寒温，未有下后不解者，于仙露汤后曾详论之。然恒有经他医下后不解，更延愚为诊治者。其在下后多日，大便未行，脉象不虚弱者，即按《伤寒论》原方。若在甫下之后，或脉更兼虚弱，即以山药代粳米，或更以生地代知母，莫不随手奏效。盖甫下之后，大便不实，骤用寒凉，易至滑泻。而山药收涩，地黄黏润，以之代粳米、知母，实有固下之力，而于脉之兼虚弱者，则尤宜也。况二药皆能滋真阴，下后不解，多系阴分素虚之人，阴分充足，自能胜外感之余热也。

寒温之证，过十余日大热已退，或转现出种种危象，有宜单治以人参，不必加人参于白虎汤中者。王宇泰曰：余每治伤寒温热等证，为庸医妄汗误下，已成坏证，危在旦夕者，以人参二两，童子小便煎之，水浸冰冷，饮之立效。又张致和曾治一伤寒坏证，势近垂危，手足俱冷，气息将断。用人参一两，附子一钱，于石铫内煎至一碗，新汲水浸之冰冷，一服而尽。少顷病人汗出，鼻梁尖上涓涓如水。盖鼻梁应脾，若鼻端有汗者可救，以土在人身之中周遍故也。

又愚曾治一温证，已过两旬，周身皆凉，气息奄奄。确知其因误治，胸中大气下陷。遂用人参一两，柴胡二钱，作汤灌之，两剂全愈。此证详案，在拙拟升陷汤（在第四卷）下可参观。

白虎汤加人参，又以山药代粳米，既能补助气分托邪外出，更能生津止渴、滋阴退热，洵为完善之方。间有真阴太虚，又必重用滋阴之药以辅翼之，始能成功者。一媪，年过七旬，于孟夏得温证，五六日间，身热燥渴，精神昏愦，舌似无苔，而舌皮数处作黑色，干而且缩。脉细数，按之无力。当此高年，审证论脉，似在不治。而愚生平临证，明明见不可治之证，亦必苦心研究而设法治之，此诚热肠所迫，不能自已，然亦往往多有能救者。踌躇再四，为疏两方。一方即白虎加人参以山药代粳米汤，一方用熟地黄二两、生山药、枸杞各一两，真阿胶（不炒）五钱，煎汤后，调入生鸡子黄四枚。二方各煎汁一大碗，徐徐轮流温服，阅十点钟，尽剂而愈。自言从前服药，皆不知觉，此时则犹如梦醒。视其舌上犹干黑，然不缩矣。其脉至数仍数，似有余热。又用玄参二两，潞参一两，煎汤一大碗，徐徐温服，一日一剂。两日大便得通，再视其舌，津液满布，黑皮有脱去者矣。

隔数日，其夫年与相等，亦受温病。四五日间，烦热燥渴。遣人于八十里外致冰一担，日夜食之，烦渴如故。复迎愚诊治。其脉洪滑而长，重按有力，舌苔白厚，中心微黄。知其年虽高而火甚实也。遂投以白虎加人参以山药代粳米汤。将方中石膏改用四两，连进两剂，而热渴俱愈。其家人疑而问曰：此证从前日食冰若干，热渴分毫不退，今方中用生石膏数两，连进两剂而热渴俱愈，是石膏之性凉于冰远矣。愚曰：非也。石膏原不甚凉，然尽量食冰不愈而重用生石膏即愈者，因石膏生用能使寒温之热有出路也。西人不善治寒温，故遇寒温实热证最喜用冰，然多有不愈者。至石膏生用，性能发汗，其热可由汗解。即使服后无汗，亦可宣通内蕴之热，由腠理毛孔息息达出，人自不觉耳。按：此证与前证，年岁同，受病之时亦同，而一则辅以熟地、枸杞之类，以滋真阴；一则重加生石膏，以清大热。此乃随病脉之虚实，活泼加减，所以投之辄效也。

又按：用熟地治寒温，恒为医家所訾。然遇其人真阴太亏，不能支持外感之热者，于治寒温药中，放胆加熟地以滋真阴，恒能挽回人命于顷刻。曾治一室女，资禀素羸弱，得温病五六日，痰喘甚剧。治以《金匮》小青龙汤加石膏，一剂喘顿止。时届晚八点钟，一夜安稳。至寅时喘复作，不若从前之剧，而精神恍惚，心中怔忡。再诊其脉，如水上浮麻不分至数，按之即无，此将脱之候也。取药不暇，幸有预购山药两许，急煎服之，病少愈。此际已疏方取药，方系熟地四两，生山药一两，野台参五钱，而近处药房无野台参，并他参亦鬻尽，再至他处，又恐误事，遂单煎熟地、山药饮之，病愈强半。一日之内，按其方连进三剂，病遂全愈。按：此证原当用拙拟来复汤（在第一卷），其方重用山萸肉以收脱，而当时愚在少年，其方犹未拟出，亦不知重用萸肉，而自晨至暮，共服熟地十二两，竟能救此垂危之证，熟地之功用诚伟哉。又此证初次失处，在服小青龙汤后，未用补药。愚经此证后，凡遇当用小青龙汤而脉稍弱者，服后即以补药继之，或加人参于汤中，恐其性热，可将所加之石膏加重。

又按：张氏《八阵》、赵氏《医贯》、冯氏《锦囊》皆喜重用熟地，虽外感证亦喜用之，其立言诚有偏处。然当日必用之屡次见效，而后笔之于书。张氏书中载有：治一老年伤寒，战而不汗，翌日届其时，犹有将汗之意，急与一大剂八味地黄汤以助其汗。服后，遂得大汗。阅数时周身皆凉，气息甚微，汗犹不止。精神昏昏，复与原汤一剂，汗止而精神亦复。夫用其药发汗，即用其药止汗，运用之妙，颇见慧心。又赵氏书中谓：六味地黄汤能退寒温之实热，致贻后世口实。然其言亦非尽不验。忆昔乙酉、丙戌数年间之寒温病，热入阳明府后，凡于清解药中，能重用熟地以滋阴者，其病皆愈。此乃一时气运使然，不可笔之于书以为定法也。又冯氏所著本草，谓熟地能大补肾中元气，此亦确论。凡下焦虚损，大便滑泻，服他药不效者，单服熟地即可止泻。然须日用四五两，煎浓汤服之亦不作闷（熟地少用则作闷，多用转不闷），少用则无效。又善治劳嗽气不归根。曾治一媪，劳喘甚剧，十年未尝卧寝。俾每日用熟地煎汤，当茶饮之，数日即安卧。其家反惧甚，以为如此改常恐非吉兆，而不知其病之愈也。由是观之，熟地能补肾中元气可知。至陈修园则一概抹倒，直视熟地为不可用，岂能知熟地哉。寒温传里之后，其人下焦虚惫太甚者，外邪恒直趋下焦作泄泻，亦非重用熟地不能愈。岁在癸巳，应试都门，曾谒一部郎，其家有女仆，年三十余。得温病十余日，势至垂危，将舁于外，问还有治否？因为诊视，其证昼夜泄泻，昏不知人，呼之不应，其脉数至七至，按之即无，而却无大热。遂用熟地二两，生山药、生杭芍各一两，甘草三钱，煎汤一大碗，趁热徐徐灌之，尽剂而愈。

又一童子，年十四五。伤寒已过旬日，大便滑泻不止，心中怔忡异常，似有不能支持之状。脉至七至，按之不实。医者辞不治。投以熟地、生山药、生杭芍各一两，滑石八钱，甘草五钱。煎汤一大碗，徐徐温饮下，亦尽剂而愈。

至产后之证，忌用寒凉。而果系产后温证，心中燥热，舌苔黄厚，脉象洪实，亦宜投以白虎加人参以山药代粳米汤，而更以玄参代知母则尤妥善。盖愚于产后温证之轻者，其热虽入阳明之府，脉象不甚洪实，恒重用玄参一两或至二两，辄能应手奏效；若系剧者，必白虎加人参以山药代粳米汤，而更以玄参代知母方能有效。诚以石膏、玄参《本经》皆明载其治产乳。故于产后温病之轻者，可单用玄参，至温病之剧者，不妨石膏、玄参并用也。然用石膏必须佐以人参，因其时当产后，其热虽实，而体则虚也。不用知母者，《本经》未载其治产乳，不敢师心自用，漫以凉药治产后也。

友人吴瑞五，深通医学，尤笃信《衷中参西录》诸方，用之辄能奏效。其侄文博亦知医，有戚家延之治产后病。临行瑞五嘱之曰：果系产后温热，阳明胃腑大实，非用《衷中参西录》中白虎加人参以山药代粳米汤，更以玄参代知母不可。及至诊之，果系产后温证，病脉皆甚实。文博遵所嘱，开方取药，而药坊皆不肯与，谓产后断无用生石膏之理。病家因此生疑，文博辞归。病家又延医治数日，病势垂危，复求为诊治。携药而往，如法服之，一剂而愈。

宁嗽定喘饮

治伤寒温病，阳明大热已退，其人或素虚或在老年，至此益形怯弱，或喘或嗽或痰涎壅盛，气息似甚不足者。

生怀山药两半　甘蔗自然汁一两　酸石榴自然汁六钱　生鸡子黄四个

先将山药煎取清汤一大碗，再将余三味调入碗中。分三次温饮下，约两点钟服一次。若药亦凉，再服时须将药碗置开水中温之，然不可过热，恐鸡子黄熟，服之即无效。

一周姓叟，年近七旬，素有劳疾，且又有鸦片嗜好，于季秋患温病，阳明府热炽盛，脉象数而不实，喘而兼嗽，吐痰稠黏。投以白虎加人参汤，以生山药代粳米。一剂大热已退，而喘嗽仍不愈，且气息微弱，似不接续。其家属惶恐，以为难愈。且言如此光景，似难再进药。愚曰：勿须用药，寻常服食之物即可治愈矣。为开此方，病家视之，果系寻常食物。知虽不对证，亦无妨碍。遂如法服之，二剂全愈。

荡胸汤

治寒温结胸，其证胸膈痰饮，与外感之邪互相凝结，上塞咽喉，下滞胃口，呼吸不利，满闷短气，饮水不能下行，或转吐出，兼治疫证结胸。

蒌仁新炒者捣二两　生赭石研细二两　苏子炒捣六钱　芒硝冲服四钱

用水四盅，煎取清汁两盅，先温服一盅。结开，大便通行，停后服。若其胸中结犹未开，过两点钟，再温服一盅。若胸中之结已开，而大便犹未通下，且不觉转矢气者，仍可温服半盅。伤寒下早成结胸，至温病未经下者，亦可成结胸。至疫病自口鼻传入，遇素有痰饮者，其疹疠之气，与上焦痰饮互相胶漆，亦成结胸；《伤寒论》陷胸汤丸三方，皆可随证之轻重高下借用。特是大陷胸汤、丸中皆有甘遂，世俗医者，恒望而生畏。至小陷胸汤，性虽平和，又有吴又可瘟疫忌用黄连之说存于胸中，遂亦不肯轻用。及遇此等证，而漫用开痰、破气、利湿之品，若橘红、莱菔、苍术、白芥、茯苓、厚朴诸药，汇集成方。以为较陷胸诸汤、丸稳，而且病家服之，以为药性和平，坦然无疑。不知破其气而气愈下陷，利其湿而痰愈稠黏。如此用药，真令人长太息者也。愚不得已，将治结胸诸成方变通汇萃之。于大陷胸汤中取用芒硝，于小陷胸汤中取用蒌实。又于治心下痞硬之旋覆代赭石汤中取用赭石，而复加苏子以为下行之向导，可以代大陷胸汤、丸。少服之，亦可代小陷胸汤。非欲与《伤寒论》诸方争胜也，亦略以便流俗之用云尔。

一媪，年六十余。当孟夏晨饭之际，忽闻乡邻有斗者，出视之，见强者凌弱太甚，心甚不平；又兼饭后有汗受风，遂得温证。表里俱热，胃口杜塞，腹中痛疼，饮水须臾仍吐出。七八日间，大便不通。其脉细数，按之略实。自言心中燥渴，饮水又不能受，从前服药止吐，其药亦皆吐出。若果能令饮水不吐，病犹可望愈。愚曰：易耳。为开此汤，加生石膏二两，野台参五钱，煎汤一大碗，分三次温饮下。晚间服药，翌晨大便得通而愈。当大便未通时，曾俾用山萸肉（去净核）二两煎汤。以备下后心中怔忡及虚脱。及大便通后，微觉怔忡，服之即安。

一室女得温病，二三日间，痰涎郁塞，胸膈满闷异常，频频咳吐，黏若胶漆，且有喘促之意，饮水停滞胃口，间或吐出，其脉浮滑。问之微觉头疼，知其表证犹未罢也。遂师河间双解散之意，于荡胸汤中加连翘、蝉退各三钱。服后微汗，大便得通而愈。

一室女，于中秋节后，感冒风寒。三四日间，胸膈满闷，不受饮食，饮水一口亦吐出，剧时，恒以手自挠其胸。其脉象滑实，右部尤甚。本拟用荡胸汤，恐其闻药味呕吐（荡胸汤中不用大黄者，为其气浓味苦。呕吐者，不待药力施行即吐出。然仍不如单用赭石更稳妥），遂单用赭石两半，煎汤饮下，顿饭顷仍吐出。盖其胃口皆为痰涎壅滞，仅用赭石两半，药不胜病，下行不通，复转而吐出也。又用赭石四两，煎汤一大腕，分三次，陆续温饮下。胸次虽通，饮水不吐，翌日脉变洪长，其舌苔从前微黄，忽改黑色。遂重用白虎汤，连进两剂，共用生石膏半斤，大便得通而愈。

一童子，年十四岁，得温病。六七日间胸膈痰涎壅滞，剧时杜塞咽喉，两目上翻，身躯后挺，有危在顷刻之势，其脉关前洪滑有力。其家固设有药坊，愚因谓其父曰：此病虽剧，易治耳。用新炒蒌仁四两（用新炒者取其气香）捣碎，煮汤一大碗，分两次服下即愈矣。盖彼时荡胸汤，犹未拟出也。其家人闻愚言，私相计曰：如此重病，而欲用药一味治愈之，先生果神仙乎。盖誉之而实疑之也。其父素晓医理，力主服之，尽剂而愈。隔数日，其邻家童子亦患此证，用新炒蒌仁三两，苏子五钱，亦一剂而愈。

奉天鼓楼南，连奉澡塘曲玉轩得温病。恶心呕吐，五日不能饮食，来院求为诊治。其脉浮弦，数近六至，重按无力，口苦心热，舌苔微黄。因思其脉象浮弦者，少阳、阳明二经之气化挟温热之气上逆也。按之无力者，吐久不能饮食，缺乏水谷之气也。至数近六至者，热而兼虚，故呈此数象也。因思石膏之性能清热镇逆，且无臭味，但以之煮水饮之，或可不吐。遂用生石膏细末两半，煎汤两茶杯，分二次温饮下。初次饮未吐，至二次仍吐出。病人甚觉惶恐，加以久不饮食，几难支持。愚曰：勿恐。再用药末数钱，必然能止呕吐。遂单用生赭石细末四钱，俾以开水送下。须臾觉恶心立止，胸次通畅，饥而思食。遂食薄粥一瓯，觉下行顺利，从此不复呕吐，而心中犹觉发热，舌根肿胀，言语不利。遂用生石膏一两，丹参、乳香、没药、连翘各三钱，两剂而愈。

奉天大东关安靴铺，安显之夫人，年四十许。临产双生，异常劳顿，恶心呕吐，数日不能饮食，精神昏聩，形势垂危。群医辞不治，延为诊视。其脉洪实，面有火色，舌苔厚而微黄。愚曰：此产后温也。其呕吐若是者，乃阳明热实，胃腑之气上逆也。投以生赭石、玄参（《本经》谓玄参主产乳）各一两，一剂而呕吐止，可进饮食。继仍用玄参同白芍、连翘以清其余热，遂全愈。

一味莱菔子汤

治同前证。

莱菔子生者一两熟者一两

共捣碎，煎汤一大茶杯，顿服之。

奉天烟酒公卖局科员许寿庵，年二十余，得温病。三四日觉中脘郁结，饮食至其处不下行，仍上逆吐出，来院求为诊治。其脉沉滑而实，舌苔白而微黄。表里俱觉发热，然不甚剧。自言素多痰饮，受外感益甚。因知其中脘之郁结，确系外感之邪与痰饮相凝滞也。先投以荡胸汤，两点钟后，仍复吐出。为拟此方，一剂结开，可受饮食。继投以清火理痰之品，两剂全愈。按：此证若服荡胸汤，将方中赭石细末留出数钱，开水送下，再服汤药亦可不吐，其结亦必能开，非莱菔子汤之力胜于荡胸汤也。而试之偶效，尤必载此方者，为药性较荡胸汤尤平易，临证者与病家，皆可放胆用之而无疑也。若此方不效者，亦可改用荡胸汤，先将赭石细末送下数钱之法。

镇逆承气汤

治寒温阳明府实，大便燥结，当用承气下之，而呕吐不能受药者。

芒硝六钱　赭石研细二两　生石膏捣细二两　潞党参五钱

上药四味，用水四盅，先煎后三味，汤将成，再加芒硝，煎一两沸，取清汁二盅，先温服一盅。过三点钟，若腹中不觉转动，欲大便者，再温服余一盅。

一邻妇，年二十余。得温病已过十日，上焦燥热、呕吐，大便燥结，自病后未行。延医数次服药皆吐出，适愚自他处归，诊其脉，关前甚洪实，一息五至余，其脉上盛于下一倍，所以作呕吐。其至数者，吐久伤津液也。为拟此汤，一剂热退呕止，大便得通而愈。

或问：此证胃腑热实大肠燥结，方中何以复用党参？答曰：此证多有呕吐甚剧，并水浆不能存者，又有初病即呕吐，十数日不止者，其胃气与胃中津液，必因呕吐而大有伤损，故用党参补助胃中元气；且与凉润之石膏并用，大能滋胃中津液，俾胃中气足液生，自能运转药力下至魄门以通大便也。愚用此方救人多矣，果遇此等证，放胆投之，无不效者。

一人，年四十许。二便不通，呕吐甚剧，不受饮食，倩人询方。疑系外感之热所致，问其心中发热否？言来时未尝言及。遂为约略疏方，以赭石二两以止其呕吐，生杭芍一两以通小便，芒硝三钱以通大便。隔日,其人复来,言服后呕吐即止,二便亦通,此时心中发热且渴如故。既曰如故,是其从前原有热渴之病,阳明之府证已实,特其初次遣人未尝详言也。投以大剂白虎加人参汤,一剂而愈。按:此证亦镇逆承气汤证,因其证两次始述明,遂致将方中药品前后两次分用之,其病亦即前后两次而愈矣。

第七卷

治温疫瘟疹方

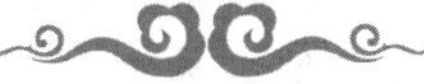

青　盂　汤

治瘟疫表里俱热，头面肿疼，其肿或连项及胸，亦治阳毒发斑疹。

荷叶一个用周遭边浮水者良，鲜者尤佳　生石膏捣细一两　真羚羊角二钱另煎兑服　知母六钱　蝉退去足土三钱　僵蚕二钱　金线重楼切片二钱　粉甘草钱半

《易·系辞》谓，"震为萑苇"。荷生水中，藕茎皆中空，亦萑苇类也。其叶边平兜，茎在中央，更为震卦仰盂之象，故能禀初阳上升之气，为诸药之舟楫，能载清火解毒之药上至头面，且其气清郁，更能解毒逐秽，施于疫毒诸证尤宜也。至于叶宜取其浮水者，以水为二分氢气，一分氧气，化合而成。浮水者，贴水而生，得水面氢气最多，故善发表。如浮萍之生于水面，而善发汗也。

金线重楼，一名蚤休，一名紫河车草，味甘而淡，其解毒之功，可仿甘草。然甘草性温，此药性凉，以解一切热毒，尤胜于甘草，故名蚤休。言若中一切蛊毒，或蝎螫蛇咬，或疮疡用之而皆可早早止住。古蚤与早，原相通也。古谚赞蚤休曰："七叶一枝花，深山是我家。痈疽遇着我，一似手捻拿。"盖此物七叶对生茎腰，状

如莲花一朵，自叶中心出茎，至巅开花一朵，形扁而黄，花上有黄丝下垂，故又名金线重楼。重楼者，其叶与花似各作一层也。其名紫河车草者，盖紫河为初生之地点，其处蕃多，可采之盈车，俗名为草河车误矣。其形状皮色皆如干姜，若皮不黄，而微带紫色者，其味必微辣而不甘，含有毒性，即不可用。若无佳者，方中不用此味亦可。

羚羊角与犀角，皆性凉而解毒。然犀禀水土之精气而生，为其禀土之精，故能入胃，以消胃腑之实热。为其禀水之精，故又能以水胜火兼入心中，以消心脏本体之热力。而疫邪之未深入者，转因服犀角后，心气虚冷，不能捍御外邪，致疫邪之恣横，竟犯君主之宫，此至紧要之关系，医者不可不知。羚羊角善清肝胆之火，兼清胃腑之热。其角中天生木胎，性本条达，清凉之中，大具发表之力，与石膏之辛凉，荷叶、连翘之清轻升浮者并用，大能透发温疫斑疹之毒火郁热，而头面肿处之毒火郁热，亦莫不透发消除也。曾治一六岁孺子，出疹三四日间，风火内迫，喘促异常。单投以羚羊角三钱，须臾喘止，其疹自此亦愈。夫疹之毒热，最宜表散清解，乃至用他药表散清解无功，势已垂危，而单投以一味羚羊角，即能挽回，其最能清解而兼能表散可知也。且其能避蛊毒，《本经》原有明文。疫病发斑，皆挟有毒疠之气也。

僵蚕乃蚕将脱皮时，因受风不能脱下，而僵之蚕。因其病风而僵，故能为表散药之向导，而兼具表散之力。是以痘疹不出者，僵蚕最能表出之。不但此也，僵蚕僵而不腐，凡人有肿疼之处，恐其变为腐烂，僵蚕又能治之，此气化相感之妙也。今坊间鬻者，多用缫丝所剩之蚕充之，其蚕能敛戢心火，与僵蚕性正相反。用此药者，当加审慎，必色白而直，且分毫无乱丝者，乃为真僵蚕。又药坊中，恒误僵蚕为姜蚕，而以姜水炒之，甚非所宜。盖此药经火炒后，则发表之力顿减矣。

疫与寒温不同，寒温者，感时序之正气，因其人卫生之道，于时序之冷暖失宜，遂感其气而为病。其病者，偶有一二人，而不相传染。疫者，感岁运之戾气，因其岁运失和，中含毒气，人触之即病。《内经》刺法论所谓，无问大小，病状相似者是也。其病者，挨户挨村，若徭役然，故名曰疫，且又互相传染也。《内经》本病论有五疫之名，后世约分为寒疫、温疫。治温疫，世习用东垣普济消毒饮；治寒疫，世习用巢谷世圣散子。然温疫多而寒疫少，拙拟之清盂汤，实专为治温疫设也。

病疫相传染者，以其气自口鼻而入也。其初弥漫于上焦，或烦热头疼，外薄于营卫，或身热无汗，与温病初得者相似。然温病初得用辛凉解肌即可愈，若疫病则必须兼用解毒之药。至其传经已深，所现之证有与寒温相似者，皆可用治寒温之药治之，然始终宜佐以解毒之药。究之其变证多端，万言难罄。方书中惟喻氏《医门法律》、陆氏《世补斋》论之甚详。今录二家之说于下，以备参考。

喻嘉言曰：圣王御世，春无愆阳，夏无伏阴，秋无凄风，冬无苦雨。乃至民无夭札，物无疵疠，太和之气弥漫乾坤，安有所谓温疫哉。然而《周礼》傩以逐疫，方氏掌之，则瘟疫之由来，古有之矣。乡人傩，孔子朝服而致其诚敬。盖以装演巨象为傩人，不过仿佛其形；圣人以正气充塞其间，俾疫气潜消，乃位育之实功耳。古人元旦汲清泉以饮芳香之药，上已采兰草以袭芳香之气，重涤秽也。后汉张仲景著《伤寒论》欲明冬寒春温，夏秋暑热之正，自不能并入疫病以混常法。然至理已毕具于脉法中。夫四时不正之气，感之者因而致病，初不名为疫也。因病致死，病气尸气，混合不正之气，斯为疫矣。以故鸡瘟死鸡，猪瘟死猪，牛马瘟死牛马，推之于人，何独不然。所以饥馑兵凶之际，疫病盛行，大率春夏之交为甚。盖温暑湿热之气交结互蒸，人在其中无隙可避。病者当之，魄汗淋漓，一人病气，足充一室。况连床并榻，沿户阖境，共酿之气，益以出户尸虫，载道腐墐，燔柴掩席，委壑投崖，种种恶秽，上混苍天清净之气，下败水土物产之气，人受之者，亲上亲下病从其类，有必然之势也。如世俗所称大头瘟者，头面腮颐肿如瓜瓤者是也。所称虾蟆瘟者，喉痹失音，颈筋胀大者是也。所称瓜瓤瘟者胸高肋起，呕汁如血者是也。所称疙瘩瘟者，遍身红肿，发块如榴者是也。所称绞肠瘟者，腹鸣干呕，水泻不通者是也。所称软腿瘟者，便清泄白，足重难移者是也。小儿痘疹尤多。以上疫证，不明治法，咸诿之世运，良可伤悼。大率瘟疫痘疹，古昔无传，不得圣言折衷，是以多入迷途。曾不若俗见，摸索病状，反可顾名思义。昌幸微窥仲景一斑。其平脉篇（有谓系叔和所作者，然其文甚古奥）中云，寸口脉阴阳俱紧者，法当清邪中于上焦，浊邪中于下焦。清邪中上，名曰洁也。浊邪中下，名曰浑也。阴中于邪，必内栗也。表气微虚，里气不守，故使邪中于阴也。阳中于邪，必发热头痛，项强颈挛，腰痛胫酸。所谓阳中雾露之气，故清邪中上。浊邪中下，阴气为栗，足膝逆冷，便溺妄出，表气微虚，里气微急，三焦相溷，内外不通，上焦拂郁，脏气相熏，口烂食断也；中焦不治，胃气上冲，脾气不能转，胃气为浊，营卫不通，血凝不流。若卫气前通者，小便赤黄，与热相搏，因热作使，游于经络，出入脏腑，热气所过，则为痈脓。若阴气前通者，阳气厥微，阴无所使，客气入内，嚏而出之，声嗢咽塞，寒厥相逐，为热为拥，血凝自下，状如豚肝。阴阳相厥，脾气孤弱，五液注下，下焦不阖，清便下重，令便数难，脐筑湫痛，命将难全。凡二百六十九字，阐发奥理，全非伤寒中所有之事。乃论疫邪从入之门，变病之总。所谓赤文绿字，开天辟地之宝符，人自不识耳。篇中大意谓，人之鼻孔通于天，故阳中雾露之邪者，为清邪自鼻气而上入于阳，则发热头疼，颈挛，正与俗称大头瘟、虾蟆瘟之说符也。人之口气通于地，故阴中水土之邪者，为饮食浊味自口舌而下入于阴，则其人必先内栗，足膝逆冷，便溺妄出，清便下重，脐筑湫痛，正与俗称绞肠瘟、软脚瘟之说符也。然从鼻口所入之邪，必先注中焦，以次分布上下。故中焦受邪，因而不治，则胃中为浊，营卫不通，血凝不流，其酿变即现中焦。俗称瓜瓤瘟、疙瘩瘟证，则又阳毒痈脓、阴毒遍身青紫之类也。此三焦定位之邪也。若三焦邪混而为一，内外不通，脏气熏蒸上焦拂郁，则口烂食断，若卫气前通者，因热作使，游行经络脏腑，则为痈脓。营气前通者，因召客邪，嚏出声唱咽塞，热拥不行，而下血如豚肝。然以营卫渐通，故非危候。若上焦之阳下焦之阴两不相接，则脾气于中难以独运。斯五液注下，下焦不阖，而命难全矣。伤寒之邪，先行身之背，次行身之前，次行身之侧，由外廓而入。瘟疫之邪，则直行中道，流布三焦。上焦为清阳，故清邪从之上入。下焦为浊阴，故浊邪从之下入。中焦为阴阳交界，凡清浊之邪，必从此区分。甚者三焦相溷，上行极而下，下行极而上，故声唱咽塞、口烂食断者，亦复下血如豚肝。非定中上不及下，中下不及上也。伤寒邪中外廓，故一表即散。疫邪行在中道，故表之不散。伤寒邪入胃腑，则腹满便结，故可攻下。疫邪在三焦，散漫不收，下之复合。治法，未病前预饮芳香正气药，则邪不能入，此为上也。邪既入，即以逐秽为第一义。上焦如雾，升而逐之，兼以解毒。中焦如沤，疏而逐之，兼以解毒。下焦如渎，决而逐之，兼以解毒。营卫既通，乘势追拔，勿使潜滋。

陆九芝曰：《内经》五疫之至，各随其所值之年，由伏而发。其治尽于“木郁达之、火郁发之、土郁夺之、金郁泄之、水郁折之”五法。盖治疫独讲太少之五运，与司天主客之六气。就寒温两面而言，却是温疫多而寒疫少。故五运之有木火土金水，半寒而半温也。六气之有湿寒、寒湿、风火、火风、燥火、火燥也，温又多于寒也。然正不得以温多于寒，而遂置寒疫于不问也。周禹载于温独说春温，而于疫又独说温疫，则既不解温之无寒，又不解疫之有寒故耳，黄坤载则知有寒疫矣。然于温疫则曰无内热，无内热何以谓之温乎？于寒疫则反用石膏，用石膏何以谓之寒乎。喻嘉言论疫专主三焦，颇得治疫之法。坤载于疫遍说六经。夫疫之小者不分经络，疫之大者顷刻变生，尚何六经传遍之有。只是仲景六经之药，不外温清两法，以之分治两疫，亦为甚合。大抵以温而疫，则论中芩、连、栀、柏之统于膏、黄者可用也。以寒而疫，则论中吴萸、蜀椒之统于姜、附者可用也。余独举运气一方冠其首，而又举普济消毒饮之治温疫者，以盖清法。举如圣散子之治寒疫者，以盖温法。而禹载之惑可解，坤载之混可别，及嘉言治温而用姜、附，即鞠通本之而用桂枝者皆可删。总而言之，不传染而有热无寒者，是曰温；传染而有热有寒者，是为疫。不得以治寒疫者治温疫，更不得以治寒疫治温病也。

一妇人，年四十许，得大头瘟证。头面肿大疼痛，两目肿不能开，上焦烦热，心中怔忡。彼家误为疮毒，竟延疡医治疗。医者自出药末，敷头面，疼稍愈。求其出方治烦热怔忡。彼言专习外科，不管心中之病。时愚应他家延请，适至其村，求为诊治。其脉洪滑有力，关前益甚。投以青盂汤，将方中石膏改用二两，煎汁两茶盅，分二次温饮下，尽剂而愈。

一人，年三十余，初则感冒发颐，数日颔下颈项皆肿，延至膺胸渐肿而下。其牙关紧闭，惟自齿缝可进稀汤，而咽喉肿疼又艰于下咽。延医调治，服清火解毒之药数剂，肿势转增。时当中秋节后，淋雨不止，因病势危急，冒雨驱车迎愚。既至见其颔下连项壅肿异常，状类时毒（疮中有时毒证），抚之硬而且热，色甚红，纯是一团火毒之气，下肿已至心口，自牙缝中进水半口，必以手掩口，十分努力始能下咽，且痰涎壅滞胸中，上至咽喉，并无容水之处，进水少许必换出痰涎一口，且觉有气自下上冲，常作呃逆，连连不止。诊其脉洪滑而长，重按有力，兼有数象。愚谓病家曰：此世俗所称虾蟆瘟也。毒热炽盛，盘踞阳明之府，若火之燎原，必用生石膏清之乃可缓其毒热之势。从前医者在座，谓曾用生石膏一两毫无功效。愚曰：石膏乃微寒之药，《本经》原有明文，如此热毒仅用两许何能见效？遂用生石膏四两，清半夏四钱，金线重楼三钱，连翘、蝉退各一钱，煎服后，觉药停胸间不下，其热与肿似有益增之势，知其证兼结胸，火热无下行之路，故益上冲也。幸药坊即在本村，复急取生石膏四两，赭石三两，又煎汤徐徐温饮下，仍觉停于胸间。又急取赭石三两，蒌仁二两，芒硝八钱，又煎汤饮下，胸间仍不开通。此时咽喉益肿，再饮水亦不能下。病家惶恐无措，愚晓之曰：我所以亟亟连次用药者，正为此病肿势浸长，恐稍迟缓则药不能进。今其胸中既贮如许多药，断无不下行之理。药下行则结开便通，毒火随之下降，而上焦之肿热必消矣。时当晚十点钟，至夜半觉药力下行，黎明下燥粪数枚，上焦肿热觉轻，水浆可进，晨饭时牙关亦微开，服茶汤一碗。午后肿热又渐增，抚其胸热犹烙手，脉仍洪实，意其燥结必未尽下，遂投以大黄四钱，芒硝五钱，又下燥粪兼有溏粪，病遂大愈，而肿处之硬者仍不甚消，胸间抚之犹热，脉象亦仍有余热，又用生石膏三两，金银花、连翘、金线重楼各数钱，煎汁一大碗，分数次温饮下，日服一剂，三日全愈（按此证二次用石膏、赭石之时即宜加大黄、芒硝）。

一人，年二十余，得温疫。三四日间头面悉肿，其肿处皮肤内含黄水，破后且溃烂，身上间有斑点，闻人言，此证名大头瘟。其溃烂之状，又似瓜瓤瘟，最不易治。惧甚，求为诊视。其脉洪滑而长，舌苔白而微黄。问其心中，惟觉烦热，嗜食凉物。遂晓之曰，此证不难治。头面之肿烂，周身之斑点，无非热毒入胃而随胃气外现之象。能放胆服生石膏，可保全愈。遂投以青盂汤，方中石膏改用三两，知母改用八钱，煎汁一大碗，分数次温饮下。一剂病愈强半。翌日，于方中减去荷叶、蝉退，又服一剂全愈。

按：发斑之证异于疹者，以其发处不高，以手拂之，与肤平也。其证有阳毒、阴毒之分。阳毒发斑，系阳明毒热伤血所致。阴毒发斑，或为寒疫之毒，或因汗吐下后中气虚乏，或因过服凉药，遂成阴证，寒伏于下，逼其无根之火上独熏肺而发斑。其色淡红，隐隐见于肌表，与阳证发斑色紫赤者不同。愚生平所治发斑，皆系阳证，至阴证实未之见，其证之甚少可知。然正不可因阴证者甚少，而阴阳之际不详辨也。今采古人阳毒、阴毒发斑治验之案数条于下，以备参观。庶几胸有定见，临证时不至误治也。

吕沧洲云：一人，伤寒十余日，身热而静，两手脉尽伏。医者以为坏证弗与药。余诊之，三部脉举按皆无。舌苔滑，两颧赤如火，语言不乱。因告之曰：此子必大发赤斑，周身如锦纹。夫血脉之波澜也，今血为邪热所搏，掉而为斑，外现于皮肤，呼吸之气无形可倚，犹沟渠之水虽有风不能成波澜也，斑消则脉出矣。乃揭其衾，而赤斑烂然。与白虎加人参汤化其斑，脉乃复常。

按：发斑至于无脉，其证可谓险矣。即遇有识者，细诊病情，以为可治，亦必谓毒火郁热盘踞经络之间，以阻塞脉道之路耳。而沧洲独断为发斑则伤血，血伤则脉不见。是诚沧洲之创论，然其言固信而有征也。忆己亥春，尝治一少年吐血证。其人大口吐血，数日不止，脉若有若无，用药止其血后，脉因火退，转分毫不见。愚放胆用药调补之，竟得无恙（此证详案在第二卷寒降汤下）。夫吐血过多可至无脉，以证沧洲血伤无脉之说确乎可信，此阳毒发斑也。

许叔微治一人，内寒外热而发斑。六脉沉细，肩背胸胁斑出数点，随出随隐，旋更发出，语言狂乱，非谵语也，肌表虽热，以手按之须臾，冷透如冰。与姜、附等药数服后，得大汗而愈，此阴毒发斑也。

吴仁斋治一人，伤寒七八日，因服凉药太过，遂变身冷，手足厥逆，通身黑斑，惟心头温暖，乃伏火也。诊其六脉沉细，昏沉不知人事，亦不能言语，状似尸厥。遂用人参三白汤，加熟附子半枚，干姜二钱，水煎服下。待一时许，斑色渐红，手足渐暖。而苏醒后，复有余热不清，此伏火后作也。以黄连解毒汤、竹叶石膏汤调之而愈，此阴毒发斑中有伏阳也。

虞天民曰：有内伤证，亦出斑疹，但微见红。此胃气极虚，一身之火游行于外。当补益气血，则中有主而气不外游，荣有养而血不外散，此证尤当慎辨。洪吉人解之曰：按此证与阳毒发斑不同，亦与阴毒发斑不同，其方当用补中益气汤，加归、芍之类。

瘟毒之病，有所谓羊毛瘟者（亦名羊毛疹）。其证亦系瘟疫，而心中兼有撩乱之证。若视其前后对心处有小痤（俗名疙瘩），以针鼻点之，其顶陷而不起，其中即有白毛，当以针挑出之。若恐挑之不净，可用发面馍馍去皮，杂以头发，少蘸香油，周身搓擦。再审其证之虚实凉热，投以治疫病之药即愈。此证古书不载，而今人患此证者甚多，其白毛，即周身之汗毛，大抵因有汗受风闭其毛孔，而汗毛不能外出，因不外出，所以作白色（若用黄酒和荞麦面擦之更好）。

护心至宝丹

治瘟疫自肺传心，其人无故自笑，精神恍惚，言语错乱。

生石膏捣细一两　人参二钱　犀角二钱　羚羊角二钱　朱砂研细三分　牛黄研细一分

将药前四味共煎汤一茶盅，送服朱砂、牛黄末。

此证属至危之候，非寻常药饵所能疗治。故方中多用珍异之品，借其宝气以解入心之热毒也。

瘟疫之毒未入心者，最忌用犀角。于前青盂汤下，曾详言之。

而既入心之后，犀角又为必须之药。

按：瘟疫之毒，随呼吸之气传入，原可入肺。心与肺同居膈上，且左心房之血脉管与右心房之回血管，又皆与肺循环相通，其相传似甚易。而此证不常有者，因有包络护于心上代心受邪，由包络下传三焦，为手厥阴、少阳脏腑之相传，此心所以不易受邪也。愚临证二十余年，仅遇一媪患此证，为拟此方，服之而愈。

清疹汤

治小儿出疹，表里俱热，或烦躁引饮，或喉疼声哑，或喘逆咳嗽。

生石膏捣细一两　知母六钱　羚羊角二钱　金线重楼切片钱半　薄荷叶二钱　青连翘二钱　蝉退去足土钱半　僵蚕二钱

用水煎取清汤一盅半，分二次温饮下，以服后得微汗为佳。若一次得微汗者，余药仍可再服。若服一次即得大汗者，余药当停服。此药分量，系治七八岁以上者，若七八岁以下者，可随其年之大小，斟酌少用。或将药减半或用三分之一皆可。

喉疼声哑者，可将石膏加重五钱，合前得两半。若疹出不利者，用鲜苇根（活水中者更佳）一大握去节水煎沸，用其水煎药。

疹证多在小儿，想小儿脏腑间原有此毒，又外感时令之毒气而发，则一发表里俱热。若温病初得之剧者，其阳明经府之间，皆为热毒之所弥漫。故治此证，始则发表，继则清解，其有实热者，皆宜用石膏。至喉疼声哑者，尤为热毒上冲，石膏更宜放胆多用。惟大便滑泻者，石膏、知母皆不宜用，可去此二药，加滑石一两，甘草三钱。盖即滑泻亦非凉证，因燥渴饮水过多，脾胃不能运化故也。故加滑石以利其小便，甘草以和其脾胃，以缓水饮下趋之势。若其滑泻之甚者，可用拙拟滋阴宣解汤（在第五卷），即可止泻，又可表疹外出也。然此证最忌滑泻，恐其毒因滑泻内陷即不能外出。若服以上方而滑泻不止，可用生山药两许，轧细煮作粥，再将熟鸡子黄两三枚捏碎调粥中服之，其滑泻必止。泻止后，再徐徐以凉药清补之。

羚羊角最为治疹良药，于前青盂汤后曾论及之。惜此药今昂贵，坊间且多以他角伪充。若系整者，其角上有节若螺纹，而非若螺纹之斜绕，至其角尖二寸许则无螺纹矣。其中有木胎，作苍黄参半之色（其色似木非真木也），是为真者。可锉取其周遭及角尖，用时另煮，兑药中服，或与所煮他药，前后随服皆可。盖以其药珍重，不欲以他药渣混之也。若药坊已切成片，真伪亦可辨。其真者，片甚硬，其中碎片甚多，以其硬而脆故也。其色有直白者，有间带苍黄色者，即其近木胎处也。以火燃之，无腥臭气，而转有清郁之气（角上之节有假作旋成者，细审可辨）。

壬寅之岁，曾训蒙于邑之仁村，愚之外祖家也。季春夜半，表弟刘铭轩叩门求方，言其子（年六岁）于数日间出疹，因其苦于服药，强令服即作呕吐，所以未来询方。今夜忽大喘不止，有危在顷刻之势，不知还可救否，遂与同往视之。见其不但喘逆迫促，且精神恍惚，肢体骚扰不安。脉象摇摇而动，按之无根。知其毒火内攻，而肝风已动也。为其苦于服药，遂但取羚羊角三钱，幸药坊即在本村，须臾药至，急煎成汤。视其服下，过二十分钟即安然矣，其疹从此亦愈。其舅孙宝轩沧州名医也。翌日适来省视，见愚所用羚羊角，讶为仙方（此证于青盂汤下曾略言之）。

奉天北关友人，朱贡九之哲嗣文治，年五岁。于庚申立夏后，周身壮热，出疹甚稠密。脉甚洪数，舌苔白厚，知其疹而兼瘟也。欲以凉药清解之，因其素有心下作疼之病，出疹后贪食鲜果，前一日犹觉疼，又不敢投以重剂。遂勉用生石膏、玄参各六钱，薄荷叶、蝉退各一钱，连翘二钱。晚间服药，至翌日午后视之，其热益甚，喉疼，气息甚粗，鼻翅煽动，且自鼻中出血少许，有烦躁不安之意。愚不得已，重用生石膏三两，玄参、麦冬（带心）各四钱，仍少佐以薄荷叶、连翘诸药。俾煎汤二茶盅，分三次温饮下。至翌日视之，则诸证皆轻减矣。然余热犹炽，而大便虽下一次，仍系燥粪。询其心犹发热，脉仍有力。遂于凉解药中，仍用生石膏一两，连服两剂，壮热始退。继用凉润清解之剂调之全愈。

按：此证初次投以生石膏、玄参各六钱，其热不但不退而转见增加，则石膏之性原和平，确非大凉可知也。至其证现种种危象，而放胆投以生石膏三两，又立能挽回，则石膏对于有外感实热诸证，直胜金丹可知。近世笃信西术者，恒目石膏为无用之物，彼亦曾亲自试验，若愚之放胆用生石膏乎。盖彼所谓石膏无用者，不过用石膏四五钱极多或至一两，如此以治壮盛之火则诚无用矣。若更用煅者，则不惟无用，而且足害人矣。夫人非圣神，何能出言皆是，世人素重其人，竟于其出言偶差者，亦笃信之，误人即不可胜计。愚愿负当世哲学之名者，其于出言之际，尚自加审慎哉。

又此证因心下素有疼病，故石膏、玄参初止用六钱。若稍涉游移，并石膏、玄参亦不敢用，再认定疹毒，宜托之外出而多用发表之品，则翌日现证之危险，必更加剧。即后投以大剂凉药，亦不易挽回也。目睹耳闻，知孺子罹瘟疹之毒，为俗医药误者甚多。故于记此案时，而再四详而申明。夫孺子何辜，疾厄可悯，孰任救人之责者，尚其深思愚言哉。

瘟疫之证，虽宜重用寒凉，然须谨防其泄泻。若泄泻，则气机内陷，即无力托毒外出矣。是以愚用大剂寒凉，治此等证时，必分三四次徐徐温服下，俾其药力长在上焦，及行至下焦，其寒凉之性已为内热所化，自无泄泻之弊。而始终又须以表散之药辅之，若薄荷、连翘、蝉退、僵蚕之类。则火消毒净，疹愈之后亦断无他患矣。若至升麻、羌活之药，概不敢用。友人刘仲华，济南博雅士也，精通医学。曾治一孺子，出疹刚见点即回。医者用一切药，皆不能表出。毒气内攻，势甚危急，众皆束手。仲华投以《伤寒论》麻杏甘石汤，一剂疹皆发出，自此遂愈。夫麻杏甘石汤，为汗后、下后，汗出而喘无大热者之方，仲华用以治疹，竟能挽回人命于顷刻，可为善用古方者矣（用此方者，当视其热度之高低，热度高者石膏用一两，麻黄用一钱，热度低者石膏用一两，麻黄用二钱）。

前贤善治小儿者，首推钱仲阳。方书载有睦亲宫十太尉病疮疹，众医治之。王曰：疹未出属何脏腑？一医言胃气热，一医言伤寒不退，一医言疹在母腹中有毒。钱氏曰：若胃气热何以乍凉乍热？若言在母腹中有毒属何脏也？医曰：在脾胃。钱氏曰：既在脾胃，何以惊悸？夫胎在腹中，月至六七，则已成形。食母秽液。入儿五脏。食至十月，满胃脘中。至生之时，口有不洁，产母以手拭净，则无疾病。俗以黄连汁压之，方下脐粪及涎秽也。此亦母之不洁，余气入儿脏中，本先因微寒入而成，疮疹未出，五脏皆见病证，内一脏受秽多者，乃出疮疹。初欲病时，先呵欠、顿闷、惊悸、乍凉乍热、手足冷、面腮赤、颊赤、嗽、喷嚏，此五脏证俱见。呵欠、顿闷，肝也；时发惊悸，心也；乍凉乍热、手足冷，脾也；面赤、腮颊赤、喷嚏，肺也。惟肾无候，以在腑下，不能食秽。故凡疮疹乃五脏毒，若出归一证。肝水泡，肺脓疱，心斑，脾疹，惟肾不食秽毒而无诸证。疮黑者属肾，由不慎风冷而不饱，内虚也。又用抱龙丸数服愈。以其别无他候，故未发出，则见五脏证，既出则归一脏矣。按，此论实能将疹之由来，阐发无余蕴矣。尝读赵晴初医话稿，谓斑疹之证，恒有发于肠胃嗌膈之间。因肌肤间不见，往往不知为斑疹而误治者。愚初因无征，未能确信。后见有猪病瘟死者，剖解视之，其脏腑间，皆有红点甚多。由斯观之，斑疹内发而外不见之说，确乎可信。斯在临证者，精心考验，见有若发斑疹病状，而外不见斑疹，亦宜用治斑疹之法治之也。

治疟疾方

加味小柴胡汤

治久疟不愈，脉象弦而无力。

柴胡三钱　黄芩三钱　知母三钱　潞参三钱　鳖甲醋炙三钱　清半夏二钱　常山酒炒钱半　草果一钱　甘草一钱　酒曲三钱　生姜三钱　大枣两枚擘开

疟初起者减潞参、鳖甲。热甚者，加生石膏五六钱或至一两。寒甚者，再加草果五分或至一钱（神曲皆发不好，故方中用酒曲）。

疟邪不专在少阳，而实以少阳为主，故其六脉恒露弦象。其先寒者，少阳之邪外与太阳并也。其后热者，少阳之邪内与阳明并也。故方中用柴胡以升少阳之邪，草果、生姜以祛太阳之寒，黄芩、知母以清阳明之热。又疟之成也，多挟痰、挟食，故用半夏、常山以豁痰，酒曲以消食也。用人参，因其疟久气虚，扶其正即所以逐邪外出。用鳖甲者，因疟久则胁下结有痞积（方书名疟母，实由肝脾胀大），消其痞积，然后能断疟根株。用甘草、大枣者，所以化常山之猛烈而服之不至瞑眩也。

或问：叶氏医案，其治疟之方，多不用柴胡。其门人又有相传之说，谓不宜用柴胡治疟。若误用之，实足偾事。其说果可信乎？答曰：叶氏当日声价甚高，疟原小疾，初起之时，鲜有延之诊治者。迨至疟久，而虚证歧出，恒有疟邪反轻，而他病转重，但将其病之重者治愈,而疟亦可随愈,此乃临证通变之法,非治疟之正法也。至于病在厥阴,亦有先寒后热,出汗少愈,形状类疟之证。此系肝气虚极将脱,若误认为疟,用柴胡升之,凶危立见。此当重用山萸肉,以敛而补之(观第一卷来复汤后医案,自明其理),是以《本经》山茱萸亦主寒热也。叶氏门人所谓误用柴胡足偾事者,大抵指此类耳。

或问:叶氏治疟,遇其人阴虚燥热者,恒以青蒿代柴胡。后之论者,皆赞其用药,得化裁通变之妙。不知青蒿果可以代柴胡乎?答曰:疟邪伏于胁下两板油中,乃足少阳经之大都会。柴胡之力能入其中,升提疟邪透膈上出,而青蒿无斯力也。若遇阴虚者,或热入于血分者,不妨多用滋阴凉血之药佐之。若遇燥热者,或热盛于气分者,不妨多用清燥散火之药佐之。曾治一人,疟间日一发。热时若燔,即不发疟之日,亦觉心中发热,舌燥口干,脉象弦长(凡疟脉皆弦)重按甚实,知其阳明火盛也。投以大剂白虎汤,加柴胡三钱。服后顿觉心中清爽,翌晨疟即未发。又煎前剂之半,加生姜三钱,服之而愈。又尝治一人得温病,热入阳明之府。舌苔黄厚,脉象洪长,又间日一作寒热,此温而兼疟也。然其人素有鸦片嗜好,病虽实,而身体素虚。投以拙拟白虎加人参以麦冬代知母山药代粳米汤(在第六卷),亦少加柴胡,两剂而愈。

或问:太阳主皮肤,阳明主肌肉,少阳介于皮肤肌肉之间,故可外与太阳并,内与阳明并。今言疟邪伏于胁下两板油中,则在阳明之里矣,又何能外与太阳并,内与阳明并?答曰:此段理解,至精至奥,千古未发。今因子问,愚特详悉言之。人身十二经,手足各六。其他手足同名之经,原各有界限,独少阳经,《内经》谓之游部。所谓游部者,其手足二经,一脉贯通,自手至足,自足至手,气化游行,而毫无滞碍也。故方书论三阳之次第,外太阳,其内少阳,又其内阳明。是少阳在太阳之内,阳明之外也。此指手少阳而言,乃肥肉、瘦肉中间之脂膜,以三焦为府者也。至其传经之先后,即由太阳而阳明,由阳明而少阳。是少阳不惟在太阳之内,并在阳明之内也。此指足少阳而言,即两胁下之板油,以胆为府者也,疟邪伏于其中,其初发也,由板油而达三焦,由三焦而及肥肉、瘦肉间之脂膜,遂可与太阳相并,而为表寒之证。此太阳指太阳之经而言,非指府也。迨至疟邪不能外出,郁而生热,其热由肌肉而内陷,缘三焦直达于胃(三焦即膜油原与胃相连),遂可与阳明相并而成里热之证。此指阳明之府而言(胃为阳明之府),非指经也。若但认为阳明之经相并,其热惟在于肌肉间,何以疟当热时,脉现洪实,不但周身发热,胃中亦觉大热,而嗜饮凉水乎?盖古籍立言简括,经府未尝指明,后世方书,又不明少阳为游部之理,而分手足少阳为二经,是以对于此等处,未有一显明发挥者。

西人治疟,恒用鸡纳霜,于未发疟之日,午间、晚间各服半瓦,白糖水送下。至翌晨又如此服一次,其疟即愈。

按:鸡纳霜,系用鸡纳树皮熬炼成霜。其树生于南美洲,其皮有红者、黄者、金黄者。炼霜以其皮金黄者为上,故又称金鸡纳霜。此药又名规尼涅,若制以硫酸,名硫酸规尼涅,制以盐酸,名盐酸规尼涅,性皆凉,而盐酸者较尤凉。若治疟,宜用盐酸者,省文曰盐规。为其为树皮之液炼成,故能入三焦外达腠理而发汗(腠理系皮里之膜亦属少阳,方书有谓系肥肉瘦肉中间之膜者非是)。为三焦为手少阳之府,原与足少阳一脉贯通,故又能入胁下板油之中,搜剔疟邪之根蒂也。

治疟便方,有单用密陀僧者,然其药制之不能如法,轻率服之,实与性命有关。《医话稿》曾载有医案可考也,即制之如法,服之为行险之道。

治霍乱方

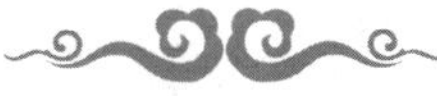

急救回生丹

治霍乱吐泻转筋，诸般痧证暴病，头目眩晕，咽喉肿疼，赤痢腹疼，急性淋证。

霍乱之证，西人所谓虎列拉也。因空气中有时含有此毒，而地面积秽之处，又酿有毒气与之混合（观此证起点多在大埠不洁之处可知），随呼吸之气入肺，由肺传心胞（即心肺相连之脂膜），由心胞传三焦（上焦心下膈膜，中焦包脾连胃脂膜，下焦络肠包肾脂膜），为手厥阴、少阳脏腑之相传。然其毒入三焦，其人中气充盛，无隙可乘，犹伏而不动。有时或饮食过量，或因寒凉伤其脾胃，将有吐泻之势。毒即乘虚内袭，盘踞胃肠，上下不通，遂挥霍撩乱，而吐泻交作矣。吐泻不已，其毒可由肠胃而入心，更由心而上窜于脑，致脑髓神经与心俱病，左心房输血之力与右心房收血之力为之顿减，是以周身血脉渐停，而通体皆凉也。其证多发于秋际者，因此毒气酿成多在夏令。人当暑热之时，周身时时有汗，此毒之伏于三焦者，犹得随汗些些外出。迨至秋凉汗闭，其毒不得外出，是以蓄极而动，乘脾胃之虚而内攻也。故治此证者，当以解毒之药为主，以助心活血之药为佐，以调阴阳奠中土之药为使。爰拟方于下，名之曰急救回生丹。

朱砂顶高者一钱五分。此药为水银、硫黄二原质合成。此二原质皆善消毒菌，化合为朱砂，又色赤入心，能解心中窜入之毒。且又重坠，善止呕吐，俾服药后不致吐出。

冰片三分。真好冰片，出于杉树及加尔普斯科树，其次者，系樟脑炼成。此方中冰片，宜用樟脑炼成者。因樟脑之性，原善振兴心脏，通活周身血脉，尤善消除毒菌。特其味稍劣，炼之为冰片，味较清馥。且经炼，而其力又易上升至脑，以清脑中之毒也。

薄荷冰二分。此药善解虎列拉之毒，西人屡发明之。且其味辛烈香窜，无窍不通，无微不至，周身之毒皆能扫除。矧与冰片，又同具发表之性。服之能作汗解，使内蕴之邪由汗透出。且与冰片皆性热用凉，无论症之因凉因热，投之咸宜也（西药房名薄荷冰为薄荷脑）。

粉甘草细末一钱。此药最善解毒，又能调和中宫，以止吐泻。且又能调和冰片、薄荷冰之气味，使人服之不致过于苛辣也。

上药四味共研细，分作三次服，开水送下，约半点钟服一次。若吐剧者，宜于甫吐后急服之。若于将吐时服之，恐药未暇展布即吐出。服后温覆得汗即愈。服一次即得汗者，后二次仍宜服之。若服完一剂未全愈者，可接续再服一剂。若其吐泻已久，气息奄奄有将脱之势，但服此药恐不能挽回，宜接服后急救回阳汤（方在后）。

己未秋，奉天霍乱盛行。时愚在奉天立达医院，拟得此方，用之甚效。适值警务处长莲波王君，任防疫总办，问愚有何良方救此危险之证，因语以此方。王君言，若药坊间配制恐不如法，即烦院中为制三十剂，分于四路防疫所。若果效时，后再多制。愚遂亲自监视，精制三十剂付之。竖日来信言，药甚效验，又俾制五十剂。又翌日来信言，此药效验异常，又俾制一百二十剂。愚方喜此药可以广传救人疾苦，孰意翌日自京都购得周氏回生丹到，此药即停止矣。因思自古治霍乱无必效之方，此方既如此效验，若不自我传遍寰区，恐难告无罪于同胞。遂将霍乱之病由与治法及用法之意，详书一纸，登诸报章。又将登报之文，寄于直隶故城县知事友人袁霖普，而袁君果能用方救人若干，推行遍于直隶，山东诸州县。

附记：直隶故城县知事袁霖普来函，论急救回生丹之效果。

寿甫仁兄雅鉴：前次寄来急救回生丹方，不知何以斟酌尽善。初故城闹疫，按方施药六十剂，皆随手辄效。后故城外镇郑家口闹疫，又施药二百剂，又莫不全活。继遂将其方刷印数百张，直隶百余县，山东数十县，每县署寄去一张。目下又呈明省长登北洋公报矣。锡类推仁，我兄之功德真无量哉。

卫生防疫宝丹

治霍乱吐泻转筋，下痢腹疼，及一切痧症。平素口含化服，能防一切疠疫传染。

粉甘草细末十两　细辛细末两半　香白芷细末一两　薄荷冰细末四钱　冰片细末二钱　朱砂细末三两

先将前五味和匀，用水为丸如桐子大，晾干（不宜日晒），再用朱砂为衣，勿令余剩。装以布袋，杂以琉珠，来往撞荡，务令光滑坚实。如此日久，可不走气味。若治霍乱证，宜服八十丸，开水送服。余证宜服四五十丸。服后均宜温覆取微汗。若平素含化以防疫疠，自一丸至四五丸皆可。此药又善治头疼、牙疼（含化），心下、胁下及周身关节经络作疼，气郁、痰郁、食郁、呃逆、呕秽。醒脑养神，在上能清，在下能温，种种利益，不能悉数。

附记：奉天抚顺县瓢尔屯煤矿经理尚席珍君来函，论卫生防疫宝丹之效果。

寿甫仁兄伟鉴：向在院中带来卫生防疫宝丹二百包，原备矿上工人之用，后值霍乱发生，有工人病者按原数服药四十丸，病愈强半，又急续服四十丸，遂脱然全愈。后有病者数人，皆服药八十丸。中有至剧者一人，一次服药一百二十丸，均完全治愈。近处有此证者，争来购求此药，亦服之皆愈。一方呼为神丹，二百包倏忽告尽。乞于邮便再为寄数百包来，以救生命，是所切盼。

附记：直隶故城县知事袁霖普君来函，论卫生防疫宝丹之效果。

寿甫仁兄道鉴：前接卫生防疫宝丹方，弟照方配制，不料时疫盛行，各县染此病者，伤人甚伙，弟除传布各县各乡之外，前后已配药六大料，救活病人已及千矣。刻又陈请省长、警务处长，登之北洋公报，使各县皆得知之。人之欲善，谁不如我，倘各县均肯舍药，则救人无算矣。弟虽费钱不少，然私心窃慰，愈征我兄为救世之人，非偶然也。翘首北望，不胜欣颂，兼为群黎致谢焉。

按：此二方，后方较前方多温药两味。前方性微凉，后方则凉热平均矣，用者斟酌于病因，凉热之间分途施治可也。后方若临证急用，不暇为丸，可制为散，每服一钱，效更速。

急救回阳汤

治霍乱吐泻已极，精神昏昏，气息奄奄，至危之候。

潞党参八钱　生山药一两　生杭芍五钱　山萸肉去净核八钱　炙甘草三钱　赭石研细四钱　朱砂研细五分

先用童便半盅炖热，送下朱砂，继服汤药。

以上二方，皆为治霍乱之要药矣。然彼以祛邪为主，此以扶正为主。诚以得此证者，往往因治不如法，致日夜吐泻不已，虚极将脱，危在目前。病势至此，其从前之因凉因热皆不暇深究。惟急宜重用人参以回阳，山药、芍药以滋阴，山萸肉以敛肝气之脱（此证吐泻之始，肝木助邪侮土，吐泻之极而肝气转先脱），炙甘草以和中气之漓，此急救回阳汤所以必需也。用赭石者，不但取其能止呕吐，俾所服之药不致吐出，诚以吐泻已久，阴阳将离，赭石色赤入心，能协同人参，助心气下降。而方中山药，又能温固下焦，滋补真阴，协同人参以回肾气之下趋，使之上行也。用朱砂且又送以童便者，又以此时百脉闭塞，系心脏为毒气所伤，将熄其鼓动之机，故用朱砂直入心以解毒，又引以童便使毒气从尿道泻出，而童便之性又能启发肾中之阳上达，以应心脏也。是此汤为回阳之剂，实则交心肾和阴阳之剂也。服此汤后，若身温脉出，觉心中发热有烦躁之意者，宜急滋其阴分。若玄参、生芍药之类，加甘草以和之，煎一大剂，分数次温饮下。此《伤寒论》太阳篇，先用甘草干姜汤继用芍药甘草汤之法也。

门人高如璧，曾治一少妇。吐泻一昼夜，甚是困惫，浓煎人参汤，送服益元散而愈。盖独参汤能回阳，益元散能滋阴，又能和中（滑石、甘草能和中以止吐泻）解毒（甘草、朱砂能解毒），且可引毒气自小便出，是以应手奏效。此亦拙拟急救回阳汤之意也。

此证之转筋者，多因吐泻不已，肝木乘脾气之虚而侮土。故方书治转筋多用木瓜，以其酸能敛肝，即所以平肝也。然平肝之药，不必定用木瓜。壬寅秋际，霍乱流行，曾单用羚羊角三钱治愈数人。因羚羊角善解热毒，又为平肝之妙药也。又曾有一人，向愚询治泄泻之方，告以酸石榴连皮捣烂，煎汤服之。后值霍乱发生，其人用其方治霍乱初起之泄泻者，服之泻愈，而霍乱亦愈。由是观之，石榴亦为敛肝之要药，而敛肝之法，又实为治霍乱之要着也。

霍乱之证，有实热者居多，其真寒凉者，不过百中之一二。即百脉闭塞，周身冰冷，但其不欲覆被，思饮凉水，即不可以凉断，当先少少与以凉水，若饮后病增重者，其人虽欲复饮，而不至急索者，凉水可勿与也。若饮后病不增重，须臾不与，有不能忍受之状，可尽量与之，任其随饮随吐，借凉水将内毒换出，亦佳方也。曾遇有恣饮凉水而愈者，问之，言当病重之时，若一时不饮凉水，即觉不能复活，则凉水之功用可知矣。然凉水须用新汲井泉水方效。无井泉水处，可以冰水代之，或吞服小冰块亦佳。

王孟英曰：鸡矢白散，为《金匮》治霍乱转筋入腹之方。愚仿其意，拟得蚕矢汤，治霍乱转筋，腹疼，口渴，烦躁，危急之证甚效。方用晚蚕砂、木瓜各三钱，生薏仁、大豆芽（如无可代以生麦芽）各四钱，川黄连、炒山栀各二钱，醋炒半夏、酒炒黄芩、吴茱萸各一钱，以阴阳水煎，稍凉，徐徐服之。丁酉八九月间，吾杭盛行霍乱转筋之证。有沈氏妇者，夜深患此，继即音哑肢寒。比晓，其夫皇皇求为救治。诊其脉弦细以涩，两尺如无。口极渴而沾饮即吐不已。腓坚硬如石，其时疼楚异常。因拟此方治之，徐徐凉饮，药入口竟得不吐。外以好烧酒令人用力摩擦转筋坚硬之处，擦将一时许，其硬块始渐软散，而筋不转吐泻亦减。甫时复与前药半剂，夜间居然安寐矣。后治相类者多人，悉以是法获效。

陆九芝曰：霍乱一证，有寒有热，热者居其九寒者居其一。凡由高楼大厦，乘凉饮冷而得之者，仲景则有理中、四逆诸方。后世亦有浆水、大顺、复元、冷香饮子诸方。病多属寒，药则皆宜热。若夫春分以后，秋分以前，少阳相火、少阴君火、太阴湿土，三气合行其令。天之热气则下降，地之湿气则上腾。人在气交之中，清气在阴，浊气在阳，阴阳反戾，清浊相干，气乱于中，而上吐下泻。治此者，宜和阴阳，分清浊，以定其乱，乱定即无不愈。此则病非寒也，而亦非尽用寒药也。即如藿藿、平陈、胃苓等汤习用之剂，亦皆温通，特不用姜、附、丁、萸之大辛大热者耳。又有不吐不泻而挥霍撩乱者，则多得之饱食之后。凡夏月猝然冒暑，惟食填太阴，亦曰饱食填息。此证为病最速，为祸最酷，而人多忽之。即有知者，亦仅以停食为言，绝不信其为闭证之急者。闭则手足肢冷，六脉俱伏，甚则喜近烈日。此乃邪闭而气道不宣，其畏寒也，正其热之甚也。此等证，只欠一吐法耳。自吐法之不讲，本属一吐即愈之病，而竟不知用也。此外更有四肢厥逆，甚至周身如冰，而竟不恶寒，反有恶热者。此更是内真热，外假寒，即厥阴中热深厥深之象。岂独不可用四逆、理中，即姜汤米饮及五苓散中之桂枝，亦不可用。而且宜苦寒之剂，佐以挑痧刮痧等法，刺出其恶血以泄热毒者。同治壬戌，江苏沪渎，时疫盛行，绵延而至癸亥。余尝以石膏、芩、连，清而愈之者，则暑湿热之霍乱也。以凉水调胆矾吐而愈之者，则饱食填息之霍乱也。其肢皆冷，而其脉皆伏，维时大医，竞用丁、萸、桂、附，日误数人，而竟不知改图，岂不深可惜哉。

上所录二则，皆于霍乱之证有所发明，故详志之，以备采择。

霍乱之证，宜兼用外治之法，以辅药饵所不逮。而外治之法，当以针灸为最要。至应针之处，若十宣、中脘、尺泽、足三里、阴陵、承山、太溪、太仓、太冲、公孙等穴（约略举之未能悉数），习针灸者大抵皆知。惟督脉部分，有素髎穴，刺同身寸之三分出血，最为治霍乱之要着，凡吐泻交作，心中撩乱者，刺之皆效。诸针灸之书，皆未言其能治霍乱。世之能针灸者，间有知刺其处者，而或刺鼻准之尖，或刺鼻柱中间，又多不能刺其正穴。两鼻孔中间为鼻柱，《内经》王注，谓此穴在鼻柱之上端，则非鼻准之尖，及鼻柱中间可知。然刺未中其正穴者，犹恒有效验，况刺中其正穴乎。盖此穴通督脉，而鼻通任脉，刺此一处，则督任二脉，可互相贯通，而周身之血脉，亦因之可贯通矣。

量穴之法，必用同身之寸。而同身之寸，针灸家恒以手中指中节为准法。不知此法，惟量臂上之穴用之。若头上之穴，横量时以眼之长为一寸，竖量时，以两眉中间至鼻尖为二寸。身上之穴，横量时以两乳头中间为八寸，竖量时以当膈歧骨下至脐中为八寸。腿上之穴，以足大趾尖至与跟齐为九寸。然如此，仍不能毫厘不差。是在临证者，细相其人之形体，而活泼斟酌可也。

又宜佐以刮痧之法。盖此证病剧之时，周身冰冷，回血管之血液凝滞不行。当用细口茶碗，将碗边一处少涂香油。两手执定其无油之处，先刮其贴脊两旁，脊椎上亦可轻刮，以刮处尽红为度。盖以脏腑之系皆连于脊，而诸脏腑腧穴，亦贴脊两旁，故以刮此处为最要。要刮时又宜自上而下挨次刮之，可使毒气下行。次刮其胸与胁，次刮其四肢曲处（尺泽、委中）及腿内外胻，至头额项肩，亦可用钱刮之。又当兼用放痧之法，将四肢回血管之血，用手赶至腿臂曲处，用带上下扎紧，于尺泽、委中两旁回血管，用扁针刺出其血，以助其血脉之流通，且又放出碳气，俾霍乱之毒菌，从此轻减也。

又宜佐以温体之法。用滚水煮新砖八个，以熨腋下及四肢曲处，及两脚涌泉穴。或水煮粗厚之布，乘热迭数层，覆于转筋之处。即不转筋者，亦可覆于少腹及腿肚之上，凉则易之。或以茶壶及水笼袋，满贮热水，以熨各处。或醋炒葱白（切丝），或醋炒干艾叶（揉碎）熨之，或用手醮火酒、或烧酒，急速擦摩其周身及腿肚发硬之处。种种助暖之法不一，临证者随事制宜可也。

西人治霍乱用鸦片丁儿（酒也）、依的儿制缬草丁儿、芳香丁儿（即亚香淡酒善透窍通络）各十瓦，薄荷油一瓦，混和为滴剂。每半小时，服十五滴至三十滴。

又有注射之法，樟脑、依的儿各五瓦，混溶于七十五倍之蒸馏水中，加三十八度之温，以注射于两臂尺泽穴以上之回血管，或胸侧或腹部之皮下蜂窝织内。此方亦可于无病注射，为预防剂。然预防者不必尽剂，可用其三分之一或至一半。

又方，盐酸莫儿比涅十分瓦之二，蒸馏水十瓦（药水如此混和用时不止此数），或一筒或半筒，注于皮下，如前。

又方，盐酸歇鲁因十分瓦之一，蒸馏水十瓦，或一筒或半筒，注于皮下，如前。

又方，碳酸那笃留谟一瓦，食盐（炼净无土垢者）六瓦，蒸馏水一千瓦，注于皮下，如前。

呕吐太甚者，可用上列诸方注于当心窝之皮肤内。腿筋转者，可用诸方注于腿肚之皮肤（承山穴处），腹中疼甚者可用诸方作灌肠之剂。又凡注于皮下者，亦可注于回血管。注于回血管者，亦可注于皮下，然皆温用不宜凉用。

缬草，即中药甘松。其功用详载于加味补血汤（在后）下。至依的儿制缬草丁儿，乃缬草所浸之酒一分，混和以依的儿精五分。其用量，自十分瓦之三至一瓦，为虚脱状态之兴奋药。依的儿为由硫酸及酒精制出之精液。其功用，先能兴奋，后则麻醉，为哥罗仿谟（行手术时蒙药）之代用品。对于一切虚脱状态及昏倒，用之立能兴奋回苏。又于种种疼痛、胃疼、强剧之呕吐及痉挛证状等，一日用数次。用量自五滴至二十五滴（依的儿一滴为百分瓦之二）。

盐酸莫儿比涅，即莫儿比涅而制以盐酸者也。莫儿比涅，省文曰盐莫。旧译作吗啡，原系由鸦片中炼出之精液。每干燥鸦片十分，含有莫儿比涅一分强。以盐酸制之，为色白中性极苦之针状结晶。用量自千分瓦之一至百分瓦之一，可为兴奋之药，若再多用则麻醉，其毒较鸦片尤烈不可轻用，小儿尤不宜轻用。

盐酸歇鲁因，系用盐酸制歇鲁因而成。歇鲁因者，以莫儿比涅与盐化亚含知尔加热而制之。再以歇鲁因溶解于盐酸，而制为白色结晶性之粉末。肺劳家用为镇咳定喘之要品。愈疼楚，催眠睡，善治气管枝加答儿。其用量，一次千分瓦之一至千分瓦之五，一日数次。

碳酸那笃留谟，系碳酸制碳酸留谟而成。那笃留谟者，为金属含盐之药品，制以碳酸，为无色半透明之菱角结晶。能振兴胃中消化之机能，治呼吸器中之加答儿，胆汁排泄之障碍及胆道加答儿郁积性黄疸，肝脏胀大。祛痰止呕，通利大便。于糖尿病，用其大量有殊效。丁仲祜谓此药内服，刺激食管黏膜过甚，往往诱起炎证。可以重碳酸那笃留谟代之。重碳酸那笃留谟，即那笃留谟制以重碳酸。其功用与碳酸那笃留谟相似，较少刺激之性。每次用量，一瓦至一瓦五分。

西人对于紧要传染之证，皆亟亟以扑灭毒菌为务。然其扑灭之法，惟知以毒攻毒，而不知用化毒之药，使毒菌暗消于无形。至于补正以胜毒，尤非西人所能知也。所谓以毒攻毒者，上所录之西药是也。遇身体壮实者，服之幸可救愈。若其身体本弱，吐泻又至极点，有奄奄欲脱之势，非补正以胜毒，与化毒之药并用不可。所谓补正者，如拙拟急救回阳汤中人参、山药、萸肉诸药是也。所谓化毒者，如拙拟急救回生丹、卫生防疫宝丹及急救回阳汤中之朱砂是也。盖凡药中珍贵之品，皆有独具之良能。如朱砂、珠、黄、犀、麝之类是也。其独具之良能，化学家无从实验，故西人皆不知用。壬寅秋日，霍乱流行。执友毛仙阁之侄，受此证，至垂危，衣冠既毕，舁之床上。仙阁见其仍有微息，遂研朱砂钱许，和童便灌之，其病由此竟愈。又一女子受此病，至垂危，医者辞不治。时愚充教员于其处，求为诊治，亦用药无效。适有摇铃卖药者，言能治此证，亦单重用朱砂钱许，治之而愈。从此知朱砂善化霍乱之毒菌。至己未在奉天拟得急救回生丹、卫生防疫宝丹，两方皆重用朱砂，治愈斯岁之患霍乱者若干，益信其有善化霍乱毒菌之专长也。若但以原质论，朱砂之原质为水银、硫黄。今试以水银、硫黄二药并用，能治朱砂所治之证乎，吾知其必不能也。夫人命至重，国粹宜保，世之惟知重西医者，尚其深思愚言哉。

治内外中风方

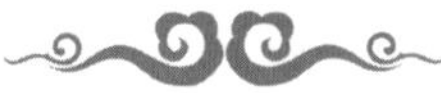

搜风汤

治中风。

防风六钱　真辽人参四钱　另炖同服，贫者可用野台参七钱代之，

高丽参不宜用　**清半夏**三钱　**生石膏**八钱　**僵蚕**二钱　**柿霜饼**五钱冲服　**麝香**一分药汁送服

中风之证，多因五内大虚，或秉赋素虚，或劳力劳神过度，风自经络袭入，直透膜原而达脏腑，令脏腑各失其职。或猝然昏倒，或言语謇涩，或溲便不利，或溲便不觉，或兼肢体痿废偏枯，此乃至险之证。中之轻者，犹可迟延岁月，中之重者，治不如法，危在翘足间也。故重用防风引以麝香深入脏腑以搜风。犹恐元气虚弱，不能运化药力以逐风外出，故用人参以大补元气，扶正即以胜邪也。用石膏者，因风蕴脏腑多生内热，人参补气助阳分亦能生热，石膏质重气轻性复微寒，其重也能深入脏腑，其轻也能外达皮毛，其寒也能祛脏腑之热，而即解人参之热也。用僵蚕者，徐灵胎谓邪之中人，有气无形，穿经入络，愈久愈深，以气类相反之药投之，则拒而不入，必得与之同类者和入诸药使为向导，则药至病所，而邪与药相从，药性渐发，邪或从毛孔出，从二便出，不能复留，此从治之法也。僵蚕因风而僵，与风为同类，故善引祛风之药至于病所成功也。用半夏、柿霜者，诚以此证皆痰涎壅滞，有半夏以降之，柿霜以润之，而痰涎自息也。

此证有表不解，而浸生内热者。宜急用发汗药，解其表，而兼清其内热。又兼有内风煽动者，可与后内中风治法汇通参观，于治外感之中兼有熄内风之药，方为完善。

中风之证，有偏寒者，有偏热者，有不觉寒热者。拙拟此方治中风之无甚寒热者也。若偏热者，宜《金匮》风引汤加减（干姜桂枝宜减半）。若偏寒者，愚别有经验治法。曾治一媪，年五十许，于仲冬忽然中风昏倒，呼之不应，其胸中似有痰涎壅滞，大碍呼吸。诊其脉，微细欲无，且迟缓。知其素有寒饮，陡然风寒袭入，与寒饮凝结为恙也。急用胡椒三钱捣碎，煎两三沸，取浓汁多半茶杯灌之，呼吸顿觉顺利。继用干姜六钱，桂枝尖、当归各三钱，连服三剂，可作呻吟，肢体渐能运动，而左手足仍不能动。又将干姜减半，加生黄耆五钱，乳香，没药各三钱，连服十余剂，言语行动遂复其常。

若其人元气不虚，而偶为邪风所中，可去人参，加蜈蚣一条，全蝎一钱。若其证甚实，而闭塞太甚者，或二便不通，或脉象郁涩，可加生大黄数钱，内通外散，仿防风通圣散之意可也。徐灵胎曾治一人，平素多痰，手足麻木，忽昏厥遗尿，口噤手拳，痰声如锯。医者进参、附、熟地等药，煎成未服。诊其脉，洪大有力，面赤气粗。此乃痰火充实，诸窍皆闭，服参、附立危。遂以小续命汤去桂、附，加生军一钱为末，假称他药纳之，恐旁人之疑骇也。三剂而有声，五剂而能言。然后以养血消痰之药调之，一月后，步履如初。此案与愚所治之案对观，则凉热之间昭然矣。又遗尿者多属虚，而此案中之遗尿则为实，是知审证者，不可拘于一端也。然真中风证极少，类中风者极多，中风证百人之中真中风不过一二人。审证不确即凶危立见，此又不可不慎也。

熄　风　汤

治类中风。

人参五钱　赭石煅研五钱　大熟地一两　山萸肉去净核六钱　生杭芍四钱　乌附子一钱　龙骨不用煅五钱捣　牡蛎不用煅五钱捣

类中风之证，其剧者忽然昏倒，不省人事，所谓尸厥之证也。秦越人论虢太子尸厥谓，"上有绝阳之络，下有破阴之纽"，妙哉其言也。盖人之一身，阴阳原相维系。阳性上浮而阴气自下吸之，阴性下降而阳气自上提之，阴阳互根，浑沦环抱，寿命可百年无恙也。有时保养失宜，下焦阴分亏损，不能维系上焦阳分，则阳气脱而上奔，又兼肾水不能濡润肝木，则肝风煽动，痰涎上壅，而猝然昏倒，僵直如尸矣。故用赭石佐人参，以挽回其绝阳之络，更有龙骨、牡蛎以收敛之，则阳能下济。用萸肉佐熟地以填补其破阴之纽，更有附子以温煦之，则阴可上达。用芍药者，取其与附子同用，能收敛浮越之元气归藏于阴也。且此证肝风因虚而动，愈迫阳气上浮。然此乃内生之风，非外来之风也。故宜用濡润收敛之品以熄之，芍药与龙骨、牡蛎、萸肉又为宁熄内风之妙品也。若其肝风虽动，而阴阳不至离绝，其人或怔忡不宁，或目眩头晕，或四肢间有麻木之时，可单将方中龙骨、牡蛎、萸肉各七八钱，更加柏子仁一两以滋润肝木，其风自熄。盖肝为将军之官，内寄龙雷之火，最难驯服，惟养之镇之，恩威并用，而后骄将不难统驭也。

或问：中风之证，河间主火，东垣主气，丹溪主湿，所论虽非真中风，亦系类中风，陈修园概目为小家技者何也？答曰：以三子意中几无所谓真中风，直欲执其方以概治中风之证也。如河间地黄饮子治少阴气厥不至，舌喑不能言，足废不能行，果其病固不差，其方用之多效。倘其证兼外感，服之转能固闭风邪，不得外出，遗误非浅。若《金匮》侯氏黑散、风引汤诸方，既治外感又治内伤，而其所用之药，不但并行不悖，且能相助为理，超超玄著，神妙无穷，以视三子之方，宁非狭小。夫经方既如此超妙，而愚复有熄风汤与前搜风汤之拟者，非与前哲争胜也。盖为仓猝救急之计，与侯氏黑散诸方用意不同也。

按：类中风之证不必皆因虚。王孟英曰：若其平素禀阳盛，过啖肥甘，积热酿毒，壅塞隧络，多患类中风。宜化痰清热，流利机关。自始至终，忌投补滞。徐氏《洄溪医案》中所治中风案最精当。

逐　风　汤

治中风抽掣及破伤后受风抽掣者。

生箭耆六钱　当归四钱　羌活二钱　独活二钱　全蝎二钱

全蜈蚣大者两条

蜈蚣最善搜风，贯串经络脏腑无所不至，调安神经又具特长（因其节节有脑是以善理神经）。而其性甚和平，从未有服之觉瞑眩者。曾治一媪，年六旬。其腿为狗咬破受风，周身抽掣。延一老医调治，服药十余日，抽掣愈甚。所用之药，每剂中皆有全蝎数钱，佐以祛风、活血、助气之药，仿佛此汤而独未用蜈蚣。遂为拟此汤，服一剂而抽掣即止。又服一剂，永不反复。又治一人，年三十余，陡然口眼歪斜。其受病之边，目不能瞬。俾用蜈蚣二条为末，防风五钱，煎汤送服，三次全愈。审斯则蜈蚣逐风之力，原迥异于他药也。且其功效，不但治风也，愚于疮痈初起甚剧者，恒加蜈蚣于托药之中，莫不随手奏效。虽本草谓有坠胎之弊，而中风抽掣，服他药不效者，原不妨用。《内经》所谓"有故无殒，亦无殒也"。况此汤中，又有黄耆、当归以保摄气血，则用分毫何损哉。

加味黄耆五物汤

治历节风证，周身关节皆疼，或但四肢作疼，足不能行步，手不能持物。

生箭耆一两　于术五钱　当归五钱　桂枝尖三钱　秦艽三钱　广陈皮三钱　生杭芍五钱　生姜五片

热者加知母，凉者加附子，脉滑有痰者加半夏。

《金匮》桂枝芍药知母汤，治历节风之善方也。而气体虚者用之，仍有不效之时，以其不胜麻黄、防风之发也。今取《金匮》治风痹之黄芪五物汤，加白术以健脾补气，而即以逐痹（《本经》逐寒湿痹）。当归以生其血，血活自能散风（方书谓血活风自去）。秦艽为散风之润药，性甚和平，祛风而不伤血。陈皮为黄耆之佐使，而其里白似肌肉，外红似皮肤，筋膜似脉络，棕眼似毛孔，又能引肌肉经络之风达皮肤由毛孔而出也。广橘红其大者皆柚也，非橘也。《本经》原橘柚并称，故用于药中，橘柚似无须分别(他处柚皮不可入药)。且名为橘红，其实皆不去白，诚以原不宜去也。

加味玉屏风散

作汤服。治破伤后预防中风，或已中风而瘛疭，或因伤后房事不戒以致中风。

生箭耆一两　白术八钱　当归六钱　桂枝尖钱半　防风钱半　黄蜡三钱　生白矾一钱

此方原为预防中风之药，故用黄耆以固皮毛，白术以实肌肉，黄蜡、白矾以护膜原。犹恐破伤时微有感冒，故又用当归、防风、桂枝以活血散风。其防风、桂枝之分量特轻者，诚以此方原为预防中风而设，故不欲重用发汗之药以开腠理也。自拟此方以来，凡破伤后恐中风者，俾服药一剂，永无意外之变，用之数十年矣。表侄高淑言之族人，被贼用枪弹击透手心，中风抽掣，牙关紧闭。自牙缝连灌药无效，势已垂危。从前，其庄有因破伤预防中风服此方者，淑言见而录之。至此，淑言将此方授族人，一剂而愈。又一人，被伤后，因房事不戒，中风抽掣，服药不效。友人毛仙阁治之，亦投以此汤而愈。夫愚拟此方，原但为预防中风，而竟如此多效，此愚所料不及者也。盖《本经》原谓黄耆主大风，方中重用黄耆一两，又有他药以为之佐使，宜其风证皆可治也。若已中风抽掣者，宜加全蜈蚣两条。若更因房事不戒以致中风抽风者，宜再加真鹿角胶三钱(另煎兑服)，独活一钱半。若脉象有热者，用此汤时，知母、天冬皆可酌加。

镇肝熄风汤

治内中风证(亦名类中风，即西人所谓脑充血证)，其脉弦长有力（即西医所谓血压过高），或上盛下虚，头目时常眩晕，或脑中时常作疼发热，或目胀耳鸣，或心中烦热，或时常噫气，或肢体渐觉不利，或口眼渐形歪斜，或面色如醉，甚或眩晕，至于颠仆，昏不知人，移时始醒，或醒后不能复原，精神短少，或肢体痿废，或成偏枯。

怀牛膝一两　生赭石轧细一两　生龙骨捣碎五钱　生牡蛎捣碎五钱　生龟板捣碎五钱　生杭芍五钱　玄参五钱　天冬五钱　川楝子捣碎二钱　生麦芽二钱　茵陈二钱　甘草钱半

心中热甚者，加生石膏一两。痰多者，加胆星二钱。尺脉重按虚者，加熟地黄八钱，净萸肉五钱。大便不实者，去龟板、赭石，加赤石脂（喻嘉言谓石脂可代赭石）一两。

风名内中，言风自内生，非风自外来也。《内经》谓"诸风掉眩，皆属于肝"。盖肝为木脏，于卦为巽，巽原主风。且中寄相火，征之事实，木火炽盛，亦自有风。此因肝木失和，风自肝起。又加以肺气不降，肾气不摄，冲气、胃气又复上逆。于斯，脏腑之气化皆上升太过，而血之上注于脑者，亦因之太过，致充塞其血管而累及神经。其甚者，致令神经失其所司，至昏厥不省人事。西医名为脑充血证，诚由剖解实验而得也。是以方中重用牛膝以引血下行，此为治标之主药。而复深究病之本源，用龙骨、牡蛎、龟板、芍药以镇熄肝风。赭石以降胃、降冲。玄参、天冬以清肺气，肺中清肃之气下行，自能镇制肝木。至其脉之两尺虚者，当系肾脏真阴虚损，不能与真阳相维系。其真阳脱而上奔，并挟气血以上冲脑部，故又加熟地、萸肉以补肾敛肾。从前所拟之方，原止此数味。后因用此方效者固多，间有初次将药服下，转觉气血上攻而病加剧者，于斯加生麦芽、茵陈、川楝子即无斯弊。盖肝为将军之官，其性刚果。若但用药强制，或转激发其反动之力。茵陈为青蒿之嫩者，得初春少阳生发之气，与肝木同气相求，泻肝热兼舒肝郁，实能将顺肝木之性。麦芽为谷之萌芽，生用之亦善将顺肝木之性使不抑郁。川楝子善引肝气下达，又能折其反动之力。方中加此三味，而后用此方者，自无他虞也。心中热甚者，当有外感，伏气化热，故加石膏。有痰者，恐痰阻气化之升降，故加胆星也。

按：内中风之证，曾见于《内经》，而《内经》初不名为内中风，亦不名为脑充血，而实名之为煎厥、大厥、薄厥。今试译《内经》之文以明之，《内经》脉解篇曰："肝气当治而未得，故善怒，善怒者名曰煎厥。"盖肝为将军之官，不治则易怒，因怒生热，煎耗肝血，遂致肝中所寄之相火，掀然暴发，挟气血而上冲脑部，以致昏厥。此非因肝风内动，而遂为内中风之由来乎？

又：《内经》调经论曰："血之与气，并走于上，此为大厥，厥则暴死。气反则生，气不反则死。"盖血不自升，必随气而上升，上升之极，必致脑中充血。至所谓气反则生，气不反则死者，盖气反而下行，血即随之下行，故其人可生。若其气上行不反，血必随之充而益充，不至血管破裂不止，犹能望其复苏乎？读此节经文，内中风之理明，脑充血之理亦明矣。

又《内经》生气通天论曰："阳气者大怒则形绝，血菀（即郁字）于上，使人薄厥。"观此节经文，不待诠解，即知其为肝风内动，以致脑充血也。其曰薄厥者，言其脑中所菀之血，激薄其脑部，以至于昏厥也。细思三节经文，不但知内中风，即西医所谓脑充血。且更可悟得此证治法，于经文之中，不难自拟对证之方，而用之必效也。

特是证名内中风，所以别外受之风也。乃自唐宋以来，不论风之外受内生，浑名曰中风。夫外受之风为真中风，内生之风为类中风，其病因悬殊，治法自难从同。若辨证不清，本系内中风，而亦以祛风之药发表之，其脏腑之血，必益随发表之药上升，则脑中充血必益甚，或至于血管破裂，不可救药。此关未透，诚唐宋医学家一大障碍也。迨至宋末刘河间出，悟得风非皆由外中，遂创为五志过极动火，而猝中之论，此诚由《内经》“诸风掉眩，皆属于肝”句悟出。盖肝属木，中藏相火，木盛火炽，即能生风也。大法以白虎汤、三黄汤沃之，所以治实火也。以逍遥散疏之，所以治郁火也（逍遥散中柴胡能引血上行最为忌用，是以镇肝熄风汤中止用茵陈、生麦芽诸药疏肝）。以通圣散（方中防风亦不宜用）、凉膈散双解之，所以治表里之邪火也。以六味汤滋之，所以壮水之主，以制阳光也。以八味丸引之，所谓从治之法，引火归源也（虽曰引火归源而桂、附终不宜用）。细审河间所用之方，虽不能丝丝入扣，然胜于但知治中风不知分内外者远矣。且其谓有实热者，宜治以白虎汤，尤为精确之论。愚治此证多次，其昏仆之后，能自苏醒者多，不能苏醒者少。其于苏醒之后，三四日间，现白虎汤证者，恒十居六七。因知此证，多先有中风基础伏藏于内，后因外感而激发。是以从前医家，统名为中风。不知内风之动，虽由于外感之激发，然非激发于外感之风，实激发于外感之因风生热，内外两热相并，遂致内风暴动。此时但宜治外感之热，不可再散外感之风。此所以河间独借用白虎汤，以泻外感之实热，而于麻、桂诸药概无所用。盖发表之药，皆能助血上行，是以不用，此诚河间之特识也。吾友张山雷君（江苏嘉定人），当世之名医也。著有《中风斠诠》一书，发明内中风之证，甚为精详。书中亦独有取于河间，可与拙论参观矣。

后至元李东垣、朱丹溪出，对于内中风一证，于河间之外，又创为主气、主湿之说。东垣谓人之元气不足，则邪凑之，令人猝倒僵仆如风状。夫人身之血，原随气流行，气之上升者过多，可使脑部充血，排挤脑髓神经。至于昏厥，前所引《内经》三节文中已言之详矣。若气之上升者过少，又可使脑部贫血，无以养其脑髓神经，亦可至于昏厥。是以《内经》又谓："上气不足，脑为之不满，耳为之苦鸣，头为之倾，目为之眩。"观《内经》如此云云，其剧者，亦可至于昏厥。且其谓脑为之不满，实即指脑中贫血而言也。由斯而论，东垣之论内中风，由于气虚邪凑，原于脑充血者之中风无关，而实为脑贫血者之中风，开其治法也。是则河间之主火，为脑充血，东垣之主气，为脑贫血，一实一虚，迥不同也。至于丹溪则谓东南气温多湿，有病风者，非风也。由湿生痰，痰生热，热生风。此方书论中风者，所谓丹溪主湿之说也。然其证原是痰厥，与脑充血、脑贫血皆无涉。即使二证当昏厥之时，间有挟痰者，乃二证之兼证，非二证之本病也。又按：其所谓因热生风之见解，似与河间主火之意相同，而实则迥异。盖河间所论之火生于燥，故所用之药，注重润燥滋阴。丹溪所论之热生于湿，其所用之药，注重去湿利痰。夫湿非不可以生热，然因湿生热，而动肝风者甚少矣（肝风之动多因有燥热）。是则二子之说，仍以河间为长也。

又读《史记》扁鹊传，所治虢太子尸厥证，亦系内中风，而实为内中风之上盛下虚者。观其未见太子也，而谓太子"其耳必鸣，其鼻必张。"其所以耳鸣、鼻张者，实因脑中气血充盛之所排挤，岂非上盛乎。乃其见太子也，则谓上有绝阳之络，下有破阴之纽。所谓上有绝阳之络者，即谓脑中血管，为过盛之气血排挤，将破裂也。所谓下有破阴之纽者，盖谓其下焦阴分亏损，不能吸摄其阳分，是以其真阳上脱，挟气血而充塞脑部也。观扁鹊之所云，虢太子之尸厥，其为内中风之上盛下虚者，确乎无疑。当时扁鹊救醒虢太子，系用针砭法，后亦未言所用何药。今代为拟方，当于镇肝熄风汤中，加敛肝补肾之品。若方后所注加萸肉、熟地黄者，即为治此证之的方矣。

按：此证若手足渐觉不遂，口眼渐形歪斜，是其脑髓神经已为充血所累，其血管犹不至破裂也。若其忽然昏倒，移时复醒者，其血管或有罅漏，出血不多，犹不至破裂甚剧者也。若其血管破裂甚剧，即昏仆不能复苏矣。是以此证宜防之于预，当其初觉眩晕头疼，或未觉眩晕头疼，而其脉象大而且硬，或弦长有力，即宜服镇肝熄风汤。迨服过数剂后，其脉必渐渐和缓，后仍接续服之。必服至其脉与常脉无异，而后其中风之根蒂始除。若从前失治，至忽焉昏倒，而移时复苏醒者，其肢体必有不遂之处。盖血管所出之血，若黏滞其左边司运动之神经，其右边手足即不遂。若黏滞其右边神经，而左边手足即不遂（*左边神经管右半身，右边神经管左半身*）。若左右神经皆受伤损，其人恒至全体痿废。治之者，亦宜用镇肝熄风汤。服至脉象如常，其肢体即渐能动转。然服过数剂之后，再于方中加桃仁、红花、三七诸药，以化其脑中瘀血，方能奏效。

又按：此证自唐宋以来，浑名之曰中风。治之者，亦不分其为内中外中，而概以风药发之，诚为治斯证者之误点。至清中叶王勋臣出。对于此证，专以气虚立论。谓人之元气，全体原十分，有时损去五分，所余五分虽不能充体，犹可支持全身。而气虚者经络必虚，有时气从经络虚处透过，并于一边，彼无气之边即成偏枯。爰立补阳还五汤，方中重用黄耆四两，以峻补气分，此即东垣主气之说也。然王氏书中，未言脉象何如。若遇脉之虚而无力者，用其方原可见效。若其脉象实而有力，其人脑中多患充血，而复用黄耆之温而升补者，以助其血愈上行，必至凶危立见，此固不可不慎也。前者邑中有某孝廉，右手废不能动，足仍能行。其孙出门，遇一在津业医者甫归，言此证甚属易治，遂延之诊视。所立病案言脉象洪实，已成痪证无疑。其方仿王氏补阳还五汤，有黄耆八钱。服药之后，须臾昏厥不醒矣。夫病本无性命之忧，而误服黄耆八钱，竟至如此，可不慎哉。五期《衷中参西录》医论篇第三卷中，有论脑充血之原因及治法，且附有验案数则，其所论者，实皆内中风证也，宜与上所论者汇通参观。

刘铁珊将军丁卯来津后，其脑中常觉发热，时或眩晕，心中烦躁不宁，脉象弦长有力，左右皆然，知系脑充血证。盖其愤激填胸，焦思积虑者已久，是以有斯证也。为其脑中觉热，俾用绿豆实于囊中作枕，为外治之法。又治以镇肝熄风汤，于方中加地黄一两，连服数剂，脑中已不觉热。遂去川楝子，又将生地黄改用六钱。服过旬日，脉象和平，心中亦不烦躁，遂将药停服。又天津铃铛阁街，于氏所娶新妇，过门旬余，忽然头疼。医者疑其受风，投以发表之剂。其疼陡剧，号呼不止。其翁在中国银行司账，见同伙沈君阅《衷中参西录》医论篇，见载有脑充血头疼诸案，遂延愚为之诊视。其脉弦硬而长，左部尤甚。知其肝胆之火上冲过甚也。遂投以镇肝熄风汤，加龙胆草三钱，以泻其肝胆之火。一剂病愈强半，又服两剂头已不疼，而脉象仍然有力。遂去龙胆草，加生地黄六钱。又服数剂，脉象如常，遂将药停服。

附录：湖北天门崔兰亭君来函：张港杨新茂粮行主任患脑充血证，忽然仆地，上气喘急，身如角弓，两目直视。全家惶恐，众医束手，殓服已备，迎为诊治。遵先生医论篇建瓴汤原方治之，一剂病愈强半，后略有加减，服数剂，脱然全愈。按：此镇肝熄风汤，实由医论篇中建瓴汤加减而成。故附录其来函于此，俾医界同人，知此二方，任用其一，皆可治脑充血证也。

或问：中风无论内外，其肢体恒多痿废，即其经络必多闭塞，而方中重用龙骨、牡蛎，独不虞其收涩之性，益致经络闭塞乎？答曰：妙药皆令人不易测，若但以收涩视龙骨、牡蛎，是未深知龙骨、牡蛎者也。《神农本经》谓龙骨能消癥瘕，其能通血脉、助经络之流通可知。后世本草谓牡蛎能开关节老痰，其能利肢体之运动可知。是以《金匮》风引汤，原治热瘫痫，而方中龙骨、牡蛎并用也。曾治一叟，年近六旬，忽得痿废证，两手脉皆弦硬，心中骚扰不安，夜不能寐。每于方中重用龙骨、牡蛎，再加降胃之药，脉始柔和，诸病皆减。二十剂外，渐能步履。审斯则龙骨、牡蛎之功用，可限量哉。又尝治一媪，年过七旬，陡然左半身痿废。其左脉弦硬而大，有外越欲散之势（按：西法左半痿废，当右脉有力，然间有脉有力与痿废皆在一边者）。投以镇肝熄风汤，又加净萸肉一两，一剂而愈。夫年过七旬，痿废鲜有愈者。而山萸肉味酸性温，禀木气最厚。夫木主疏通，《神农本经》谓其能逐寒湿痹，后世本草谓其能通利九窍。在此方中，而其酸收之性，又能协同龙骨、牡蛎，以敛戢肝火肝气，使不上冲脑部，则神经无所扰害，自不失其司运动之机能，故痿废易愈也。且此证，又当日得之即治，其转移之机关，尤易为力也。统观此二案，可无疑于方中之用龙骨、牡蛎矣。

加味补血汤

治身形软弱，肢体渐觉不遂，或头重目眩，或神昏健忘，或觉脑际紧缩作疼，甚或昏仆移时苏醒致成偏枯，或全身痿废，脉象迟弱，内中风证之偏虚寒者（肝过盛生风，肝虚极亦可生风），此即西人所谓脑贫血病也，久服此汤当愈。

生箭耆一两　当归五钱　龙眼肉五钱　真鹿角胶三钱另炖同服　丹参三钱　明乳香三钱　明没药三钱　甘松二钱

服之觉热者，酌加天花粉、天冬各数钱。觉发闷者，加生鸡内金钱半或二钱。服数剂后，若不甚见效，可用所煎药汤送服麝香二厘（取其香能通窍），或真冰片半分亦可。若服后仍无甚效，可用药汤送制好马钱子二分（制马钱子法详后振颓丸下）。

脑充血者，其脑中之血过多，固能伤其脑髓神经。脑贫血者，其脑中之血过少，又无以养其脑髓神经。是以究其终极，皆可使神经失其所司也。古方有补血汤，其方黄耆、当归同用，而黄耆之分量，竟四倍于当归。诚以阴阳互为之根，人之气壮旺者，其血分自易充长。况人之脑髓神经，虽赖血以养之，尤赖胸中大气上升以斡旋之。是以《内经》谓："上气不足，脑为之不满，耳为之苦鸣，头为之倾，目为之眩。"所谓上气者，即胸中大气上升于脑中者也。因上气不足，血之随气而注于脑者必少，而脑为之不满，其脑中贫血可知。且因上气不足，不能斡旋其神经，血之注于脑者少，无以养其神经，于是而耳鸣、头倾、目眩，其人可忽至昏仆可知。由此知因脑部贫血以成内中风证者，原当峻补其胸中大气，俾大气充足，自能助血上升，且能斡旋其脑部，使不至耳鸣、头倾、目眩也。是以此方不以当归为主药，而以黄耆为主药也。用龙眼肉者，因其味甘色赤，多含津液，最能助当归以生血也。用鹿角胶者，因鹿之角原生于头顶督脉之上，督脉为脑髓之来源，故鹿角胶之性善补脑髓。凡脑中血虚者，其脑髓亦必虚，用之以补脑髓，实可与补血之药相助为理也。用丹参、乳香、没药者，因气血虚者，其经络多瘀滞，此于偏枯痿废亦颇有关系，加此通气活血之品，以化其经络之瘀滞，则偏枯痿废者自易愈也。用甘松者，为其能助心房运动有力，以多输血于脑，且又为调养神经之要品，能引诸药至脑以调养其神经也。用麝香、梅片者，取其香能通窍以开闭也。用制过马钱子者，取其能眴动脑髓神经使之灵活也。

按：甘松即西药中之缬草，此系东人之名。西人则名为拉底克斯瓦洛兰内，其气香味微酸。《本经》谓其治暴热、火疮、赤气、疥瘙、疽痔、马鞍、热气。《别录》谓其治痈肿、浮肿、结热、风痹、不足、产后痛。甄权谓其治毒风㿏痹，破多年凝血，能化脓为水，产后诸病，止腹痛、余疹、烦渴。《大明》谓其除血气心腹痛、破癥结、催生、落胞、血晕、鼻血、吐血、赤白带下、眼障膜、丹毒、排脓、补瘘。西人则以为兴奋之品，善治心脏麻痹、霍乱转筋。东人又以为镇静神经之特效药，用治癫狂、痫痉诸病。盖为其气香，故善兴奋心脏，使不至于麻痹，而其馨香透窍之力，亦自能开痹通瘀也。为其味酸，故能保安神经，使不至于妄行，而酸化软坚之力，又自能化多年之癥结，使尽消融也。至于其能补痿，能治霍乱转筋者，即心脏不麻痹，神经不妄行之功效外著者也。孰谓中西医理不相贯通哉。

邻村龙潭庄高姓叟，年过六旬，渐觉两腿乏力，浸至时欲眩仆，神昏健忘。恐成痿废，求为诊治。其脉微弱无力，为制此方服之。连进十剂，两腿较前有力，健忘亦见愈，而仍有眩晕之时。再诊其脉，虽有起色，而仍不任重按，遂于方中加野台参、天门冬各五钱，威灵仙一钱，连服二十余剂始愈。用威灵仙者，欲其运化参、耆之补力，使之灵活也。

门人张甲升曾治一人，年三十余。于季冬负重贸易，日行百余里。歇息时，又屡坐寒地。后觉腿疼，不能行步，浸至卧床不能动转，周身筋骨似皆痿废，服诸药皆不效。甲升治以加味补血汤，将方中乳香、没药，皆改用六钱，又加净獖肉一两。数剂后，腿即不疼。又服十余剂，遂全愈。按：加味补血汤，原治内中风之气血两亏者，而略为变通，即治腿疼如此效验，可谓善用成方者矣。

治小儿风证方

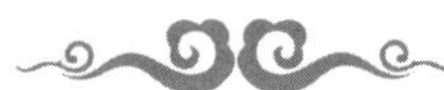

定　风　丹

治初生小儿绵风，其状逐日抽掣，绵绵不已，亦不甚剧。

生明乳香三钱　生明没药三钱　朱砂一钱　全蜈蚣大者一条

共为细末，每小儿哺乳时，用药分许，置其口中，乳汁送下，一日约服药五次。

一小儿，生后数日即抽绵风。一日数次，两月不愈。为拟此方，服药数日而愈。所余之药，又治愈小儿三人。按：此方以治小儿绵风或惊风，大抵皆效。而能因证制宜，再煮汤剂以送服此丹，则尤效。宗弟相臣，青县之名医也。喜用此丹以治小儿惊风。又恒随证之凉热虚实，作汤剂以送服此丹。其所用之汤药方，颇有可采。爰录其治验之原案二则于下。

附录：原案一　己巳端阳前，友人黄文卿幼子，生六月，头身胎毒终未愈。禀质甚弱，忽肝风内动，抽掣绵绵不休。囟门微凸，按之甚软，微有赤色。指纹色紫为爪形。目睛昏而无神，或歪。脉浮小无根。此因虚气化不固，致肝阳上冲脑部扰及神经也。文卿云：此证西医已诿为不治，不知尚有救否？答曰：此证尚可为，听吾用药，当为竭力治愈。遂先用定风丹三分，水调灌下。继用生龙骨、生牡蛎、生石决明以潜其阳。钩藤钩、薄荷叶、羚羊角（锉细末三分）以熄其风。生箭耆、生山药、山萸肉、西洋参以补其虚。清半夏、胆南星、粉甘草以开痰降逆和中。共煎汤多半杯，调入定风丹三分，频频灌之。二剂肝风止，又增损其方，四剂全愈。按：黄耆治小儿百病明载《本经》，惟此方用之，微有升阳之嫌。然《本经》又谓其主大风，肝风因虚内动者，用之即能熄风可知。且与诸镇肝敛肝之药并用，若其分量止用二三钱，原有益而无损也。

原案二　天津饭店聂姓幼子，生七月。夜间忽患肝风，抽动喘息，不知啼。时当仲夏，天气亢旱燥热。察其风关、气关纹红有爪形，脉数身热，知系肝风内动。急嘱其乳母，将小儿置床上，不致怀抱两热相并。又嘱其开窗，以通空气。先用急救回生丹吹入鼻中，以镇凉其脑系，遂灌以定风丹三分，又用薄荷叶、黄菊花、钩藤钩、栀子、羚羊角以散风清热，生龙骨、生牡蛎、生石决明以潜阳镇逆，天竹黄、牛蒡子、川贝母以利痰定喘，将药煎好，仍调入定风丹三分，嘱其作数次灌下，勿扰其睡。嗣来信，一剂风熄而病愈矣。按：此二证，虽皆系肝风内动抽掣，而疾因虚实迥异。相臣皆治以定风丹，而其煎汤送服之药，因证各殊。如此善用成方，可为妙手灵心矣。

附方：鲍云韶《验方新编》预防小儿脐风散方，用枯矾、硼砂各二钱半，朱砂二分，冰片、麝香各五厘，共为末。凡小儿降生后，洗过，即用此末擦脐上。每小儿换褯布时，仍擦此末。脐带落后，亦仍擦之。擦完一料，永无脐风之证。按：此方最妙，愚用之多次皆效。真育婴之灵丹也。

镇风汤

治小儿急惊风。其风猝然而得，四肢搐搦，身挺颈痉，神昏面热，或目睛上窜，或痰涎上壅，或牙关紧闭，或热汗淋漓。

钩藤钩三钱　羚羊角一钱另炖兑服　龙胆草二钱　青黛二钱　清半夏二钱　生赭石轧细二钱　茯神二钱　僵蚕二钱　薄荷叶一钱　朱砂二分研细送服

磨浓生铁锈水煎药。

小儿得此证者，不必皆由惊恐，有因外感之热，传入阳明而得者，方中宜加生石膏，有因热疟而得者，方中宜加生石膏、柴胡。

急惊之外，又有所谓慢惊者。其证皆因寒，与急惊之因热者，有冰炭之殊。方书恒以一方治急慢惊风二证，殊属差谬。慢惊之证，惟庄在田《福幼编》辨之最精，用方亦最妙。其辨慢惊风，共十四条。一、慢惊吐泻，脾胃虚寒也。一、慢惊身冷，阳气抑遏不出也。一、慢惊鼻风煽动，真阴失守，虚火烧肺也。一、慢惊面色青黄及白，气血两虚也。一、慢惊口鼻中气冷，中寒也。一、慢惊大小便清白，肾与大肠全无火也。一、慢惊昏睡露睛，神气不足也。一、慢惊手足抽掣，血不行于四肢也。一、慢惊角弓反张，血虚筋急也。一、慢惊乍寒乍热，阴血虚少，阴阳错乱也。一、慢惊汗出如洗，阴虚而表不固也。一、慢惊手足瘈疭，血不足养筋也。一、慢惊囟门下陷，虚至极也。一、慢惊身虽发热，口唇焦裂出血却不喜饮冷茶水，进以寒凉愈增危笃，以及所吐之乳，所泻之物皆不甚消化，脾胃无火可知。唇之焦黑，乃真阴之不足也明矣。其证多得之吐泻之余、久疟、久痢，或痘后，或因风寒饮食积滞过用攻伐之药伤脾，或禀赋本虚，或误服凉药，或因急惊而用药攻降太过，或失于调养，皆可致此证也。其治法，先用逐寒荡惊荡，大辛大热之剂，冲开胸中寒痰，可以受药不吐，然后接用加味理中地黄汤，诸证自愈。

附方：逐寒荡惊汤：用胡椒、炮姜、肉桂各一钱，丁香十粒，共捣成细渣。以灶心土三两煮汤、澄清，煎药大半茶杯（药皆捣碎不可久煎，肉桂又忌久煎，三四沸即可），频频灌之。接服加味理中地黄汤，定获奇效。

按：此汤当以胡椒为君，若遇寒痰结胸之甚者，当用二钱，而稍陈者，又不堪用。族侄荫棨六岁时，曾患此证。饮食下咽，胸膈格拒，须臾吐出。如此数日，昏睡露睛，身渐发热。投以逐寒荡惊汤原方，尽剂未吐。欲接服加味理中地黄汤，其吐又作。恍悟此药取之乡间小药坊，其胡椒必陈。且只用一钱，其力亦小。遂于食料铺中，买胡椒二钱，炮姜、肉桂、丁香，仍按原方，煎服一剂。而寒痰开豁，可以受食。继服加味理中地黄汤，一剂而愈。

又方中所用灶心土，须为变更。凡草木之质，多含碱味。草木烧化，其碱味皆归灶心土中。若取其土煎汤，碱味浓厚，甚是难服，且与脾胃不宜。以灶圹内周遭火燎红色之土代之，则无碱味，其功效远胜于灶心土。

附方：加味理中地黄汤：用熟地五钱，焦白术三钱，当归、党参、炙耆、故纸（炒捣）、枣仁（炒捣）、枸杞各二钱，炮姜、萸肉（去净核）、炙草、肉桂各一钱，生姜三片，红枣三枚（捭开），胡桃二个（用仁）打碎为引。仍用灶心土（代以灶圹土）二两煮水煎药，取浓汁一茶杯，加附子五分煎水搀入。量小儿大小，分数次灌之。如咳嗽不止者，加米壳、金樱子各一钱。如大热不退者，加生白芍一钱。泄泻不止，去当归加丁香七粒。隔二三日，止用附子二三分。盖因附子大热，中病即宜去之。如用附子太多，则大小便闭塞不出。如不用附子，则脏腑沉寒，固结不开。若小儿虚寒至极，附子又不妨用一二钱。此所谓神而明之，存乎其人，用者审之。若小儿但泻不止，或微见惊搐，尚可受药，吃乳便利者，并不必服逐寒荡惊汤，只服此汤一剂，而风定神清矣。若小儿尚未成慢惊，不过昏睡发热，或有时热止，或昼间安静，夜间发热，均宜服之。若新病壮实之小儿，眼红口渴者，乃实火之证，方可暂行清解。但果系实火，必大便闭结，气壮声洪，且喜多饮凉水。若吐泻交作，则非实火可知。此方补造化阴阳之不足，有起死回生之功。倘大虚之后，服一剂无效，必须大剂多服为妙。方书所谓天吊风、慢脾风皆系此证。

按：此原方加减治泻不止者，但加丁香，不去当归。而当归最能滑肠，泻不止者，实不宜用，若减去当归，恐滋阴之药少，可多加熟地一二钱（又服药泻仍不止者，可用高丽参二钱捣为末，分数次用药汤送服，其泻必止）。

又按：慢惊风不但形状可辨，即其脉亦可辨。族侄荫棠七八岁时，疟疾愈后，忽然吐泻交作，时霍乱盛行，其家人皆以为霍乱证。诊其脉弦细而迟，六脉皆不闭塞。愚曰：此非霍乱。吐泻带有黏涎否，其家人谓偶有带时。愚曰：此寒痰结胸，格拒饮食，乃慢惊风将成之兆也。投以逐寒荡惊汤、加味理中地黄汤各一剂而愈。

又此二汤治慢惊风，虽甚效验。然治此证者，又当防之于预，乃为完全之策。一孺子，年五六岁。秋夏之交，恣食瓜果当饭。至秋末，其行动甚迟，正行之时，或委坐于地。愚偶见之，遂恳切告其家人曰：此乃慢惊风之先兆也。小儿慢惊风证，最为危险，而此时调治甚易，服药两三剂，即无患矣。其家人不以为然。至冬初，慢惊之形状发现，呕吐不能受食，又不即治。迁延半月，病势垂危，始欲调治，而服药竟无效矣。

又有状类急惊，而病因实近于慢惊者。一童子，年十一二，咽喉溃烂。医者用吹喉药吹之，数日就愈。忽然身挺，四肢搐搦，不省人事，移时始醒，一日数次。诊其脉甚迟濡。询其心中，虽不觉凉，实畏食凉物，其呼吸似觉短气。时当仲夏，以童子而畏食凉，且征以脉象病情，其为寒痰凝结，瘀塞经络无疑。投以《伤寒论》白通汤，一剂全愈。

治痫风方

加味磁朱丸

治痫风。

磁石二两能吸铁者，研极细水飞出，切忌火煅　赭石二两　清半夏二两　朱砂一两

上药各制为细末，再加酒曲半斤，轧细过罗，可得细曲四两，炒熟二两，与生者二两，共和药为丸，桐子大。铁锈水煎汤，送服二钱，日再服。

磁石，为铁氧二种原质化合，含有磁气。其气和异性相引，同性相拒，颇类电气，故能吸铁。煅之则磁气全无，不能吸铁，用之即无效。然其石质甚硬，若生用入丸散中，必制为极细末，再以水

飞之，用其随水飞出者方妥。或和水研之，若拙拟磨翳散（在第八卷）之研飞炉甘石法，更佳。

又朱砂无毒，而煅之则有毒。按化学之理，朱砂原硫黄、水银二原质合成。故古方书皆谓朱砂内含真汞，汞即水银也。若煅之，则仍将分为硫黄、水银二原质，所以有毒。又原方原用神曲，而改用酒曲者，因坊间神曲窨发皆未能如法，多带酸味，转不若造酒曲者，业有专门，曲发甚精，用之实胜于神曲也。

磁朱丸方，乃《千金方》中治目光昏耗、神水宽大之圣方也。李濒湖解曰：磁石入肾，镇养真阴，使肾水不外移。朱砂入心，镇养心血，使邪火不上侵。佐以神曲消化滞气，温养脾胃生发之气。乃道家媒合婴儿姹女之理。

按：道家以肾为婴儿，心为姹女，脾为黄婆。每当呼气外出之时，肾气随呼气上升，是婴儿欲有求于姹女也。当此之际，即借脾土镇静之力，引心气下降，与肾气相会。此所谓心肾相交，即道家所谓黄婆媒合婴儿姹女之理也。然从前但知治眼疾而不知治痫风。至柯韵伯称此方治痫风如神，而愚试之果验。然不若加赭石、半夏之尤为效验也。

此方所以能治痫风者，因痫风之根伏藏于肾。有时肾中相火暴动，痫风即随之而发。以致痰涎上涌，昏不知人。夫相火为阴中之火，与雨间之电气为同类。夫电气喜缘铁传递，磁石中含铁质，且能吸铁，故能伏藏电气，即兼能伏藏与电气同类之相火也。又相火之发动，恒因君火之潜通，有朱砂之宁静心火，则相火愈不妄动矣。又电气入土则不能发声。故喻嘉言谓，伏制阴分之火，当以培养脾土为主。盖以土能制电，即能制水中之火，有神曲以温补脾胃，则相火愈深潜藏矣。原方止此三味，为加赭石、半夏者，诚以痫风之证，莫不气机上逆，痰涎上涌，二药并用，既善理痰，又善镇气降气也。送以铁锈汤者，以相火生于命门，寄于肝胆，相火之暴动实于肝胆有关。此肝胆为木脏，即为风脏，内风之煽动，亦莫不于肝胆发轫；铁锈乃金之余气，故取金能制木之理，镇肝胆以熄内风；又取铁能引电之理，借其重坠之性，以引相火下行也。

友人祁伯卿之弟患痫风，百药不效。后得一方，用干熊胆若黄豆粒大一块（约重分半），凉水少许浸开服之（冬月宜温水浸开温服），数次而愈。伯卿向愚述之，因试其方果效。

通变黑锡丹

治痫风。

铅灰研细二两　硫化铅研细一两　麦曲炒熟两半

上三味，水和为丸，桐子大。每服五六丸，多至十丸。用净芒硝四五分，冲水送服。若服药后，大便不利者（铅灰、硫化铅皆能涩大便），芒硝又宜多用。

古方有黑锡丹，用硫黄与铅化合，以治上热下凉，上盛下虚之证，洵为良方。而犹未尽善者，因其杂以草木诸热药，其性易升浮，即不能专于下达。向曾变通其方，专用硫化铅和熟麦曲为丸。以治痫风数日一发者，甚有效验。乃服至月余，因觉热停服，旬余病仍反复。遂又通变其方，多用铅灰，少用硫化铅，俾其久服不致生热。加以累月之功，痫风自能除根。更佐以健脾、利痰、通络、清火之汤剂，治法尤为完善（七卷中有愈痫丹方宜参观）。

取铅灰法　用黑铅数斤，熔化后，其面上必有浮灰。屡次熔化，即可屡次取之。

制硫化铅法　用黑铅四两，铁锅内熔化。再用硫黄细末四两，撒于铅上。硫黄皆着，急用铁铲拌炒。铅经硫黄烧炼，结成砂子，取出晾冷，碾轧成饼者（系未化透之铅）去之，余者再用乳钵研极细。

一味铁氧汤

治痫风及肝胆之火暴动成胁疼，或头疼目眩，或气逆喘吐，上焦烦热，至一切上盛下虚之证皆可。用其汤煎药，又兼能补养血分。

方用长锈生铁和水磨取其锈，磨至水皆红色，煎汤服之。

化学家名铁锈为铁氧，以铁与氧气化合而成锈也。其善于镇肝胆者，以其为金之余气，借金以制木也。其善治上盛下虚之证者，因其性重坠，善引逆上之相火下行。相火为阴中之火，与电气为同类，此即铁能引电之理也。其能补养血分者，因人血中原有铁锈，且取铁锈嗅之，又有血腥之气，此乃以质补质，以气补气之理。且人身之血，得氧气则赤，铁锈原铁与氧气化合，故能补养血分也。西人补血之药，所以有铁酒。

一六岁幼女，初数月一发痫风，后至一日数发，精神昏昏若睡，未有醒时。且两目露睛，似兼慢惊。遂先用《福幼编》治慢惊之方治之，而露睛之病除。继欲治其痫风，偶忆方书有用三家磨刀水洗疮法。因思三乃木数，可以入肝，铁锈又能镇肝，以其水煎药，必能制肝胆上冲之火，以熄内风。乃磨水者但以水贮罐中，而煎药者误认为药亦在内，遂但煎其水服之，其病竟愈。后知药未服，仍欲煎服。愚曰：磨刀水既对证，药可不服。自此日煎磨刀水服两次。连服数日，痫风永不再发。

一人，年三十许，痫风十余年不愈，其发必以夜。授以前加味磁朱丸方，服之而愈。年余其病又反复，然不若从前之剧。俾日磨浓铁锈水煎汤服之，病遂除根。

族家嫂，年六旬。夜间忽然呕吐头疼，心中怔忡甚剧，上半身自汗，其家人以为霍乱证。诊其脉，关前浮洪，摇摇而动。俾急磨浓铁锈水，煎汤服下即愈。

友人韩厘廷曾治一人，当恼怒之后，身躯忽然后挺，气息即断，一日数次。厘廷诊其脉，左关虚浮。遂投以萸肉（去净核）、龙骨、牡蛎（皆不用煅）、白芍诸药，用三家磨刀水煎之，一日连服二剂，病若失。

西药治痫风者，皆系麻醉脑筋之品，强制脑筋使之不发，鲜能祓除病根，然遇痫风之剧而且勤，身体羸弱，不能支持者，亦可日服其药两次，以图目前病不反复，而徐以健脾、利痰、通络、清火之药治之。迨至身形强壮，即可停止西药，而但治以健脾、利痰、通络、清火之品，或更佐以镇惊（若朱砂、磁石类）、祛风（若蜈蚣、全蝎类）、透达脏腑（若麝香、牛黄类）之品，因证制宜，病根自能祓除无余也。爰将西药之可用者，开列于下。

臭剥，系貌罗谟与加留谟化合，故亦名貌罗加留谟。为光白色、方形结晶，无臭气，有辛咸味。乃麻醉镇痉药。在神经系统能呈镇静作用，故为神经诸病及癫痫病之特效药。至因神经不眠、妊妇呕吐、男子梦遗等证，用之皆效。每服一瓦，可渐加至三瓦。久服伤脾胃，昏人神智。此药宜与臭素安母纽谟、臭素那笃留谟同用（三药等分可服两瓦）。盖三种皆为盐基同性之药，那笃留谟不损神智，伤脾胃较甚，安母纽谟不伤脾胃，力则稍逊。

抱水过鲁拉儿，为无色透明斜系棱柱结晶。有特异之香气，味微苦，兼苛辣。乃亚舍答儿、亚尔埵菲笃之三格儿化合物。长于催睡镇痉，功用与臭剥相近，而其力实猛于臭剥且长于臭剥。用之大量，一次不过半瓦。愚常用臭剥与臭素安母纽谟各两瓦，抱水过鲁拉儿一瓦，掺炒熟麦面十瓦，为丸桐子大，名之曰抱水三物丸。每服十五六丸，以治痫痉、不睡、梦遗甚效。

治肢体痿废方

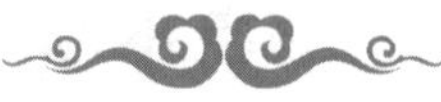

补偏汤

治偏枯。

生黄耆一两五钱　当归五钱　天花粉四钱　天冬四钱　甘松三钱　生明乳香三钱　生明没药三钱

偏枯之证，因其胸中大气虚损，不能充满于全身，外感之邪即于其不充满之处袭之经络，闭塞血脉，以成偏枯之证。病在左者，宜用鹿茸（汤浸兑服）、鹿角（锉细炙服），或鹿角胶（另炖同服）作引。病在右者，宜用虎骨（锉细炙服）或虎骨胶（另炖同服）作引（作引之理详第四卷活络效灵丹下）。初服此汤时，宜加羌活二钱，全蜈蚣一条（焙焦研服），以祛风通络，三四剂后去之。脉大而弦硬者，宜加山萸肉（核皆去净）、生龙骨、生牡蛎各数钱，至脉见和软后去之。服之觉闷者，可佐以疏通之品，如丹参、生鸡内金（捣细）、陈皮、白芥之类，凡破气之药皆不宜用。觉热者，可将花粉、天冬加重，热甚者可加生石膏数钱，或至两许。试观《金匮》治热瘫痫有风引汤，方中石膏与寒水石并用，《千金》小续命汤为六经中风之通剂，去附子，加石膏、知母名白虎续命汤，古法可考也。觉凉者，宜去花粉、天冬。凉甚者加附子、肉桂（捣细冲服）。

甘松西人名拉底克斯瓦洛兰内，东人名缬草，气香味微酸。《本经》谓其治暴热、火疮、赤气、疥瘙、疽。《别录》谓其除浮肿、结热、风痹、不足。《甄权》谓其治毒风瘰痹、破多年凝血、产后诸病。《日华》谓其治血气心腹疼、癥结、血动鼻衄、吐血、赤白带下、赤眼障膜、丹毒，排脓补瘘。西人则以为兴奋之品，用治霍乱转筋。东人谓有镇静神经之效，用治癫狂痫痉。盖甘松气香能通，故善助心脏之兴奋，味酸能敛，故善制脑筋之妄行，其性善化湮瘀活血脉，故能愈疼消癥，善治一切血证及风痹、痛痹痿废也。且能助心脏调脑筋，尤为痿痹之要着也。

或问：王勋臣谓，偏枯原非中风，元气全体原有十分，有时损去五分余五分，虽不能充体犹可支持全身，而气虚者经络必虚，有时气从经络虚处透过，并于一边，彼无气之边即成偏枯。故患此证者，未有兼发寒热头疼诸证者。若执王氏之说，则《灵枢经》所谓虚邪偏客于半身，其入深者内居荣卫，荣卫衰则真气去，邪风独留，发为偏枯，与《素问》所谓风中五脏六腑之俞，所中则为偏枯者，皆不足言欤？答曰：王氏谓偏枯因气虚诚为卓识，而必谓偏枯不因中风，乃王氏阅历未到也。忆数年前，族家姊，年七旬有三，得偏枯证三四日间，脉象洪实，身热燥渴，喘息迫促，舌强直几不能言。愚曰：此乃瘫痪基础预伏于内，今因外感而发也。然外感之热已若燎原，宜先急为治愈，然后再议他证。遂仿白虎加人参之意，共用生石膏十两，大热始退（详案在第六卷仙露汤下）。审是则偏枯之根源，非必由中风。而其初发之机，大抵皆由中风，特中风有轻重，轻者人自不觉有外感耳。

或又问曰：王氏之论既非吻合，而用其补阳还五汤者何以恒多试验？答曰：王氏之补阳还五汤以补气为主，故重用黄耆四两为君，而《神农本经》黄耆原主大风。许胤宗治中风不醒，不能进药者，用黄耆、防风数斤，煮汤乘热置病人鼻下熏之，病人即醒，则黄耆善治风可知。由是观之，王氏之论非吻合，王氏之方实甚妥善也。且治偏枯当补气分，亦非王氏之创论也。《金匮》治风痹身体麻木，有黄芪五物汤，方中亦以黄耆为君，实王氏补阳还五汤之权舆也。

或问：偏枯之证既有外感袭入经络，闭塞血脉，子方中复有时加龙骨、牡蛎、萸肉收涩之品其义何居？答曰：龙骨敛正气而不敛邪气，此徐灵胎注《本经》之言，诚千古不刊之名论也。而愚则谓龙骨与牡蛎同用，不惟不敛邪气，转能逐邪气使之外出，陈修园谓龙属阳而潜于海，故其骨能引逆上之火、泛滥之水下归其宅。若与牡蛎同用，为治痰之神品。而愚则谓龙骨、牡蛎同用，最善理关节之痰。凡中风者，其关节间皆有顽痰凝滞，是以《金匮》风引汤治热瘫痫，而龙骨、牡蛎并用也。不但此也，尝诊此证，左偏枯者其左脉必弦硬，右偏枯者其右脉必弦硬。夫弦硬乃肝木生风之象，其内风兼动，可知龙骨、牡蛎大能宁静内风，使脉之弦硬者变为柔和。曾治一叟，年近六旬，忽得痿废证。两手脉皆弦硬，心中骚扰不安，夜不能寐。每于方中重用龙骨、牡蛎，再加降胃之药，脉始柔和，诸病皆减，二十剂外，渐能步履。审是则龙骨、牡蛎之功用可限量哉。至萸肉为补肝之主药，其酸温之性，又能引诸药入肝以熄风。曾治一媪，年过七旬，陡然左半身痿废，其左脉弦硬而大，有外越欲散之势，投以此汤加萸肉一两，一剂而愈。夫年过七旬，瘫痪鲜而愈者，盖萸肉禀木气最厚，木主疏通，《神农本经》谓其逐寒湿痹，后世本草亦谓其能通利九窍。李士材治肝虚胁疼，与当归同用，其方甚效。愚尝治肝虚筋病，两腿牵引作疼甚剧者，尝重用至两许，佐以活气血之药，即遂手奏效（详案在第二卷曲直汤下），是萸肉既能补正又善逐邪，酸收之中，实大具条畅之性，故于偏枯之证，脉之弦硬而大者，特之亦即有捷效也。

按：过酸则伤筋，故病忌食酸。萸肉至酸，而转能养筋，此亦药性之特异者也。

或问：西人谓人身之知觉运动，皆脑气筋主之。故于偏枯痿废诸证，皆谓脑气筋受病，而子之论则责重胸中大气，岂西人脑气筋之说不足凭欤？答曰：人之胸中大气，能斡旋全身，故司运动，能保合神明，故司知觉。西人不知胸中大气，遂于百体之知觉运动专之属脑气筋，不知百体之知觉运动虽关乎脑气筋，而脑筋之病与不病又关乎胸中大气。《内经》云：“上气不足，脑为之不满，耳为之苦鸣，头为之倾，目为之眩。”由是观之，脑气筋为上气之所统攘，即为大气之所统摄，而深有赖于大气斡旋之力也。且愚临证体验多年，遇有大气猝然下陷，不能与外气相接者，其人即呼吸顿停，昏不知人，而脑气筋司知觉、司运动之良能，亦因而顿失。迨大气徐徐上升，达于心部，神明有依，始能知觉；达于肺部，呼吸复常，始能运动。拙拟升陷汤（在第四卷）后，有友人赵厚庵自述之言可验也。由是知脑气筋不过藉大气斡旋之力，于人之能知觉、能运动者，以运用其驱，使之权而已，岂与大气比哉！试再即前哲之言征之，唐容川曰：西医知脑髓之作用，而不知脑髓之来历，所谓脑气筋，但言其去路，而不知髓有来路，所以西法无治髓之药也。不知背脊一条髓筋，乃是髓入于脑之来路，盖《内经》明言，肾藏精，精生髓。细按其道路，则以肾系贯脊而生，脊髓上循人脑，于是而为脑髓，是脑非生髓之所，乃聚髓之所，故名髓海。既聚于此，而又散走脏腑肢体以供使用，是脏腑肢体能使脑髓，而非脑髓用脏腑肢体也。又曰：肾系贯脊，通于脊髓。肾精足则入脊化髓，上循脑而为脑髓，是脑者精气之所会，髓足则精气能供五脏六腑之驱使，故知觉运动无不爽健。即此论观之，若其人大气充盛，肾脏充实，脑气筋亦断无自病之理也。

振　颓　汤

治痿废。

生黄耆六钱　知母四钱　野台参三钱　于术三钱　当归三钱　生明乳香三钱　生明没药三钱　威灵仙钱半　干姜二钱　牛膝四钱

热者，加生石膏数钱，或至两许。寒者，去知母，加乌附子数钱。筋骨受风者，加明天麻数钱。脉弦硬而大者，加龙骨、牡蛎各数钱，或更加山萸肉亦佳。骨痿废者，加鹿角胶、虎骨胶各二钱（另炖同服）。然二胶伪者甚多，若恐其伪，可用续断、菟丝子各三钱代之。手足皆痿者，加桂枝尖二钱。

痿证之大旨，当分为三端，有肌肉痹木，抑搔不知疼痒者。其人或风寒袭入经络；或痰涎郁塞经络；或风寒痰涎，互相凝结经络之间，以致血脉闭塞，而其原因，实由于胸中大气虚损。盖大气旺，则全体充盛，气化流通，风寒痰涎，皆不能为恙。大气虚，则腠理不固，而风寒易受，脉管湮淤，而痰涎易郁矣。有周身之筋拘挛，而不能伸者。盖人身之筋以宗筋为主，而能荣养宗筋者，阳明也。其人脾胃素弱，不能化谷生液，以荣养宗筋，更兼内有蕴热以铄耗之，或更为风寒所袭，致宗筋之伸缩自由者，竟有缩无伸，浸成拘挛矣。有筋非拘挛，肌肉非痹木，惟觉骨软不能履地者。乃骨髓枯涸，肾虚不能作强也。故方中用黄耆以补大气。白术以健脾胃。当归、乳香、没药以流通血脉。灵仙以祛风消痰，恐其性偏走泄，而以人参之气血兼补者佐之。干姜以开气血之痹。知母以解干姜、人参之热。则药性和平，可久服而无弊。其阳明有实热者，加石膏以清阳明之热，仿《金匮》风引汤之义也。营卫经络有凝寒者，加附子以解营卫经络之寒，仿《金匮》近效术附汤之义也。至其脉弦硬而大，乃内风煽动，真气不固之象，故加龙骨、牡蛎以熄内风敛真气。骨痿者加鹿角胶、虎骨胶取其以骨补骨也。筋骨受风者，加明天麻取其能搜筋骨之风，又能补益筋骨也。若其痿专在于腿，可但用牛膝以引之下行。若其人手足并痿者，又宜加桂枝兼引之上行。盖树之有枝，犹人之有指臂，故桂枝虽善降逆气，而又能引药力达于指臂间也。

或问：此方治痿之因热者，可加生石膏至两许，其证有实热可知，而方中仍用干姜何也？答曰：《金匮》风引汤治热瘫痫之的方，原石膏、寒水石与干姜并用。盖二石性虽寒而味则淡。其寒也能胜干姜之热，其淡也不能胜干姜之辣。故痿证之因热者，仍可借其异常之辣味，以开气血之痹也。

振颓丸

前证之剧者，可兼服此丸，或单服此丸亦可。并治偏枯、痹木诸证。

人参二两　于术炒二两　当归一两　马钱子法制一两　乳香一两　没药一两　全蜈蚣大者五条不用炙　穿山甲蛤粉炒一两

共轧细过罗，炼蜜为丸，如桐子大。每服二钱，无灰温酒送下，日再服。

马钱子即番木鳖，其毒甚烈，而其毛与皮尤毒。然制之有法，则有毒者可至无毒。而其开通经络，透达关节之力，实远胜于他药也。今将制马钱子法，详载于下。庶后有用此方者，如法制之，而不至误人也。

法：将马钱子先去净毛，水煮两三沸即捞出。用刀将外皮皆刮净，浸热汤中，旦暮各换汤一次，浸足三昼夜，取出。再用香油煎至纯黑色，掰开视其中心微有黄意，火候即到。将马钱子捞出，用温水洗数次，将油洗净。再用沙土同入锅内炒之。土有油气，换土再炒，以油气尽净为度。

姜胶膏

用贴肢体受凉疼痛，或有凝寒阻遏血脉，麻木不仁。

鲜姜自然汁一斤　明亮水胶四两

上二味同熬成稀膏，摊于布上，贴患处，旬日一换。凡因受寒肢体疼痛，或因受寒肌肉麻木不仁者，贴之皆可治愈。即因受风而筋骨疼痛，或肌肉麻木者，贴之亦可治愈。惟有热肿疼者，则断不可用。

有人因寝凉炕之上，其右腿外侧时常觉凉，且有时疼痛，用多方治之不效。语以此方，贴至二十日全愈。

又有人常在寒水中捕鱼，为寒水所伤。自膝下被水浸处皆麻木，抑搔不知疼痒，渐觉行动乏力。语以此方，俾用长条布摊药膏缠于腿上。其足趺、足底皆贴以此膏，亦数换而愈。盖此等证心中无病，原宜外治。鲜姜之辛辣开通，热而能散，故能温暖肌肉，深透筋骨，以除其凝寒痼冷，而涣然若冰释也。用水胶者，借其黏滞之力，然后可熬之成膏也。若证因受风而得者，拟用细辛细末掺于膏药之中，或用他祛风猛悍之药掺于其中，其奏效当更捷也。

第八卷

治女科方

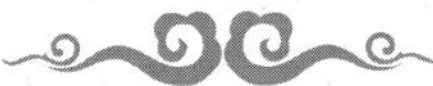

玉烛汤

治妇女寒热往来,或先寒后热,汗出热解,或月事不调,经水短少。

生黄耆五钱　生地黄六钱　玄参四钱　知母四钱　当归三钱　香附醋炒三钱　柴胡一钱五分　甘草一钱五分

汗多者,以茵陈易柴胡,再加萸肉数钱。热多者,加生杭芍数钱。寒多者,加生姜数钱。

妇女多寒热往来之证,而方书论者不一说。有谓阳分虚则头午寒,阴分虚则过午热者。夫午前阳盛,午后阳衰而阴又浸盛。当其盛时,虚者可以暂实。何以其时所现之病状,转与时成反比例也。有谓病在少阳则寒热往来,犹少阳外感之邪,与太阳并则寒,与阳明并则热者。而内伤之病原无外邪,又何者与太阳、阳明并作寒热也。有谓肝虚则乍热乍寒者。斯说也,愚曾验过。遵《本经》山茱萸主寒热之旨,单重用山萸肉(去净核)二两煎汤,服之立愈(验案在第一卷来复汤下)。然此乃肝木虚极,内风将动之候,又不可以概寻常寒热也。盖人身之气化,原与时序之气化息息相通。一日之午前,犹一岁之有春夏。而人身之阳气,即感之发动，以敷布于周身。妇女性多忧思，以致脏腑经络多有郁结闭塞之处，阻遏阳气不能外达，或转因发动而内陷，或发动不遂，其发动排挤经络愈加闭塞。于是周身之寒作矣。迨阳气蓄极，终当愤发。而其愤发之机与抑遏之力，相激相荡于脏腑经络之间，热又由兹而生，此前午之寒，所以变后午之热也。黄耆为气分之主药，能补气更能升气。辅以柴胡之轩举，香附之宣通，阳气之抑遏者皆畅发矣。然血随气行，气郁则血必瘀，故寒热往来者，其月事恒多不调，经血恒多虚损，用当归以调之，地黄以补之，知母、元参与甘草甘苦化阴以助之，则经血得其养矣。况地黄、知母诸凉药与黄耆温热之性相济，又为燮理阴阳调和寒热之妙品乎。至方书有所谓日晡发热者，日晡者，申时也，足少阴肾经主令之候也。其人或肾经阴虚，至此而肾经之火乘时而动，亦可治以此汤。将黄耆减半，地黄改用一两。有经闭结为癥瘕，阻塞气化作寒热者，可用后理冲汤。有胸中大气下陷作寒热者，其人常觉呼吸短气，宜用拙拟升陷汤（在第四卷）。方后治验之案，可以参观。

附方：西人铁锈鸡纳丸：治妇女经血不调，身体羸弱咳喘，或时作寒热甚效。方用铁锈、没药（忌火）各一钱，金鸡纳霜、花椒各五分，共为细末，炼蜜为丸六十粒。每服三粒至五粒。

按：铁锈乃铁与氧气化合而成，人身之血得氧气而赤。铁锈中含氧气，而又色赤似血，且嗅之兼有血腥之气，故能荣养血分，流通经脉。且人之血中，实有铁锈，以铁锈补血更有以铁补铁之妙也。金鸡纳霜，加味小柴胡汤（在第七卷）下，曾详其药之原质及其治疟之功用。此方中亦用之者，为其善治贫血，且又能入手足少阳之经，以调和寒热也。又佐以花椒者，恐金鸡纳霜之性偏于寒凉，而以辛热济之，使归于和平也。

东亚人有中将汤，以调妇女经脉，恒有效验。其方秘而不传。留学东亚者，曾以化验得之。门人高如璧曾开其方相寄，药品下未有分量。愚为酌定其分量，用之甚有功效，亦与东人制者等。今将其方开列于下，以备选用。

延胡索醋炒三钱，当归六钱，官桂二钱，甘草二钱，丁香二钱，山楂核醋炒三钱，郁金醋炒二钱，沙参四钱，续断酒炒三钱，肉蔻赤石脂炒三钱（去石脂不用），苦参三钱，怀牛膝三钱，共十二味，轧作粗渣，分三剂。每用一剂，开水浸盖碗中约半点钟，将其汤饮下。如此浸服二次，至第三次用水煎服。日用一剂，数剂经脉自调。此方中凉热、补破、涩滑之药皆有。愚所酌分量，俾其力亦适相当，故凡妇女经脉不调证，皆可服之，而以治白带证尤效。

理 冲 汤

治妇女经闭不行，或产后恶露不尽结为癥瘕，以致阴虚作热，阳虚作冷，食少劳嗽，虚证沓来。服此汤十余剂后，虚证自退，三十剂后，瘀血可尽消。亦治室女月闭血枯。并治男子劳瘵，一切脏腑癥瘕、积聚、气郁、脾弱、满闷、痞胀、不能饮食。

生黄耆三钱　党参二钱　于术二钱　生山药五钱　天花粉四钱　知母四钱　三棱三钱　莪术三钱　生鸡内金黄者三钱

用水三盅，煎至将成，加好醋少许，滚数沸服。

服之觉闷者，减去于术。觉气弱者，减三棱、莪术各一钱。泻者，以白芍代知母，于术改用四钱。热者，加生地、天冬各数钱。凉者，知母、花粉各减半，或皆不用。凉甚者，加肉桂（捣细冲服）、乌附子各二钱。瘀血坚甚者，加生水蛭（不用炙）二钱。若其人坚壮无他病，惟用以消癥瘕积聚者，宜去山药。室女与妇人未产育者，若用此方，三棱、莪术宜斟酌少用，减知母之半，加生地黄数钱，以濡血分之枯。若其人血分虽瘀，而未见癥瘕，或月信犹未闭者，虽在已产育之妇人，亦少用三棱、莪术。若病人身体羸弱，脉象虚数者，去三棱、莪术，将鸡内金改用四钱，因此药能化瘀血又不伤气分也。迨气血渐壮，瘀血未尽消者，再用三棱、莪术未晚。若男子劳瘵，三棱、莪术亦宜少用，或用鸡内金代之亦可。初拟此方时，原专治产后瘀血成癥瘕，后以治室女月闭血枯亦效，又间用以治男子劳瘵亦效验，大有开胃进食，扶羸起衰之功。《内经》有四乌鲗骨一藘茹丸，原是男女并治，为调血补虚之良方。此方窃师《内经》之意也。

从来医者调气行血，习用香附而不习用三棱、莪术。盖以其能破癥瘕，遂疑其过于猛烈，而不知能破癥瘕者，三棱、莪术之良能，非二药之性烈于香附也。愚精心考验多年，凡习用之药，皆确知其性情能力。若论耗散气血，香附犹甚于三棱、莪术。若论消磨癥瘕，十倍香附亦不及三棱、莪术也。且此方中，用三棱、莪术以消冲中瘀血，而即用参、耆诸药，以保护气血，则瘀血去而气血不至伤损。且参、耆能补气，得三棱、莪术以流通之，则补而不滞，而元气愈旺。元气既旺，愈能鼓舞三棱、莪术之力以消癥瘕，此其所以效也。

一妇人，年三十余。癥瘕起于少腹，渐长而上。其当年长者稍软，隔年即硬如石。七年之间，上至心口，旁塞两胁，饮食减少，时觉昏愦；剧时昏睡一昼夜，不饮不食，屡次服药竟分毫无效。后愚为诊视，脉虽虚弱，至数不数，许为治愈，授以此方。病人自揣其病，断无可治之理，竟置不服。次年病益进，昏睡四日不醒。愚用药救醒之，遂恳切告之曰：去岁若用愚方，病愈已久，何至危困若斯。然此病尚可为，甚勿再迟延也，仍为开前方。病人喜，信愚言，连服三十余剂，磊块皆消。惟最初所结之病根，大如核桃之巨者尚在。又加生水蛭（不宜炙）一钱，服数剂全愈。

一妇人，年二十余。癥瘕结于上脘，其大如橘，按之甚硬，时时上攻作疼，妨碍饮食。医者皆以为不可消。后愚诊视，治以此汤，连服四十余剂，消无芥蒂（方中鸡内金既善消积，又善为胃引经）。

一媪，年六旬。气弱而且郁，心腹满闷，不能饮食，一日所进谷食不过两许，如此已月余矣。愚诊视之，其脉甚微细，犹喜至数调匀，知其可治。遂用此汤，将三棱、莪术各减一钱，连服数剂，即能进饮食。又服数剂，病遂全愈。

奉天省议员孙益三之夫人，年四十许。自幼时有癥瘕结于下脘，历二十余年。癥瘕之积，竟至满腹，常常作疼，心中怔忡，不能饮食，求为诊治。因思此证，久而且剧，非轻剂所能疗。幸脉有根柢，犹可调治。遂投以理冲汤，加水蛭三钱。恐开破之力太过，参、耆又各加一钱，又加天冬三钱，以解参、耆之热。数剂后，遂能进食。服至四十余剂，下瘀积若干，癥瘕消有强半。益三柳河人，因有事与夫人还籍，药遂停止。阅一载，腹中之积又将复旧，复来院求为诊治。仍照前方加减，俾其补破凉热之间，与病体适宜。仍服四十余剂，积下数块。又继服三十余剂，瘀积大下。其中或片或块且有膜甚厚，若胞形。此时身体觉弱，而腹中甚松畅。恐瘀犹未净，又调以补正活血之药，以善其后。

隔数月，益三又介绍其同邑友人王尊三之夫人，来院求为治癥瘕。自信瘀积十九年矣，满腹皆系硬块。亦治以理冲汤，为其平素气虚，将方中参耆加重，三棱、莪术减半。服数剂，饮食增加，将三棱、莪术渐增至原定分量。又服数剂，气力较壮，又加水蛭二钱，樗鸡（俗名红娘）十枚。又服二十余剂，届行经之期，随经下紫黑血块若干，病愈其半。又继服三十剂，届经期瘀血遂大下，满腹积块皆消。又俾服生新化瘀之药，以善其后。

一少年，因治吐血，服药失宜，痃癖结于少腹（在女子为癥瘕在男子为痃癖），大如锦瓜。按之甚坚硬，其上相连有如瓜蔓一条，斜冲心口，饮食减少，形体羸弱，其脉微细稍数。治以此汤，服十余剂痃癖全消。

人之脏腑，一气贯通，若营垒连络，互为犄角。一处受攻，则他处可为之救应。故用药攻病，宜确审病根结聚之处，用对证之药一二味，专攻其处。即其处气血偶有伤损，他脏腑气血犹可为之输将贯注，亦犹相连营垒之相救应也。又加补药以为之佐使，是以邪去正气无伤损。世俗医者，不知此理，见有专确攻病之方，若拙拟理冲汤者，初不审方中用意何如，君臣佐使何如，但见方中有三棱、莪术，即望而生畏，不敢试用。自流俗观之，亦似慎重，及观其临证调方，漫不知病根结于何处，惟是混开混破。恒集若香附、木香、陈皮、砂仁、枳壳、厚朴、延胡、灵脂诸药，或十余味或数十味为一方。服之令人脏腑之气皆乱，常有病本可治，服此等药数十剂而竟至不治者。更或见有浮火虚热，而加芩、栀、蒌实之属，则开破与寒凉并用，虽脾胃坚壮者，亦断不能久服，此其贻害尤甚也。愚目击此等方，莫不直指其差谬，闻者转以愚好诋毁医辈，岂知愚心之愤惋，有不能自已者哉。

理 冲 丸

治同前证。

水蛭不用炙一两　生黄耆一两半　生三棱五钱　生莪术五钱　当归六钱　知母六钱　生桃仁带皮尖六钱

上药七味，共为细末，炼蜜为丸，桐子大，开水送服二钱，早晚各一次。

仲景抵当汤、大黄䗪虫丸、百劳丸，皆用水蛭，而后世畏其性猛，鲜有用者，是未知水蛭之性也。《本经》曰：水蛭气味咸平无毒，主逐恶血、瘀血、月闭，破癥瘕、积聚、无子、利水道。徐灵胎注云：凡人身瘀血方阻，尚有生气者易治，阻之久则生气全消而难治。盖血既离经，与正气全不相属，投之轻药则拒而不纳，药过峻又转能伤未败之血，故治之极难。水蛭最善食人之血，而性又迟缓善入。迟缓则生血不伤，善入则坚积易破，借其力以消既久之滞，自有利而无害也。观《本经》之文与徐氏之注，则水蛭功用之妙为何如哉。特是徐氏所谓迟缓善入者，人多不解其理。盖水蛭行于水中，原甚迟缓。其在生血之中，犹水中也，故生血不伤也。着人肌肉，即紧贴善入。其遇坚积之处，犹肌肉也，故坚积易消也。

水蛭破瘀血，而不伤新血，徐氏之论确矣。不但此也，凡破血之药，多伤气分，惟水蛭味咸专入血分，于气分丝毫无损。且服后腹不觉疼，并不觉开破，而瘀血默消于无形，真良药也。愚治妇女月闭癥瘕之证，其脉不虚弱者，恒但用水蛭轧细，开水送服一钱，日两次。虽数年瘀血坚结，一月可以尽消。

水蛭、虻虫皆为破瘀血之品。然愚尝单用以实验之，虻虫无效，而水蛭有效。以常理论之，凡食血之物皆能破血。然虻虫之食血以嘴，水蛭之食血以身。其身与他物紧贴，即能吮他物之血。故其破瘀血之功独优。至破瘀血而不伤新血者，徐氏之注详矣，而犹有剩义。盖此物味咸气腐，与瘀血气味相近，有同气相求之妙。至新血虽亦味咸，却无腐气，且其质流通似水。水蛭之力，在新血之中，若随水荡漾而毫无着力之处，故不能伤新血也。

《本经》水蛭文中"无子"二字，原接上文主字，一气读下，言能主治妇人无子也。盖无子之病，多因血瘀冲中，水蛭善消冲中瘀血，故能治之。而不善读《本经》者，恒多误解。友人韩厘廷治一少妇，月信不通，曾用水蛭。后有医者谓，妇人服过水蛭，即终身不育，病家甚是懊悔。后厘廷闻知，向愚述之。愚曰：水蛭主治妇人无子，《本经》原有明文，何医者之昧昧也。后其妇数月即孕，至期举一男，甚胖壮。

近世方书，多谓水蛭必须炙透方可用，不然则在人腹中能生殖若干水蛭害人，诚属无稽之谈。曾治一妇人，经血调和，竟不产育。细询之，少腹有癥瘕一块。遂单用水蛭一两，香油炙透，为末。每服五分，日两次，服完无效。后改用生者，如前服法。一两犹未服完，癥瘕尽消，逾年即生男矣。此后屡用生者，治愈多人，亦未有贻害于病愈后者。

或问：同一水蛭也，炙用与生用，其功效何如此悬殊？答曰：此物生于水中，而色黑（水色）味咸（水味）气腐（水气），原得水之精气而生。炙之则伤水之精气，故用之无效。水族之性，如龙骨、牡蛎、龟板大抵皆然。故王洪绪《证治全生集》谓用龙骨者，宜悬于井中，经宿而后用之，其忌火可知，而在水蛭为尤甚。特是水蛭不炙，为末甚难，若轧之不细，晒干再轧或纸包置炉台上令干亦可。此须亲自检点，若委之药坊，至轧不细时，必须火焙矣。西人治火热肿疼，用活水蛭数条，置患处，覆以玻璃杯，使吮人毒血，亦良法也。

方中桃仁不去皮尖者，以其皮赤能入血分，尖乃生发之机，又善通气分。杨玉衡《寒温条辨》曾有斯说。愚疑其有毒，未敢遽信。遂将带皮生桃仁嚼服一钱，心中安然，以后始敢连皮尖用之。至于不炒用而生用者，凡果中之仁，皆含生发之气，原可藉之以流通既败之血也。徐氏《本经百种注》曰：桃得三月春和之气以生，而花鲜明似血，故凡血瘀、血枯之疾，不能调和畅达者，此能入于其中而和之、散之。然其生血之功少，而去瘀之功多者，盖桃核本非血类，实不能有所补益。若癥瘕皆已败之血，非生气不能流通，桃之生气在于仁，而味苦又能开泄，故能逐旧而不伤新也。夫既藉其生气以流通气血，不宜炒用可知也。若入丸剂，蒸熟用之亦可。然用时须细心检点，或说给病家检点，恐药坊间以带皮之生杏仁伪充，则有毒不可服矣。

附方：秘传治女子干病方：用红蛔螺（榆树内红虫大如蚕）二个，樗树（此树如椿而味臭俗名臭椿）荚二个，人指甲全的，壮年男子发三根。用树荚夹蜩螺、指甲以发缠之，将发面馒头如大橘者一个，开一孔，去中瓤俾可容药。纳药其中，仍将外皮原开下者杜孔上，木炭火煨，存性为细末，用黄酒半斤炖开，兑童便半茶盅送服。忌腥冷、惊恐、恼怒。此方用过数次皆验，瘀血开时必吐衄又兼下血，不必惊恐，移时自愈，以治经水一次未来者尤效。

安 冲 汤

治妇女经水行时多而且久，过期不止或不时漏下。

白术炒六钱　生黄耆六钱　生龙骨捣细六钱　生牡蛎捣细六钱　大生地六钱　生杭芍三钱　海螵蛸捣细四钱　茜草三钱　川续断四钱

友人刘干臣其长郎妇，经水行时多而且久，淋漓八九日始断，数日又复如故。医治月余，初稍见轻，继又不愈。延愚诊视，观所服方，即此安冲汤，去茜草、螵蛸。遂仍将二药加入，一剂即愈。又服一剂，永不反复。干臣疑而问曰：茜草、螵蛸治此证如此效验，前医何为去之？答曰：彼但知茜草、螵蛸能通经血，而未见《内经》用此二药雀卵为丸，鲍鱼汤送下，治伤肝之病，时时前后血也。故于经血过多之证，即不敢用。不知二药大能固涩下焦，为治崩之主药也。海螵蛸为乌贼鱼骨，其鱼常口中吐墨，水为之黑，故能补益肾经，而助其闭藏之用。友人孙荫轩夫人，曾患此证甚剧。荫轩用微火将海螵蛸煨至半黑半黄为末，用鹿角胶化水送服，一次即愈，其性之收涩可知。茜草一名地血，可以染绛，《内经》名茹藘，即茹藘根也。蒲留仙《聊斋志异》载，有人欲乌其须，或戏授以茜草细末，其须竟成紫髯，洗之不去。其性之收涩，亦可知也。干臣又问曰：二药既收涩若此，而又能通经络者何也？答曰：螵蛸可以磋物，故能消瘀。茜草色赤似血，故能活血。且天下妙药，大抵令人难测，如桂枝能升元气，又能降逆气，山萸肉能固脱，又能通利九窍。凡若此者，皆天生使独，而不可以气形味色推求者也。曾游东海之滨，见海岸茜草蕃生。其他适有膈上瘀血者，俾剖取茜草鲜根煮汁，日日饮之，半月而愈。

一妇人，年三十余。夫妻反目，恼怒之余，经行不止，且又甚多。医者用十灰散加减，连服四剂不效。后愚诊视，其右脉弱而且濡。询其饮食多寡，言分毫不敢多食，多即泄泻。遂投以此汤去黄耆，将白术改用一两。一剂血止，而泻亦愈。又服一剂，以善其后。

一妇人，年二十余。小产后数日，恶露已尽，至七八日，忽又下血。延医服药，二十余日不止。诊其脉洪滑有力，心中热而且渴。疑其夹杂外感，询之身不觉热，又疑其血热妄行，遂将方中生地改用一两，又加知母一两，服后血不止，而热渴亦如故。因思此证，实兼外感无疑。遂改用白虎加人参汤，以山药代粳米。方中石膏重用生者三两。煎汤两盅，分两次温饮下。外感之火遂消，血亦见止。仍与安冲汤一剂，遂全愈。又服数剂，以善其后。

固冲汤

治妇女血崩。

白术炒一两　生黄耆六钱　龙骨煅捣细八钱　牡蛎煅捣细八钱　萸肉去净核八钱　生杭芍四钱　海螵蛸捣细四钱　茜草三钱　棕边炭二钱　五倍子轧细五分药汁送服

脉象热者，加大生地一两。凉者，加乌附子三钱。

从前之方，龙骨、牡蛎皆生用，其理已详于理冲丸下。此方独用煅者，因煅之则收涩之力较大，欲借之以收一时之功也。

一妇人，年三十余。陡然下血，两日不止。及愚诊视，已昏聩不语，周身皆凉，其脉微弱而迟。知其气血将脱，而元阳亦脱也。遂急用此汤去白芍，加野台参八钱，乌附子三钱。一剂血止，周身皆热，精神亦复。仍将白芍加入，再服一剂，以善其后。

长子荫潮曾治一妇人，年四十许。骤得下血证甚剧，半日之间，即气息奄奄，不省人事。其脉右寸关微见，如水上浮麻，不分至数，左部脉皆不见。急用生黄耆一两，大火煎数沸灌之，六部脉皆出。然微细异常，血仍不止。观其形状，呼气不能外出，又时有欲大便之意，知其为大气下陷也（大气下陷，详第四卷升陷汤下）遂为开固冲汤方，将方中黄耆改用一两。早十一点钟，将药服下，至晚三点钟，即愈如平时（后荫潮在京，又治一血崩证，先用固冲汤不效，加柴胡二钱，一剂即愈，足见柴胡升提之力，可为治崩要药）。

或问：血崩之证，多有因其人暴怒，肝气郁结，不能上达，而转下冲肾关，致经血随之下注者，故其病俗亦名之曰气冲。兹方中多用涩补之品，独不虑于肝气郁者有妨碍乎？答曰：此证虽有因暴怒气冲而得者，然当其血大下之后，血脱而气亦随之下脱，则肝气之郁者，转可因之而开。且病急则治其标，此证诚至危急之病也。若其证初得，且不甚剧，又实系肝气下冲者，亦可用升肝理气之药为主，而以收补下元之药辅之也。

附方：《傅青主女科》有治老妇血崩方，试之甚效。其方用生黄耆一两，当归一两（酒洗），桑叶十四片，三七末三钱（药汁送下），水煎服，二剂血止，四剂不再发。若觉热者，用此方宜加生地两许。

温冲汤

治妇人血海虚寒不育。

生山药八钱　当归身四钱　乌附子二钱　肉桂去粗皮二钱后入　补骨脂炒捣三钱　小茴香炒二钱　核桃仁二钱　紫石英煅研八钱　真鹿角胶二钱另炖，同服，若恐其伪，可代以鹿角霜三钱人之血海，其名曰冲。在血室之两旁，与血室相通。上隶于胃阳明经，下连于肾少阴经。有任脉以为之担任，督脉为之督摄，带脉为之约束。阳维、阴维、阳跷、阴跷，为之拥护，共为奇经八脉。此八脉与血室，男女皆有。在男子则冲与血室为化精之所，在女子则冲与血室实为受胎之处。《内经》上古通天论所谓“太冲脉盛，月事以时下，故有子”者是也。是以女子不育，多责之冲脉。郁者理之，虚者补之，风袭者祛之，湿盛者渗之，气化不固者固摄之，阴阳偏胜者调剂之。冲脉无病，未有不生育者。而愚临证实验以来，凡其人素无他病，而竟不育者，大抵因相火虚衰，以致冲不温暖者居多。因为制温冲汤一方。其人若平素畏坐凉处，畏食凉物，经脉调和而艰于生育者，即与以此汤服之。或十剂，或数十剂，遂能生育者多矣。

一妇人，自二十出嫁，至三十未育子女。其夫商治于愚，因细询其性质禀赋，言生平最畏寒凉，热时亦不敢食瓜果。其经脉则大致调和，偶或后期两三日。知其下焦虚寒，因思《本经》谓紫石英“气味甘温，治女子风寒在子宫，绝孕十年无子”。遂为拟此汤，方中重用紫石英六钱，取其性温质重，能引诸药直达于冲中而温暖之。服药三十余剂，而畏凉之病除。后数月遂孕，连生子女。益信《本经》所谓治十年无子者，诚不误也。

清　带　汤

治妇女赤白带下。

生山药一两　生龙骨捣细六钱　生牡蛎捣细六钱　海螵蛸去净甲捣四钱　茜草三钱

单赤带，加白芍、苦参各二钱。单白带，加鹿角霜、白术各三钱。鹿角霜系鹿角沉埋地中，日久欲腐，掘地而得者。其性微温，为补督任冲三脉之要药。盖鹿角甚硬，埋久欲腐，服之转与肠胃相宜,而易得其气化也。药房鬻者,多系用鹿角煅透为霜,其性燥,不如出土者。至谓系熬鹿角胶所余之渣者,则非是。

带下为冲任之证,而名谓带者,盖以奇经带脉,原主约束诸脉,冲任有滑脱之疾,责在带脉不能约束,故名为带也。然其病非仅滑脱,也若滞下。然滑脱之中,实兼有瘀滞。其所瘀滞者,不外气血。而实有因寒、因热之不同。此方用龙骨、牡蛎以固脱,用茜草、海螵蛸以化滞,更用生山药以滋真阴固元气。至临证时,遇有因寒者,加温热之药。因热者,加寒凉之药,此方中意也。而愚拟此方,则又别有会心也。尝考《神农本经》龙骨善开癥瘕,牡蛎善消鼠瘘,是二药为收涩之品,而兼具开通之力也。又考轩岐《内经》四乌贼鱼骨一藘茹丸,以雀卵鲍鱼汤送下,治伤肝之病,时时前后血。乌贼鱼骨即海螵蛸,茹藘即茜草,是二药为开通之品,而实具收涩之力也。四药汇集成方,其能开通者,兼能收涩,能收涩者,兼能开通,相助为理,相得益彰。此中消息之妙,有非言语所能罄者。

一妇人,年二十余,患白带甚剧,医治年余不愈。后愚诊视,脉甚微弱。自言下焦凉甚,遂用此方,加干姜六钱,鹿角霜三钱,连服十剂全愈。

又一媪年六旬。患赤白带下,而赤带多于白带,亦医治年余不愈。诊其脉甚洪滑。自言心热头昏,时觉眩晕,已半载未起床矣。遂用此方,加白芍六钱,数剂白带不见,而赤带如故,心热、头眩晕亦如故。又加苦参、龙胆草、白头翁各数钱。连服七八剂,赤带亦愈,而诸疾亦遂全愈。自拟此方以来,用治带下,愈者不可胜数,而独载此两则者,诚以二证病因寒热悬殊,且年少者用此方,反加大热之药;年老者用此方,反加苦寒之药。欲临证者,当知审证用药,不可拘于年岁之老少也。

按:白头翁不但治因热之带证甚效也,邑治东二十里,有古城址基，周十余里，愚偶登其上，见城背阴多长白头翁，而彼处居人未之识也，遂剖取其鲜根，以治血淋、溺血与大便下血之因热而得者甚效，诚良药也。是以仲景治厥阴热痢有白头翁汤也。愚感白头翁具此良材，而千百年埋没于此不见用，因作俚语以记之曰：白头翁住古城阴，埋没英材岁月深，偶遇知音来劝驾，出为斯世起疴沉。

带证，若服此汤未能除根者，可用此汤送服秘真丹（在第二卷）一钱。

按：带下似滞下之说，愚向持此论。后观西法，亦谓大肠病则流白痢，子宫病则流白带，其理相同。法用儿茶、白矾、石榴皮、没石子等水洗之。若此证之剧者，兼用其外治之法亦可。又其内治白带法，用没石子一两捣烂，水一斤半，煎至一斤，每温服一两，日三次。或研细作粉，每服五分，日二次亦可。又可单以之熬水洗之，或用注射器注射之。按：没石子味苦而涩，苦则能开，涩则能敛，一药而具此两长，原与拙拟清带汤之意相合。且其收敛之力最胜。凡下焦滑脱之疾，或大便滑泻，或小便不禁，或男子遗精，或女子崩漏，用之皆效验。今之医者，多忽不知用，惜哉！又东人中将汤，治白带亦甚效。玉烛汤下载有其方，可采用。若以治赤带，方中官桂、丁香，宜斟酌少用，苦参宜多用。

加味麦门冬汤

治妇女倒经。

干寸冬带心五钱　野台参四钱　清半夏三钱　生山药四钱以代粳米　生杭芍三钱　丹参三钱　甘草二钱　生桃仁带皮尖捣二钱　大枣三枚擘开

妇女倒经之证，陈修园《女科要旨》，借用《金匮》麦门冬汤，可谓特识。然其方原治“火逆上气，咽喉不利”。今用以治倒经，必略为加减，而后乃与病证吻合也。

或问：《金匮》麦门冬汤所主之病，与妇人倒经之病迥别，何以能借用之而有效验？答曰：冲为血海，居少腹之两旁。其脉上隶阳明，下连少阴。少阴肾虚，其气化不能闭藏以收摄冲气，则冲气易于上干。阳明胃虚，其气化不能下行以镇安冲气，则冲气亦易于上干。冲中之气既上干，冲中之血自随之上逆，此倒经所由来也。麦门冬汤，于大补中气以生津液药中，用半夏一味，以降胃安冲，且以山药代粳米，以补肾敛冲，于是冲中之气安其故宅，冲中之血自不上逆，而循其故道矣。特是经脉所以上行者，固多因冲气之上干，实亦下行之路有所壅塞。观其每至下行之期，而后上行可知也。故又加芍药、丹参、桃仁以开其下行之路，使至期下行，毫无滞碍。是以其方非为治倒经而设，而略为加减，即以治倒经甚效，愈以叹经方之函盖无穷也。

按：用此方治倒经大抵皆效，而间有不效者，以其兼他证也。曾治一室女，倒经年余不愈，其脉象微弱。投以此汤，服药后甚觉短气。再诊其脉，微弱益甚。自言素有短气之病，今则益加重耳。恍悟其胸中大气，必然下陷，故不任半夏之降也。遂改用拙拟升陷汤（在第四卷），连服十剂。短气愈，而倒经之病亦愈。

又一少妇，倒经半载不愈。诊其脉微弱而迟，两寸不起，呼吸自觉短气，知其亦胸中大气下陷。亦投以升陷汤，连服数剂，短气即愈，身体较前强壮，即停药不服。其月经水即顺，逾十月举男矣。

或问：倒经之证，既由于冲气、胃气上逆，大气下陷者，其气化升降之机正与之反对，何亦病倒经乎？答曰：此理甚微奥，人之大气，原能斡旋全身，为诸气之纲领。故大气常充满于胸中，自能运转胃气使之下降，镇摄冲气使不上冲。大气一陷，纲领不振，诸气之条贯多紊乱，此乃自然之理也。是知冲气、胃气之逆，非必由于大气下陷，而大气下陷者，实可致冲胃气逆也。致病之因既不同，用药者岂可胶柱鼓瑟哉。

寿　胎　丸

治滑胎。

菟丝子炒熟四两　桑寄生二两　川续断二两　真阿胶二两

上药将前三味轧细，水化阿胶和为丸，一分重（干足一分）。每服二十丸，开水送下，日再服。气虚者，加人参二两。大气陷者，加生黄耆三两（大气陷证详第四卷升陷汤下）。食少者，加炒白术二两。凉者，加炒补骨脂二两。热者，加生地二两。

菟丝无根，蔓延草木之上，而草木为之不茂，其善吸他物之气化以自养可知。胎在母腹，若果善吸其母之气化，自无下坠之虞。且男女生育，皆赖肾脏作强。菟丝大能补肾，肾旺自能荫胎也。寄生根不着土，寄生树上，又复隆冬茂盛，雪地冰天之际，叶翠子红，亦善吸空中气化之物。且其寄生于树上，亦犹胎之寄母腹中，气类相感，大能使胎气强壮，故《本经》载其能安胎。续断亦补肾之药，而其节之断处，皆有筋骨相连，大有连属维系之意。阿胶系驴皮所熬，驴历十二月始生，较他物独迟。以其迟，挽流产之速，自当有效。且其胶系阿井之水熬成，阿井为济水之伏流，以之熬胶，最善伏藏血脉，滋阴补肾，故《本经》亦载其能安胎也。至若气虚者，加人参以补气。大气陷者，用黄耆以升补大气。饮食减少者，加白术以健补脾胃。凉者，加补骨脂以助肾中之阳（补骨脂善保胎，修园曾详论之）。热者，加生地黄以滋肾中之阴。临时斟酌适宜，用之无不效者。

友人张洁泉善针灸，其夫人素有滑胎之病。是以洁泉年近四旬，尚未育麟。偶与谈及，问何以不治。洁泉谓每次服药皆无效验，即偶足月产下亦软弱异常，数日而殇。此盖关于禀赋，非药力所能挽回也。愚曰:挽回此证甚易,特视用药何如耳。时其夫人受孕三四月,遂治以此方,服药两月,至期举一男,甚强壮。

按:此方乃思患预防之法,非救急之法。若胎气已动,或至下血者,又另有急救之方。曾治一少妇,其初次有妊,五六月而坠。后又有妊,六七月间,忽胎动下血,急投以生黄耆、生地黄各二两,白术、山萸肉(去净核)、龙骨(煅捣)、牡蛎(煅捣)各一两,煎汤一大碗,顿服之,胎气遂安。将药减半,又服一剂。后举一男,强壮无恙。

安　胃　饮

治恶阻。

清半夏一两温水淘洗两次,毫无矾味,然后入煎　净青黛三钱　赤石脂一两

用作饭小锅,煎取清汁一大碗,调入蜂蜜二两,徐徐温饮下。一次只饮一口,半日服尽。若服后吐仍未止,或其大便燥结者,去石脂加生赭石(轧细)一两。若嫌青黛微有药味者,亦可但用半夏、赭石。

或问:《本经》谓赭石能坠胎,此方治恶阻,而有时以赭石易石脂,独不虑其有坠胎之弊乎?答曰:恶阻之剧者,饮水一口亦吐出,其气化津液不能下达,恒至大便燥结,旬余不通。其甚者,或结于幽门(胃下口)、阑门(大小肠相接处),致上下关格不通,满腹作疼,此有关性命之证也。夫病既危急,非大力之药不能挽回。况赭石之性,原非开破,其镇坠之力,不过能下有形滞物。若胎至六七个月,服之或有妨碍,至恶阻之时,不过两三个月,胎体未成,惟是经血凝滞,赭石毫无破血之性,是以服之无妨。且呕吐者,其冲气、胃气皆上逆,借赭石镇逆之力,以折其上逆之机,气化乃适得其平,《内经》所谓"有故无殒,亦无殒也"。愚治恶阻之证,遇

有上脘固结，旬日之间勺饮不能下行，无论水与药入口须臾即吐出，群医束手诿谓不治，而愚放胆重用生赭石数两，煎汤一大碗，徐徐温饮下。吐止、结开、便通，而胎亦无伤。拙拟参赭镇气汤（在第二卷）下，载有详案可考也。

半夏辛温下行，为降逆止呕之主药。坊间皆制以白矾，服之转令人呕吐。清半夏其矾虽较少，然亦必淘洗数次始无矾味。特是既经矾煮又经淘洗，致半夏降逆止呕之力大减。遇病之剧者，恒不能胜病，故必须以他药辅之。愚有鉴于此，恒自制半夏用之。法用生半夏数斤，冷时用温水浸之，日换水二次，热时以井泉水，日换水三四次，约浸二十余日。试嚼服半粒，觉辣味不甚猛烈，乘湿切片，晒干囊装，悬于透风之处。每用一两，煎汤两茶盅，调入净蜂蜜二两，徐徐咽之。无论呕吐如何之剧，未有不止者。盖古人用半夏，原汤泡七次即用，初未有用白矾制之者也。

西人治恶阻，习用臭剥。此药之性质及用量，皆详于加味磁朱丸下（在第七卷）。然愚尝试之，有效有不效。大抵恶阻之轻者，用之即效。而其剧者，徒用此药，仍不能止呕吐也。若用铁氧汤（在第七卷）送服，则其效验较大。

大　顺　汤

治产难，不可早服，必胎衣破后，小儿头至产门者，然后服之。

野党参一两　当归一两　生赭石轧细二两

用卫足花子炒爆一钱作引，或丈菊花瓣一钱作引皆可，无二物作引亦可。

或疑赭石乃金石之药，不可放胆重用。不知赭石性至和平，虽重坠下行，而不伤气血，况有党参一两以补气，当归一两以生血。且以参、归之微温，以济赭石之微凉，温凉调和愈觉稳妥也。矧产难者非气血虚弱，即气血壅滞不能下行。人参、当归虽能补助气血，而性皆微兼升浮，得赭石之重坠，则力能下行，自能与赭石相助为理，以成催生开交骨之功也。至于当归之滑润，原为利产良药，与赭石同用，其滑润之力亦愈增也。

族侄妇，临盆两日不产。用一切催生药，胎气转觉上逆。为制此汤，一剂即产下。

一妇人，临产交骨不开，困顿三日，势甚危急。亦投以此汤，一剂而产。自拟得此方以来，救人多矣。放胆用之，皆可随手奏效。

卫足花即葵花，其子即冬葵子。缘此花若春日早种，当年即可结子。而用以催生，则季夏种之，经冬至明年结子者尤效，故名曰冬葵子。今药坊所鬻者，皆以丈菊子为冬葵子，殊属差误。孔子曰："鲍庄子之智不如葵，葵犹能卫其足。"诚以此花叶茂丛生，自叶中出茎，茎下边皆被叶卫护，故亦名卫足花。俗呼为守足花，音虽异而义则同。有如促织，北方亦呼为趣织也。又名一丈红，为其茎高一丈，而花色红也。其花如木槿，叶如木芙蓉，故高丽咏一丈红诗有"花与木槿花相似，叶共芙蓉叶一般，五尺栏杆遮不住，犹留一半与人看"之句。结实大如钱，作扁形，其中子如榆荚。至于丈菊茎长丈许，干粗如竹，叶大如茼，花大如盘盂，单瓣黄色，其花心成窠如蜂房。迨中心结子成熟，而周遭花瓣不凋枯。一名迎阳花，一名西番葵，俗呼为向日葵。不知向日葵之名，古人原属之卫足花，非属之丈菊也。司马温公诗曰："四月清和雨乍晴，南山当户转分明，更无柳絮因风起，惟有葵花向日倾。"夫丈菊原无宿根，季春下种，四月苗不盈尺。而卫足花正开，温公诗中所谓葵花向日倾者，确指卫足花无疑矣。或谓群芳谱谓丈菊花有毒，能坠胎，孕妇忌经其下。子得花之余气，自当长于催生。答曰：丈菊之花，虽有坠胎之弊，催生却有功效。其子则用之无效，惟治淋有效。至于卫足之子，用锅炒爆其甲，朝种之暮即生出土外。物生之神速，以此为最，故尤为催生之妙品也。且丈菊春种秋收，不能经冬。若以其花向日，亦呼之曰葵则可，而断不可名之曰冬葵也。

按：葵菜古人推为百菜之长，以其宿根年年生长，且又发生最早，性甚耐旱，即不堪种植之处，种之无不番生。其叶春夏秋三时皆可食，且含汁黏滑又能养人。八口之家，有葵二亩，荒年可以无饥。葵之关乎民命者如此，所以论荒政者，以种葵为要图。而“马践园葵，鲁之民为之经岁不饱”也。今人不知种之以备荒荐，果何故耶。

和血熄风汤

治产后受风发搐。

当归一两　生黄耆六钱　真阿胶不炒四钱　防风三钱　荆芥三钱　川芎三钱　生杭芍二钱　红花一钱　生桃仁带皮尖钱半捣

此方虽治产后受风，而实以补助气血为主。盖补正气，即所以逐邪气，而血活者，风又自去也（血活风自去方书成语）。若产时下血过多或发汗过多，以致发搐者，此方仍不可用，为其犹有发表之药也。当滋阴养血，以荣其筋，熄其内风，其搐自止。若血虚而气亦虚者，又当以补气之药辅之。而补气之药以黄耆为最，因黄耆不但补气，实兼能治大风也（《本经》谓黄耆主大风）。

一妇人，产后七八日发搐，服发汗之药数剂不效，询方于愚。因思其屡次发汗不效，似不宜再发其汗，以伤其津液。遂单用阿胶一两，水融化，服之而愈。

一妇人，产后十余日，周身汗出不止，且发搐。治以山萸肉（去净核）、生山药各一两，煎服两剂，汗止而搐亦愈。

东海渔家妇，产后三日，身冷无汗，发搐甚剧。时愚游海滨，其家人造寓求方。其地隔药房甚远，而海滨多产麻黄，可以采取。

遂俾取麻黄一握，同鱼鳔胶一具，煎汤一大碗，乘热饮之，得汗而愈。用鱼鳔胶者，亦防其下血过多，因阴虚而发搐，且以其物为渔家所固有也。

一妇人，产后发汗过多，覆被三层皆湿透，因致心中怔忡，精神恍惚，时觉身飘飘上至屋顶，此虚极将脱，而神魂飞越也。延愚诊视，见其汗出犹不止，六脉皆虚浮，按之即无。急用生山药、净萸肉各一两，生杭芍四钱，煎服。汗止精神亦定。翌日药力歇，又病而反复。时愚已旋里。病家复持方来询。为添龙骨、牡蛎（皆不用煅）各八钱，且嘱其服药数剂，其病必愈。孰意药坊中，竟谓方中药性过凉，产后断不宜用，且言此证系产后风，彼有治产后风成方，屡试屡验，怂恿病家用之。病家竟误用其方，汗出不止而脱。夫其证原属过汗所致，而再以治产后风发表之药，何异鸩毒。斯可为发汗不审虚实者之炯戒矣。

《傅青主女科》曰：产后气血暴虚，百骸少血濡养，忽然口紧牙紧，手足筋脉拘搐，类中风痫痉，虽虚火泛上有痰，皆当以末治之。勿执偏门而用治风消痰方，以重虚产妇也。当用生化汤，加参、耆以益其气。又曰：产后妇人，恶寒恶心，身体颤动，发热作渴，人以为产后伤寒也，谁知其气血两虚，正不敌邪而然乎。大抵人之气不虚，则邪断难入。产妇失血过多，其气必大虚，气虚则皮毛无卫，邪原易入。不必户外之风来袭体也，即一举一动，风可乘虚而入。然产后之风，易入亦易出，凡有外感之邪，俱不必祛风。况产后之恶寒者，寒由内生也。发热者，热由内弱也。身颤者，颤由气虚也。治其内寒外寒自散，治其内弱外热自解，壮其元气而身颤自除也。

按：傅氏之论甚超。特其虽有外感，不必祛风二句，不无可议。夫产后果有外感，原当治以外感之药，惟宜兼用补气生血之药，以辅翼之耳。若其风热已入阳明之府，表里俱热，脉象洪实者，虽生石膏亦可用。故《金匮》有竹皮大丸，治妇人乳中虚，烦乱呕逆，方中原有石膏。《神农本经》石膏治产乳，原有明文。特不宜与知母并用。又宜仿白虎加人参汤之意，重用人参，以大补元气。更以玄参代知母，始能托邪外出。则石膏之寒凉，得人参之温补，能逗留胃中，以化燥热，不至直趋下焦，而与产妇有碍也。拙拟仙露汤（在第六卷）后曾详论之，且有名医治验之案可参视。

附方：《医林改错》治产后风，有黄耆桃红汤，方用生黄耆半斤，带皮尖生桃仁三钱捣碎，红花二钱，水煎服。按：产后风项背反张者，此方最效。

附方：俗传治产后风方，当归五钱，麻黄、红花、白术各三钱，大黄、川芎、肉桂、紫菀各二钱，煎服。

按：此方效验异常，即至牙关紧闭，不能用药者，将齿拗开灌之，亦多愈者。人多畏其有大黄而不敢用。不知西人治产后风，亦多用破血之药。盖以产后有瘀血者多，此证用大黄以破之，所谓血活风自去也。况犹有麻、桂之辛热，归、术之补益，以调燮之乎。

滋阴清胃汤

治产后温病，阳明府实，表里俱热者。

玄参两半　当归三钱　生杭芍四钱　甘草钱半　茅根二钱

上药五味，煎汤两盅，分二次温服，一次即愈者，停后服。

产后忌用寒凉，而温热入阳明府后，又必用寒凉方解，因此医者恒多束手。不知石膏、玄参《本经》皆明载治产乳。是以热入阳明之重者，可用白虎加人参以山药代粳米汤（在第六卷），更以玄参代知母（方后有案）。其稍轻者，治以此汤，皆可随手奏效。愚用此两方，救人多矣。临证者当笃信《本经》，不可畏石膏、玄参之寒凉也。况石膏、玄参，《本经》原皆谓其微寒，并非甚寒凉之药也。

滋 乳 汤

治少乳，其乳少由于气血虚或经络瘀者，服之皆有效验。

生黄耆一两　当归五钱　知母四钱　玄参四钱　穿山甲炒捣二钱　六路通大者三枚捣　王不留行炒四钱

用丝瓜瓤作引，无者不用亦可。若用猪前蹄两个煮汤，用以煎药更佳。

消 乳 汤

治结乳肿疼或成乳痈新起者，一服即消。若已作脓，服之亦可消肿止疼，俾其速溃。并治一切红肿疮疡。

知母八钱　连翘四钱　金银花三钱　穿山甲炒捣二钱　瓜蒌切丝五钱　丹参四钱　生明乳香四钱　生明没药四钱

在德州时，有军官张宪臣之夫人，患乳痈肿疼甚剧，投以此汤，两剂而愈。然犹微有疼时，怂恿其再服一两剂，以消其芥蒂。以为已愈，不以为意。隔旬日，又复肿疼，复求为治疗。愚曰：此次服药不能尽消，必须出脓少许，因其旧有芥蒂未除，至今已溃脓也。后果服药不甚见效。遂入西医院中治疗，旬日后，其疮外破一口，医者用刀阔之，以期便于敷药。又旬日，内溃益甚，满乳又破七八个口，医者又欲尽阔之使通。病人惧不敢治，强出院还家，复求治于愚。见其各口中皆脓乳并流，外边实不能敷药。然内服汤药，助其肌肉速生，自能排脓外出，许以十日可为治愈。遂将内托生肌散（在后）作汤药服之，每日用药一剂，煎服二次，果十日全愈。

表侄刘子韫，从愚学医，颖悟异常，临证疏方，颇能救人疾苦。曾得一治结乳肿疼兼治乳痈方，用生白矾、明雄黄、松萝茶各一钱半，共研细，分作三剂，日服一剂，黄酒送下，再多饮酒数杯更佳。此方用之屡次见效，真奇方也。若无松萝茶，可代以好茶叶。

升肝舒郁汤

治妇女阴挺，亦治肝气虚弱，郁结不舒。

生黄耆六钱　当归三钱　知母三钱　柴胡一钱五分　生明乳香三钱　生明没药三钱　川芎一钱五分

肝主筋，肝脉络阴器，肝又为肾行气。阴挺自阴中挺出，形状类筋之所结。病之原因，为肝气郁而下陷无疑也。故方中黄耆与柴胡、芎䓖并用，补肝（黄耆补肝之理详第四卷醒脾升陷汤下）即以舒肝，而肝气之陷者可升。当归与乳香、没药并用，养肝即以调肝，而肝气之郁者可化。又恐黄耆性热，与肝中所寄之相火不宜，故又加知母之凉润者，以解其热也。

一妇人，年三十余。患此证，用陈氏《女科要旨》治阴挺方，治之不效。因忆《傅氏女科》有治阴挺之方，其证得之产后，因平时过怒伤肝，产时又努力太过，自产门下坠一片，似筋非筋，似肉非肉，用升补肝气之药，其证可愈。遂师其意，为制此汤服之。数剂即见消，十剂全愈。

一室女，年十五。因胸中大气下陷，二便觉常下坠，而小便尤甚。乃误认为小便不通，努力强便，阴中忽坠下一物，其形如桃，微露其尖，牵引腰际下坠作疼，夜间尤甚，剧时号呼不止。投以理郁升陷汤（在第四卷），将升麻加倍，二剂疼止，十剂后其物全消。盖理郁升陷汤，原与升肝舒郁汤相似也。

资生通脉汤

治室女月闭血枯，饮食减少，灼热咳嗽。

白术炒三钱　生怀山药一两　生鸡内金黄色的二钱　龙眼肉六

钱　山萸肉去净核四钱　枸杞果四钱　玄参三钱　生杭芍三钱　桃仁二钱　红花钱半　甘草二钱

灼热不退者，加生地黄六钱或至一两。咳嗽者，加川贝母三钱，米壳二钱（嗽止去之）。泄泻者，去玄参，加熟地黄一两，云苓片二钱，或更酌将白术加重。服后泻仍不止者，可于服药之外，用生怀山药细末煮粥，搀入捻碎熟鸡子黄数枚，用作点心，日服两次，泻止后停服。大便干燥者，加当归、阿胶各数钱。小便不利者，加生车前子三钱（袋装），地肤子二钱或将芍药（善治阴虚小便不利）加重。肝气郁者，加生麦芽三钱，川芎、莪术各一钱。汗多者，将萸肉改用六钱，再加生龙骨、生牡蛎各六钱。

室女月闭血枯，服药愈者甚少，非其病难治，实因治之不得其法也。《内经》谓："二阳之病发心脾，有不得隐曲，在女子为不月。"夫二阳者，阳明胃腑也。胃腑有病，不能消化饮食，推其病之所发，在于心脾。又推其心脾病之所发，在于有不得隐曲（凡不能自如者，皆为不得隐曲）。盖心主神，脾主思，人有不得隐曲，其神思郁结，胃腑必减少酸汁（化食赖酸汁，欢喜则酸汁生者多，忧思则酸汁生者少），不能消化饮食以生血液，所以在女子为不月也。夫女子不月，既由于胃腑有病，不能消化饮食。治之者，自当调其脾胃，使之多进饮食，以为生血之根本。故方中用白术以健胃之阳，使之瞤动有力（饮食之消亦仗胃有瞤动）。山药、龙眼肉以滋胃之阴，俾其酸汁多生。鸡内金原含有酸汁，且能运化诸补药之力，使之补而不滞。血虚者必多灼热，故用玄参、芍药以退热。又血虚者，其肝肾必虚，故用萸肉、枸杞以补其肝肾。甘草为补脾胃之正药，与方中萸肉并用，更有酸甘化阴之妙。桃仁、红花为破血之要品，方中少用之，非取其破血，欲藉之以活血脉通经络也。至方后附载因证加减诸药，不过粗陈梗概，至于证之变更多端，尤贵临证者因时制宜耳。

沧州城东，曹庄子曹姓女，年十六岁，天癸犹未至。饮食减少，身体羸瘦，渐觉灼热。其脉五至，细而无力。治以资生通脉汤，服至五剂，灼热已退，饮食加多。遂将方中玄参、芍药各减一钱，又加当归、怀牛膝各三钱。服至十剂，身体较前胖壮，脉象亦大有起色。又于方中，加樗鸡（俗名红娘虫）十枚，服至七八剂，天癸遂至。遂减去樗鸡，再服数剂，以善其后。

奉天大南关马氏女，自十四岁月事已通，至十五岁秋际，因食瓜果过多，泄泻月余方愈，从此月事遂闭。延医诊治，至十六岁季夏，病浸增剧。其父原籍辽阳，时充奉天兵工厂科长。见愚所著《衷中参西录》，因求为诊治。其身形瘦弱异常，气息微喘，干嗽无痰，过午潮热，夜间尤甚，饮食减少，大便泄泻。其脉数近六至，微细无力。俾先用生怀山药细末八钱，水调煮作粥，又将熟鸡子黄四枚，捻碎搀粥中，再煮一两沸，空心时服。服后须臾，又服西药百布圣二瓦，以助其消化。每日如此两次，用作点心，服至四日，其泻已止。又服数日，诸病亦稍见轻。遂投以资生通脉汤，去玄参加生地黄五钱，川贝三钱，连服十余剂，灼热减十分之八，饮食加多，喘嗽亦渐愈。遂将生地黄换作熟地黄，又加怀牛膝五钱，服至十剂，自觉身体爽健，诸病皆无，惟月事犹未见。又于方中加䗪虫（即土鳖虫，背多横纹者真，背光滑者非是）五枚，樗鸡十枚，服至四剂，月事已通。遂去䗪虫、樗鸡，俾再服数剂，以善其后。

甘肃马姓，寓天津英租界安居里，有女十七岁。自十六岁秋际，因患右目生内障，服药不愈，忧思过度，以致月闭。自腊月服药，直至次年孟秋月底不愈。其兄向为陆军团长，时赋闲家居，喜涉阅医书。见愚新出版《衷中参西录》医论篇，极为推许。遂来寓问询，求为诊治。其人体质瘦弱，五心烦热。过午两颧色红，灼热益甚，心中满闷，饮食少许，即停滞不下，夜不能寐。脉搏五至，弦细无力。为其饮食停滞，夜不能寐，投以资生通脉汤，加生赭石

（研细）四钱，熟枣仁三钱，服至四剂，饮食加多，夜已能寐，灼热稍退，遂去枣仁，减赭石一钱，又加地黄五钱，丹皮三钱，服药十剂，灼热大减。又去丹皮，将龙眼肉改用八钱，再加怀牛膝五钱。连服十余剂，身体浸壮健。因其月事犹未通下，又加䗪虫五枚，樗鸡十枚。服至五剂，月事已通。然下者不多，遂去樗鸡、地黄。加当归五钱，俾服数剂，以善其后。

治眼科方

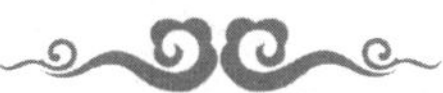

蒲公英汤

治眼疾肿疼，或胬肉遮睛，或赤脉络目，或目睛胀疼，或目疼连脑，或羞明多泪，一切虚火实热之证。

鲜蒲公英四两，根叶茎花皆用，花开残者去之，如无鲜者可用干者二两代之。

上一味煎汤两大碗，温服一碗。余一碗乘热熏洗。（按：目疼连脑者，宜用蒲公英二两，加怀牛膝一两煎汤饮之）

此方得之姻兄于俊卿。言其令堂尝患眼疾，疼痛异常，延医调治，数月不愈，有高姓媪，告以此方，一次即愈。愚自得此方后，屡试皆效，甚是奇异，诚良方也。夫蒲公英遍地皆有，仲春生苗，季春开花色正黄，至初冬其花犹有开者，状类小菊，其叶似大蓟，田家采取生啖，以当菜蔬。其功长于治疮，能消散痈疔毒火，然不知其能治眼疾也。使人皆知其治眼疾，如此神效，天下无瞽目之人矣。

古服食方，有还少丹。蒲公英连根带叶取一斤，洗净，勿令见天日，晾干，用斗子解盐（即《本经》大盐晒于斗之中者，出山西解池）一两，香附子五钱，二味为细末，入蒲公英，水内淹一宿，分为十二团，用皮纸三四层裹扎定，用六一泥（即蚯蚓泥）如法固济，灶内焙干，乃以武火煅通红为度，冷定取出，去泥为末，早晚擦牙嗽之，吐咽任便，久久方效。年未及八十者，服之须发反黑，齿落更生。年少服之，至老不衰。由是观之，其清补肾经之功可知。且其味苦，又能清心经之热，所以治眼疾甚效者，或以斯欤。

磨翳水

治目翳遮睛。

生炉甘石一两　硼砂八钱　胆矾二钱　薄荷叶三钱　蝉退带全足去翅土三钱

上药五味，将前三味药臼捣细，再将薄荷、蝉退煎水一大盅，用其水和所捣药末，入药钵内研至极细，将浮水者随水飞出，连水别贮一器，待片时，将浮头清水，仍入钵中，和所余药渣研细，仍随水飞出，如此不计次数，以飞净为度。若飞过者还不甚细，可再研再飞，以极细为度。制好连水贮瓶中，勿令透气。用时将瓶中水药调匀，点眼上，日五六次。若目翳甚厚，已成肉螺者，加真藏硇砂二分，另研调和药水中。此方效力全在甘石生用。然生用则质甚硬，又恐与眼不宜。故必如此研细水飞，然后可以之点眼。

磨翳散

治目睛胀疼，或微生云翳，或赤脉络目，或目眦溃烂，或偶因有火视物不真。

生炉甘石三钱　硼砂二钱　黄连一钱　人指甲五分锅焙脆，无翳者不用

上药先将黄连捣碎，泡碗内，冷时两三日，热时一日，将泡黄连水过罗，约得清水半茶盅，再将余三味捣细，和黄连水入药钵中研之，如研前药之法，以极细为度。研好连水带药，用大盘盛之。

白日置阴处晾之，夜则露之。若冬日微晒亦可。若有风尘时，盖以薄纸。俟干，贮瓶中，勿透气。用时凉水调和，点眼上，日三四次。若有目翳，人乳调和点之。若目翳大而厚者，不可用黄连水研药，宜用蝉退（带全足去翅土）一钱，煎水研之。盖微茫之翳，得清火之药即退。若其翳已遮睛，治以黄连成冰翳，而不能消矣。

明目硼硝水

治眼疾暴发红肿疼痛。或眦多胬肉，或渐生云翳及因有火而眼即发干昏花者。

硼砂五钱　芒硝三钱硝中若不明亮，用水化开，澄去其中泥土

上药和凉水多半盅，研至融化。用点眼上，一日约点三十次。若陈目病一日点十余次。冬日须将药碗置热水中，候温点之。

清脑黄连膏

治眼疾由热者。

黄连二钱为细末，香油调如薄糊，常常以鼻闻之，日约二三十次。勿论左右眼患证，应须两鼻孔皆闻。

目系神经连于脑，脑部因热生炎，病及神经必生眼疾。彼服药无捷效者，因所用之药不能直达脑部故也。愚悟得此理，借鼻窍为捷径，以直达于脑。凡眼目红肿之疾，及一切目疾之因热者，莫不随手奏效。

益瞳丸

治目瞳散大昏耗，或觉视物乏力。

萸肉去净核二两　野台参六钱　柏子仁炒一两　玄参一两　菟丝子炒一两　羊肝一具切片焙干

上药共为细末，炼蜜为丸，桐子大。每服三钱，开水送下，日

两次。

一妇人，年三旬。瞳子散大，视物不真，不能针黹。屡次服药无效，其脉大而无力。为制此丸，服两月全愈。

羊肝猪胆丸

治同前证，因有热而益甚者。

羊肝一具切片晒干，冬用可用慢火焙干

上一味轧细，用猪胆汁和为丸，桐子大，朱砂为衣。每服二钱，开水送下，日再服。

按：此方若用熊胆为丸更佳，而内地鲜熊胆不易得，至干者又难辨其真伪，不如径用猪胆汁为稳妥也。

西人治瞳子散大，用必鲁加儿必涅点之，瞳子立时收缩。然历一日夜之后，则收缩仍复散大。日点一次，旬日之外，自能不散大矣。

按：必鲁加儿必涅一名波路加便，一名匹克边。其原质出巴西所产芸香科耶仆兰日叶中。若以盐酸制之，为白色中性之结晶，名盐酸必鲁加儿必涅。其功用尤良，能收缩平滑肌，缩小瞳孔，增加唾液分泌，能泄泻排除身体中蓄积之水分，自小便出。在耳科用于鼓室及迷路内有渗出物者，而改良其所觉。在眼科不但缩小瞳子，且能退炎清热。然系猛悍之药不可多用。内服一次之极量，为百分瓦之二。一日之极量，为百分瓦之五（温水溶服）。若外用为点眼药，宜溶解于百倍蒸馏水中，或五十倍蒸馏水中（此为至浓之液）用之。

附方：护眉神应散　治一切眼疾。无论气蒙、火蒙、内螺、云翳，或瞳人反背，未过十年者，皆见效。方用炉甘石一两煅透，童便淬七次，珍珠二颗，大如绿豆以上者，纳通草中煅之，珠爆即速取出，血琥珀三分，真梅片二分，半两钱、五铢钱（俗名马镫钱）、开元钱各一个，皆煅红醋淬七次。共为细末，乳调涂眉上，日二三次。

一室女。病目年余，医治无效，渐生云翳。愚为出方，服之见轻，停药仍然反复。后得此方，如法制好。涂数次即见轻，未尽剂而愈，妙哉。按：此方若加薄荷冰二分更效。

瞳人反背之证，最为难治，以其系目系神经病也。盖目系神经，若一边纵、一边缩，目之光线必斜，视物即不真。若纵缩之距离甚大，其瞳人即可反背。治此证者，当以养其目系神经为主。此方多用金石珍贵之品，其中含有宝气。凡物之含有宝气者，皆善能养人筋肉，使筋肉不腐烂。目系神经，即脑气筋之连于目者。以此药涂眉上，中有冰片之善通窍透膜者，能引药气直达脑部，以养目系神经，目系神经之病者自愈。而瞳人反背及一切眼疾，亦自愈矣。

附方：治暴发眼便方，其眼疾初得肿疼者，用生姜三四钱，食盐一大撮，同捣烂，薄布包住，蘸新汲井泉水，擦上下眼皮，屡蘸屡擦，以擦至眼皮极热为度。擦完用温水将眼皮洗净。轻者一次即愈，重者一日擦两次亦可愈。然擦时须紧闭其目，勿令药汁入眼中。

附案：晋书盛彦母氏失明，躬自侍养，母食必自哺之。母病既久，至于婢使，数见捶鞭。婢愤恨，伺彦暂行，取蛴螬炙饴之，母食以为美，然疑是异物，密藏以示彦。彦见之，抱母恸哭，绝而复苏。母目豁然，从此遂愈。

又陆定圃曰：余在曲江，有将官以瞽离军，嘱其子，俾馐事供蛴螬，须秘之防其父知，旬日后目明，趋庭申谢。

按：蛴螬生粪土中，形状如蚕（俗名地蚕）遍处皆有。《本经》谓主目中淫肤、青翳、白膜，其善治目翳可知。内障宜油炙服之，外障宜取其汁滴目中。

西人点眼药水，恒用皓矾和水为之，按皓矾一名硫酸亚铅，一名锌磺氧四。其状为透映棱柱形结晶，有苛烈不快之味，乃亚铅化合物中最通用之药物。其性微凉，善收敛，微有蚀腐作用。每用一瓦，融化以一百二十瓦之温水，作点眼药，能清火治目眦溃烂，久之亦能消翳(若用皓矾两瓦，加硼酸一瓦，同融水，点眼更佳)。

治咽喉方

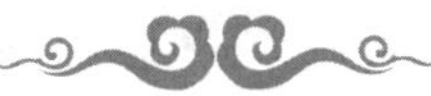

咀华清喉丹

治咽喉肿疼。

大生地黄切片一两　硼砂研细钱半

将生地黄一片，裹硼砂少许，徐徐嚼细咽之，半日许宜将药服完。

生地黄之性能滋阴清火，无论虚热实热服之皆宜。硼砂能润肺，清热化痰，消肿止疼。二药并用，功力甚大。而又必细细嚼服者，因其病在上，煎汤顿服，恐其力下趋，而病转不愈。且细细嚼咽，则药之津液常清润患处也。此方愚用之屡矣，随手奏效者不胜纪矣。

咽喉之证，有热有凉，有外感有内伤。《白喉忌表抉微》一书，此时盛行于世。其所载之方，与所载宜用宜忌之药，皆属稳善。惟其持论，与方中所用之药，有自相矛盾处。谆谆言忌表矣，而其养阴清肺汤，用薄荷二钱半，岂非表药乎。至于他方中，所用之葛根、连翘亦发表之品也。盖白喉之证，原亦温病之类。人之外肤肺主之，人之内肤三焦主之。盖此证心肺先有蕴热，外感之邪又袭三焦，而内逼心肺，则心肺之热遂与邪气上并，而现证于喉。三焦色白，故喉中作白色。既有外邪，原宜发表；因有内热，实大忌用辛热之药发表。惟薄荷、连翘诸药，辛凉宣通，复与大队凉润之药并用，既能散邪，尤能清热，所以服之辄效也。若其内热炽盛，外感原甚轻者，其养阴清肺汤亦可用，特其薄荷宜斟酌少用，不必定用二钱半也。至谓其喉间肿甚者加煅石膏四钱，微有可议。夫石膏之性，生则散煅则敛。第一卷例言中，论之甚详。炽盛之火散之则消，敛之则实，此又不可不知也。况石膏生用，原不甚凉，故《本经》谓微寒，又何必如此之小心乎。今将其养阴清肺汤，详录于下，以备采用。

附方：养阴清肺汤：大生地一两，寸麦冬六钱，生白芍四钱，薄荷二钱半，玄参八钱，丹皮四钱，贝母四钱，生甘草二钱。喉间肿甚者，加生石膏（原用煅石膏）四钱。大便燥结者，加清宁丸二钱，玄明粉二钱。胸下胀闷，加神曲、焦山楂各二钱。小便短赤者，加木通、泽泻各一钱，知母二钱。燥渴者，加天冬、马兜铃各三钱。面赤身热，或舌苔黄色者，加金银花四钱，连翘二钱。

白喉之证，间有《忌表抉微》诸方不效，而反加剧者。曾治一贵州人，孙抟九，年二十，肄业于奉天高等师范学校，得白喉证。屡经医治，不外《忌表抉微》诸方加减。病日增重，医者诿谓不治。后愚为诊视，其脉细弱而数，黏涎甚多，须臾满口，即得吐出。知系脾肾两虚，肾虚气化不摄，则阴火上逆，痰水上泛。而脾土虚损，又不能制之（若脾土不虚，不但能制痰水上泛，并能制阴火上逆），故其咽喉肿疼，黏涎若是之多也。投以六味地黄汤，加于术，又少加苏子。连服十剂全愈。

咽喉之证，热者居多。然亦兼有寒者，不可不知。王洪绪曰：咽喉之间，素分毫无病，顷刻之间，或疼或闷，此系虚寒、阴火之证。用肉桂、炮姜、甘草各五分，置碗内浸以滚水，仍将碗置于滚水中，饮药一口，徐徐咽下立愈。或用乌附之片，涂以鲜蜜，火炙透至黑，取一片口含咽津，至片不甜时，再换一片，亦立愈。按王氏之说，咽喉陡然疼闷者，皆系因寒。然亦有因热者，或其人素有蕴热，陡然为外感所束，或劳碌过度，或暴怒过度，皆能使咽喉骤觉疼闷。斯在临证者，于其人之身体性情动作之际，细心考验，再参以脉象之虚实凉热，自无差谬。若仍恐审证不确，察其病因似寒，而尤恐病因是热，可用蜜炙附子片试含一片，以细验其病之进退亦可。

赵晴初曰：鸡蛋能去喉中之风，余治一幼童喉风证，与清轻甘凉法，稍加辛药，时止时发。后有人教服鸡蛋，顶上针一孔，每日生吞一枚，不及十枚，病愈不复发。

友人齐自芸曰：平阳何汉卿游戎患喉疼。医者治以苦寒之药，愈治愈甚，渐至舌硬。后有人教用棉子油煎生鸡蛋，煎至外熟里仍微生，日服二枚，未十日遂大愈。

咽喉肿疼证，有外治异功散方甚效。其方用斑蝥一钱，真血竭、制乳香、制没药、上麝香、全蝎、大玄参、上梅片各分半，将斑蝥去翅足，糯米拌炒，以米色微黄为度，去糯米。用诸药共研细，瓶收贮，勿令透气。遇有咽喉肿疼证，将药捏作小块，如黄豆粒大，置在小膏药上，左肿贴右，右肿贴左，若左右俱肿，均贴在结喉（项间高骨）旁边软处。阅五六时，即揭去膏药，有水泡，用银针挑破，拭净毒水，能消肿止疼，真救急之良方也。

治牙疳方

古方马乳饮

治青腿牙疳。

用青白马乳，早午晚随挤随服甚效。如无青白马，杂色马亦可。若马乳自他处取来，可将碗置于开水盆中温之。

此方出于《医宗金鉴》，其原注云：此证自古方书罕载其名，仅传于雍正年间，北路随营医官陶起鳞谓，军中凡病腿肿色青者，其上必发牙疳。凡病牙疳腐血者，其下必发青腿，二者相因而至。推其病原，皆因上为阳火炎炽，下为阴寒闭郁，以至阴阳上下不交，各自为寒为热，凝结而生此证也。相近内地亦间有之，边外虽亦有而不甚多，惟内地人初居边外，得此证者十居七八。盖内地之人，本不耐边外严寒，更不免坐卧湿地，故寒湿之痰生于下，致腿青肿。其病形如云片，色似茄黑，肉体顽硬，所以步履艰难也。又缘边外缺少五谷，多食牛羊等肉，其热与湿合蒸，瘀于胃中，毒火上薰，致生牙疳。牙龈浮肿出血，若穿腮破唇，腐烂色黑，即为危候。惟相传有服马乳之法，用之颇有效验云云。

按：此证愚未见过，友人毛仙阁曾遇此证治愈。其方愚犹记其大概。爰列于下，以备采用。

金银花五钱　连翘三钱　菊花三钱　明乳香四钱　明没药四钱　怀牛膝五钱　山楂片三钱　真鹿角胶四钱捣为细末，分两次，用头煎、二煎汤药送服

按：此方若服之出汗，即可见愈。然方中连翘、菊花发汗之力甚微，恐服之不能出汗，当于服药之后，再服西药阿斯必林一瓦，则无不出汗矣。至汗后服第二剂时，宜将菊花减半。

敷牙疳散药方

煅甘石二钱　镜面朱砂二分　牛黄五厘　珍珠煅五厘

共研细，日敷三次。

牙疳敷藤黄法

己巳春，阅沪上《幸福医学报》，载有时贤章成之言，有误用

藤黄治愈走马牙疳之事，甚为奇异。兹特录其原文于下，以供医界之研究。

《幸福报》原文：丁卯三月，余偕友数人，偶至仁溏观优。有潘氏子，年四岁，患走马牙疳。起才三日，牙龈腐化，门牙已脱数枚，下唇已溃穿，其势甚剧。问尚有可救之理否。询其由，则在发麻之后。实为邪热人胃，毒火猖狂，一发难遏，证情危险。告以只有白马乳凉饮，并不时洗之，涂以人中白，内服大剂白虎汤，或有可救。但势已穿唇，效否不敢必耳。因书生石膏、生知母、生打寒水石、象贝等为方与之。其时同游者，有老医倪君景迁，因谓之曰，牛黄研末，外掺腐烂之处，亦或可治。遂彼此各散。后数日，则此儿竟已痊愈，但下唇缺不能完。因询其用何物疗治，乃得速效若斯。则曰，用倪先生说，急购藤黄屑而掺之，果然一掺腐势即定，血水不流，渐以结靥落痂，只三日耳。内服石膏等一方，亦仅三服，此儿获愈，诚二位先生再造之恩也云云。因知乡愚无识，误听牛黄为藤黄。然以此一误，而竟治愈极重之危证。开药学中从古未有之实验，胡可以不志也。尝考李氏《纲目》蔓草中曾载藤黄，而功用甚略。至赵恕轩《本草纲目拾遗》言之甚详。虽曰有毒，而可为内服之品，且引《粤志》谓其性最寒，可治眼疾，味酸涩，治痈肿，止血化毒，敛金疮，能除虫，同麻油白腊熬膏，敷金疮汤火等伤，止疼收口，其效如神。而其束疮消毒之用又甚多，可知此药，竟是外科中绝妙良药。而世多不知用者，误于李氏《海药本草》有毒之两字。而张石顽更以能治蛀齿，点之即落，而附会为毒，损骨伤肾，于是畏之甚于蛇蝎，实不知石顽不可信。今之画家，常以入口，虽曰与花青并用，可解其毒，余以为亦理想之谈耳。既曰性寒，毒于何有。然后知能愈牙疳，正是寒凉作用。且其味酸涩，止血、止疼、收口、除虫皆其能治牙疳之切实发明也。

按：走马牙疳之原因，有内伤外感之殊。得于由内伤者轻而缓，由外感者重而急。此幼童得于麻疹之后，其胃中蕴有瘟毒上攻，是以三日之间，即腐烂如此。幸内服石膏、寒水石，外敷藤黄，内外夹攻，皆中要肯，是以其毒易消，结痂亦在三日内也。若当牙疳初起之时，但能用药消其内蕴之毒热，即外不敷药，亦可治愈。曾治天津竹远里，于氏幼童，年六七岁，身出麻疹，旬日之外热不退，牙龈微见腐烂。其家人惧甚，恐成走马牙疳，急延愚为诊视。脉象有力而微弦，知毒热虽实，因病久者，气分有伤也。问其大便，三日未行。遂投以大剂白虎加人参汤，方中生石膏用三两，野党参用四钱，又加连翘数钱，以托疹毒外出。煎汤三茶盅，俾分三次温饮下。又用羚羊角一钱，煎水一大茶盅，分数次当茶饮之，尽剂热退而病愈。牙龈腐烂之处，亦遂自愈。

治疮科方

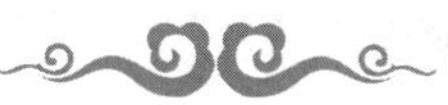

消瘰丸

治瘰疬。

牡蛎煅十两　生黄耆四两　三棱二两　莪术二两　朱血竭一两　生明乳香一两　生明没药一两　龙胆草二两　玄参三两　浙贝母二两

上药十味，共为细末，蜜丸，桐子大。每服三钱，用海带五钱，洗净切丝，煎汤送下，日再服。

瘰疬之证，多在少年妇女，日久不愈，可令信水不调，甚或有因之成劳瘵者。其证系肝胆之火上升，与痰涎凝结而成。初起多在少阳部位，或项侧，或缺盆，久则渐入阳明部位。一颗垒然高起者为瘰，数颗历历不断者为疬。身体强壮者甚易调治。曾治一少年，项侧起一瘰疬，其大如茄，上连耳，下至缺盆。求医治疗，言服药百剂，亦不能保其必愈。而其人家贫佣力，为人芸田，不惟无钱买如许多药，即服之亦不暇。然其人甚强壮，饮食甚多，俾于一日三餐之时，先用饭汤送服煅牡蛎细末七八钱，一月之间消无芥蒂。又治一妇人，在缺盆起一瘰疬，大如小橘。其人亦甚强壮无他病，俾煮海带汤，日日饮之，半月之间，用海带二斤而愈。若身体素虚弱者，即煮牡蛎、海带，但饮其汤，脾胃已暗受其伤。盖其咸寒之性，与脾胃不宜也。此方重用牡蛎、海带，以消痰软坚，为治瘰疬之主药，恐脾胃弱者久服有碍，故用黄耆、三棱、莪术以开胃健脾（三药并用能开胃健脾，第一卷十全育真汤下曾详之言），使脾胃强壮，自能运化药力以达病所。且此证之根在于肝胆，而三棱、莪术善理肝胆之郁。此证之成，坚如铁石，三棱、莪术善开至坚之结。又佐以血竭、乳香、没药，以通气活血，使气血毫无滞碍，瘰疬自易消散也。而犹恐少阳之火炽盛，加胆草直入肝胆以泻之；玄参、贝母清肃肺金以镇之。且贝母之性，善于疗郁结利痰涎，兼主恶疮；玄参之性，《名医别录》谓其散颈下核，《开宝本草》谓其主鼠瘘，二药皆善消瘰疬可知。族侄女患此证，治数年不愈。为制此方，服尽一料而愈。

按：方书谓牡蛎左顾者佳，然左顾右顾辨之颇难。此物乃海中水气结成，亿万相连，或覆或仰，积聚如山，古人谓之蚝山。覆而生者其背凸，仍覆置之，视其头向左回者为左顾。仰而生者其背凹，仍仰置之，其头亦向左回者为右顾。若不先辨其覆与仰，何以辨其左右顾乎。然瘰疬在左边左顾者佳，若瘰疬在右边，用左顾者未必胜于右顾者也。

血竭，色赤味辣。色赤故入血分，味辣故入气分，其通气活血之效，实较乳香、没药为尤捷。诸家本草，未尝言其辣，且有言其但入血分者，皆未细心实验也。然此药伪者甚多，必未研时微带紫黑，若血干之色。研之红如鸡血，且以置热水中则溶化，须臾复凝结水底成块者，乃为真血竭。

消 瘰 膏

消瘰疬。

生半夏一两 生山甲三钱 生甘遂一钱 生马钱子剪碎四钱 皂角三钱 朱血竭二钱

上药，前五味用香油煎枯，去渣，加黄丹收膏，火候到时，将血竭研细搀膏中熔化，和匀，随疮大小摊作膏药。临用时每药一贴加麝香少许。

友人之女，年五岁。项间起瘰疬数个，年幼不能服药，为制此药，贴之全愈。

凡膏药中用黄丹，必以火炒过，然后以之熬膏，其胶黏之力始大。而麝香不早加入膏药中者，以麝香忌火也。

化腐生肌散

治瘰疬已溃烂者，用此药擦之。他疮破后者亦可用之。

炉甘石煅六钱 乳香三钱 没药三钱 明雄黄二钱 硼砂三钱 硇砂二分 冰片三分

共研细，收贮瓶中勿令透气。日擦患处三四次，用此药长肉。将平时收口不速者，可加珍珠一分，煅研细搀入。其煅法详护眉神应散后。

西药之防腐生肌者，首推沃度仿谟，以之和于十倍或二十倍之脂肪油中，日涂疮上二三次，或作药棉塞疮孔，其防腐生肌之力甚优。

又治皮肤疮疡毒痤火毒，恒用海碘酒涂之，两三次即消。海碘酒者，用海碘、沃剥等分，而溶以二十五倍之烧酒也。

沃度仿谟一名黄碘，为有光泽，黄色小叶形或小板形之结晶，有烧臭味，为防腐生肌之要品。系用沃度制成，沃度即海碘也。其原质存于海草中，若昆布、海带、海藻之类。其形状为灰黑色菱角形小板形状，或叶状之干燥结晶，有金属样光泽，放特异之臭气。其性善变物质，以之接触于皮肤，皮肤即变褐色。二三日后作屑脱落，故善消皮肤之毒。

沃剥即沃度加留谟之省文，一名沃度加里。其原质存于海水之海产动物、植物或矿泉中。其人工的制法，于加里卤液中溶解沃度，同时其生成之沃度酸盐，以木炭还原之，即成白色干燥骰形之结晶，有特异之辛咸味。其功用近于沃度，而无沃度之腐蚀性，故宜与沃度同用。

内托生肌散

治瘰疬疮疡破后，气血亏损不能化脓生肌，或其疮数年不愈，外边疮口甚小，里边溃烂甚大，且有串至他处不能敷药者。

生黄耆四两　甘草二两　生明乳香一两半　生明没药一两半　生杭芍二两　天花粉三两　丹参一两半

上七味共为细末，开水送服三钱，日三次。若将散剂变作汤剂，须先将花粉改用四两八钱，一剂分作八次煎服，较散剂生肌尤速。

从来治外科者，于疮疡破后不能化脓生肌者，不用八珍即用十全大补。不知此等药若遇阳分素虚之人服之犹可，若非阳分素虚或兼有虚热者，连服数剂有不满闷烦热、饮食顿减者乎？夫人之后天，赖水谷以生气血，赖气血以生肌肉，此自然之理也。而治疮疡者，欲使肌肉速生，先令饮食顿减，斯犹欲树之茂而先戕其根也。虽疮家阴证，亦可用辛热之品。然林屋山人阳和汤，为治阴证第一妙方。而重用熟地一两以大滋真阴，则热药自无偏胜之患。故用其方者，连服数十剂而无弊也。如此方重用黄耆补气分以生肌肉，有丹参以开通之，则补而不滞，有花粉、芍药以凉润之，则补而不热，又有乳香、没药、甘草化腐解毒，赞助黄耆以成生肌之功。况甘草与芍药并用，甘苦化合味同人参，能双补气血则生肌之功愈速也。至变散剂为汤剂，花粉必加重者，诚以黄耆煎之则热力增，花粉煎之则凉力减，故必加重而其凉热之力始能平均相济也。至黄耆必用生者，因生用则补中有宣通之力，若炙之则一于温补，固于疮家不宜也。

林屋山人《证治全生集》黄耆、甘草皆忌炙用。集中载，治一王姓媳，颈内瘰疬数个，两腋恶核三个，又大腿患一毒不作肿疼，百日余渐发大，形大如斗，按之如石，皮现青筋，常作抽疼。经治，数人皆称曰瘤。余曰：瘤乃软者，世无石硬之瘤，而此是石疽也。问可治否？答曰：初起时皆可消，日久发大，上现青筋纹，虽按之如故，然其根下已成脓矣，如偶作一抽之疼，乃有脓之证也。上现青筋者，其内已作黄浆可知。如上现小块高低如石岩者不治。如现红筋者，其内已通血海不治。倘生斑点即自溃之证，若溃即放血，三日内毙。今患处现青筋者，医至半软为半功，溃后脓浓厚，可冀收功也。遂外以鲜商陆捣涂，内服阳和汤，十日则一抽之疼止，十三剂里外作痒，十六剂顶软，十八剂连根皆软，其颈项之瘰疬、两腋之恶核皆消。止剩石疽高起，内脓垂下。令服参一钱，因在筋络之处，先以银针刺穿，后以刀阔其口，以纸钉塞孔内。次日两次流水斗许，大剂滋补托里，则去人参倍增生黄耆，连服十剂亦见愈。适有伊戚亦外科家，令其耆、草换炙者，服不三日，四围发肿，内作疼痛。复延余治，仍令照前方服二十剂，外以阳和膏随其根盘贴满，独留疮口，且以布条紧束。人问因何用膏贴又加布束？答曰：凡属阴疽，外皮活，内膜生，开深伤膜，膜烂则无治。所出之脓在皮里膜外，仅似空弄，又不能以生肌药放入，故内服温补滋阴活血之剂，外贴活血温暖膏药，加之以紧束，使其皮膜相连，易于脓尽，且易于接连生肌。果束后数日，内腔浓厚，加参服两月收功。

一人年二十余。因抬物用力过度，腰疼半年不愈。忽于疼处发出一疮，在脊梁之旁，微似红肿，状若覆盂，大径七寸。疡医以为腰疼半年，始现此疮，其根蒂必深而难治。且其内外发热，饮食懒进，舌苔黄厚，脉象滑数。知其证兼外感实热，投以白虎加人参汤，热退能食。数日，又复虚汗淋漓，昼夜不止，遂用龙骨、牡蛎（皆不用煅）、生杭芍、生山药各一两为方，两剂汗止。继治以清火、消肿、解毒之药，若拙拟消乳汤，去瓜蒌加金线重楼、三七（冲服）之类，更加鹿角霜钱许以引经。惟消乳汤以知母为君重八钱，兹则所用不过五六钱。外用五倍子、三七、枯矾、金线重楼、白及为末，以束其根；乳香、没药、雄黄、金线重楼、三七为末，以敷其顶，皆用醋调之。旬日疮消三分之二，其顶甚软。遂以乌金膏（以雄黄炒巴豆仁至黑色，研细，名乌金膏）调香油敷其软处，二日疮破出稠脓若干。将此内托生肌散改作汤剂投之，外敷拙拟化腐生肌散。七八日间疮口长平，结痂而愈。自言其疮自始至终未尝觉疼，盖因用药节节得着也。然徒精外科者，又何能治此疮乎。

徐灵胎治疮最重围药，以围药束住疮根，不使毒势散漫，又能阻隔周身之热力不贯注于疮，则疮必易愈。愚治此疮所用束根之药，实师徐氏之意也。

洗 髓 丹

治杨梅疮毒蔓延周身，或上至顶，或下至足，或深入骨髓，无论陈、新、轻、剧，服之皆有奇效。三四日间疮痂即脱落。

净轻粉二钱，炒至光色减去三分之二，研细，盖此药炒之则烈性少缓，若炒之过度，又恐无力，火候宜中，用其大片即净轻粉　**净红粉**一钱，研细,须多带紫黑片者用之,方有效验　**露蜂房**如拳大者一个,大者可用一半,小者可用两个,炮至半黑半黄色,研细,炮时须用物按之着锅　**核桃**十个,去皮捣碎,炮至半黑半黄色,研细,纸包数层,压去其油,盖油多即不好为丸用

上诸药用熟枣肉为丸,黄豆粒大,晒干,分三次服之。服时须清晨空心,开水送下,至午后方可饮食,忌腥半月。服后口含柳棍,有痰涎即吐出,愈多吐愈好。睡时将柳棍横含,两端各系一绳,两绳之端结于脑后,防睡着掉落。又须将柳棍勤换,即将药服完仍须如此,必待不吐痰涎时,方可不含柳棍。其药日服一次,若恶心太甚者,可间日一服。制此药时,须自经手,将轻粉、红粉称极准,其秤当以库秤为定法,轻粉须称准后再炒。

此方,人多有疑其服之断生育者,非也。轻粉虽烈,煅之则烈性顿减,红粉虽性近轻粉而止用一钱,且分作三日服之,又有枣肉之甘缓以解毒,核桃仁多用至十枚,峻补肾经以防患,配合得宜,服之自有益无害。此方愚用屡矣,服后生男女者,不胜纪也。

杨梅之毒先中于精室之中,其处在大肠之前膀胱之后,有脂膜两片相并。在男子为精室,女子为血室,原男以化精,女以系胞之所。此与下焦脂膜相连,其毒即可由下焦蔓延于中焦、上焦以外达于周身。且下焦脂膜与肠相连,其毒可由下焦而入肠。中焦脂膜络脾连胃,其毒可由中焦脂膜入脾以达于胃,或由与胃相连处直达于胃。夫毒在肠胃可用降药下之,而其散漫于周身者不能下也。且精室通肾,肾原主骨,而其毒之由肾入骨者愈不能下也。惟轻粉系水银同矾石升炼而成,红粉亦系水银同矾石、硝石诸药升炼而成,其质本重坠故能深入,其成于升炼故能飞扬。是以内浃骨髓、中通脏腑、外达皮肤,善控周身之毒涎,借径于阳明经络,自齿龈(上龈属足阳明下龈属手阳明)而出也。蜂房乃蜂采取窗纸、腐木与其口中毒涎黏结而成,故仍能引人身之毒涎透出口齿,且有以毒攻毒之妙用,为轻粉、红粉之佐使。毒涎之出者愈多,即

内毒之消者愈速矣。核桃乃果核最大者，夫果之有核犹人之有骨，是以骨称骸骨，其字旁皆从亥也。核桃之核若是其大，其仁且又润而多脂，性能补骨益髓可知。且又善解疥癣之毒，其能解他疮之毒亦可知。加于此药之中，补正兼以逐邪，毒之深入骨髓者亦不难消除矣。至于丸以枣肉，取其甘缓之性，能缓二粉之猛悍，又能补助肠胃使不为毒药所伤也。

服药之后，其牙龈必肿，间有烂毒，因毒涎皆从此出故也。然毒既内清，外证不治自愈，或用甘草、硼砂、金银花熬水漱之亦可。

蜂房有三种，有黄色大蜂其房上下恒作数层，其毒甚大不宜用。曾见有以之煎水漱牙疼者，其牙龈遂皆溃烂脱牙十余枚。有黄色小蜂其房甚小，房孔仅如绿豆，虽无大毒而力微，又不堪用。惟其蜂黄而兼红，大近寸许，恒在人家屋中垒房，俗呼为马蜂，其房入药最宜。然其房在树上者甚少，若无在树上之露蜂房，在屋中者亦可用，特稍宜加重耳。